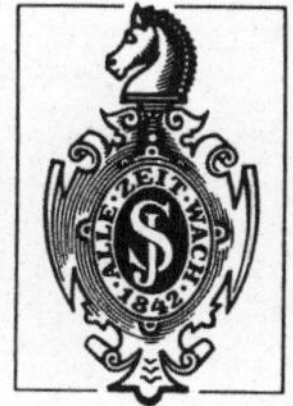

Mathias Berger (Hrsg.)

Handbuch des normalen und gestörten Schlafs

Unter Mitarbeit
von Dieter Riemann
und Axel Steiger

Mit 63 Abbildungen
und 56 Tabellen

Springer-Verlag
Berlin Heidelberg New York
London Paris Tokyo
Hong Kong Barcelona
Budapest

Professor Dr. Mathias Berger
Geschäftsführender Direktor
der psychiatrischen Universitätsklinik
Hauptstraße 5
W-7800 Freiburg

ISBN-13:978-3-642-75734-1   e-ISBN-13:978-3-642-75733-4
DOI: 10.1007/978-3-642-75733-4

Die Deutsche Bibliothek – CIP-Einheitsaufnahme
Handbuch des normalen und gestörten Schlafs: mit 56 Tabellen / Mathias Berger (Hrsg.). Unter
Mitarb. von Dieter Riemann und Axel Steiger. – Berlin; Heidelberg; New York; London; Paris;
Tokyo; Hong Kong; Barcelona; Budapest: Springer, 1992
ISBN-13:978-3-642-75734-1
NE: Berger, Mathias [Hrsg.]; Riemann, Dieter

Satz: K+V Fotosatz GmbH, Beerfelden
25/3145-5 4 3 2 1 0 – Gedruckt auf säurefreiem Papier

Vorwort

Obwohl man ein Drittel seines Lebens im Zustand des Schlafs verbringt und obwohl jeder fünfte Patient in der Praxis eines Allgemeinarztes unter ausgeprägten Schlafstörungen leidet, werden Kenntnisse über den normalen und gestörten Schlaf im Medizinstudium so gut wie nicht vermittelt. Das gleiche gilt für das Psychologiestudium. Dieses Defizit verdeutlicht sich in einer verbreiteten Unsicherheit sowohl in der Diagnostik als auch in der Therapie von Erkrankungen, die an den Schlaf gekoppelt sind. Die noch immer in Deutschland im internationalen Vergleich außerordentlich hohe und häufig wenig sachgerechte Verordnung von Schlafmitteln ist Gegenstand breiter Kritik. In den USA ist dieses Defizit in Ausbildung, Weiterbildung und Versorgung während der letzten 10 Jahre mit enormem Aufwand und Erfolg behoben worden. Annährend 1000 „sleep disorder centers" und ein eindrucksvoller Rückgang der Schlafmittelverordnungen verdeutlichen den dortigen Entwicklungsprozeß. Auch in Deutschland wurden in den letzten Jahren erste wichtige Schritte getan. Ein zumindest breitmaschiges Netz von Schlaflabors und die Gründung der „Arbeitsgemeinschaft Klinischer Schlafzentren", der inzwischen etwa 50 Labors angehören, verdeutlichen das steigende Engagement und die wachsende Kompetenz auf diesem Gebiet. Ein breites Interesse der Ärzteschaft an Themen wie Schlafapnoe, Differentialdiagnostik der Insomnien, Probleme der Schlafmittelverordnung und physiologische Veränderungen des Schlafes im höheren Lebensalter ist unverkennbar. Psychologen beginnen sich mit der Entwicklung nichtmedikamentöser Behandlungsstrategien bei Insomnien zu beschäftigen. Einige Arbeitsgruppen haben auf unterschiedlichen Gebieten der Schlafforschung inzwischen auch internationale Anerkennung gefunden.

Das „Handbuch des normalen und gestörten Schlafs" soll für Studenten der Medizin und Psychologie, aber auch für Ärzte und psychologische Psychotherapeuten die Möglichkeit bieten, sich über alle klinisch relevanten diagnostischen und therapeutischen Aspekte des Schlafs und seiner Störungen einen Überblick zu verschaffen. Nahezu alle Autoren gehören der „Arbeitsgemeinschaft Klinischer Schlafzentren" an. Ohne diesen Zusammenschluß von Experten auf dem Gebiet der „sleep medicine" auch im deutschsprachigen Bereich wäre dieses Handbuch nicht möglich gewesen.

Neben meinen Mitherausgebern danke ich Frau Dr. Fritsch Montero und Frau Dr. Jacobs für die Hilfe bei der Bearbeitung des Textes und des Sachverzeichnisses.

Freiburg, im Februar 1992   *Mathias Berger*

Inhaltsverzeichnis

Autorenverzeichnis

Berger, Mathias, Prof. Dr.
Psychiatrische Universitätsklinik Freiburg, Hauptstraße 5,
W-7800 Freiburg

Borbély, Alexander, Prof. Dr.
Pharmakologisches Institut der Universität Zürich,
Gloriastraße 32, CH-8006 Zürich

Clarenbach, Peter, Prof. Dr.
Neurologische Klinik des Evangelischen Johannes-Krankenhauses
Bielefeld, Schildescher Str. 99, W-7800 Bielefeld 1

Faust, Mathias, Dr.
Medizinische Universitäts-Poliklinik Marburg — Zeitreihenlabor,
Baldingerstraße 1, W-3550 Marburg

Hajak, Göran, Dr.
Psychiatrische Klinik der Universität Göttingen,
Von Siebold-Straße 5, W-3400 Göttingen

Hauri, Peter, Prof. Dr.
Mayo Clinic, Sleep Disorders Center, Rochester, Minnesota 55905,
USA

Hohagen, Fritz, Dr.
Psychiatrische Universitätsklinik Freiburg, Hauptstraße 5,
W-7800 Freiburg

Knauth, Peter, Prof. Dr.
Universität Karlsruhe, IIP, Abteilung Arbeitswissenschaft,
Hertzstraße 16, Bau 06.33, W-7500 Karlsruhe

Lauer, Christoph, Dr.
Max-Planck-Institut für Psychiatrie, Klinisches Institut,
Kraepelinstraße 2—10, W-8000 München 40

Penzel, Thomas, Dr.
Medizinische Universitäts-Poliklinik Marburg — Zeitreihenlabor,
Baldingerstraße 1, W-3550 Marburg

Peter, Jörg, Priv.-Doz., Dr.
Medizinische Universitäts-Poliklinik Marburg — Zeitreihenlabor,
Baldingerstraße 1, W-3550 Marburg

Podszus, Thomas, Dr.
Medizinische Universitäts-Poliklinik Marburg — Zeitreihenlabor,
Baldingerstraße 1, W-3550 Marburg

Pollmächer, Thomas, Dr.
Max-Planck-Institut für Psychiatrie, Klinisches Institut,
Kraepelinstraße 2–10, W-8000 München 40

Riemann, Dieter, Dr.
Zentralinstitut für Seelische Gesundheit, Postfach 122120, J 5,
W-6800 Mannheim

Rühle, Karl-Heinz, Prof. Dr.
Fachklinik Ambrock, Postfach 969, W-5800 Hagen 1

Rüther, Eckart, Prof. Dr.
Psychiatrische Klinik der Universität Göttingen,
Von Siebold-Straße 5, W-3400 Göttingen

Rutenfranz, Josef, Prof. Dr. Dr. †
Institut für Arbeitsphysiologie an der Universität Dortmund,
Ardeystraße 67, W-4600 Dortmund

Schäfer, Thorsten, Dr.
Abteilung für angewandte Physiologie, Ruhr-Universität Bochum,
Universitätsstraße 148, W-4630 Bochum 1

Schläfke, Marianne, Prof. Dr.
Abteilung für angewandte Physiologie, Ruhr-Universität Bochum,
Universitätsstraße 148, W-4630 Bochum 1

Schmidt, Martin, Prof. Dr. Dr.
Kinder- und Jugendpsychiatrische Klinik,
Zentralinstitut für Seelische Gesundheit, Postfach 122120, J 5,
W-6800 Mannheim

Schneider, Hartmut, Dr.
Medizinische Universitäts-Poliklinik Marburg — Zeitreihenlabor,
Baldingerstraße 1, W-3550 Marburg

Schönbrunn, Eckart, Dr.
Abteilung für Neurologie und Klinische Neurophysiologie,
Nervenkrankenhaus des Bezirks Unterfranken, Am Sommerberg,
W-8770 Lohr am Main

Schramm, Elisabeth, Dr.
Psychiatrische Universitätsklinik Freiburg, Hauptstraße 5,
W-7800 Freiburg

Spiegel, René, Prof. Dr.
Klinische Forschung, ZNS-Abteilung, Sandoz Pharma AG,
CH-4002 Basel

Steiger, Axel, Priv.-Doz., Dr.
Max-Planck-Institut für Psychiatrie, Klinisches Institut,
Kraepelinstraße 2–10, W-8000 München 40

Weber, Katja, Dr.
Medizinische Universitäts-Poliklinik Marburg – Zeitreihenlabor,
Baldingerstraße 1, W-3550 Marburg

Von Wichert, Peter, Prof. Dr.
Medizinische Universitäts-Poliklinik Marburg – Zeitreihenlabor,
Baldingerstraße 1, W-3550 Marburg

Physiologie von Schlaf und Schlafregulation

T. Pollmächer und C. Lauer

1 Einleitung

Der Schlaf wurde bis weit in das 20. Jahrhundert hinein im wesentlichen negativ definiert: er wurde im Gegensatz zum aktiven Wachsein als ein passiver Zustand verstanden, in dem die Körperfunktionen auf ein notwendiges Minimum reduziert waren. Der Schlaf galt als der Preis, den Lebewesen für ihre Aktivität im Wachen zu entrichten haben.

Erst seit wenigen Jahrzehnten wissen wir, daß der Schlaf ein aktiver Verhaltenszustand *sui generis* ist, in dem insbesondere das zentrale Nervensystem funktionelle Charakteristika zeigt, die nicht im Sinne eines passiven Ruhezustandes interpretierbar sind.

Die systematische Untersuchung des Schlafes beginnt im 19. Jahrhundert. Herausragend sind hier die Untersuchungen von Kohlschütter (1863), der anhand von Weckungen eine „ideale Schlaftiefenkurve" erstellte, die in der ersten Stunde nach Schlafbeginn ansteigt und im weiteren Verlauf der Nacht wieder abfällt. Die moderne Schlafforschung beginnt mit der Entdeckung des menschlichen Elektroenzephalogramms (EEG) 1924, das erstmals eine Objektivierung der hirnelektrischen Aktivität erlaubte (Berger 1929). Schon bald darauf wurde beobachtet, daß sich die hirnelektrische Aktivität mit zunehmender Schlaftiefe verlangsamt und ihre Amplitude zunimmt (Loomis et al. 1936).

Der Ausgangspunkt der weiteren Entwicklung der Schlafforschung war die Entdeckung, daß es zwei funktionell unterschiedliche Arten von Schlaf gibt: Aserinsky u. Kleitman berichteten 1953, daß während des Schlafes periodisch Phasen rascher Augenbewegungen auftreten, weshalb diese Art von Schlaf REM (rapid eye movement)-Schlaf genannt wird. Gleichzeitig ist die EEG-Aktivität relativ hochfrequent und von niedriger Amplitude. Der andere funktionelle Zustand wird seither kontrastierend als Non-REM-Schlaf bezeichnet. Non-REM- und REM-Schlaf treten regelmäßig alternierend auf, was erstmals von Dement u. Kleitman (1957) ausführlich beschrieben wurde. Aber nicht nur EEG und Augenbewegungen, sondern auch Motorik, Herz- und Kreislauffunktion, Atmung, Sexualorgane, hormonelle Sekretion und andere funktionelle Systeme zeigen im REM- und im Non-REM-Schlaf unterschiedliche Aktivität. Insbesondere der REM-Schlaf gilt als aktiver Schlaf. Über die Funktionen des Schlafes sowie über seine neurophysiologische und neurochemische Regulation existieren zahlreiche Hypothesen, aber bis heute keine gesicherten Erkenntnisse.

In vielen Teilbereichen der Medizin spielt die klinische Schlafforschung eine zunehmend große Rolle. Als Beispiele seien hier für den Bereich der Psychiatrie die Insomnie, insbesondere beim depressiven Syndrom, für den Bereich der Neurologie die Narkolepsie als Prototyp der Hypersomnien und aus dem Bereich der inneren Medizin die nächtlichen Atmungsstörungen genannt. Hier hat die moderne Schlafforschung wesentliche Einsichten in die pathophysiologischen Mechanismen erbracht.

Zudem ist der Schlaf der einzig gut definierbare und quantifizierbare Verhaltenszustand. Bei standardisierten Untersuchungsbedingungen sind seine Charakteristika weitgehend unabhängig von externen Einflüssen. Deshalb eignet sich die Methode der Schlafforschung gut zur qualitativen und quantitativen Messung des Spontanverlaufs biologischer Parameter und zur Messung des Einflusses definierter experimenteller Bedingungen auf diese Parameter. Solche Untersuchungen haben z. B. die Grundlage für pathophysiologische Modelle der Depression geschaffen (s. Kapitel Berger und Steiger, S. 140ff.).

Im folgenden werden die Methoden der Schlafforschung und das Wissen über den normalen Schlaf des Menschen und seine physiologischen Variationen dargestellt.

2 Methodik der Schlafpolygraphie

2.1 Räumliche Voraussetzungen und Einrichtung eines Schlaflabors

Eine funktionsfähige schlafphysiologische Untersuchungseinheit besteht zumindest aus zwei nebeneinandergelegenen Räumen: einem Ableite- und einem Registrierraum. Der *Ableiteraum* sollte mindestens 12 m² groß sein. Er ist ausgestattet mit einem Bett, das möglichst an der Wand steht, die an den Registrierraum grenzt. Ein Wasseranschluß ist zur Reinigung von Elektroden und Geräten erforderlich. Sanitäre Einrichtungen sollten entweder von diesem Raum aus direkt erreichbar oder in unmittelbarer Nähe verfügbar sein. Der Raum muß verdunkelbar und nach allen Richtungen schallisoliert sein. Bei Verwendung moderner Polygraphen ist eine elektrische Isolierung (Faradayscher Käfig) nicht erforderlich. Es empfiehlt sich allerdings eine Fehlstromschutzschaltung (FI-Schalter) zum Schutz der Probande. Zumindest müssen aber alle elektrischen Installationen so geartet sein, daß ein Kontakt der Probanden zum Netzstrom unmöglich ist. Es sollten eine Infrarot-Videokamera zur Überwachung und eine Gegensprechanlage zur Kommunikation mit dem Probanden installiert sein.

Zwischen Ableite- und Registrierraum muß ein schallisolierter Schacht die Transmission der Biosignale erlauben. Dieser Schacht kann gleichzeitig für Blutabnahmen oder Injektionen über ein Schlauchsystem vom Registrierraum aus benutzt werden.

Der *Registrierraum* selbst sollte ebenfalls eine Grundfläche von $12\,m^2$ nicht unterschreiten und direkt durch eine Tür mit dem Ableiteraum verbunden sein. In diesem Raum befinden sich die zur Messung und Aufzeichnung der Biosignale notwendigen Geräte, ein Videomonitor zur Überwachung und die mit dem Ableiteraum verbundene Gegensprechanlage. Werden mehrere Ableiteplätze betrieben, wird häufig ein zentraler Registrierraum eingerichtet.

2.2 Messung von Biosignalen

Die Grundlage der objektiven Messung des Schlafverhaltens ist die *klassische Schlafpolygraphie*. Die hierbei gemessenen Biosignale erlauben die Zuordnung einzelner Zeitabschnitte zu den verschiedenen Schlafstadien. Registriert werden das Elektroenzephalogramm (EEG), das Elektrookulogramm (EOG) und das Elektromyogramm (EMG) der Kinnregion. Um eine verläßliche Auswertung zu ermöglichen, müssen mindestens 4 Kanäle registriert werden: ein EEG, zwei EOG und ein EMG. Zur Aufzeichnung dient ein Polygraph, der auf vielen Kanälen eine variable Verstärkung und Filterung der Signale erlaubt. Die Papiergeschwindigkeit der Aufzeichnung beträgt üblicherweise 10 oder 15 mm/s. Schnellere Aufzeichnungsgeschwindigkeiten sind wegen des hohen Papierbedarfs unökonomisch und langsamere erschweren aufgrund der verminderten Frequenzauflösung die visuelle Auswertung der Kurven. Die Datenspeicherung kann neben dem Papierausschrieb analog auf Magnetbändern erfolgen. Zunehmend setzt sich aber eine Speicherung in digitaler Form durch. Bei digitaler Speicherung ist darauf zu achten, daß die zeitliche Auflösung für das EEG eine Frequenz von 50 Hz nicht unterschreitet, besser für eine automatische Analyse der Daten und für eine Rückwandlung in die analoge Form sind allerdings Auflösungen jenseits von 100 Hz. Die Amplitudenauflösung sollte 8 bit, besser 12 bit betragen (s. hierzu Dummermuth et al. 1987).

Die zur Registrierung am besten geeigneten Elektroden sind Ag/AgCl-Elektroden, die meist in der Form von Becher-Elektroden Verwendung finden. Die umständliche und zeitraubende Chlorierung der Elektroden kann durch den Einsatz sog. gesinterter Ag/AgCl-Elektroden umgangen werden, in denen gemischt Ag- und AgCl-Partikel eingelagert sind. Auch Goldelektroden können verwendet werden. Auf jeden Fall sollten alle Elektroden, die zur Registrierung ein und desselben Biosignals verwendet werden, aus dem gleichen leitenden Material bestehen.

Nach sorgfältiger Entfettung und Reinigung der entsprechenden Hautpartie werden die vorher mit einer leitenden Elektrodenpaste gefüllten Elektroden plaziert. Die exakte Lokalisation der Elektroden ist weiter unten beschrieben.

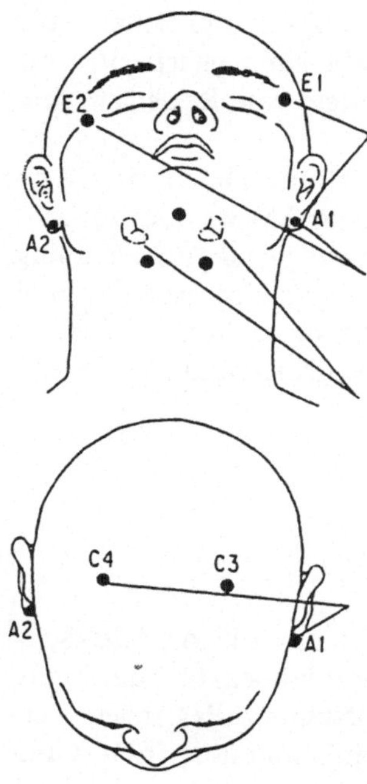

Abb. 1. Die Positionierung der Elektroden für die Ableitung von EEG, EOG und EMG für die polygraphische Schlafableitung nach der Originalabbildung bei Rechtschaffen u. Kales (1968). (Näheres siehe Text)

Tabelle 1. Empfohlene Verstärkereinstellungen für schlafpolygraphische Ableitungen. (Nach Rechtschaffen u. Kales 1968)

	Verstärkung μV/mm	Hochpaßfilter Zeitkonstante (s)	Tiefpaßfilter Hz
EEG	7	0,3	70
EOG	≥ 7	$\geq 0,3$	≥ 30
EMG	variabel	$\leq 0,1$	≥ 30

Die Fixierung erfolgt im Gesicht mit Pflaster oder mit doppelseitig klebenden Kunststoffringen, am Kopf mit Kollodium oder aushärtender Elektrodenpaste. Die Übergangswiderstände sollten 10 kΩ bzw. 1% des Eingangswiderstandes des Verstärkers nicht überschreiten. Die Elektrodenkabel sollten mindestens 120 cm lang sein, um während der Ableitung eine möglichst große Bewegungsfreiheit des Probanden zu garantieren.

Als Grundlage der Meßmethodik dient allgemein ein 1968 herausgegebenes Manual, in dem die Einzelheiten bezüglich der Plazierung von Elektroden sowie der Verstärkung und Filterung festgelegt sind (Rechtschaffen u. Kales 1968). Die Abb. 1 zeigt die standardisierten Elektrodenpositionen, in Tabelle 1 sind die empfohlenen Verstärkereinstellungen aufgeführt.

Das *EEG* dient in erster Linie der Differenzierung der verschiedenen Non-REM-Schlafstadien und der Erkennung des Wachzustandes. Es wird von der Zentralregion rechts und/oder links registriert. Die Elektrodenpositionierung

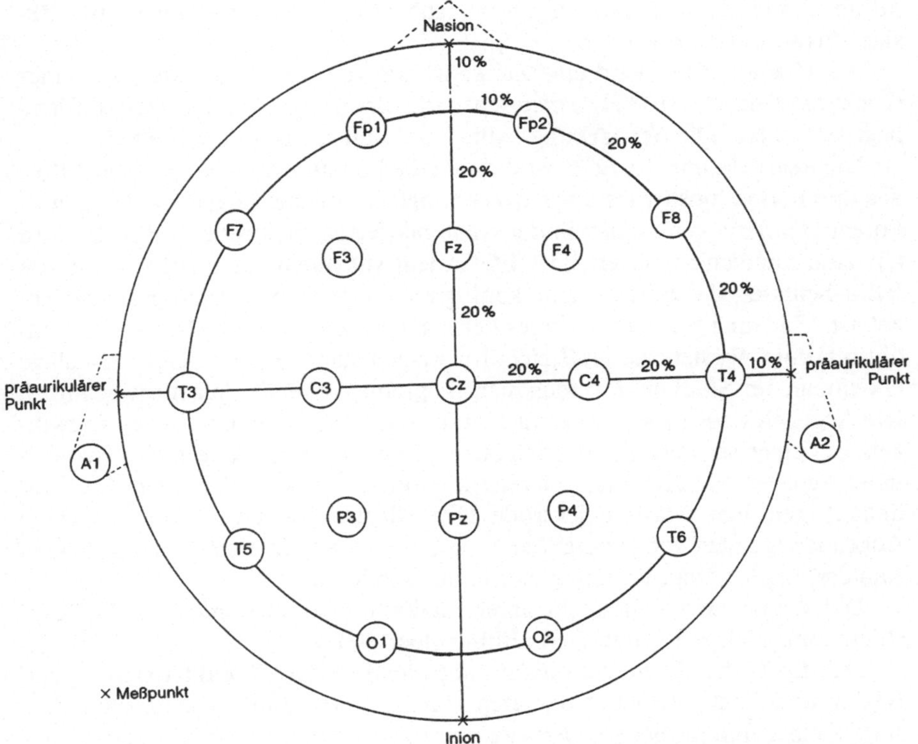

Abb. 2. International übliches System zur Elektrodenpositionierung und Bezeichnung für EEG-Ableitungen (Jasper 1958; Abbildung mit freundlicher Genehmigung aus Simon 1977). Das *Ten-Twenty-System* geht von vier anatomischen Standardpositionen aus: dem Nasion (entsprechend der Nasenwurzel an der Sutura nasofrontalis), dem Inion (entsprechend der Protuberantia occipitalis) und zwei präaurikulären Punkten, die auf beiden Seiten dem Beginn des Jochbeins vor dem Tragus entsprechen. Der Schnittpunkt der Verbindungslinien zwischen den präaurikulären Punkten einerseits und Nasion und Inion andererseits entspricht der Position der Elektrode Cz. Die Position der anderen Elektroden wird ermittelt, indem man die beiden Grundlinien entsprechend der Abbildung in Abschnitte von 10 bzw. 20% teilt. (Aus Simon 1977)

entspricht den Punkten C3 bzw. C4 des internationalen 10/20-Systems zu Ableitung des EEG (Abb. 2), deren genaue Lokalisation individuell bestimmt werden muß. Als Referenzelektrode dient eine Elektrode, die am kontralateralen Ohr bzw. am kontralateralen Mastoid plaziert wird. Zur bestmöglichen Erkennung von Artefakten empfiehlt es sich, die Ableitungen C3−A2, C4−A1 und die bipolare Ableitung C3−C4 zu registrieren. Zusätzliche Ableitungen, z. B. okzipital oder frontal, werden bei entsprechenden Fragestellungen registriert. Auch wenn nur ein EEG-Kanal aufgezeichnet wird, empfiehlt sich die Plazierung zumindest einer weiteren EEG-Elektrode, da sich die Ableitequalität eines Kanals während des Registrierzeitraums derart verschlechtern kann, daß eine zuverlässige Auswertung nicht möglich ist. In einem solchen Fall ermöglicht oft nur das Umschalten auf eine „Reserveableitung" (-elektrode) eine zuverlässige Auswertung der Kurven.

Als Hochpaßfilter wird eine Zeitkonstante von 0,3 s verwendet, was einer Grenzfrequenz von 0,53 Hz entspricht. Die Grenzfrequenz des Tiefpaßfilters liegt bei 70 Hz. Die Verstärkung sollte 7 μV/mm nicht unterschreiten.

Die Registrierung des *EOG* wird durch die Potentialdifferenz zwischen Kornea und Retina (positiv resp. negativ) ermöglicht, die bei Augenbewegungen zu Potentialänderungen an den in der Nähe plazierten Elektroden führt. Es wird auf zwei Kanälen registriert. Das EOG dient vor allem zur Identifikation des REM-Schlafes, der durch rasche konjugierte Augenbewegungen gekennzeichnet ist. Zudem ist es zur Differenzierung leichten Non-REM-Schlafes (Stadium 1) vom Wachzustand hilfreich. Im Wachzustand sind im EOG Lidschläge erkennbar, im Stadium 1 finden sich langsame, rollende Augenbewegungen. Die Augenelektroden werden etwa 1 cm lateral des rechten und linken Lidwinkels, auf einer Seite etwa 1 cm nach oben, auf der anderen Seite etwa 1 cm nach unten versetzt, plaziert. Als Referenzelektrode dient für *beide* die rechte oder linke Augen- bzw. Mastoidelektrode. Diese Registriertechnik erlaubt es, echte Augenbewegungen von Artefakten zu unterscheiden, da erstere sich in beiden Kanälen gegensinnig, letztere gleichsinnig abbilden.

Die Verstärkung sollte nicht unter 7 μV/mm gewählt werden, die Zeitkonstante länger als 0,3 s, der Tiefpaßfilter über 30 Hz.

Das *EMG* der Kinnregion dient hauptsächlich der Charakterisierung von Beginn und Ende von REM-Schlafepisoden. Zudem ermöglicht es die Erfassung kleiner und großer Körperbewegungen sowie phasischer Muskelaktivität im REM-Schlaf. Drei Elektroden werden unter dem Kinn, über den Mm. mentalis und submentalis plaziert. Die Ableitung erfolgt bipolar, d. h. zwei dieser Elektroden werden gegeneinander abgeleitet, die dritte dient als Reserveelektrode.

Für die Verstärkung kann kein generell gültiger Wert angegeben werden, hier empfiehlt sich eine Einstellung entsprechend des visuellen Eindrucks vor Beginn der eigentlichen Aufzeichnung. In den meisten Fällen wird eine Verstärkung nötig sein, die über der des EEG, also über 7 μV/mm liegt. Die Zeitkonstante ist möglichst kurz zu wählen; 0,1 s sollte unterschritten werden. Der Tiefpaßfilter sollte möglichst hoch eingestellt werden, mindestens jedoch 30 Hz betragen.

Für eine Reihe von Fragestellungen ist zusätzlich zur klassischen Polygraphie die Registrierung weiterer Biosignale im Rahmen der *erweiterten Polygraphie* notwendig. Von klinischer Relevanz sind hier vor allem die differenzierte Messung motorischer Aktivität, die Messung atmungsphysiologischer Parameter und die Messung nächtlicher Erektionen beim Mann.

Im Rahmen der Messung *motorischer Aktivität* wird für die Diagnostik nächtlicher Bewegungsstörungen das EMG des M. tibialis anterior (Abb. 3) – oder seltener anderer Muskelgruppen – registriert. Zur Beurteilung von Bewegungshäufigkeit und Intensität können z. B. Bewegungen des Bettes akzelerometrisch mittels eines Aktometers gemessen werden. Als Aufnehmer kommen auch beschleunigungsempfindliche piezoelektrische Elemente in Frage. Zur

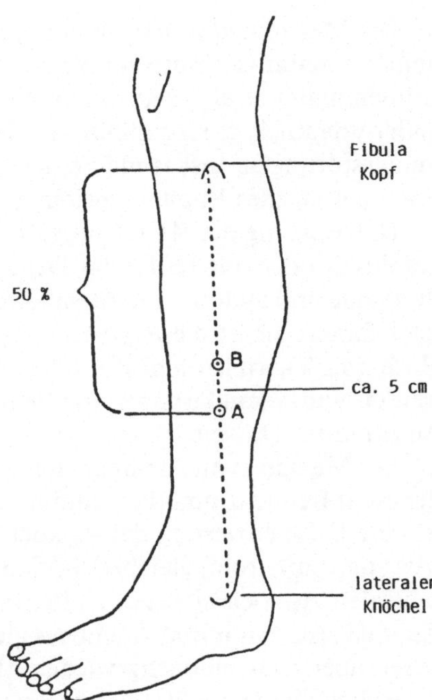

Abb. 3. Elektrodenpositionen für die Ableitung des EMG vom M. tibialis anterior. (Nach Davis 1960)

einfachen und längerfristigen Registrierung der motorischen Aktivität stehen Geräte zur Verfügung, die am Handgelenk getragen werden, auch kleinere Bewegungen registrieren und über mehrere Wochen in digitaler Form speichern können (Borbély et al. 1981). Diese Geräte allein eignen sich nicht zur differenzierten Messung des Schlaf-Wach-Verhaltens, ermöglichen aber die longitudinale Erfassung des Ruhe-Aktivitäts-Musters (Abb. 4).

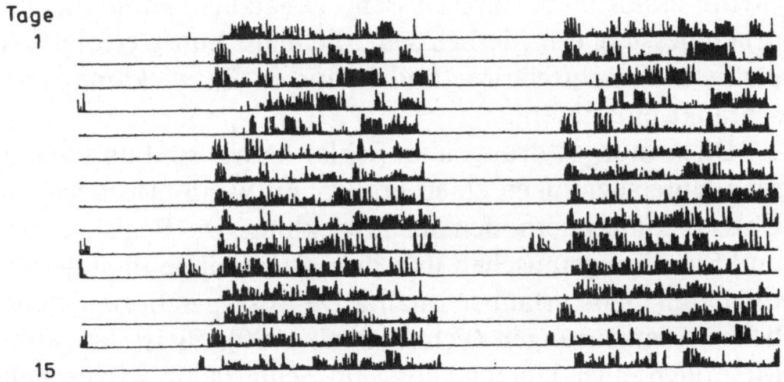

Abb. 4. Verteilung von Ruhe und Aktivität über 24 h bei einem jungen gesunden Erwachsenen. Jede Zeile entspricht 48 h. Um die Übersicht zu erleichtern, ist in der ersten Hälfte der Zeile jeweils die Aktivität der zweiten Hälfte der vorhergehenden Zeile nochmals dargestellt (Doppelplot). Beachte die basal hohe, allerdings wechselnde Aktivität tagsüber und die geringe Aktivität nachts (aus Schulz 1988a)

Die Messung *atmungsphysiologischer Parameter* im Schlaf erfordert einen hohen apparativen Aufwand sowie detaillierte Spezialkenntnisse (Rühle 1987; Guilleminault et al. 1990; vgl. auch Kapitel Peter et al., S. 268 ff.). Sie ist von außerordentlich großer klinischer Relevanz für die Erfassung nächtlicher Atmungsstörungen, insbesondere der obstruktiven Schlafpnoe, denen in diesem Buch ein eigenes Kapitel gewidmet ist.

Die Messung der *Atembewegungen* erfolgt entweder induktionsplethysmographisch oder mit Hilfe von Dehnungsmeßstreifen. Es empfiehlt sich stets, thorakale und abdominale Atembewegungen zu registrieren. Ein weiterer wichtiger Parameter ist die *Registrierung des Atemluftstromes*. Dies geschieht mit Hilfe von Thermistoren, die im Luftstrom von Nase und Mund angebracht werden und Veränderungen der Temperatur des Atemluftstroms bei Ein- und Ausatmung erfassen.

Die Messung von Atembewegungen und Luftstrom erlaubt die Bestimmung der Atemfrequenz und die qualitative Erfassung von Apnoeereignissen. Ferner ist eine Differenzierung des Apnoetyps möglich: Bei obstruktiven Apnoen sistiert der Luftstrom, gleichzeitig sind weiter Atembewegungen nachweisbar, bei zentralen Apnoen sistieren Luftstrom und Atembewegungen; bei gemischten Apnoen sistieren initial Atembewegungen und Luftstrom, im weiteren Verlauf treten aber crescendoartig wieder Atembewegungen auf.

Neben diesen qualitativen Messungen sind zur Beurteilung des Effektes der Apnoeereignisse auch Messungen der *Blutgase* erforderlich, die meist unblutig erfolgen (Rühle 1987). Die Sauerstoffsättigung wird oxymetrisch am Ohr oder an einem Finger gemessen. Als Meßprinzip dient hier die unterschiedliche Absorption von Licht bestimmter Wellenlänge durch oxygeniertes bzw. reduziertes Hämoglobin. Sauerstoff- und Kohlendioxidpartialdruck werden transkutan gemessen. Ihre Erfassung erfordert einen höheren apparativen Aufwand, da eine vorherige Eichung gegen den arteriellen Partialdruck notwendig ist (Rühle 1987).

Im Rahmen der Diagnostik von Atmungsstörungen im Schlaf sollte stets auch ein EKG registriert werden, um die häufig mit Apnoen assoziierten Herzrhythmusstörungen zu erfassen. Zusätzlich kann die kontinuierliche Blutdruckmessung erforderlich sein, die meist blutig erfolgt. Nichtinvasive, photoplethysmographische Methoden sind in Entwicklung, bisher aber nur eingeschränkt einsatzfähig.

Da Atmungsstörungen im Schlaf häufig sind und deren polysomnographische Untersuchungen einen großen Aufwand erfordern, sind z. Z. ambulante Untersuchungsmethoden in Entwicklung. Die Registrierung von Herzfrequenz und Schnarchgeräuschen und ihre gleichzeitige digitale Speicherung in einem tragbaren Gerät erlauben qualitative Aussagen bezüglich des Vorliegens nächtlicher Atemstörungen (Penzel et al. 1990). Es ist sinnvoll, solche einfacheren Methoden einer Untersuchung im Schlaflabor vorzuschalten.

Die *Registrierung nächtlicher Spontanerektionen* (nächtlicher peniler Tumeszenz, NPT) beim Mann dient der Diagnostik der sexuellen Impotenz. Zu diesem Zweck wurde die Methode der Penisplethysmographie entwickelt (Karacan 1982). Bei diesem Verfahren werden zwei Meßschlaufen am Penis angebracht, eine im Bereich der Peniswurzel, eine weitere unterhalb der Glans. Volumenveränderungen bei Erektionen werden erfaßt und auf einem Papierstreifen registriert. Während des Schlafs tritt NPT bei allen gesunden Männern vom Säuglings- bis zum Greisenalter in enger zeitlicher Assoziation mit den REM-Perioden auf (vgl. Abschn. 3, S. 13). Unter physiologischen Bedingungen erfolgt demnach ein weitgehend an den REM-Non-REM-Zyklus gekoppelter Wechsel zwischen NPT-Aktivität und Zeiträumen ohne NPT. Ursprünglich wurde postuliert, daß Reduktion oder Fehlen der REM-schlafassoziierten NPT-Aktivität beweisend für die Diagnose einer irreversiblen organisch bedingten sexuellen Impotenz ist, während Impotenz bei Patienten mit unauffälliger NPT grundsätzlich psychogen sei (Karacan 1982; Fischer et al. 1975). Inzwischen muß diese Dichotomie differenzierter gesehen werden. Der Begriff „psychogene Impotenz" wurde von Benkert et al. (1983) kritisiert und ein präziseres Klassifikationssystem vorgeschlagen. Bei einigen Patienten mit endogener Depression wurde während der akuten Erkrankungsphase ein völliges Fehlen von NPT gefunden; dieser Befund normalisierte sich mit Remission der Erkrankung (Roose et al. 1982; Steiger et al. 1987a). Bei einzelnen Patienten mit sexueller Impotenz wird zwar ein normaler Volumenzuwachs bei der NPT registriert, aufgrund eines Mangels an Rigidität ist aber eine vaginale Penetration nicht möglich. Aus diesem Grund wurden in den letzten Jahren sehr aufwendige Meßverfahren zur Erfassung der Rigidität entwickelt. Diese bedienen sich überwiegend einer kleinen aufpumpbaren Manschette, die die Rigidität während NPT-Phasen prüft (Ware 1987). Durch diese Methode wird jedoch, anders als durch die herkömmliche Penisplethysmographie, der Schlaf gestört.

Die nächtliche *Messung blutchemischer Parameter* wird in erster Linie im Rahmen grundlagenwissenschaftlicher Untersuchungen durchgeführt. Von Interesse ist hier besonders die Bestimmung der Plasmaspiegel von Neurohormonen und Neuropeptiden. Von klinischer Bedeutung ist die Messung der nächtlichen Wachstumshormonsekretion bei Kindern mit Minderwuchs (Tanner 1972).

Die von uns benutzte Technik (Holsboer et al. 1988) bedient sich einer intravenösen Verweilkanüle, die über eine Infusionsleitung und einen anschließenden Drei-Wege-Hahn mit einem Perfusor im Registrierraum verbunden ist. Um eine Thrombosierung des Katheters zu verhindern, wird die Verweilkanüle langsam mit heparinisierter Kochsalzlösung (800 I.E./l, etwa 70 ml/h) perfundiert. Am Drei-Wege-Hahn kann nun intermittierend, in der Regel in Abständen von 10–30 min, Blut abgenommen werden. Hierzu wird zunächst der Perfusor abgestellt und aspiriert, bis das Schlauchsystem frei von Kochsalzlösung ist, anschließend erfolgt die eigentliche Blutabnahme. Dieses System eignet sich auch für die Applikation von Subtanzen etwa im Rahmen von Stimulationstests.

Es stehen auch kontinuierliche Abnahmesysteme zur Verfügung, bei denen über ein heparinbeschichtetes Schlauchsystem mit variabler Geschwindigkeit durch eine Rollerpumpe ständig aspiriert wird. Diese Technik erlaubt sehr kurze Abnahmeintervalle, die Blutmenge wird über die Aspirationsgeschwindigkeit reguliert.

Typischerweise werden schlafpolygraphische Ableitungen in fest installierten Schlaflabors durchgeführt. Es exisitieren aber auch tragbare Systeme, die mittels miniaturisierter Verstärker und eingebauter Magnetspeicher eine Registrierung außerhalb des Schlaflabors (z. B. beim Patienten zuhause) erlauben. Solche Geräte machen die schlafpolygraphische Untersuchung praktikabler, eignen sich aber nur bedingt zur Klärung komplexer Fragestellungen, da die Anzahl der möglichen Registrierkanäle meist geringer und die technische Qualität schlechter ist als im Schlaflabor.

3 Charakteristika des normalen Schlafes

3.1 Der normale Schlafverlauf

Die *Charakteristika des normalen Schlafes* seien zunächst anhand der Ergebnisse der klassischen Schlafpolygraphie bei einem jungen, gesunden Erwachsenen beschrieben. „Normal" heißt hier dreierlei: Erstens, daß die untersuchte Person nicht an einer Schlafstörung oder an einer anderen Erkrankung leidet, die mit dem Schlaf interferiert. Zweitens, daß die Person vor der Registrierung mindestens 2 Wochen lang einen regelmäßigen Schlaf-Wach-Rhythmus eingehalten hat, d. h. in etwa zur gleichen Zeit zu Bett gegangen und aufgestanden ist, und daß die Gesamtschlafzeit ausreichend war. Drittens, daß die polygraphische Registrierung in etwa zur habituellen Einschlafzeit beginnt und der Registrierung eine Nacht zur Adaptation an die Untersuchungsbedingungen im Schlaflabor vorausgeht. Die Gründe hierfür ergeben sich aus den Charakteristika der Schlafregulation, die weiter unten erörtert werden.

Die Beschreibung des charakteristischen Schlafverlaufs während der Nacht erfolgt anhand der typischen Veränderungen der Biosignale der klassischen Schlafpolygraphie und anhand der durch sie definierten Schlafstadien (Rechtschaffen u. Kales 1968). In Tabelle 2 sind die Charakteristika der Biosignale in den einzelnen Schlafstadien zusammengefaßt. Die Abb. 5 zeigt typische Wellenformen (Graphoelemente) des EEG, und in Abb. 6 sind typische Originalkurven für jedes Schlafstadium dargestellt.

Zu Beginn der Registrierung, nach dem Zubettgehen, ist der Proband im Zustand des ruhigen Wachseins. Das EEG ist gekennzeichnet durch dominierende, regelmäßige Alpha-Aktivität mit einer intraindividuell stabilen Frequenz zwischen 9 und 12 Hz und einer recht stabilen Amplitude um 20–50 μV. Diese Aktivität wird blockiert, wenn der Proband die Augen öffnet. Im EOG finden sich Lidschlagartefakte und rasche Augenbewegungen. Das EMG zeigt einen relativ hohen, d. h. deutlich sichtbaren Tonus und entsprechend gelegentlich auftretender Bewegungen eine transiente Aktivierung. Im weiteren Verlauf treten sog. leichte Vigilanzschwankungen auf. Zunächst wird die Variabilität der Alpha-Aktivität größer, während sekundendauernder Abschnitte zerfällt

Tabelle 2. Charakteristika der verschiedenen Schlafstadien

		EEG	EOG	EMG
Wach		dominierend Alpha-Aktivität	Lidschläge, rasche Augenbewegungen	hoher Tonus, Bewegungsartefakte
Non-REM	1	Theta-Aktivität, Vertexzacken	langsame Augenbewegungen	
	2	Theta-Aktivität, K-Komplexe, Schlafspindeln	keine Augenbewegungen, EEG-Artefakte	von Stadium 1 bis Stadium 4 Abnahme des mittleren Muskeltonus, kaum Bewegungsarte-fakte
	3	Gruppen hoher Delta-Wellen >20, <50%	keine Augenbewegungen, EEG-Artefakte	
	4	Gruppen hoher Delta-Wellen ≥50%	keine Augenbewegungen, EEG-Artefakte	
REM		Theta-Aktivität, Sägezahnwellen	konjugierte, rasche Augenbewegungen	niedriger mittlerer Tonus, phasische Aktivierung
Movement Time		mehr als 50% der Epoche sind durch Bewegungsartefakte gestört, so daß eine Zuordnung zu einem anderen Stadium nicht möglich ist		

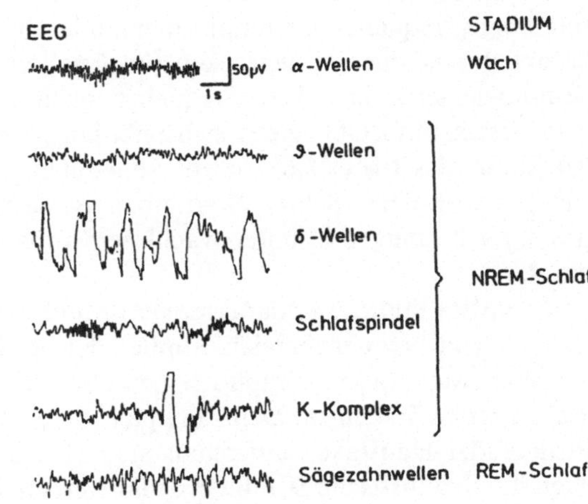

Abb. 5. Typische Graphoelemente des Schlaf-EEG. (Aus Schulz 1988 a)

die Alpha-Aktivität. Lidschlagartefakte im EOG und rasche Augenbewegungen werden ebenso wie phasische Aktivierungen des EMG seltener. Im Rahmen dieser leichten Vigilanzschwankungen wird die Alpha-Aktivität im EEG durch akustische Stimuli aktiviert, der Proband ist ansprechbar und auch subjektiv noch wach. Dieser Zustand des ruhigen Wachseins ist von variabler Länge, selten überschreitet er bei Gesunden allerdings 30 min.

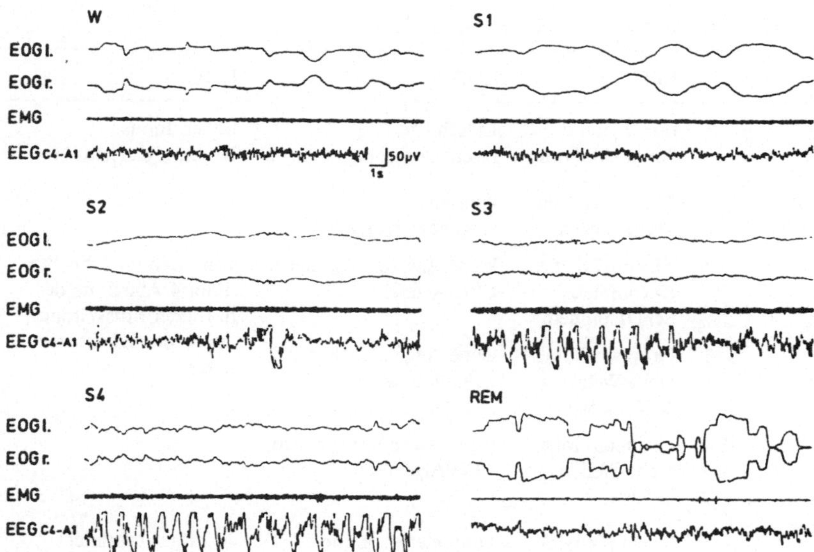

Abb. 6. Originalkurven der einzelnen Schlafstadien. Typische Beispiele von Originalregistrierungen (20-s-Abschnitte) für die verschiedenen Schlafstadien: *W* Wach; *S1−S4* Non-REM-Stadien 1−4; *REM* REM-Schlaf. (Aus Schulz 1988 a)

Mit zunehmendem Zerfall der Alpha-Aktivität tritt im EEG vermehrt unregelmäßige, frequenz- und amplitudenlabile Theta-Aktivität auf. Besonders eindrücklich sind hier Vertexzacken (im Englischen „vertex sharp wave"), steile Graphoelemente im Theta-Frequenzbereich mit Amplitudenmaximum über dem Vertex. Im EOG zeigen sich jetzt langsame, rollende Augenbewegungen, der Tonus des EMG kann leicht abnehmen. Dieser Zustand entspricht dem leichten Non-REM-Schlaf, Stadium 1. Schlafstadium 1 ist ein instabiler Zustand, nach wenigen Minuten wacht der Proband auf oder es folgt Schlafstadium 2.

Schlafstadium 2 ist charakterisiert durch ein Dominieren der EEG-Aktivität im Theta-Frequenzbereich, ähnlich der im Schlafstadium 1. Zusätzlich treten jetzt zwei typische Graphoelemente auf. *K-Komplexe* sind biphasische, initial negative Wellen im Delta-Frequenzbereich, die mit intraindividuell stark variierender Häufigkeit auftreten. Sie treten meist spontan auf, können aber auch durch akustische Stimuli evoziert werden. Bei den *Schlafspindeln* handelt es sich um paroxysmal auftretende regelmäßige Aktivität um 11,5−14 Hz, deren Dauer mindestens 0,5 s beträgt. Schlafspindeln treten häufig in zeitlicher Assoziation mit K-Komplexen, aber auch unabhängig von diesen auf. Die für Schlafstadium 1 typischen rollenden Augenbewegungen im EOG sistieren, der Muskeltonus im EMG nimmt weiter ab. Im weiteren Verlauf zeigen sich im EEG zunehmend hochamplitudige Delta-Wellen zwischen 0,5 und 2 Hz. Diese Delta-Wellen treten meist in Gruppen auf, und ihr relativer Anteil nimmt kontinuierlich zu. Beträgt der relative Anteil an Delta-Wellen mit einer Frequenz zwischen 0,5 und 2 Hz sowie einer Amplitude von mindestens 75 µV mehr als 20%, aber weniger als 50%, spricht man vom Schlafstadium 3, bei 50% und mehr vom Schlafstadium 4. Schlafstadium 3 und 4 zusammen werden als Tiefschlaf oder Slow Wave Sleep (SWS) bezeichnet. Im Schlafstadium 3 und 4 finden sich im EOG keine Augenbewegungen, der Muskeltonus ist im Mittel niedriger als im Stadium 2.

60–100 min nach dem Einschlafen endet der Tiefschlaf recht abrupt, meist in zeitlichem Zusammenhang mit einer großen Körperbewegung, z. B. einem Lagewechsel. Der Anteil an Delta-Wellen nimmt rasch ab, der Muskeltonus steigt an und es folgen einige Minuten Schlafstadium 2 oder 1, eventuell erwacht der Proband kurzzeitig.

Im weiteren Verlauf ändert sich die Konfiguration der Biosignale deutlich: Das EEG ist von niedriger Amplitude und wird von Wellen im Theta-Frequenzbereich dominiert, K-Komplexe und Spindeln fehlen fast vollständig, hin und wieder finden sich Gruppen regelmäßiger Theta-Wellen, die wegen ihrer Form, die an die Zacken eines Sägeblattes erinnert, Sägezahnwellen genannt werden. Der Muskeltonus ist niedrig, in der Registrierung oft kaum mehr sichtbar. Intermittierend finden sich kurzfristige EMG-Aktivierungen (phasische bzw. transiente EMG-Aktivität). Im EOG finden sich einzeln und in Salven konjugierte rasche Augenbewegungen, die diesem Zustand, dem REM-Schlaf, seinen Namen gegeben haben. Diese erste REM-Periode der Nacht dauert meist nur wenige Minuten. Die Dichte der schnellen Augenbewegungen ist geringer als später in der Nacht.

Das Ende der ersten REM-Periode markiert gleichzeitig das Ende des ersten Non-REM/REM-Zyklus. Im weiteren Schlafverlauf wechseln sich Non-REM- und REM-Perioden ab. Die Dauer der Non-REM/REM-Zyklen (vom Beginn der Non-REM-Periode bis zum Ende der REM-Periode) beträgt im Mittel 80–110 min (Schulz 1988b). Im Verlauf der Nacht werden die REM-Perioden länger, und die REM-Dichte nimmt zu. Die Non-REM-Perioden dauern entsprechend kürzer. Innerhalb der Non-REM-Perioden nimmt der Anteil an Tiefschlaf (Schlafstadium 3+4) ab, meist findet er sich nur innerhalb der ersten beiden Zyklen.

Die „normale" Gesamtschlafdauer ist interindividuell höchst variabel, intraindividuell aber recht konstant. Sie liegt normalerweise zwischen 7 und 9 h, extreme Schlafzeiten zwischen 4 und 12 h kommen aber durchaus vor (Kripke et al. 1979).

Wie schon einleitend erwähnt, kovariiert eine große Zahl von Körperfunktionen mit dem zyklischen Verlauf des Schlafprofils.

Die *Aktivität der motorischen Systeme* ist im Schlaf gegenüber dem Wachzustand natürlich deutlich reduziert. Die relative Häufigkeit von Bewegungen nimmt mit zunehmender Schlaftiefe, also entlang der Non-REM-Schlafstadien 1–4, kontinuierlich ab. Im REM-Schlaf liegt sie etwa zwischen der von Schlafstadium 1 und 2 (Wilde-Frenz u. Schulz 1983). Im Verlauf des Non-REM/REM-Zyklus clustern vor allem große Körperbewegungen (z. B. Lagewechsel) deutlich um den Zeitpunkt kurz vor Beginn des REM-Schlafes. Bewegungen werden mit großer Zuverlässigkeit von einer Abnahme der langsamen Frequenzen im EEG (Desynchronisation) gefolgt. Umgekehrt ist das Fehlen motorischer. Aktivität fast regelhaft von einer Zunahme der langsamen Frequenzen (Synchronisation) gefolgt (Pilcher u. Schulz 1987). Dieser Zusammenhang ist derart konstant, daß sich bei jungen Gesunden allein aufgrund der Information über Vorhandensein bzw. Nicht-Vorhandensein transienter Aktivität im EMG der zyklische Verlauf des Schlaf-EEG rechnerisch simulieren läßt (Klink u. Schulz, persönliche Mitteilung).

Die *Aktivität autonomer Systeme* kovariiert ebenfalls mit dem zyklischen Schlafverlauf. Bei den meisten dieser Systeme kovariiert die Aktivität mit dem Schlaf-Wach-Rhythmus per se und zeigt zusätzlich noch vom Schlaf unabhängige zirkadiane Schwankungen. Hierauf kann an dieser Stelle nicht näher eingegangen werden, die Prinzipien der Interaktion von Schlaf und zirkadianen Rhythmen sind jedoch im Abschnitt „Schlafregulation" erläutert.

Die *Herzfrequenz* nimmt im Schlaf aufgrund einer relativen Steigerung der parasympathischen Aktivität in variablem Ausmaß ab, wie die motorische Aktivität entsprechend zunehmender Schlaftiefe. Ein Minimum wird etwa nach 6 h erreicht. Im REM-Schlaf ist die durchschnittliche Herzfrequenz gegenüber dem Wachen zwar reduziert, zeigt aber phasische Frequenzanstiege, die zu einer erheblichen Variabilität führen. Auch beim *Blutdruck* zeigt sich eine tonische Abnahme um 5–30% (Schneider-Helmert u. Schenker 1980), ein Minimum wird 1–2 h nach Schlafbeginn erreicht. Im REM-Schlaf findet sich ein leichter mittlerer Blutdruckanstieg, auch bei dieser Variablen ist eine Zunahme der Variabilität des systolischen Drucks am eindrucksvollsten. Qualitativ Ähnliches wie für die Herzfrequenz gilt für die *Atemfrequenz*. Das Verhalten anderer atemphysiologischer Parameter ist im Kapitel Peter et al. (s. S. 268 ff.) beschrieben. Die Aktivität der *Sexualorgane* zeigt ebenfalls eine Kovariation mit dem zyklischen Schlafverlauf. Beim gesunden Mann kommt es fast regelhaft im REM-Schlaf zu Erektionen (Ware 1989), die meist während der gesamten REM-Periode anhalten, bei Frauen kommt es entsprechend zur Mehrdurchblutung der Vagina und zur Lubrikation. Die *Körpertemperatur* nimmt unter normalen Bedingungen während des Nachtschlafs ab, ein Minimum wird meist in den frühen Morgenstunden erreicht. Beim Menschen finden sich keine regelhaften Kovariationen der Körpertemperatur mit dem Non-REM/REM-Zyklus. Bei Katzen konnte allerdings gezeigt werden, daß im Non-REM-Schlaf – wie im Wachen – bei Veränderungen der Umgebungstemperatur thermoregulatorische Mechanismen aktiv werden, was im REM-Schlaf nicht oder nur in abgeschwächter Form der Fall ist (Parmeggiani et al. 1986). Dies deutet darauf hin, daß im REM-Schlaf homöotherme Tiere funktionell poikilotherm werden.

Im Gegensatz zu den motorischen und autonom vegetativen Systemen, die im Schlaf auf einem niedrigen basalen Niveau arbeiten, zeigen *endokrine Systeme* nachts z. T. eine Aktivität, die weit über der im Wachen liegt. Diese Aktivität, die unter normalen Bedingungen mit dem Schlaf zeitlich koinzidiert, ist aber nur bei einigen Hormonen sicher schlafabhängig. Bei anderen Hormonen folgen Schwankungen der Plasmaspiegel zirkadianen Rhythmen und sind nicht direkt davon abhängig, ob zum untersuchten Zeitpunkt geschlafen wird

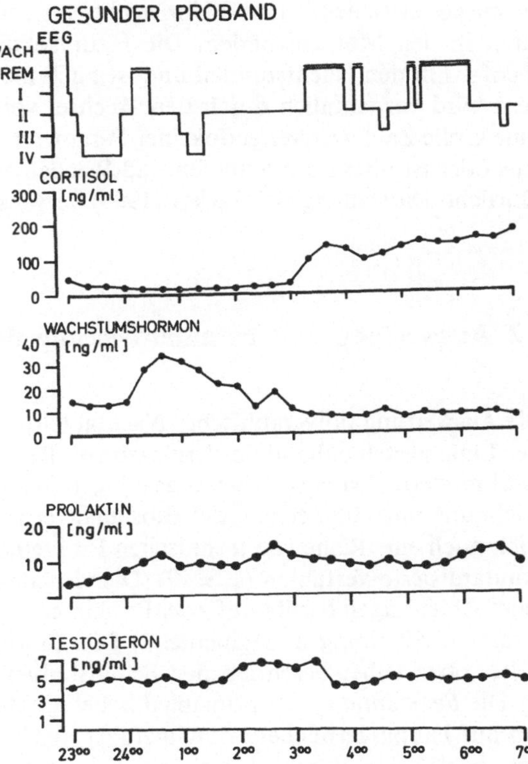

Abb. 7. Endokrine Funktionen im Schlaf. Schlafprofil und Plasmaspiegelverlauf bei einer jungen gesunden Versuchsperson. x-Achse: Ortszeit. *REM* REM-Schlaf; *I–IV* Non-REM-Stadien 1–4

oder nicht. Die Abb. 7 gibt einen Überblick über den nächtlichen Verlauf der Plasmaspiegel einiger Hormone. Die *Plasma-Renin-Aktivität,* im Zustand des ruhigen Wachseins auf einem niedrigen basalen Niveau, zeigt ausgeprägte Schwankungen in Kovariation mit dem Non-REM/REM-Zyklus (Brandenberger et al. 1985). Eine zirkadiane Rhythmik liegt nicht vor. Der größte Teil der in 24 h ausgeschütteten Menge an *Wachstumshormon* wird nachts sezerniert. Der Hauptgipfel der Sekretion koinzidiert meist mit dem erstmaligen Auftreten von Tiefschlaf im ersten Non-REM/REM-Zyklus. Die Wachstumshormonsekretion ist nicht zirkadian moduliert. In letzter Zeit mehren sich Befunde, die eine direkte Assoziation der Wachstumshormone mit dem Tiefschlaf in Frage stellen. Entweder der Schlafbeginn (Born et al. 1988) oder der Übergang von motorischer Aktivität in motorische Inaktivität (Steiger et al. 1987b) scheint als Signal für die Ausschüttung zu dienen. Die Sekretion von *Prolaktin* folgt einerseits einer zirkadianen Periodik, die unter normalen Umständen zu einer des Nachts erhöhten Sekretion führt. Andererseits wurde eine Kovariation mit dem Non-REM/REM-Zyklus behauptet (Parker et al. 1974), aber nicht konsistent gefunden (van Cauter et al. 1982). Die Sekretion von *Kortisol* ist das klassische Beispiel zirkadian modulierter endokriner Aktivität, die weitgehend schlafunabhängig ist. Unter normalen Bedingungen beginnt der Plasmaspiegel zwischen 2 und 3 Uhr nachts anzusteigen und erreicht sein Maximum· in den Morgenstunden. Die Hauptsekretionszeit von *Melatonin* liegt ebenfalls in den Nachtstunden und ist auch nicht direkt schlafabhängig, sondern wird vornehmlich durch den Wechsel von Hell und Dunkel moduliert. Eine große Zahl weiterer endokriner Parameter zeigt einen zirkadianen Rhythmus oder ist direkt mit Schlafen und Wachen assoziiert. Hier sei auf die ausführliche Darstellung bei Parkes (1985) verwiesen.

3.2 Auswertung und Parametrisierung der Schlafpolygraphie

Die Auswertung polygraphischer Nachtableitungen erfolgt nach wie vor in erster Linie visuell anhand der Kriterien von Rechtschaffen u. Kales (1968). Obwohl moderne Datenverarbeitungsanlagen in zunehmendem Umfang die Aufzeichnung und Auswertung der Biosignale ermöglichen, gibt es in diesem Bereich noch eine Reihe von technischen Problemen, und es fehlen international standardisierte Verfahren (s. S. 19). Die visuelle Auswertung schlafpolygraphischer Ableitungen beruht auf zwei Prinzipien: 1) Die zeitliche Unterteilung der gesamten Ableitung in Segmente. 2) Die Zuordnung dieser Segmente zu den weiter oben näher beschriebenen Schlafstadien.

Die *Segmentlänge* ist prinzipiell beliebig. Da polygraphische Registrierungen auf Faltpapierbüchern durchgeführt werden, wird i. allg. eine Segmentierung nach Seiten durchgeführt. Eine Seite hat eine Breite von 30 cm und wird Epoche genannt. Eine Epoche entspricht bei den üblichen Registriergeschwindigkeiten einer Registrierdauer von 30 bzw. 20 s (bei 10 mm/s bzw. bei 15 mm/s). Längere Segmente (z. B. 1 min) reduzieren die Genauigkeit der Analyse, kürzere Segmente erschweren häufig die eindeutige Zuordnung zu einem Schlafstadium.

Die Zuordnung zu den *Schlafstadien* sollte heute verbindlich nach den Kriterien von Rechtschaffen u. Kales (1968) durchgeführt werden. Als Grundlage dienen die Biosignale der klassischen Polygraphie: das EEG, das EOG und das EMG der Kinnregion. Die Schlafstadien sind anhand bestimmter Charakteristika dieser drei Signale definiert. Prinzipiell werden drei Zustände unterschieden: Wach, Non-REM-Schlaf und REM-Schlaf. Der Non-REM-Schlaf wird in vier distinkte Stadien differenziert, die als Schlafstadium 1 bis Schlafstadium 4 bezeichnet werden. Große Körperbewegungen im Schlaf führen häufig zu einer starken Artefaktüberlagerung, die eine exakte Zuordnung zu einem Stadium unmöglich macht. Ist mindestens die Hälfte einer Epoche derart artefaktüberlagert, wird diese Epoche als Movement Time („Bewegungszeit") gewertet (vgl. Tabelle 2 und Abb. 6).

Zusätzlich zur segmentweisen Zuordnung zu den Schlafstadien gibt es einige wenige zustandsorientierte Glättungsregeln, die insbesondere den Beginn und das Ende der REM-Episoden betreffen. So kann z. B. der Beginn einer REM-Episode vor dem Auftreten der ersten schnellen Augenbewegung liegen,

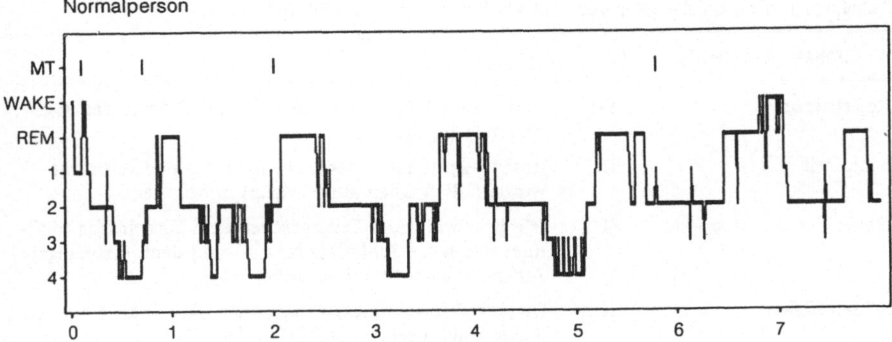

Abb. 8. Schlafprofil einer jungen gesunden Versuchsperson (m, 32 J.). Die x-Achse ist in Stunden skaliert. *MT* movement time; *Wake* Wach; *REM* REM-Schlaf; *1–4* Non-REM-Stadien 1–4

wenn sich schon vorher EEG und EMG in für den REM-Schlaf typischer Weise verändern (s. hierzu Rechtschaffen u. Kales 1968).

Die visuelle Auswertung resultiert bei einer polygraphischen Registrierung des Nachtschlafs über 8 h bei einer Segmentlänge von 30 s in 960 Epochen, denen verschiedene Schlafstadien zugeordnet sind. Zur graphischen Darstellung des Schlafverlaufs wird hieraus ein Schlafprofil erstellt. Die x-Achse repräsentiert die Zeit in Stunden, die y-Achse entspricht den einzelnen Schlafstadien. In dieses Koordinatenkreuz werden die Werte für die einzelnen Epochen eingetragen und miteinander verbunden. Diese Art der Darstellung erlaubt eine grobe, aber rasche Orientierung bezüglich des Schlafverlaufs. Die Abb. 8 zeigt beispielhaft den Schlafverlauf einer jungen, gesunden Versuchsperson.

Zur genaueren Analyse ist eine *Parametrisierung* der Daten erforderlich. Es läßt sich eine Vielzahl von Parametern berechnen, von denen nur solche hier näher Erwähnung finden, die für diagnostische oder klinisch-experimentelle Fragestellungen von Belang sind.

Die errechneten Parameter lassen sich grob in vier Gruppen einteilen: globale Schlafmaße, Latenzen, Verteilungsmaße und Maße der Periodik von Non-REM- und REM-Schlaf. Die Definitionen der verschiedenen Parameter sind in Tabelle 3 aufgeführt.

Zu den *globalen Schlafmaßen* gehören die Gesamtregistrierzeit, die Gesamtschlafzeit, die Gesamtdauer der Schlafperiode, die Schlafeffizienz, die absolute und relative Häufigkeit von Stadienwechseln sowie die Häufigkeit von Aufwachereignissen.

Von den *Latenzen* sind die Einschlaflatenz, die Tiefschlaflatenz und die REM-Schlaflatenz von Interesse.

Die *Verteilungsmaße* sind die absoluten und relativen Anteile der einzelnen Schlafstadien in bezug auf gewisse Globalmaße (Gesamtregistrierzeit, Gesamtschlafzeit, Gesamtdauer der Schlafperiode). Hier empfiehlt sich zusätzlich eine Berechnung der relativen und absoluten Anteile an Hälften oder Dritteln der Nacht.

Tabelle 3. Definition der gängigen und klinisch relevanten Schlafparameter

A. Globale Schlafmaße		
Registrierzeit	TIB	(time in bed) Zeit zwischen Beginn und Ende der Registrierung in Minuten
Schlafzeit	TST	(total sleep time) Gesamtzeit, die schlafend verbracht wurde (alle Stadien außer Wach) in Minuten
Dauer der Schlafperiode	SPT	(sleep period time) Zeit zwischen dem Einschlafen (definiert durch die Schlaflatenz, s. u.) und dem letztmaligen Auftreten eines Stadiums außer Wach
Schlafeffizienz	SEI	(sleep efficiency index) Prozentualer Anteil aller Stadien außer Wach bezogen auf SPT oder TST
Stadienwechsel absolut		Anzahl der Stadienwechsel während TIB
%		Relativer Anteil der Stadienwechsel bezogen auf TIB
Aufwachereignisse		Anzahl der Aufwachereignisse (d. h. Stadium Wach folgt einem anderen Stadium)

B. Latenzen		
Einschlaflatenz	SOL	(sleep onset latency) Zeit zwischen dem Beginn der Registrierung und dem erstmaligen Auftreten von Stadium 2 in Minuten
REM-Latenz		Zeit zwischen SOL und dem erstmaligen Auftreten von Stadium REM in Minuten
Tiefschlaflatenz		Zeit zwischen SOL und dem erstmaligen Auftreten von Stadium 3 oder 4 in Minuten

C. Verteilungsmaße
Absoluter und relativer Anteil der einzelnen Stadien an TIB, TST und SPT, eventuell zusätzlich getrennt nach Hälften und/oder Dritteln des jeweiligen Globalmaßes

D. Non-REM/REM-Zyklus-Parameter		
Dauer der Zyklen		Zeit zwischen Beginn der Non-REM-Periode und dem Ende der REM-Periode. Der erste Zyklus beginnt also mit dem Einschlafen und endet mit dem Ende der ersten REM-Periode. Allgemein wird das Ende einer REM-Periode dann angenommen, wenn auf die letzte Epoche REM konsekutiv mehr als 30 Epochen (15 min) Non-REM-Schlaf oder Stadium Wach folgen
REM-Schlaf	absolut	Stadium REM pro Zyklus in Minuten
	relativ	Stadium REM absolut durch Dauer der entsprechenden REM-Periode
Tiefschlaf	absolut	Stadium 3 plus 4 pro Zyklus in Minuten
	relativ	Stadium 3 plus 4 absolut Dauer der entsprechenden Non-REM-Periode
Anzahl der Zyklen		Anzahl der abgeschlossenen Non-REM/REM-Zyklen. Ein Zyklus zählt nicht mit, wenn er durch das endgültige Erwachen oder das Ende der Registrierung unterbrochen wird. Dies gilt auch, wenn diese Unterbrechung weniger als 15 min vor der letzten Epoche REM erfolgt, da die letzte REM-Periode dann nicht als abgeschlossen gilt

Zu den Maßen der *Periodik von Non-REM- und REM-Schlaf* zählen die Anzahl der Non-REM/REM-Zyklen, ihre Dauer sowie der jeweilige Anteil an Wach, Tiefschlaf und REM-Schlaf.

Insbesondere im Bereich der psychiatrischen Schlafforschung ist neben den bereits erwähnten Parametern die relative Häufigkeit von schnellen Augenbewegungen im REM-Schlaf (REM-Dichte) von Interesse. So ist eine erhöhte REM-Dichte in der ersten REM-Episode einer der stabilsten schlafpolygraphischen Befunde bei depressiven Patienten (Lauer et al. 1989). Die Auswertung der REM-Dichte erfolgt wie die Zuordnung zu den Stadien visuell. Sie ist von einer Reihe technischer Faktoren und insbesondere von der Definition der schnellen Augenbewegungen abhängig. Diese ist bisher nicht standardisiert, weshalb nur Vergleiche zwischen REM-Dichtewerten sinnvoll sind, die in ein und demselben Labor erhoben wurden.

Der Einsatz elektronischer Datenverarbeitung ist in der Schlafforschung — wie in allen Bereichen der Biotechnologie — im Vormarsch. Die *automatische Analyse* schlafpolygraphischer Daten läßt sich in zwei Bereiche gliedern: die computerunterstützte und die computerisierte Auswertung.

Die *computerunterstützte* Auswertung schlafpolygraphischer Daten wird im Bereich der klassischen Polygraphie zur Parametrisierung und graphischen Darstellung (Schlafprofil, s. Abb. 8) verwendet. Im Bereich der klinischen Forschung dient sie zusätzlich der statistischen Verarbeitung der Daten. Die Hardware-Voraussetzungen für solche Anwendungen sind einfach und werden von Personal-Computern des Industriestandards erfüllt. In den verschiedenen Schlafforschungszentren existiert eine Reihe von Softwarepaketen, die die Eingabe, Verwaltung, graphische Darstellung und Parametrisierung der Daten erlauben. Die Abb. 9 zeigt als Beispiel den Ausdruck, den das Programm des Max-Planck-Instituts für Psychiatrie, München, liefert. Allgemein zugängliche kommerzielle Software existiert allerdings nicht. Für die wissenschaftlich-statistische Analyse bieten sich kommerzielle Datenbanken (z. B. dBASE IV) und Statistikpakete (z. B. SPSSX) an.

Die *computerisierte* Auswertung von schlafpolygraphischen Daten stellt höhere Anforderungen an Hard- und Software. Es existiert eine Reihe kommerzieller Systeme, von denen allerdings zur Zeit keines ohne Vorbehalt für den klinischen Einsatz empfohlen werden kann, wie im folgenden erläutert wird.

Die computerisierte Auswertung zerfällt in drei Schritte: Analog-Digital-Wandlung der Biosignale, Auswertung jedes Biosignals anhand bestimmter Algorithmen und Parametrisierung. Bezüglich des ersten Schrittes, der Analog-Digital-Wandlung, sind die technischen Probleme am geringsten. Das Spannungssignal jedes Kanals des Verstärkers wird von einem sog. Analog-Digital (A/D)-Wandler mit einer bestimmten Frequenz abgetastet, und die Spannungswerte zu den verschiedenen Zeitpunkten werden in digitaler Form zur weiteren Verarbeitung an ein Programm weitergegeben. Es gibt heute für PCs des Industriestandards preisgünstige und zuverlässige sog. A/D-Wandlerkarten, die eine große Zahl von Kanälen mit hoher Frequenz digitalisieren können. Die notwendigen Digitalisierungsraten für die verschiedenen Biosignale sind unter-

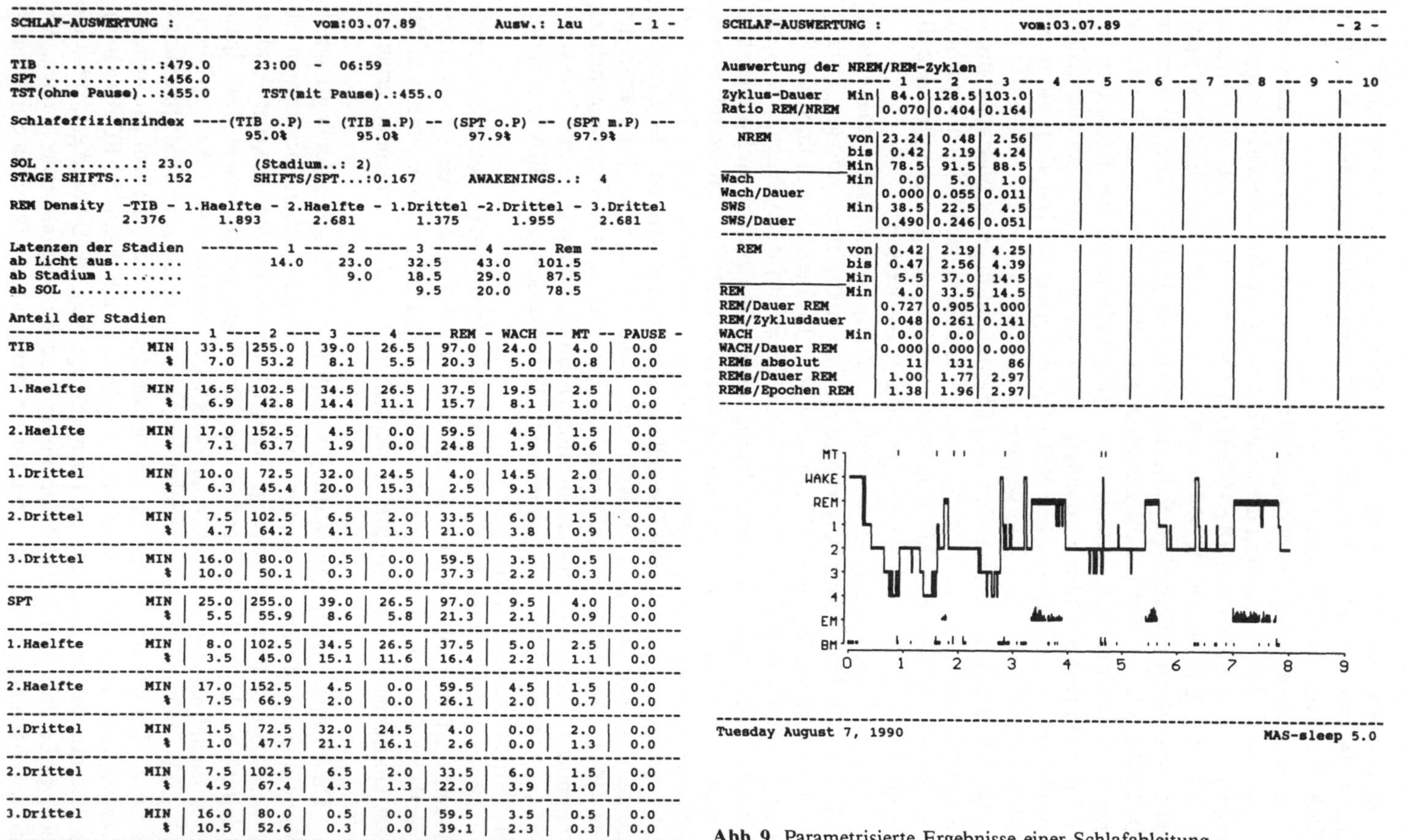

```
SCHLAF-AUSWERTUNG :              vom:03.07.89        Ausw.: lau     - 1 -

TIB .............:479.0      23:00  -  06:59
SPT .............:456.0
TST(ohne Pause)..:455.0        TST(mit Pause).:455.0

Schlafeffizienzindex ----(TIB o.P) -- (TIB m.P) -- (SPT o.P) -- (SPT m.P) ---
                          95.0%         95.0%        97.9%        97.9%

SOL ...........: 23.0       (Stadium..: 2)
STAGE SHIFTS...: 152        SHIFTS/SPT...:0.167        AWAKENINGS..:  4

REM Density  -TIB - 1.Haelfte - 2.Haelfte - 1.Drittel -2.Drittel - 3.Drittel
             2.376    1.893       2.681       1.375      1.955      2.681

Latenzen der Stadien --------- 1 ---- 2 ----- 3 ----- 4 ----- Rem --------
ab Licht aus........        14.0    23.0    32.5    43.0    101.5
ab Stadium 1 ........                9.0    18.5    29.0     87.5
ab SOL .............                         9.5    20.0     78.5
```

Anteil der Stadien

		1	2	3	4	REM	WACH	MT	PAUSE
TIB	MIN	33.5	255.0	39.0	26.5	97.0	24.0	4.0	0.0
	%	7.0	53.2	8.1	5.5	20.3	5.0	0.8	0.0
1.Haelfte	MIN	16.5	102.5	34.5	26.5	37.5	19.5	2.5	0.0
	%	6.9	42.8	14.4	11.1	15.7	8.1	1.0	0.0
2.Haelfte	MIN	17.0	152.5	4.5	0.0	59.5	4.5	1.5	0.0
	%	7.1	63.7	1.9	0.0	24.8	1.9	0.6	0.0
1.Drittel	MIN	10.0	72.5	32.0	24.5	4.0	14.5	2.0	0.0
	%	6.3	45.4	20.0	15.3	2.5	9.1	1.3	0.0
2.Drittel	MIN	7.5	102.5	6.5	2.0	33.5	6.0	1.5	0.0
	%	4.7	64.2	4.1	1.3	21.0	3.8	0.9	0.0
3.Drittel	MIN	16.0	80.0	0.5	0.0	59.5	3.5	0.5	0.0
	%	10.0	50.1	0.3	0.0	37.3	2.2	0.3	0.0
SPT	MIN	25.0	255.0	39.0	26.5	97.0	9.5	4.0	0.0
	%	5.5	55.9	8.6	5.8	21.3	2.1	0.9	0.0
1.Haelfte	MIN	8.0	102.5	34.5	26.5	37.5	5.0	2.5	0.0
	%	3.5	45.0	15.1	11.6	16.4	2.2	1.1	0.0
2.Haelfte	MIN	17.0	152.5	4.5	0.0	59.5	4.5	1.5	0.0
	%	7.5	66.9	2.0	0.0	26.1	2.0	0.7	0.0
1.Drittel	MIN	1.5	72.5	32.0	24.5	4.0	0.0	2.0	0.0
	%	1.0	47.7	21.1	16.1	2.6	0.0	1.3	0.0
2.Drittel	MIN	7.5	102.5	6.5	2.0	33.5	6.0	1.5	0.0
	%	4.9	67.4	4.3	1.3	22.0	3.9	1.0	0.0
3.Drittel	MIN	16.0	80.0	0.5	0.0	59.5	3.5	0.5	0.0
	%	10.5	52.6	0.3	0.0	39.1	2.3	0.3	0.0

```
SCHLAF-AUSWERTUNG :              vom:03.07.89                       - 2 -
```

Auswertung der NREM/REM-Zyklen

		1	2	3	4	5	6	7	8	9	10
Zyklus-Dauer	Min	84.0	128.5	103.0							
Ratio REM/NREM		0.070	0.404	0.164							

NREM		1	2	3
NREM	von	23.24	0.48	2.56
	bis	0.42	2.19	4.24
	Min	78.5	91.5	88.5
Wach	Min	0.0	5.0	1.0
Wach/Dauer		0.000	0.055	0.011
SWS	Min	38.5	22.5	4.5
SWS/Dauer		0.490	0.246	0.051
REM	von	0.42	2.19	4.25
	bis	0.47	2.56	4.39
	Min	5.5	37.0	14.5
REM	Min	4.0	33.5	14.5
REM/Dauer REM		0.727	0.905	1.000
REM/Zyklusdauer		0.048	0.261	0.141
WACH	Min	0.0	0.0	0.0
WACH/Dauer REM		0.000	0.000	0.000
REMs absolut		11	131	86
REMs/Dauer REM		1.00	1.77	2.97
REMs/Epochen REM		1.38	1.96	2.97


```
Tuesday August 7, 1990                              MAS-sleep 5.0
```

Abb. 9. Parametrisierte Ergebnisse einer Schlafableitung

schiedlich, das EEG stellt mit einer minimalen Digitalisierungsrate von 50 Hz, besser 100 oder mehr Hz, hierbei die höchsten Ansprüche. Es empfiehlt sich stets eine Speicherung der Daten in digitaler Form, entweder auf Streamerbändern oder auf optischen Speichermedien (optical disk).

Die Verarbeitung der digitalen Daten kann auf sehr verschiedene Art erfolgen. In diesem Bereich und im Bereich der Parametrisierung liegen die Schwierigkeiten, die einen Einsatz der computerisierten Auswertung im klinisch-experimentellen Bereich derzeit noch erschweren. Der Grund ist eine bisher nicht erfolgte Standardisierung dieser Rechenschritte.

Die *automatische EEG-Analyse* bedient sich zum einen frequenzanalytischer Methoden, meist der Spektralanalyse. Mit Hilfe dieser Methode, von der es verschiedene Varianten gibt, läßt sich jedes Signal durch Sinus- und Cosinusschwingungen verschiedener Frequenzen und Amplituden darstellen. Man kann so die spektrale Power bestimmter Frequenzen bzw. Frequenzbänder quantifizieren. Berechnet man z. B. die spektrale Power im Delta-Frequenzbereich (0,5 – 2 Hz), so nimmt sie mit zunehmender Schlaftiefe, also entlang der klassischen Non-REM-Schlafstadien 1 – 4, zu. Dies ist entsprechend den Regeln für die visuelle Auswertung auch zu erwarten, da das Hauptkriterium für die Unterscheidung der Stadien 2, 3 und 4 der relative Anteil von Delta-Wellen in Prozent ist.

Ein wesentlicher Nachteil der Spektralanalyse ist, daß sie zwar die Frequenzanteile eines Signals exakt wiedergibt, aber nicht geeignet ist, Graphoelemente des EEG zu erkennen. Graphoelemente wie Schlafspindeln, Alpha-Spindeln, K-Komplexe und Sägezahnwellen stellen aber wesentliche Charakteristika des Schlaf-EEG dar. Zu ihrer Detektierung und Quantifizierung werden Methoden der Musterkennung eingesetzt:

Methoden der adaptiven Segmentierung, die das Signal anhand bestimmter Algorithmen nach Ähnlichkeitskriterien unterteilen, sind in Entwicklung.

Die *automatische EMG-Analyse* ist weniger problematisch. Hier interessieren vor allem der mittlere Muskeltonus, der leicht über eine Signalintegration errechnet werden kann, und mehr oder weniger kurzfristige Änderungen (sog. phasische bzw. transiente EMG-Aktivität), deren automatische Erkennung ebenfalls leicht möglich ist (Haustein et al. 1986).

Auch die *automatische Analyse von EOG und EKG* ist aufgrund des bei beiden Signalen quantitativ geringen Informationsgehalts mit geringeren Problemen verbunden.

Im Bereich der automatischen Analyse der klassischen Polygraphie (EEG, EMG und EOG) lassen sich z. Zt. zwei prinzipielle Strategien unterscheiden. Die erste hat zum Ziel, die Klassifizierung in die Schlafstadien möglichst exakt nach den Regeln von Rechtschaffen u. Kales (1968) zu automatisieren. Es existiert eine Reihe von kommerziellen Systemen, die dies zumindest im Bereich junger gesunder Kontrollpersonen auch mit ausreichender Zuverlässigkeit leisten. Problematisch ist aber die Analyse bei Kindern, älteren Personen und bei Patienten mit Schlafstörungen, weil die Definition der Schlafstadien auf der für junge Erwachsene typischen Konfiguration von EEG, EOG und EMG beruht, die sich im Rahmen des Alterns, im Rahmen bestimmter Erkrankungen und bei Einnahme von Medikamenten ändert. Die zweite Strategie verfolgt das Ziel, die Limitierung der visuellen Auswertung zu überwinden. Die Standardisierung der visuellen Auswertung diente dem Ziel, einheitliche Regeln für eine exakte und praktikable Interpretation einer immens großen Datenmenge zu erstellen. Das Prinzip der Segmentierung in 20- bzw. 30-s-Abschnitte und deren Zuordnung zu fünf Schlafstadien war sehr fruchtbar, da es mit angemessenem Zeitaufwand die Erfassung wesentlicher Charakteristika des Schlaf-EEG erlaubt. Dies war nur möglich, indem ein beträchtlicher Teil der Information verworfen wurde. So gibt die Schlafstadienanalyse die kontinuierliche Zunahme der langsamen Frequenzen im EEG innerhalb einer Non-REM-Episode nur sehr grob wieder. Wie Abb. 10 zeigt, werden in Non-REM-Episoden der zweiten Nachthälfte die Stadien 3 und 4 meist nicht oder nur für kurze Zeit erreicht. Die visuelle Auswertung suggeriert hier eine Konstanz der Schlaftiefe (druchgehend Schlafstadium 2). Betrachtet man dieselbe Nacht automatisch analysiert (nach Haustein et al. 1986), fallen in allen, auch in den späten, Non-REM-Episoden eine meist kontinuierliche Zunahme des Anteils langsamer Frequenzen zu Beginn und eine recht abrupte Desynchronisation am Ende der Non-REM-Episode auf. Die visuelle Einteilung in Stadien ist auch nicht geeignet, funktionelle Konstellationen der drei Biosignale wiederzugeben, die von

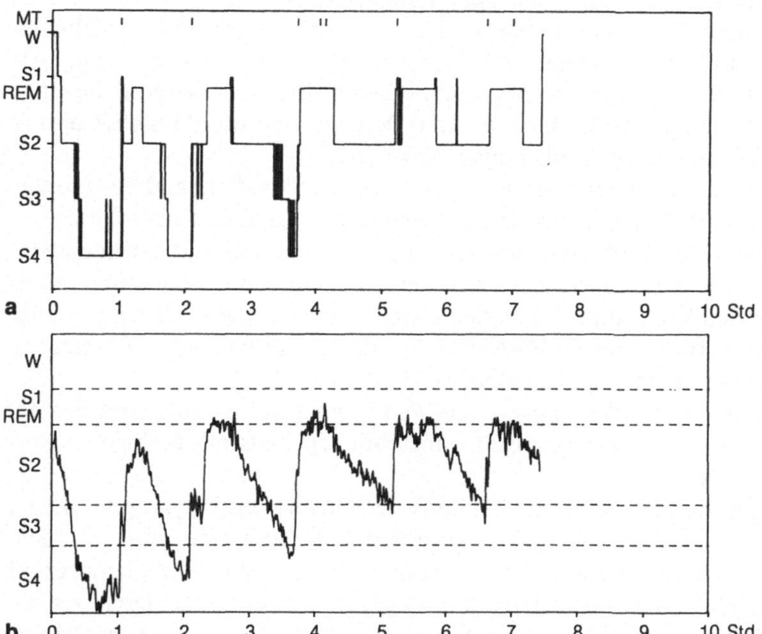

Abb. 10 a, b. Vergleich der visuellen und der automatischen EEG-Analyse. Ergebnisse der visuellen (**a**) und automatischen (**b**) Analyse des Nachtschlafs einer jungen gesunden Versuchsperson. Der EEG-Verlaufsparameter wurde aus einem Amplituden/Frequenz-Spektrum einer unipolaren EEG-Ableitung berechnet. Die x-Achse ist in Stunden, die y-Achse bei (**b**) arbiträr skaliert. In (**a**) bedeuten *MT* movement time; *W* Wach; *REM* REM-Schlaf; *S1–S4* Non-REM-Stadien 1–4 (adaptiert nach Schulz 1988 a)

den im Manual von Rechtschaffen u. Kales (1968) definierten abweichen. Vor allem bei psychiatrischen Patienten finden sich z. B. rasche Augenbewegungen auch im Schlafstadium 2 oder es kommt während des REM-Schlafs nicht zu einer vollständigen Muskelatonie. Die Zukunft der automatischen Analyse schlafpolygraphischer Daten ist deshalb nicht in einer Imitation der klassischen Schlafstadien zu suchen, sondern in einer Nutzung der Rechenkapazität für eine differenziertere Signalanalyse.

Auf die Möglichkeiten der automatischen Analyse der erweiterten Polygraphie kann in diesem Kapitel nicht eingegangen werden. Es sei auf die Kapitel Peter et al. (S. 268 ff.) sowie Schläfke und Schäfer (S. 301 ff.) verwiesen.

4 Vigilanzmessung

Schlafen und Wachen sind zeitlich komplementäre Verhaltenszustände. Die oben beschriebene Messung von Biosignalen erlaubt nicht nur eine Quantifizierung des Verhaltenszustandes Schlaf, sondern — wie weiter oben dargestellt — auch eine qualitative Differenzierung. Aber auch der Wachzustand ist keine diskrete, binäre Variable. Zwischen dem, was schlafpolygraphisch als stabiler Schlaf bezeichnet werden kann, und dem Höchstmaß dessen, was ein Individuum an Wachheit erreicht, liegt ein kontinuierliches Spektrum der Vigilanz. Im Rahmen dieses Kapitels kann nicht auf die verschiedenen Vigilanzkonzepte eingegangen werden, hier sei auf die ausführliche Darstellung bei Koella (1988) verwiesen. Von klinischer Relevanz ist die Quantifizierung von Müdigkeit, also des Reziprokwertes der Vigilanz. Die Objektivierung der Müdigkeit ist von eminenter Wichtigkeit für Diagnostik und Therapie der erhöhten Tagesmüdigkeit, wie sie für eine Reihe von Erkrankungen charakteristisch ist.

Kontinuierliche polygraphische Ableitungen über 24 h führten zur Definition sog. Wachstadien. Im Wachen, ausgenommen das entspannte Wachsein mit geschlossenen Augen, ist die Beurteilung des EEG durch Muskel- und Bewegungsartefakte nicht mit hinreichender Exaktheit möglich. Gerade diese Artefakte erlauben aber die Einteilung des Wachzustandes in Wachstadien. Mit Hilfe einer vereinfachten Variante dieser Methode, der Einteilung in ruhiges und aktives Wachsein, konnten bei narkoleptischen Patienten deutliche Unterschiede zu Gesunden im Hinblick auf das Verhältnis der beiden Zustände gefunden werden (Volk et al. 1984). Für die klinische Anwendung ist diese Methode aber aufgrund des großen technischen Aufwandes und der fehlenden klinischen Validierung bisher nicht geeignet.

Alle anderen Methoden, die zur Bestimmung des Viginalzniveaus zur Verfügung stehen, beruhen auf diskontinuierlichen, punktuellen Messungen, die meist in Intervallen über den Tag verteilt durchgeführt werden.

Die *subjektive Einschätzung* ist ein einfaches Instrument zur Erfassung von Müdigkeit. Sie findet in Form einer 7-Punkte-Skala oder in Form einer visuellen Analogskala Anwendung. Der Vorteil der simplen Anwendbarkeit wird aber von den Nachteilen einer rein subjektiven Beurteilung durch Patienten bzw. Probanden deutlich überwogen.

Eine Reihe von Verfahren erlauben die objektive Erfassung der Müdigkeit. Außer den hier erwähnten sind einige weitere bei Meier-Ewert (1989) beschrieben.

Die *Pupillometrie* (Yoss et al. 1969) beruht auf dem Prinzip veränderter autonomer Aktivität im Rahmen von Müdigkeit, für die der Pupillendurchmesser als Maß dient. Im Schlaf tritt eine Miose ein. Bei einem wachen, gesunden Probanden bleibt der Pupillendurchmesser mindestens 10 min konstant über 7 mm. Bei müden Probanden zeigen sich während der Dunkeladaptation auffällige Fluktuationen des Durchmessers. Für klinische Zwecke ist diese Methode nicht geeignet, da sie motivationsabhängig und nicht standardisiert ist.

Die *kritische Flimmerverschmelzungsfrequenz* (critical flicker fusion, CFF; Levander u. Sachs 1985) variiert ebenfalls mit dem Wachheitsgrad. Bei zunehmender Müdigkeit, z. B. bei Narkolepsiepatienten, nimmt die Frequenz ab, bei der ein flackernder Lichtpunkt noch als flackernd wahrgenommen wird. Ähnlich wie die Pupillometrie eignet sich dieses Verfahren nicht für die klinische Praxis, da es motivationsabhängig und nicht standardisiert ist.

Der zur Zeit am weitesten verbreitete klinische Test zur Erfassung von Tagesmüdigkeit ist der *Multiple Schlaf-Latenz-Test* (multiple sleep latency test, MSLT), der wieder auf die Methoden der klassischen Schlafpolygraphie rekurriert (Carskadon et al. 1986).

Bei diesem Testverfahren werden, 1,5 – 3 h nach einem ausreichend langen Nachtschlaf beginnend, über den Tag verteilt im Abstand von je 2 h fünf Testsitzungen durchgeführt, während derer der Proband instruiert wird zu schlafen. Während jedes Einzeltests werden die Biosignale der klassischen Schlafpolygraphie registriert, bei speziellen Fragestellungen zusätzlich EKG und Atmung. In der klassischen Form ist die Dauer jedes Einzeltests abhängig vom Verlauf. Schläft der Proband nicht ein, wird der Test nach 20 min abgebrochen. Schläft der Proband ein, wird der Test bis zum Auftreten von REM-Schlaf, maximal aber weitere 15 min fortgeführt. Zwischen den Einzeltests sollen sich die Probanden in normaler Kleidung außerhalb des Bettes aufhalten.

Zur Auswertung wird aus den einzelnen Schlaflatenzen ein Mittelwert gebildet und zusätzlich notiert, in wievielen der Einzeltests REM-Schlaf aufgetreten ist.

Umfangreiche Untersuchungen an Normal- und Patientenkollektiven erlauben folgende Interpretation der Ergebnisse: Mittlere Schlaflatenzen unter 5 min objektivieren das Vorliegen erhöhter Tagesmüdigkeit, mittlere Latenzen über 10 min gelten als unauffällig. Zwischen 5 und 10 min sind die Ergebnisse als auffällig, aber nicht sicher pathologisch zu werten.

Speziell in Hinblick auf die Diagnose der Narkolepsie besitzt das Auftreten von REM-Schlaf im MSLT einen hohen diagnostischen Stellenwert: Das zwei- oder mehrmalige Auftreten von REM-Schlaf ist bezüglich der Diagnose Narkolepsie sowohl hochsensitiv als auch hochspezifisch (Amira et al. 1985). Allerdings sei hier betont, daß der diagnostische Wert des MSTL ohne genaue

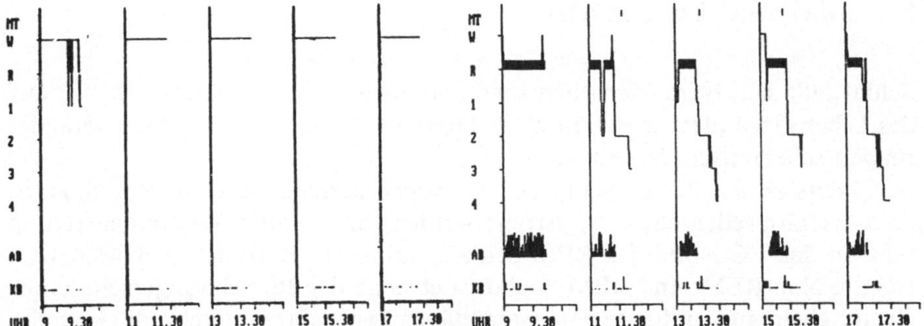

Abb. 11. Ergebnisse des Multiplen Schlaf-Latenz-Tests (MSLT) bei monozygoten Zwillingen, von denen einer an Narkolepsie erkrankt ist. (*W* Wach; *R* REM-Schlaf; *1–4* Non-REM-Stadien 1–4; *AB* Augenbewegungen; *KB* Körperbewegungen). Man beachte bei dem erkrankten Zwilling (*rechts*) das rasche Einschlafen und das häufige Auftreten von REM-Schlaf. Der gesunde Zwilling schläft meist gar nicht ein, und es findet sich kein REM-Schlaf. *MT* movement time; *W* Wach; *R* REM-Schlaf; *1–4* Non-REM-Stadien 1–4; *AB* Augenbewegungsdichte; *KB* Körperbewegungsdichte

Kenntnis der Symptomatik begrenzt ist; so kommt REM-Schlaf im MSLT vereinzelt auch bei Patienten mit Schlafapnoesyndrom vor.

Eine Variante des MSLT (Pollmächer et al. 1986) ist bei gleicher Aussagekraft etwas leichter zu handhaben: Setzt man die Dauer des Einzeltests auf 30 min fest und bestimmt ex post, wie bei einer Nachtschlafableitung, Schlaflatenz und REM-Latenz, so entfällt die Notwendigkeit der sofortigen Beurteilung der Ableitung. Damit umgeht man das Problem, daß ein Einzeltest irrtümlich zu früh abgebrochen wird. Die Abb. 11 zeigt die Ergebnisse des MSLT eines eineiigen Zwillingspaares, bei dem ein Zwilling an Narkolepsie erkrankt ist.

Aus der theoretischen Überlegung heraus, daß erhöhte Müdigkeit weniger durch die Möglichkeit, schnell einzuschlafen, als durch die Unmöglichkeit, in monotonen Situationen wach zu bleiben, charakterisiert ist, wurde der *Maintenance of Wakefulness Test* (MWT; Mitler et al. 1982) entwickelt. Das Vorgehen entspricht weitgehend dem beim MSLT, nur wird die polygraphische Ableitung nicht im Liegen, sondern im Sitzen durchgeführt. Der Test wird ebenfalls in einem abgedunkelten Raum durchgeführt, die Probanden werden aber instruiert, *nicht* zu schlafen. Entsprechende Studien deuten darauf hin, daß sich der MWT besser als der MSLT zur Beurteilung des Effekts von Medikamenten auf die Vigilanz eignet. Der MWT hat aber in Hinblick auf eine routinemäßige klinische Anwendung den Nachteil, daß im Gegensatz zum MSLT entsprechende Studien zur Normierung der Ergebnisse noch ausstehen.

5 Schlaf und Lebensalter

Schlaf läßt sich beim Menschen schon vorgeburtlich nachweisen. Im Verlauf des Lebens verändert er sich in vieler Hinsicht. In Abb. 12 sind diese Veränderungen schematisch dargestellt.

Bereits ab der 27. Schwangerschaftswoche können bei dem menschlichen Fetus Gehirnwellenmuster registriert werden, die in ihrer Zusammensetzung sehr an das EEG-Bild des REM-Schlafes erinnern. Eine sichere Differenzierung in Non-REM- und REM-Schlaf ist etwa ab der 36. Schwangerschaftswoche möglich, und im Laufe des ersten halben Lebensjahres nimmt die Komplexität der Frequenzbilder rasch zu, was als Ausdruck einer sich langsam etablierenden neuronalen Koordination verschiedener funktionaler Systeme interpretiert werden kann (vgl. Paul u. Dittrichová 1973).

Während der Schlaf eines Neugeborenen sich noch auf mehrere Perioden am Tag und in der Nacht verteilt (polyphasisch) und eine durchschnittliche Gesamtdauer von 16 h aufweist, hat er sich bis zum 2. Lebensjahr auf eine Periode (monophasisch) während der Nacht konsolidiert, die Dauer ist auf etwa 12 h gesunken. Bis zum 20. Lebensjahr vermindert sich die Schlafdauer weiter bis auf etwa 7 − 9 h und bleibt dann relativ stabil. Im Senium kann es zu einer weiteren Verkürzung der nächtlichen Schlafperiode kommen. Dies ist jedoch z. T. eine Folge der nun häufiger werdenden Nickerchen während des Tages (vgl. Miles u. Dement 1980). An dieser Stelle ist anzumerken, daß es sich bei der Ausbildung des monophasischen Schlaf-Wach-Zyklus eher um eine von externen Faktoren abhängige Gewohnheitsbildung handeln dürfte, denn Zulley et al. (1988) konnten kürzlich zeigen, daß bei 32stündiger konstanter Bettruhe sich wieder ein polyphasischer Schlaf-Wach-Rhythmus mit einer Periodik von etwa 4 h einstellt.

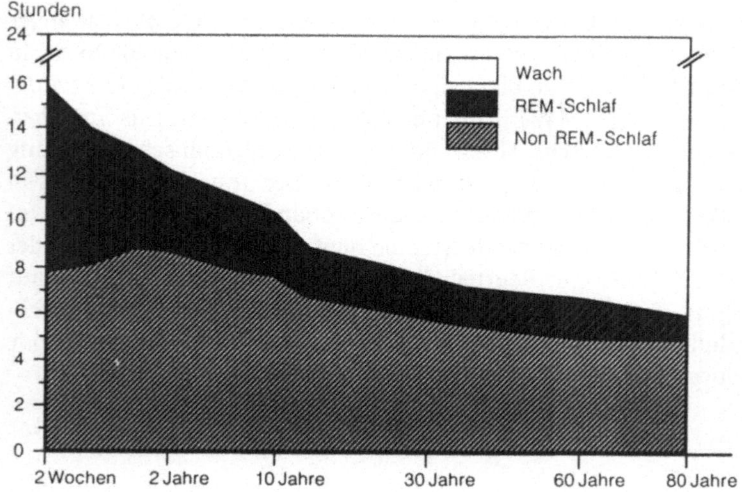

Abb. 12. Veränderungen des Schlafes mit zunehmendem Lebensalter (adaptiert nach Roffwarg 1974)

Nicht nur die Gesamtschlafdauer verändert sich mit zunehmendem Lebensalter, sondern auch das Verhältnis von Non-REM- und REM-Schlaf. Während ein Neugeborenes etwa 50% seines Gesamtschlafes im REM-Schlaf verbringt — Parmelée (zit. in Roffwarg et al. 1966) vermutet, daß vor der 30. Schwangerschaftswoche der Anteil des REM-Schlafes bis zu 100% betragen könnte — hat sich der Anteil bei einem 13jährigen auf etwa 18% verringert. Ab diesem Alter bleibt er dann auf relativ konstantem Niveau bzw. nimmt nur noch unerheblich ab. Das umgekehrte Bild zeigt sich für die Architektur des Non-REM-Schlafes. In den ersten 20 Lebensjahren bleiben die Anteile der verschiedenen Schlafstadien in etwa konstant (Stadium 1/2: 50–55%, Stadium 3/4: 20-25%). Insbesondere das Schlafstadium 4 reduziert sich bis zum Ende der 4. Lebensdekade dann drastisch, so daß der Anteil des Tiefschlafes am Gesamtschlaf nur noch 5% beträgt. Ab diesem Alter beginnt auch eine kontinuierliche Zunahme der nächtlichen Wachzeit. Diese Verflachung und Fragmentierung des Schlafes mit zunehmendem Lebensalter findet ihren Niederschlag in einer sinkenden Schlafeffizienz (Verhältnis der Schlafperiodendauer zu der tatsächlich geschlafenen Zeit), die bei jungen gesunden Menschen etwa 95% beträgt, bei Probanden im höheren Lebensalter hingegen bis auf 75% reduziert sein kann (vgl. hierzu Williams et al. 1974; Miles u. Dement 1980; Lauer et al. 1989; Spiegel 1981). Es ist jedoch anzumerken, daß aufgrund der mit zunehmendem Lebensalter ebenfalls deutlich ansteigenden interindividuellen Variation in den Schlafparametern bei älteren Personen durchaus noch ein jugendliches EEG-Schlafmuster beobachtet werden kann, andererseits aber auch Veränderungen, die für bestimmte psychiatrische Erkrankungen als typisch gelten. So berichtet z.B. Spiegel (1981), daß gelegentlich bei psychiatrisch unauffälligen, gesunden Senioren kurze REM-Latenzen (ein Charakteristikum der depressiven Erkrankung) zu beobachten sind (s. Kapitel Spiegel, S. 381 ff.).

In einigen EEG-Schlafparametern wurden weiterhin geschlechtsspezifische Entwicklungsunterschiede im Verlauf des Lebens beobachtet. So findet sich bei Männern ein früheres Einsetzen der Reduktion des Tiefschlafes und, parallel hierzu, ein rascheres Anwachsen der intermittierenden Wachzeit (vgl. Williams et al. 1974).

6 Schlafregulation

Hinsichtlich der Topographie der Schlafinitiierung und -aufrechterhaltung existieren bislang nur Hypothesen. Bereits von Economo (1926) wies auf die wichtige Rolle des Hirnstammes bei der Steuerung des Schlafes hin. 23 Jahre später formulierten Moruzzi u. Magoun (1949) die Passivitätstheorie des Schlafes. Sie beobachteten, daß Schlaf dann auftritt, wenn die Aktivität des retikulären Aktivierungssystems (ARAS), das im kaudalen Teil der Formatio reticularis lokalisiert ist und bei der Aufrechterhaltung des Wachzustandes eine entscheidende Rolle spielt, unter ein bestimmtes Niveau abfällt. Diese rein passive Theorie des Schlafes wurde jedoch bald in Frage gestellt. So konnten Hess (1944) durch elektrische Stimulation des medialen Thalamus und Sterman u. Clemente (1962) durch Reizung des vorderen Hypothalamus bei Katzen Schlaf induzieren. 1963 berichtete Jouvet, daß Stimulation im Bereich der Pons bei einem sich im Non-REM-Schlaf befindenden Tier kurze REM-Schlafepisoden generierte; eine Läsion in diesem Bereich führte zu einer vollständigen Suppression von REM-Schlaf. Weitere Läsionsversuche zeigten, daß die Raphekerne eng mit der Schlafinitiierung und dem Non-REM-Schlaf (Koella 1973), der Locus coeruleus eng mit der Generierung von REM-Schlaf (Jouvet 1972) verwoben zu sein scheinen. Demzufolge konzentrierte sich die weitere Forschung überwiegend auf die Pons (s. hierzu das reziproke Interaktionsmodell, S. 33).

Die Regulation des Schlafes hat zwei Teilaspekte: die Schlaf-Wach-Regulation und die interne Schlafregulation. Die Mechanismen der Schlaf-Wach-Regulation bestimmen das Einschlafen, die Schlafdauer und die Positionierung des Schlafes im Tagesverlauf. Die interne Schlafregulation steuert die zyklische Struktur des Schlafes, also das periodische Auftreten von Non-REM- und REM-Schlaf. Im folgenden werden beide Aspekte getrennt dargestellt, obwohl sie funktionell miteinander zusammenhängen.

6.1 Schlaf-Wach-Regulation

Die *Schlaf-Wach-Regulation* hat drei Hauptkomponenten: eine endogene homöostatische Komponente regelt das quantitative Verhältnis von Schlafen und Wachen, endogene periodische Faktoren regeln die zeitliche Abfolge, und schließlich werden diese beiden Komponenten durch externe Faktoren modifiziert.

Die *homöostatische Komponente* entspricht dem „Gedächtnis" des Organismus für die vorangegangene Wachzeit. Nimmt diese zu, so nimmt auch das Schlafbedürfnis zu. Schlafdauer und -intensität korrelieren mit der vorangegangenen Wachzeit. Seit den klassischen Experimenten von Legendre u. Piéron (1913), die durch die Injektion von Liquor cerebrospinalis schlafdeprivierter Hunde in die Cisterna magna nicht-schlafdeprivierter Hunde diese für mehrere Stunden schläfrig machten, sind Schlafforscher auf der Suche nach einem Hypnotoxin, einer endogenen Schlafsubstanz, die im Körper im Wachen akkumuliert. Eine große Zahl somnogener Substanzen wurde mittlerweile identifiziert, namentlich Neuropeptide, Hormone und in neuerer Zeit auch Zytokine (Übersicht bei Krueger et al. 1989). Gegen eine zentrale Rolle *eines* speziellen endogenen Schlaffaktors sprechen aber gewichtige Argumente. Hier sei nur die Tatsache erwähnt, daß siamesische Zwillinge unterschiedlich lange und tief schlafen und daß die Abfolge von Non-REM- und REM-Schlaf bei beiden unabhängig voneinander erfolgt (Alekseyeva 1958; Webb 1978).

Um die Komplexität der Interaktion verschiedener körpereigener Substanzen und der Schlaf-Wach-Regulation zu verdeutlichen, sei hier als Beispiel der

Einfluß der Hormonkaskade der Hypothalamus-Hypophysen-Nebennieren-rinden (HHN)-Achse auf das Schlaf-Wach-Verhalten dargestellt. Generell setzt sich diese Kaskade aus dem Kortikotropin-Releasing-Hormon (CRH), das auf hypothalamischer Ebene freigesetzt wird, dem hypophysär sezernierten Korti-kotropin (ACTH) sowie den Glukokortikoiden, die in der Nebennierenrinde synthetisiert werden, zusammen. Von Bedeutung für die nachfolgend zu be-schreibenden Befunde ist, daß die Glukokortikoide über eine klassische „feed-back"-Schleife inhibierend sowohl auf die ACTH- als auch auf die CRH-Sezer-nierung wirken (für die umfassende Darstellung sei auf Holsboer et al. 1988 hingewiesen).

Born et al. (1988) nehmen an, daß der Schlaf die Kortisolsekretion stimu-liert, allerdings wird diese Annahme kontrovers diskutiert (Weitzman 1976). Andererseits scheint REM-Schlaf bevorzugt während eines Abfalles der Korti-solsekretion aufzutreten. Die experimentelle Applikation von CRH bewirkt ei-ne Zunahme des „Leichtschlafes" (Stadium 1/2) sowie eine Reduktion des Tief- und des REM-Schlafes (Holsboer et al. 1988). Nach Infusion von ACTH kommt es zu einer Verminderung des REM-Schlafanteiles (Born et al. 1989), und nach Gabe von Kortisol findet sich ein Trend zu vermehrter intermittieren-der Wachzeit (Fehm et al. 1986). Der Anteil des Tiefschlafes ist unter Kortisol-gabe deutlich erhöht, der REM-Schlaf jedoch vermindert (Born et al. 1987; von Bardeleben et al. 1988).

Anhand dieses Beispiels wird deutlich, daß Hormone einen differentiellen modulierenden Einfluß auf die schlafregulatorischen Mechanismen aufweisen, andererseits ihre sekretorische Aktivität aber auch durch den Schlaf beeinflußt wird.

Die *periodischen Komponenten* der Schlaf-Wach-Regulation führen dazu, daß unabhängig von der eben beschriebenen homöostatischen Regulation die Einschlafwahrscheinlichkeit und die Schlafdauer im Tagesverlauf variieren. Am intensivsten untersucht ist die *zirkadiane Periodik* vieler biologischer Pa-rameter (vgl. Aschoff 1960). Diese zeigen unter normalen Lebensbedingungen entsprechend dem Hell-Dunkel-Wechsel regelmäßige Variationen mit einer Pe-riode von 24 h. So beginnt die Körpertemperatur am späten Nachmittag zu sin-ken, erreicht ihr Minimum gegen Ende der Nacht und beginnt kurz vor dem morgendlichen Erwachen wieder zu steigen. Wie oben bereits angesprochen, unterliegen auch Hormone dieser Periodizität. So erreicht die Kortisolsekre-tion in den frühen Morgenstunden ihr Maximum, nimmt dann im Verlauf des Tages langsam ab, und in der ersten Nachthälfte ist keine sekretorische Aktivi-tät zu beobachten. Aber auch ohne externe Zeitgeber, also ohne Hell-Dun-kel-Wechsel und ohne soziale Kontakte, wie z.B. in unterirdischen abgeschirm-ten Versuchsräumen, bleiben diese regelmäßigen Variationen erhalten. Die Periode liegt dann allerdings nicht bei exakt 24 h, sondern im Mittel bei 25 h (Wever 1979). Der Organismus verfügt offensichtlich über eine interne Uhr, die eine periodische Variation der Aktivität verschiedener Systeme erzeugt. Die Muster der zirkadianen Rhythmen etablieren sich während der ersten 4−5 Le-bensmonate und sind wahrscheinlich an die Herausbildung der retinalen Ver-bindungen mit dem hypothalamischen Nucleus suprachiasmaticus (SCN) gekoppelt. Es liegt inzwischen eine Vielzahl von experimentellen Evidenzen vor, daß die neuronale Aktivität des SCN den internen Taktgeber (Pacemaker), also die innere Uhr, repräsentiert (vgl. Parkes 1985). Auch das Schlaf-Wach-Verhalten wird durch diese innere Uhr moduliert. So ist unter zeitgeberfreien Bedingungen die Wahrscheinlichkeit, einzuschlafen, dann am größten, wenn die Körpertemperatur ihr Minimum erreicht. Hier begonnene Schlafepisoden dauern auch am längsten (entsprechend einem normalen Nachtschlaf). Zum Zeitpunkt des Temperaturmaximums ist die Einschlafwahrscheinlichkeit gering, hier begonnene Schlafepisoden dauern kurz. Die innere Uhr ist sehr konstant und reagiert auf Veränderungen sehr träge. So dauert es etwa 2 Wochen, bis nach einem Zeitzonenwechsel (z. B. 6 h, Frankfurt − New York) eine vollständige Umstellung erfolgt. Die klinische Relevanz dieses Phänomens wird anhand der Schlafstörungen bei Schichtarbeitern und beim „jetlag" deutlich.

In letzter Zeit wurden Befunde veröffentlicht (Zulley et al. 1988; Zulley und Bailer 1989), die darauf hindeuten, daß zusätzlich zur zirkadianen Periodik eine interne Komponente mit einer Periodik um 4 h das Schlaf-Wach-Verhalten moduliert.

Eine große Zahl von *externen Faktoren* ist an der Schlaf-Wach-Regulation beteiligt. Soziale Faktoren, die Umgebung, Lärm, die Ernährung, Medikamente, ja sogar das Wetter und der Bettpartner interferieren mit Schlafen und Wachen. Auf sie im einzelnen einzugehen, ist im Rahmen dieser Darstellung nicht möglich, es sei auf Parkes (1985) verwiesen.

Das *„Zwei-Prozeß-Modell" der Schlaf-Wach-Regulation* (Abb. 13) beschreibt die homöostatische Komponente, eine periodische (zirkadiane) Komponente und ihre Interaktion. Es wurde von Borbély (1980, 1987) formuliert und von Daan et al. (1984) auf einem quantitativen Niveau modifiziert.

Zwei Prozesse, der homöostatische *Prozeß S* und der zirkadiane *Prozeß C*, generieren aufgrund ihrer Interaktion den Schlaf-Wach-Rhythmus. Das Modell wird von zwei Grundannahmen getragen (Borbély 1980, 1987):

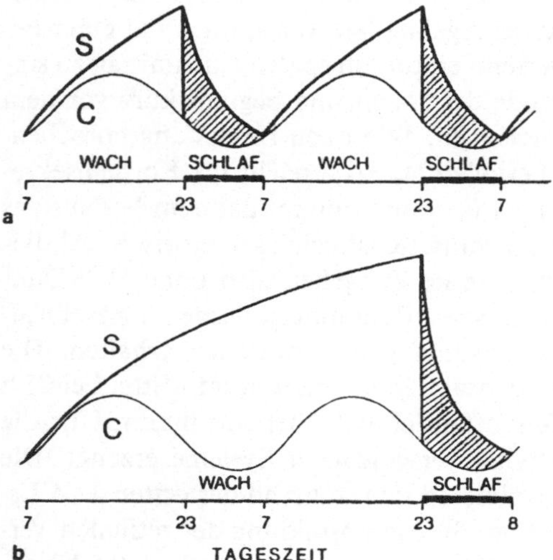

Abb. 13. Das „Zwei-Prozeß-Modell" der Schlafregulation

a) Der Tiefschlaf ist das physiologische Korrelat schlafbezogener homöostatischer Prozesse, denn er erscheint in enger zeitlicher Nachfolge zu der Wachperiode, seine Quantität ist proportional der Dauer der vorausgegangenen Wachzeit und sein Anteil nimmt mit der Dauer der Schlafperiode progressiv ab.

b) Es gibt zirkadiane Schwankungen der Schläfrigkeit, oder allgemeiner, der Vigilanz, die für die Steuerung von Schlafen und Wachen mitverantwortlich ist.

Die zeitliche Abfolge von Schlafen und Wachen wird einerseits vom homöostatischen *Prozeß S* bestimmt. Dieser Prozeß ist eine Funktion von Wachen und Schlafen im Sinne einer homöostatischen und damit flexiblen Regulation. Mit zunehmender Dauer der Wachperiode akkumuliert ein Faktor, der im Modell nicht näher bezeichnet ist. Im Laufe der Schlafperiode fällt dessen Niveau exponentiell wieder ab. Das elektrophysiologische Korrelat von Prozeß S ist die sog. „slow wave activity" (integrierte Power-Dichte über den Frequenzbereich 0,75 – 2,5 Hz): Mit zunehmender Wachdauer nimmt die Power-Dichte in der nachfolgenden Schlafepisode zu. Dem exponentiellen Abfall des Niveaus von Prozeß S entspricht der exponentielle Abfall der Power-Dichte im Verlauf einer Schlafepisode. Aufgrund dieses Verlaufes ist die Dauer der Schlafepisode nicht linear von der Dauer des vorausgehenden Wachseins abhängig. Ein Schlafdefizit, z.B. nach längerem Schlafentzug, muß nur z.T. durch eine Verlängerung der Schlafdauer kompensiert werden, da der Schlaf „tiefer" wird, d.h. die Power-Dichte zunimmt.

Prozeß C weist einen von dem homöostatischen Prozeß unabhängigen stabilen zirkadianen Rhythmus auf und determiniert die bevorzugte zeitliche Lage der Schlaf- und Wachperioden. Sein zeitlicher Verlauf korrespondiert eng mit dem Rhythmus der Körpertemperatur, obwohl diese nicht unmittelbar ursächlich involviert sein muß. Die Schlafbereitschaft ist jedoch dann gering, wenn die Körpertemperatur hoch ist (am späten Nachmittag), und vice versa. Im Modell determiniert Prozeß C zwei zirkadian variierende Schwellenwerte: eine Einschlaf- und eine Aufwachschwelle.

Die Interaktion beider Prozesse führt nun dazu, daß die Einschlafwahrscheinlichkeit einerseits vom Niveau des Faktors S abhängt, also mit zunehmender Wachdauer ansteigt. Ist aber die durch Prozeß C zirkadian modulierte Einschlafschwelle niedrig, wie zum Zeitpunkt des Minimums der Körpertemperatur, ist bei gleich langer vorausgehender Wachzeit die Einschlafwahrscheinlichkeit wesentlich größer, als wenn die zirkadian modulierte Einschlafschwelle hoch ist. Umgekehrt wird die Dauer einer Schlafepisode, also die Aufwachwahrscheinlichkeit, nicht nur vom Niveau von Prozeß S zu Beginn der Schlafepisode und seinem exponentiellen Abfall bestimmt, sondern auch von der zirkadian modulierten Aufwachschwelle.

Störungen in der Schlafregulation könnten prinzipiell auf Veränderungen in jedem der beiden Prozesse oder deren Interaktion zurückgeführt werden. In einer Computer-Simulation zeigten jedoch nur eine erhöhte Variabilität der Aufwachschwelle („increased noise level of wake threshold") und eine reduzierte Aufbaurate von Prozeß S zufriedenstellende Resultate (Beersma et al. 1985). Die erste Variante („increased noise level") geht davon aus, daß die Manifestation einer hohen Delta-Wellen-Aktivität durch häufiges spontanes Erwachen bzw. durch eine starke Fluktuation der Wachschwelle (Prozeß C) behindert wird. Dies findet seinen Niederschlag in einer verminderten Schlafeffizienz. Die zweite Möglichkeit, eine reduzierte Aufbaurate von Prozeß S, hat eine verminderte Menge an Tiefschlaf und damit eine Disinhibition des REM-Schlafes (vgl. 6.1) zu Beginn der Nacht zur Folge.

6.2 Die interne Schlafregulation

Mit interner Schlafregulation sind hier die Mechanismen gemeint, die die zyklische Abfolge von Non-REM- und REM-Schlaf während der Schlafperiode generieren. In der Theoriebildung stehen hier neurochemische Modelle im Vordergrund. Für eine Vielzahl von Hormonen und Transmittern konnte inzwischen gezeigt werden, daß sie direkt oder indirekt in die Regulation des Schlafes involviert sind. In bezug auf die Regulation des Non-REM/REM-Zyklus ist die komplexe Verzahnung von zentralen aminergen und cholinergen Systemen bisher am besten untersucht.

Eines der ersten Modelle zur Regulation von Non-REM- und REM-Schlaf entwickelte Jouvet (1972). Er postulierte, daß serotonerge Neurone, die sich in den Raphekernen konzentrieren, den Beginn des Schlafprozesses und die Aufrechterhaltung des Non-REM-Schlafes steuern und hierbei von cholinergen Neuronenverbänden unterstützt werden. Aus dem Non-REM-Schlaf leite dann ein vielstufiger Prozeß zum REM-Schlaf über, der vornehmlich durch noradrenerge Neurone des Locus coeruleus reguliert werde. Im REM-Schlaf selbst übernähmen dann im Bereich der tonischen Komponenten die cholinergen und noradrenergen Systeme eine aktivierende Rolle (z. B. Desynchronisation des EEG), während die Aktivität serotonerger Neurone sich hemmend auf phasische Aspekte (z. B. Muskelatonie) auswirkt. Serotonerge Neurone des Raphesystems zeigen allerdings im Wachen eine höhere Aktivität als im Schlaf, weshalb Jouvet (1984) die Serotoninhypothese neu formulierte: Zwar sei Serotonin ein Transmitter mit schlaffördernden Eigenschaften, im Wachen sei es aber im Sinne eines Neurohormons an der Synthese eines hypnogenen Faktors beteiligt.

Im heutigen Forschungsinteresse hinsichtlich der zyklischen Struktur des Schlafes nimmt das „reziproke Interaktions-Modell" (Abb. 14), das von McCarley u. Hobson (1975) formuliert und von Hobson et al. (1986) weiterentwickelt wurde, eine zentrale Position ein. Prinzipiell wird in diesem Modell ein Zusammenspiel zentraler aminerger und cholinerger Neuronenverbände postuliert, aus deren Aktivität sich die Abfolge von Non-REM- und REM-Schlaf ableiten läßt. Die entscheidende Rolle spielen in der ursprünglichen Version des Modells zwei Neuronenpopulationen: die im Locus coeruleus zu lokalisierenden noradrenergen und die in den Raphekernen liegenden serotonergen

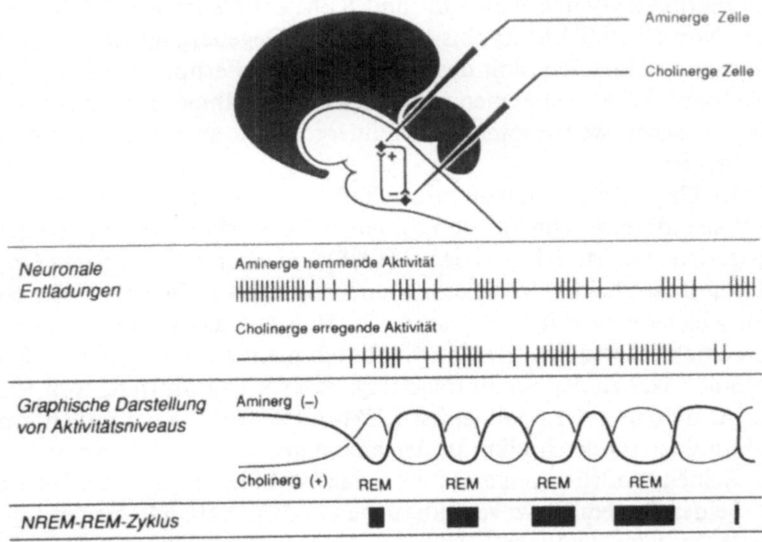

Abb. 14. Das „Reziproke Interaktionsmodell" (modifiziert nach Hobson)

Neurone auf der einen Seite, sowie cholinerge Zellen der Brückenhaube („gigantocellular tegmental field neurons", FTG) auf der anderen Seite. Die aminergen Neurone haben einen autoinhibitorischen und einen hemmenden Einfluß auf das cholinerge System, das seinerseits REM-Schlaf induziert. Das Aktivitätsmuster der aminergen, sog. „REM-off"-Neurone und der cholinergen „REM-on"-Neurone ist jedoch nicht tonisch, sondern weist einen reziproken sinusförmigen Verlauf auf. Zu Beginn des Schlafes, oder allgemeiner, einer Non-REM-Periode, ist die Aktivität des aminergen Systems hoch, und es kommt zu einer starken Hemmung des cholinergen Systems. Im Verlaufe der Non-REM-Periode nimmt das Aktivitätsniveau dieser REM-off-Neurone − und damit das Ausmaß der Inhibition − ab, was zu einer Aktivitätszunahme der cholinergen REM-on-Neurone führt. Bei hinreichender Dominanz des cholinergen Systems treten dann die typischen Charakteristika des REM-Schlafes auf (Desynchronisierung des EEG, posturale Atonie, schnelle Augenbewegungen). Gleichzeitig wird durch die maximale Erregung der cholinergen REM-on-Neurone eine Zunahme der Aktivität der aminergen REM-off-Neurone angestoßen, wodurch es wieder zu einer steigenden Inhibition des den REM-Schlaf stimulierenden cholinergen Systems kommt. Ist der hemmende Einfluß stark genug, kommt es zum Übertritt in die nächste Non-REM-Periode. Aufgrund einer etwa 90- bis 120minütigen Oszillation der jeweiligen Aktivitätsmuster und der daraus resultierenden wechselseitig inhibitorischen und stimulierenden Verschaltung kommt es im Verlauf der Nacht zu der zyklischen Abfolge von Non-REM- und REM-Schlaf. Experimentelle Untersuchungen zur Prüfung dieses ursprünglichen Modells haben vor allem in Hinblick auf topographische Spezifität der Interaktion zwischen REM-on- und REM-off-Neuronen für die Generierung des Non-REM/REM-Zyklus gewichtige Gegenargumente erbracht. Diese führten zu einer Revision des Modells, deren Kernpunkt die Aufgabe streng lokalisatorischer Annahmen zugunsten der Annahme einer reziproken Interaktion zwischen weitverzweigten cholinergen und aminergen neuronalen Netzwerken ist.

Im Gegensatz zu diesem prozeßhaft konzipierten und auf die sich langsam aufbauende bzw. abbauende inhibitorische Wirkung des aminergen Systems ausgerichteten Modell geht Sakai (1988) von einer unmittelbaren On-off-Interaktion dieser beiden Systeme aus und postuliert zudem für beide Systeme einen gleichwertigen inhibitorischen Einfluß auf das jeweils andere. Aufgrund von Injektionsstudien mit den Cholinomimetika Carbachol und Bethanechol kommt Sakai zu der Schlußfolgerung, daß für das Auftreten von REM-Schlaf die Aktivierung der cholinergen REM-on-Neurone von deutlich größerer Bedeutung ist als die Inhibition der aminergen REM-off-Neurone.

Beiden Modellen gemeinsam ist, daß Veränderungen in der Interaktion dieser beiden Systeme bzw. Veränderungen in dem Aktivitätsmaximum eines oder beider Systeme deutliche Effekte auf die Schlafregulation zeitigen. Eine solche Situation kann experimentell durch die Gabe eines Cholinomimetikums (Physostigmin, Arecholin und das Spiropiperidyl-Derivat RS86) simuliert werden. Mehrere Arbeitsgruppen wiesen inzwischen nach, daß im Vergleich zu einem Placebo-Präparat die Applikation eines solchen cholinergen Stimulus bei gesunden Probanden zu einem rascheren Auftreten des REM-Schlafes führt (Gillin et al. 1982; Riemann et al. 1988; Berger et al. 1989).

7 Funktionen des Schlafes

In den letzten Jahrzehnten ist es gelungen, die Phänomenologie des Schlafes zunehmend detaillierter zu beschreiben. Wir wissen heute von einer großen Zahl von Körperfunktionen, daß sich ihre Aktivität im Schlaf von der im Wachen deutlich unterscheidet. Die Aktivität vieler dieser Funktionen zeigt zudem im Schlafverlauf Veränderungen entweder über die gesamte Schlafperiode hinweg oder im Rahmen des zyklischen Wechsels zwischen Non-REM- und REM-Schlaf. Dieses komplexe Bild der Phänomenologie des Schlafes läßt bezüglich seiner Funktion zweierlei vermuten: erstens, daß der Schlaf mehrere Funktionen hat, und zweitens, daß den beiden phänomenologisch klar unterscheidbaren Zuständen Non-REM- und REM-Schlaf unterschiedliche Funktionen zuzuordnen sind. Zum gegenwärtigen Zeitpunkt kann aber nicht eine einzige der möglichen Funktionen experimentell klar belegt werden. Da eine kritische Diskussion der verschiedenen Theorien zur Funktion des Schlafes den Rahmen dieser Darstellung sprengen würde, sind im folgenden nur einige wichtige genannt. Dem interessierten Leser seien ausführliche Darstellungen bei Parkes (1985) und Horne (1988) empfohlen, wo sich auch ausführliche Literaturhinweise finden.

Abgesehen von antiken Theorien, deren wichtigste die des Aristoteles ist, der dem Thema wohl als erster eine Monographie gewidmet hat („De somniis"), hat im wissenschaftlichen Interesse des 20. Jahrhunderts zunächst die *Hypnotoxintheorie* das größte Interesse gefunden. Ausgangspunkt waren Befunde bei Hunden: Es war gelungen, durch die Injektion von Liquor, der von schlafentzogenen Tieren gewonnen war, Schlaf bei wachen Kontrolltieren zu erzeugen (Legendre u. Piéron 1913). Es wurde angenommen, daß im Wachen toxische Substanzen produziert und akkumuliert werden, die Schlaf erzeugen. Die Funktion des Schlafes bestünde im Rahmen dieser Theorie in der Elimination dieser Substanzen. Diese „Selbstvergiftungstheorie" wurde später weitgehend verlassen. Bis heute wird aber das Konzept endogener schlaferzeugender Substanzen weiterverfolgt. Mehr als ein Dutzend Peptide wurden identifiziert, die Schlaf fördern oder erzeugen (Übersicht bei Krueger et al. 1989). Im Gegensatz zur Hypnotoxintheorie wird heute aber vermutet, daß solche Substanzen zwar an der Schlaf-Wach-Regulation beteiligt sind, die Funktion des Schlafes aber nicht in ihrer Elimination besteht. Daneben ist zu vermuten, daß es *die* endogene Schlafsubstanz nicht gibt, sondern daß an der humoralen Regulation verschiedenste Substanzen in sich ergänzender Weise beteiligt sind.

Evolutionäre Schlaftheorien gehen von phylogenetischen Befunden aus. Schlaf in einer vom ruhigen Wachzustand sicher unterscheidbaren Form, und insbesondere den zyklischen Wechsel zwischen Non-REM- und REM-Schlaf, gibt es nur bei endothermen Lebewesen (Säugetiere, Vögel). Da Endothermie aufgrund der unabhängig von der Umgebungstemperatur konstanten Körpertemperatur einen höheren Energieumsatz zur Folge hat, könnte der Schlaf eine energiekonservierende Funktion besitzen.

Die beiden eben genannten Theorien versuchen die Funktion des Schlafes unabhängig von seiner zyklischen Struktur zu erklären und vernachlässigen die Möglichkeit, daß Non-REM- und REM-Schlaf unterschiedlichen Funktionen dienen könnten (vgl. Zepelin 1989).

Die *restaurativen* Theorien zur Funktion des Schlafes postulieren in erster Linie einen Erholungswert des Schlafes. Während dieser Zeit habe der Organismus Gelegenheit, Defizite auszugleichen, die im Wachen entstanden sind. In bezug auf den Non-REM-Schlaf zentrieren sich die Annahmen auf eine Restitution peripherer Körperfunktionen, wohingegen für den REM-Schlaf eher eine Erholung zentralnervöser Defizite postuliert wird (vgl. Horne 1988). Hierbei stehen die Funktionen Lernen und Gedächtnis im Vordergrund. Es gibt eine Reihe experimenteller Hinweise, daß im REM-Schlaf Lerninhalte und Gedächtnis konsolidiert werden. Andererseits wird auch hypostasiert, daß der REM-Schlaf der Löschung irrelevanter Gedächtnisinhalte diene und somit eine Art „Aufräumfunktion" habe.

Um die schwierige Situation zu verdeutlichen, in der sich die Theorienbildung zur Funktion des Schlafes derzeit befindet, seien hier kurz Experimente an Ratten erwähnt, die in den letzten Jahren durchgeführt wurden (Rechtschaffen et al. 1989). In diesen Experimenten wurden Ratten kontinuierlich schlafentzogen, bis sie nach 11–54 Tagen starben bzw. kurz vor ihrem zu erwartenden Tod getötet wurden. Die Experimente waren so aufgebaut, daß Kontrolltiere zwar einem gleichen Maß an motorischer Aktivierung und damit wohl auch einem gleich großen Streß ausgesetzt waren, ohne aber wesentliche Quantitäten an Schlaf einzubüßen. Es wurden der Effekt von totalem Schlafentzug, von REM-Schlafentzug und von Non-REM-Schlafentzug untersucht. Die schlafentzogenen Tiere veränderten sich unter allen Bedingungen stark in ihrem Aussehen, zeigten ulzerative und hyperkeratotische Hautläsionen, nahmen deutlich mehr Nahrung zu sich, verloren trotzdem stark an Gewicht, und der Energieverbrauch war erhöht. Nach totalem und nach REM-Schlafentzug zeigten sich zudem ein Abfall der Körpertemperatur, ein erhöhter Plasma-Noradrenalin-Spiegel und ein erniedrigter Thyroxinspiegel. In der Interpretation heben die Autoren auf eine mögliche Rolle des Schlafes im Rahmen einer effektiven Thermoregulation ab. Es gelang aber nicht, die Veränderungen nach Schlafentzug klar Ursachen zuzuordnen, die Rückschlüsse auf die Funktion des Schlafes zuließen.

8 Der Traum

Eine Einführung in das Thema Schlaf bleibt unvollständig, berücksichtigt man nicht die Thematik Traum, denn der Schlaf, wie bisher beschrieben, stellt nur den physischen Zustand, nicht jedoch den psychischen Zustand dar. Gedankengänge hören nicht mit dem Einschlafen auf, sie werden lediglich auf ein anderes, mit der Logik des Wachens oft nur schwer nachvollziehbares Niveau verschoben.

Die Traumforschung im heutigen Sinne begann um die Jahrhundertwende und war lange Zeit die Domäne der Psychoanalyse. Eng verbunden mit dieser Epoche sind die Namen Sigmund Freud, Alfred Adler und C.G. Jung. Ihre Vorstellungen über die Funktion des Traumes wirken nach wie vor auf die heutigen Konzeptualisierungen ein.

Sigmund Freud (1900) nannte den Traum den Hüter des Schlafes, denn er wandle schlafinkompatible Reize, wie z.B. im Wachen vom Über-Ich zensierte infantile oder libidinöse Wünsche, mit Hilfe der Traumarbeit (Verdichtung, Verschiebung, Symbolik) in schlafkompatible Reize um. Der Traum übernimmt also die Rolle eines Wunscherfüllers. Freud begreift dabei die latenten Traumgedanken als die Wünsche, die mit Tagesresten verknüpft und mit der Traumarbeit überarbeitet sich als manifestes Traumgeschehen niederschlagen. Von Bedeutung sind jedoch nur die latenten Traumgedanken. Die Technik des freien Assoziierens ermöglicht, ausgehend von dem manifesten Traum, den Zugang zu diesen latenten Traumgedanken und macht diese somit einer Deutung und Bearbeitung zugänglich.

Alfred Adler sieht die Bedeutung des Traumes in der Weiterführung der seelischen Bewegungen des Vortages, also im Sinne einer Kontinuität zwischen

Wachen und Träumen (1913). Das emotionale Material des Vortages wird mit Ähnlichem aus der individuellen Lerngeschichte verknüpft und in einer dem Lebensstil des Träumers entsprechenden Weise bearbeitet, wobei diese Bearbeitung aber nicht der Logik des Wachlebens folgt. Vielmehr evoziert sie eine Gestimmtheit, die den Träumer am nächsten Tag in seinen Handlungen beeinflußt und diese damit in Einklang mit seinem Lebensplan bringt. Adler lehnt die Wunscherfüllung als Quelle des Traumes, wie es Freud postulierte, ab. Von Bedeutung sind für ihn die in den Traum aufgenommenen Tagesreste.

Für C. G. Jung stellt das Unbewußte die Quelle des Traumes dar, das assoziativ verknüpft mit Tagesresten im manifesten Traum auftaucht und Ergebnis eines archaischen Denkmodus ist (1928). Von Bedeutung für Jung ist die kompensatorische Funktion des Traumes. Je einseitiger die Dominanz bestimmter Persönlichkeitszüge im Wachleben ist, desto konträrer werden die Trauminhalte sein, bestimmt durch die im Wachen nicht zum Zuge gekommenen Persönlichkeitsaspekte. Damit wird mit Hilfe des Traums ein inneres, seelisches Gleichgewicht hergestellt, dem Jung eine tragende Rolle in dem Prozeß der Individuation zuordnet.

Mit der Entdeckung der engen zeitlichen Koinzidenz von REM-Schlaf und Träumen durch Aserinsky u. Kleitman (1953, 1955) wurde ein neues Kapitel in der Traumforschung aufgeschlagen, da es nun anhand der polysomnographischen Technik möglich war, Personen unmittelbar aus dem REM-Schlaf zu wecken und sie zu befragen. Die ursprüngliche Annahme, daß REM- und Traumschlaf einander entsprechen, mußte jedoch bald darauf relativiert werden. So konnte Foulkes (1960) erstmals zeigen, daß Versuchspersonen, die aus dem Non-REM-Schlaf aufgeweckt werden, ebenfalls zum Großteil (ca. 70%) auf Befragen angaben, daß ihnen etwas durch den Sinn gegangen sei (Übersicht bei Snyder u. Scott 1972). Die berichteten kognitiven Aktivitäten sind allerdings deutlich strukturierter und in ihrer Logik mehr vergleichbar den Gedankengängen im Wachen als dies für die Berichte aus dem REM-Schlaf zutrifft, die mehr von einem visuell-halluzinatorischen Charakter geprägt sind.

Mit dem Einsatz der Polysomnographie verlagerte sich der Schwerpunkt der Traumforschung von der Analyse des latenten zu der des manifesten Trauminhaltes. Bereits Mitte der 60er Jahre veröffentlichten Hall u. van de Castle (1966) das erste testtheoretischen Gütekriterien genügende Schema zur inhaltlichen Analyse manifester Trauminhalte. Die Basis für die Entwicklung dieses Instruments bildeten mehrere Traumstudien, die an gesunden Personen aus verschiedenen Alters- u. Berufsgruppen durchgeführt wurden (Hall 1966).

Bevor die Auswirkungen dieses inhaltlichen Wandels der Traumforschung und auch des beginnenden Zeitalters der elektronischen Informationsverarbeitung auf die Modellbildungen über die Funktion des Traumes aufgezeigt werden, soll kurz auf einen anderen Bereich eingegangen werden, der ebenfalls von dem Einsatz der polysomnographischen Technik profitierte: die unmittelbare Korrelation von physiologischen Parametern und Aspekten des Traumgeschehens. Die Hypothese, daß erhöhte Maße des autonomen Nervensystems (z. B. Herzfrequenz, Atmung, elektrodermale Aktivität) mit eher unangenehmen, negativen Trauminhalten korrespondieren, erwies sich jedoch als recht unspezifisch (Überblick bei Rechtschaffen 1973). Dasselbe muß auch für den Versuch, die Richtung der schnellen Augenbewegungen im REM-Schlaf mit Aspekten des Traumerlebens zu verbinden („scanning"-Hypothese; Roffwarg et al. 1962), konstatiert werden. Eine Pilotstudie erbrachte zwar, daß die Blickrichtung in etwa dem entsprach, was der Träumer sah, dieser Befund konnte in späteren Untersuchungen aber nicht mehr repliziert werden (Moskowitz u. Berger 1969). Ein vielversprechender Ansatz scheint jedoch die Korrelation der Aktivität der mimischen Muskulatur mit Traum-Emotionen zu sein. So wiesen Gerne u. Strauch (1985) kürzlich nach, daß die Aktivität des Zygomatikus und des Corrugators, die im Wachen hoch mit unangenehmen bzw. angenehmen Emotionen assoziiert ist, im REM-Schlaf ebenfalls mit einer negativen bzw. positiven Traum-Gestimmtheit korreliert ist.

Betrachtet man die Traum-Theorien, die in den letzten 25 Jahren entwickelt wurden, so lassen sich diese prinzipiell in drei übergreifende Gruppen einteilen, die sich jedoch z. T. auch überlappen.

Die Theorien, die dem Traum *informationsverarbeitende Funktionen* zuschreiben, orientieren sich vorwiegend an Konzepten des Lernens und Gedächtnisses und ziehen hier Analogien zu den Funktionsmodi moderner Großrechner. Typischerweise fokussieren die meisten dieser Vorstellungen jedoch exklusiv die während des REM-Schlafes ablaufenden Prozesse. Ähnlich wie bei der Löschungs-Theorie von Crick u. Mitchison (1983) vermuten Newman u. Evans (1965), daß es während des REM-Schlafes zur Löschung von irrelevanten Informationen kommt, nicht jedoch, um ineffektive Verhaltensweisen zu minimieren, sondern um neuen Speicherplatz für zukünftiges Material zu schaffen. Moruzzi (1966) und Breger (1967) gehen davon aus, daß es im REM-Schlaf weiterhin zu einem Informationstransfer in das Langzeitgedächtnis und zur Ausbildung von Engrammen kommt. Die Arbeitsgruppe um Greenberg (z. B. Greenberg u. Pearlman 1975) nimmt jedoch an, daß nicht jede Information transferiert wird, sondern nur jene, welche individuell von emotionaler Bedeutung ist. In Anlehnung an die „Reprogramming-Hypothese" von Dewan (1970) postulieren die Autoren, daß dieses emotional bedeutsame Material mit bereits bestehenden Speicherinhalten verglichen und in diese integriert wird. Dadurch werden die Gedächtnisstrukturen und die daraus resultierenden Verhaltensweisen permanent modifiziert.

Im Gegensatz zu diesen auf den REM-Schlaf zentrierten Vorstellungen versuchen Koukkou u. Lehmann (1983), die gesamte Schlafperiode einzubeziehen. Sie gehen davon aus, daß mit zunehmender Synchronisation oder Desynchronisation des Schlaf-EEG Gedächtnisspeicher aus unterschiedlichen Lernepochen des Individuums verfügbar werden. So seien im Tiefschlaf, dessen langsames Wellenbild mit dem eines Neugeborenen korrespondiert, gerade die kognitiven Strategien dieses Lebensalters verfügbar. Im REM-Schlaf, der sich ja durch ein komplexes EEG-Bild ausweist, ständen Strategien zur Verfügung, die lebensgeschichtlich noch nicht so lange zurückliegen. Die mentalen Prozesse durchlaufen also eine Art funktionaler Regression während des Schlafes. Da dieses Modell aus der psychophysiologisch orientierten Forschung abgeleitet wurde, sei an dieser Stelle auch das neurophysiologische „activation-synthesis"-Modell von Hobson u. McCarley (1977) sowie dessen Weiterentwicklung (Hobson 1988) dargestellt. Ausgehend von dem von ihnen entwickelten reziproken Interaktionsmodell der Schlafregulation (vgl. Abschn. 6) postulieren die Autoren, daß die cholinergen REM-on-Neurone ein stochastisches Entladungsmuster aufweisen und eine quasi zufällige kortikale Aktivierung gerade der Gedächtnisspeicher bewirken, deren Inhalte im Wachen von aktuellem Interesse sind. Aufgrund einer inhärenten Tendenz neige der Kortex dazu, diese zufälligen Aktivierungen zu interpretieren und zu einem Traumgeschehen zu synthetisieren. In diesem Modell sind Träume also lediglich das Epiphänomen neuronaler Entladungsfrequenzen.

Die zweite Gruppe von Modellbildungen fokussieren – ähnlich wie C. G. Jung – die *kompensatorische Funktion des Traumes*. Cohen (1979) postuliert, daß belastende Tagesereignisse von einem Traumgeschehen gefolgt werden, in dem Erfolgserlebnisse oder positive Emotionen quasi nachgeholt werden. Diese Träume weisen sich durch eine positive Grundstimmung und das Fehlen jeglichen inhaltlichen Zusammenhangs mit dem emotional belastenden Erlebnis des vorausgegangenen Tages aus.

Den dritten Schwerpunkt bilden die *Mastery-Theorien* (z. B. Breger et al. 1971), welche der Theorie Alfred Adlers folgen. Hier werden emotional belastende Tagesreste in dem Traum thematisch aufgegriffen und im Laufe der Nacht mit unterschiedlichen Problemlösungsstrategien bearbeitet, um so eine, wenn auch nicht unbedingt im Wachen umzusetzende, Lösung zu finden.

Für die Informationsverarbeitungstheorien sprechen die Beobachtungen, daß nach „normal" verlaufenen Tagen bei gesunden Probanden die Träume überwiegend banale Themen aufweisen, kaum bizarr gestaltet sind und die emotionale Haltung des Träumers auch bei aufregenden Vorgängen gedämpft ist. In einer Zusammenfassung der Ergebnisse mehrerer Traumstudien, die die Basis für die Entwicklung des oben angesprochenen Schemas zur Analyse des Traumes bildeten, konnten Hall und Kollegen (Hall 1966; Hall et al. 1982) zeigen, daß die amerikanische Normalbevölkerung sich im Traum eher passiv als aktiv erlebt, negative Emotionen häufiger als neutrale oder positive vorkommen und die Traumhandlungen eher feindselig als friedlich sind. Durchschnittlich treten 3 Personen (inklusive des Träumers selbst) in einem Traum auf und die Szenerie spielt überwiegend in Gebäuden.

Nach belastenden Erlebnissen während des Tages – auf diese Situationen fokussieren die Kompensations- und die Mastery-Theorie – ändern sich die Trauminhalte. Bei einigen Probanden taucht die belastende Situation im Traumgeschehen auf, die Grundstimmung wird als negativ, aggressiv oder ängstlich beschrieben (z. B. Koulack et al. 1985); andere Personen berichten Träume, in denen die belastende Situation nicht aufgegriffen wird, sondern vielmehr eine neutrale bis positiv gefärbte Grundstimmung vorherrscht und die Traumwelt angenehm ausgestaltet ist (z. B. Cartwright 1983). Obwohl beide Strategien diametral zu sein scheinen, führen sie doch zu einer vergleichbaren morgendlichen Stimmungslage der Träumer (Lauer et al. 1987).

Für einen weiterführenden Einstieg sei auf die kürzlich von Riemann (1990) und von Hirshkowitz u. Howell (1988) verfaßten, ausführlichen Übersichtsarbeiten über die Ergebnisse der neueren experimentellen Traumforschung hingewiesen, in denen auch kritisch auf die Methoden der modernen Traumforschung eingegangen wird.

Literatur

Adler A (1980, [1]1913) Traum und Traumdeutung. In: Theorie und Praxis der Individualpsychologie. Fischer, Frankfurt/M

Alekseyeva TT (1958) Correlation of nervous and humoral factors in the development of sleep in non-disjointed twins. Zh Vyssh Nerv Deyat Parlova 8:844–865

Amira SA, Johnson TS, Logowitz NB (1985) Diagnosis of narcolepsy using the multiple sleep latency test: analysis of current laboratory criteria. Sleep 8:325–331

Aschoff J (1960) Exogenous and endogenous components in circadian rhythms. Cold Spring Harbour Symp Quant Biol 25:11–28

Aserinsky E, Kleitman N (1953) Regularly occurring periods of eye motility, and concomitant phenomena, during sleep. Science 118:273–274

Aserinsky E, Kleitman N (1955) Two types of ocular motility occurring in sleep. J Appl Physiol 8:1–10

Bardeleben U von, Lauer C, Wiedemann K, Holsboer F (1988) Nocturnal sleep-endocrine effects of cortisol infusion in normal controls. Neuroendocrinol Letters 10:227

Beersma DGM, Daan S, van den Hoofdakker RH (1985) The timing of sleep in depression: theoretical considerations. Psychiatry Res 16:253–262

Benkert O, Maier W, Holsboer F (1983) Multiaxial classification of male sexual dysfunction. Br J Psychiatry 146:623–628

Berger H (1929) Über das Elektroenkephalogramm des Menschen. Arch Psychiat Nervenkr 87:527–570

Berger M, Riemann D, Höchli D, Spiegel R (1989) The cholinergic REM sleep induction test with RS 86: state or trait – marker of depression? Arch Gen Psychiatry 46:421–428

Borbély AA (1980) Sleep circadian rhythm versus recovery process. In: Koukkou M, Lehmann D, Angst J (eds) Functional states of the brain: their determinants. Elsevier, Amsterdam, pp 151–161

Borbély AA (1987) The Sdeficiency hypothesis of depression and the two-process model of sleep regulation. Pharmacopsychiatry 20:23–29

Borbély AA, Neuhaus HU, Mattmann P, Waser PG (1981) Langzeitregistrierung der Bewegungsaktivität: Anwendungen in Klinik und Forschung. Schweiz Med Wochenschr 111:730–735

Born J, Zwick A, Roth G, Fehm-Wolfsdorf G, Fehm HL (1987) Differential effects of hydrocortisone, fluocortolone, and aldosterone on nocturnal sleep in humans. Acta Endocrinol (Copenh) 116:129–137

Born J, Muth S, Fehm HL (1988) The significance of sleep onset and slow wave sleep for nocturnal release of growth hormone (GH) and cortisol. Psychoneuroendocrinology 13:233–243

Born J, Späth-Schwalbe E, Schwakenhofer H, Kern W, Fehm HL (1989) Influences of corticotropin-releasing hormone, adrenocorticotropin, and cortisol on sleep in normal man. J Clin Endocrinol Metab 68:904–911

Brandenberger G, Follenius M, Muzet A, Ehrhart J, Schieber JP (1985) Ultradian oscillations in plasma renin activity: their relationships to meals and sleep stages. J Clin Endocrinol Metab 61:280–284

Breger L (1967) Functions of dreams. J Abnorm Psychol 72:1–28

Breger L, Hunter I, Lane RW (1971) The effects of stress on dreams. Psychol Issues: Monograph 27:7

Carskadon MA, Dement WC, Mitler MM, Roth T, Westbrook PR, Keenan S (1986) Guidelines for the multiple sleep latency test (MSLT): a standard measure of sleepiness. Sleep 9:519−524

Cartwright RD (1983) Rapid eye movement sleep characteristics during and after mood-disturbing events. Arch Gen Psychiatry 40:197−201

Cauter E van, Desir D, Refetoff S et al. (1982) The relationship between episodic variations of plasma prolactin and REM-non-REM cyclicity is an artifact. J Clin Endocrinol Metab 54:70−75

Cohen DB (1979) Sleep and dreaming: origins, nature, and functions. Pergamon Press, Oxford

Crick F, Mitchison G (1983) The function of dream sleep. Nature 304:111−114

Daan S, Beersma DGM, Borbély AA (1984) Timing of human sleep: recovery process gated by a circadian pacemaker. Am J Physiol 246:161−178

Davis JF (1960) Manual of Surface Electromyography Aerospace Medical Laboratory. Wright Patterson Air Force Base, Ohio

Dement W, Kleitman N (1957) Cyclic variations in EEG during sleep and their relation to eye movements, body motility, and dreaming. Electroencephalogr Clin Neurophysiol 9:673−690

Dewan E (1970) The programming (P) hypothesis for REM sleep. In: Hartmann E (ed) Sleep and dreaming. Little Brown, Boston, pp 295−307

Dummermuth G, Ferber G, Herrmann WM, Hinrichs H, Künckel H (1987) International Pharmaco-EEG group (IPEG). Neuropsychobiology 17:213−218

Economo C von (1926) Die Pathologie des Schlafes. In: Bethe A, Bergmann G, Embden G, Ellinger A (Hrsg) Handbuch der normalen und pathologischen Physiologie. Springer, Berlin, S 591−610

Fehm HL, Benkowitsch R, Kern W, Fehm-Wolfsdorf G, Pauschinger P, Born J (1986) Influences of corticosteroids, dexamethasone and hydrocortisone on sleep in humans. Neuropsychobiology 16:198−204

Fischer C, Schiavi R, Lear H, Edwards A, Davis D, Witkin AP (1975) The assessment of nocturnal REM-erection in the differential diagnosis of sexual impotence. J Sex Marital Ther 1:277−289

Foulkes D (1960) Dream reports from different stages of sleep. Nichtveröffentlichte Dissertation, University of Chicago

Freud S (1972, [1]1900) Die Traumdeutung. GW, Bd II. Fischer, Frankfurt/M

Gerne M, Strauch J (1985) Psychophysiological indicators of affect patterns and controversial signals during sleep. In: Koella WP, Rüther E, Schulz H (eds) Sleep '84. Fischer, Stuttgart, pp 367−369

Gillin JC, Sitaram N, Mendelson WB (1982) Acetylcholine, sleep, and depression. Human Neurobiol 1:211−219

Greenberg R, Pearlman C (1975) REM sleep and the analytic process: a psychophysiological bridge. Psychoanal Quart 44:392−403

Guilleminault C, Partinen M, Penzel T et al. (1990) Technical issues related to sleep apnea syndrome. In: Guilleminault C, Partinen M (eds) Obstructive sleep apnea syndrome. Raven Press, New York, pp 183−207

Hall CS (1966) The meaning of dreams. McCross Holl, New York

Hall CS, van de Castle RL (1966) The content analysis of dreams. Appleton Century Crofts, New York

Hall CS, Domhoff W, Blick KA, Weeser KE (1982) The dreams of college men and women in 1950 and 1980: a comparison of dream contents and sex differences. Sleep 5:118−194

Haustein W, Pilcher J, Klink J, Schulz H (1986) Automatic analysis overcomes limitations of sleep stage scoring. Electroencephalogr Clin Neurophysiol 64:364−374

Hess WR (1944) Das Schlafsyndrom als Folge diencephaler Reizung. Helv Physiol Acta 2:305−344

Hirshkowitz M, Howell JW (1988) Advances and methodology in the study of dreaming. In: Williams RL, Karacan I, Moore CA (eds) Sleep disorders: diagnosis and treatment, 2nd edn. Wiley, New York, pp 215−242

Hobson JA (1988) The dreaming brain. Basic Books, New York

Hobson JA, McCarley RW (1977) The brain as a dream state generator: an activation-synthesis hypothesis of the dream process. Am J Psychiatry 134:1335−1348

Hobson JA, Lydic R, Baghdoyan HA (1986) Evolving concepts of sleep cycle generation: from brain centers to neuronal populations. Behav Brain Sci 9:371−448

Holsboer F, von Bardeleben U, Steiger A (1988) Effects of intravenous corticotropin-releasing hormone upon sleep-related growth hormone surge and EEG sleep in man. Neuroendocrinology 48:32–38

Horne J (1988) Why we sleep. Oxford University Press, Oxford

Jasper HH (1958) The ten-twenty electrode system of the international federation. Electroencephalogr Clin Neurophysiol 10:371–375

Jouvet M (1963) The rhombencephalic phase of sleep. In: Moruzzi G, Fessard A, Jasper HH (eds) Progress in brain research, vol 1: Brain mechanism. Elsevier, Amsterdam, pp 406–424

Jouvet M (1972) The role of monoamines and acetylcholine-containing neurons in the regulation of the sleep-wake cycle. Erg Physiol 64:166–307

Jouvet M (1984) Méchanismes des états de sommeil. In: Benoit O (ed) Physiologie du sommeil. Masson, Paris, p 1–18

Jung CG (1971, [1]1928) Die praktische Verwendbarkeit der Traumanalyse. In: GW, Bd VIII. Walter & Olten, Freiburg/Br, S 148–171

Karacan I (1982) Nocturnal penile tumescence is a biologic marker in assessing erectal dysfunction. Psychosomatics 4:349–360

Koella WP (1973) Physiologie des Schlafes. Kohlhammer, Stuttgart

Koella WP (1973) Die Physiologie des Schlafes. Fischer, Stuttgart

Kohlschütter E (1863) Messungen zur Festigkeit des Schlafes. Z Rat Med 17:209–253

Koukkou M, Lehmann D (1983) Dreaming: the functional state-shift hypothesis. Br J Psychiatry 142:221–231

Koulack D, Prevost F, de Koninck J (1985) Sleep, dreaming, and adaptation to a stressful intellectual activity. Sleep 8:244–253

Kripke DF, Simons RN, Garfinkel L, Hammond C (1979) Short and long sleep and sleeping pills. Arch Gen Psychiatry 36:103–116

Krueger JM, Obál F, Johanssen L, Cady AB (1989) Endogenous slow wave sleep substances: a review. In: Wauquier A, Dugovic C, Radulovacki M (eds) Slow wave sleep. Raven Press, New York, pp 75–90

Lauer C, Riemann D, Lund R, Berger M (1987) Shortened REM latency: a consequence of psychological strain? Psychophysiology 24:263–271

Lauer CJ, Riemann D, Wiegand M, Berger M (1989) Altersabhängige Veränderungen in der Schlafstruktur depressiver Patienten. In: Saletu B (Hrsg) Biologische Psychiatrie. Thieme, Stuttgart, S 380–385

Legendre R, Piéron H (1913) Recherches sur le besoin de sommeil consécutif à une veille prolongée. Z Allgem Physiol 14:235–262

Levander S, Sachs C (1985) Vigilance performance and autonomic function in narcolepsy: effects of central stimulants. Psychophysiology 22:24–30

Loomis AL, Harvey EN, Hobart G (1936) Electrical potentials of the human brain. J Exp Psychol 19:249–279

McCarley RW, Hobson JA (1975) Neuronal excitability modulation over the sleep cycle: a structural and mathematical model. Science 189:58–60

Meier-Ewert KH (1989) Tagesschläfrigkeit. VCH-Verlagsgesellschaft, Weinheim

Miles LE, Dement WC (1980) Sleep and aging. Sleep 3:119–221

Mitler MM, Gujavarty S, Browman CP (1982) Maintenance of wakefulness test: a polysomnographic technique for evaluating treatment efficacy in patients with excessive somnolence. Electroencephalogr Clin Neurophysiol 53:658–661

Moruzzi G (1966) The functional significance of sleep with particular regard to the brain mechanism underlying consciousness. In: Eccles JC (ed) Brain mechanisms and conscious experience. Springer, New York, pp 345–388

Moruzzi G, Magoun HW (1949) Brainstem reticular formation and activation of the EEG. Electronencephalogr Clin Neurophysiol 1:455–473

Moskowitz E, Berger RJ (1969) Rapid eye movements and dream imagery: are they related? Nature 224:613–614

Newman EA, Evans CR (1965) Human dream processes as analogous to computer programme clearance. Nature 206:534

Parker DC, Rossman LG, Vanderlaan EF (1974) Relation of sleep-entrained human prolactin release to REM-NonREM cycle. J Clin Endocrinol Metab 38:646–651

Parkes JD (1985) Sleep and its disorders. Saunders, London

Parmeggïani PL, Azzaroni A, Cevolani D, Ferrari G (1986) Polygraphic study of anterior hypothalamic-preoptic neuron thermosensitivity during sleep. Electroencephalogr Clin Neurophysiol 63:289–295

Paul K, Dittrichová J (1973) The differences between quiet and paradoxical sleep during human ontogenesis. In: Koella WP (ed) Sleep. Karger, Basel, pp 365–369

Penzel T, Amend G, Meinzer K, Peter JH, Wichert P von (1990) MESAM: A heart rate and snoring recorder for detection of destructive sleep apnea. Sleep 13:175–182

Pilcher JJ, Schulz H (1987) The interaction between EEG and transient muscle activity during sleep in humans. Human Neurobiol 6:45–49

Pollmächer T, Geisler P, Schulz H (1986) Der multiple Einschlaflatenz-Test (MSLT) in der Differentialdiagnose der Narkolepsie. Psycho 12:378–379

Rechtschaffen A (1973) The psychophysiology of mental activity during sleep. In: McGuigan J, Schoonover RA (eds) The psychophysiology of thinking. Academic Press, New York, pp 153–191

Rechtschaffen A, Kales A (eds) (1968) A manual of standardized terminology, techniques and scoring system for sleep stages in human subjects. U. S. Department of Health, National Institute of Neurological Disease and Blindness, Bethesda/MD

Rechtschaffen A, Bergman BM, Everson CA, Kushida CA, Gilliland MA (1989) Sleep deprivation in the rat: X. Integration and dicussion of findings. Sleep 12:68–87

Riemann D (1990) Trauminterpretation und experimentelle Traumforschung: eine Gegenüberstellung. Z Psychosom Med 36:21–38

Riemann D, Joy D, Höchli D, Lauer C, Zulley J, Berger M (1988) The influence of the cholinergic agonsit RS 86 on normal sleep: sex and age effects. Neuropsychopharmacology 2:145–153

Roffwarg HP, Dement WC, Muzio JN, Fischer C (1962) Dream imagery: relationship to rapid eye movements of sleep. Arch Gen Psychiatry 7:235–258

Roffwarg HP, Muzio JN, Dement WC (1966) Ontogenetic development of the human sleep-dream cycle. Science 152:604–619

Roose SP, Glassman AH, Walsh BT, Cullin K (1982) Reversible loss of nocturnal penile tumescence during depression: a preliminary report. Neuropsychobiology 8:284–288

Rühle KH (1987) Schlaf und gefährdete Atmung. Thieme, Stuttgart

Sakai K (1988) Executive mechanisms of paradoxical sleep. Arch Ital Biol 126:239–257

Schneider-Helmert D, Schenker J (1980) Die normale arterielle Hypotension im Schlaf. Schweiz Med Wochenschr 110:563–570

Schulz H (1988a) Schlafforschung. In: Kisker KP, Lauter H, Meyer JE, Müller C, Strömgren E (Hrsg) Psychiatrie der Gegenwart, Bd 6. Springer, Berlin Heidelberg New York Tokyo, S 402–442

Schulz H (1988b) Some properties of the ultradian REM-nonREM sleep cycle and its interaction with circadian rhythms. In: Oniani T (ed) Neurobiology of sleep-wakefulness cycle. Metsniereba, Tbilisi, pp 171–185

Simon O (1977) Das Elektroenzephalogramm. Urban & Schwarzenberg, München

Snyder F, Scott J (1972) The psychophysiology of sleep. In: Greenfield NS, Sternbach RA (eds) Handbook of psychophysiology. Holt, New York, pp 645–708

Spiegel R (1981) Sleep and sleeplessness in advanced age. SP Medical & Scientific Books, New York

Steiger A, Herth T, Holsboer F (1987a) Sleep-EEG and secretion of cortisol and human growth hormone in normal controls. Acta Endocrinol 116:36–42

Steiger A, Holsboer F, Benkert O (1987b) REM-sleep and nocturnal penile tumescence (NPT) – changes of their association in depression and under antidepressants. In: Chase MH, McGinty DJ, O'Connor C (eds) Sleep Research, Vol 16. Brain Information Service – Brain Research Institute, Los Angeles, p 147

Sterman MB, Clemente CD (1962) Forebrain inhibitory mechanisms: sleep patterns induced by basal forebrain stimulation in the behaving cat. Exp Neurol 6:103–117

Tanner JM (1972) Human growth hormone. Nature 237:433–439

Volk S, Simon O, Schulz H, Hansert E, Wilde-Frenz J (1984) The structure of wakefulness and its relationship to daytime sleep in narcoleptic patients. Electroencephalogr Clin Neurophysiol 57:119–128

Ware JC (1987) Evaluation of impotence. Monitoring periodic penile erections during sleep. Psychiatric Clin North Am 10:675–686
Ware JC (1989) Monitoring erections during sleep. In: Kryger MH, Roth T, Dement WC (eds) Principles and practice of sleep medicine. Saunders, Philadelphia, pp 689–695
Webb WB (1978) The sleep of conjoined twins. Sleep 1:205–211
Weitzman ED (1976) Circadian rhythms and episodic hormone secretion in man. Ann Rev Med 27:225–243
Wever RA (1979) The circadian system of man. Results of experiments under temporal isolation. Springer, Berlin Heidelberg New York Tokyo
Wilde-Frenz J, Schulz H (1983) Rate and distribution of body movements during sleep in humans. Percept Motor Skills 56:275–283
Williams RL, Karacan I, Hursch CJ (1974) Electroencephalography (EEG) of human sleep: clinical applications. Wiley, New York
Yoss RE, Mayer NJ, Ogle KN (1969) The pupillogram in narcolepsy. Neurology (Minneap) 9:171–173
Zepelin H (1989) Mammalian sleep. In: Kryger MH, Roth T, Dement WC (eds) Principles and practice of sleep medicine. Saunders, Philadelphia, pp 30–49
Zulley J, Bailer J (1989) Polyphasic sleep/wake patterns and their significance to vigilance. In: Leonhard JP (ed) Vigilance: methods, models, and regulation. Peter Lang, Frankfurt/M, pp 167–180
Zulley J, Campbell S, Wittchen H-U (1988) Die 4-Stunden-Komponente in der Schlaf-Wach-Regulation. In: Kreuzberg K, Preu P (Hrsg) Forschung unter Schwerelosigkeit. DGLR, Bonn, S 271–275

Psychodiagnostische Erfassung von Schlafstörungen

E. Schramm

1 Einleitung

Im Unterschied zur psychometrischen Erfassung von Angststörungen oder depressiven Störungen gibt es im Bereich der Schlafstörungen keine allgemein anerkannten oder angewandten diagnostischen Instrumente, die beispielsweise in allen klinischen Schlafzentren konsistent Anwendung finden und somit eine Vergleichbarkeit in wissenschaftlicher wie in praxisbezogener Hinsicht erleichtern würden. Bei der Durchsicht der zahlreichen Studien im Bereich der Schlafstörungen fällt auf, daß für die spezifischen Fragestellungen der jeweiligen Untersuchung – wohl auch in Ermangelung bewährter und anerkannter Testverfahren – meist eigene „Fragebögen" entwickelt werden. Diese Instrumente verfügen häufig nicht über die sonst üblichen testtheoretischen Parameter wie Reliabilität, Validität, Objektivität, interne Konsistenz etc. Insbesondere für den deutschsprachigen Raum liegen nur wenige testtheoretisch abgesicherte publizierte Instrumente vor (z. B. SF-A, SF-B von Goertelmeyer 1981).

Bei der Diagnostik von Schlafstörungen trifft man nicht nur auf das Problem der Abgrenzung „gestörten" Schlafes von „normalem" Schlaf, sondern auch auf die Schwierigkeit, zu bestimmen, ob das Schlafproblem als eigenständiges Störungsbild zu behandeln ist oder lediglich als Symptom einer anderen zugrundeliegenden Störung. Darüber hinaus trifft man erfahrungsgemäß meist auf multifaktorielle Ursachen und/oder multifaktoriell aufrechterhaltene Bedingungen, was die sorgfältige Abklärung der Hierarchie der verschiedenen Faktoren und des zeitlichen Verlaufs erforderlich macht.

Mit der Zunahme der Erkenntnisse über Therapiemöglichkeiten von Schlafstörungen gewannen differentialdiagnostische Überlegungen immer mehr an Bedeutung. Die Wichtigkeit der Diagnose bei der Behandlung von Schlafstörungen wurde von vielen Autoren betont (Hauri 1975; Kales u. Kales 1973; Williams u. Karacan 1973). Hauri beispielsweise hat herausgestellt, daß die Mehrzahl der Schlafstörungen sekundärer Natur ist, d. h. Folge von psychiatrischen oder körperlichen Störungen oder auch direkte Folge anderer schlafbeeinträchtigender Faktoren, wie Hitze, Lärm, Jet-lag etc. Diese Frage ist insbesondere für die Therapieplanung von elementarer Bedeutung, zumal es wenig effektiv wäre, die Behandlung am Schlafproblem anzusetzen, wenn die Schlafschwierigkeit Folge einer Depression oder einer koronaren Herzkrankheit ist. Daraus folgt jedoch nicht unbedingt, daß mit der erfolgreichen Behandlung der zugrundeliegenden Störung auch die Schlafschwierigkeiten behoben sind. Schlafprobleme können noch lange Zeit anhalten, nachdem die auslösenden Bedingungen sich bereits verändert haben. (In diesem Fall würde die ursprüngliche Diagnose in „Primäre Insomnie" umgeändert werden.)

Es wird deutlich, wie wichtig bei Schlafstörungen die exakte Abklärung der Art, des Ausmaßes, des zeitlichen Verlaufs sowie der auslösenden und aufrechterhaltenden Bedingungen ist. Bei letzteren kann es sich um körperliche oder psychische Störungen, Streß, kognitive Faktoren, Konditionierung, Schlafhygiene, Medikamente, Alkohol u. a. handeln. Diese können primär oder sekundär wirksam sein. Die umfassende Abklärung einer Schlafstörung mag sich selbstverständlich anhören, aber in der Vergangenheit (und in gewissem Ausmaß auch in der Gegenwart) sind viele Kliniker unmittelbar von der Äußerung der Beschwerde über Schlafschwierigkeiten zur Behandlung mit Schlafmitteln übergegangen (vgl. Knab u. Engel 1984).

Auf die Komplexität von Schlafstörungen wird bereits an anderer Stelle dieses Buches hingewiesen (vgl. Kapitel Hajak et al., S. 67 ff.). Die Vielschichtigkeit von Schlaferkrankungen ist am Beispiel der Insomnie besonders gut zu demonstrieren: Bei der Insomnie handelt es sich nicht um ein fest abgegrenztes Problem, vielmehr ist es meist eine heterogene Ansammlung von Problemen, verursacht durch eine Vielzahl von Faktoren. Die Insomnie kann sich in Form von Einschlafstörungen, Durchschlafstörungen oder frühmorgendlichem Erwachen mit der Unfähigkeit, wieder einzuschlafen, manifestieren. Für jedes dieser Probleme wiederum gibt es eine Vielzahl von Variablen (Einschlaflatenz, Schlafeffizienz, Häufigkeit des nächtlichen Erwachens, Dauer des Wachliegens etc.), deren Vorhandensein und Intensität die Insomnie definieren. Jede Variable kann auf unterschiedliche Weise gemessen werden mit Hilfe von Fragebögen, Schlafprotokollen, Checklisten, Interviews und objektiven Registrierungen (Polysomnographie etc.). Es stellt sich zunächst die Frage, welche Verfahren benötigt werden, um die zutreffende Differentialdiagnose zu erstellen.

Die zur Verfügung stehenden diagnostischen Instrumente lassen sich einteilen in Skalen zur *subjektiven* Beurteilung durch den Patienten oder einen Beobachter und in Instrumente zur *objektiven* Registrierung des Schlafverhaltens und seiner psychophysischen Parameter (vgl. auch Kapitel Pollmächer und Lauer, S. 1 ff.).

Die Vor- und Nachteile der unterschiedlichen Methoden zur subjektiven Erfassung der Schlafstörungen werden unter Berücksichtigung von theoretischen und praktischen Fragestellungen im folgenden diskutiert.

2 Das Erstgespräch

Unentbehrlich zu Beginn jedes diagnostischen Prozesses ist die sorgfältige Abklärung der Pathogenese und Symptomatik. Dabei steht die Spezifizierung ätiologischer Faktoren wie beispielsweise organischer oder psychischer Störungen, aber auch belastender Lebensereignisse oder Streß im Vordergrund. Von Steinberg et al. (1987) wird auf die häufig vorkommende Kombination verschiedener verursachender und aufrechterhaltender Faktoren hingewiesen.

Für das Erstgespräch stehen mehrere Möglichkeiten zur Verfügung:

- Strukturierte Interviews zur Erfassung von Schlafstörungen
- Freie Exploration
- Kombination aus Fragebogen und daran orientiertes Gespräch.

2.1 Strukturierte Interviews zur Erfassung von Schlafstörungen

Durch den Einsatz strukturierter Interviews konnte der diagnostische Prozeß mehr als bei den zur Befunderhebung üblichen Fremd- und Selbstbeurteilungsskalen, Fragebögen und traditionellen Checklisten-Interviews weitgehend standardisiert werden. Durch dieses Vorgehen wurde aufgrund der Beseitigung einer Reihe von formalen Fehlerquellen eine verbesserte diagnostische Reliabilität erreicht.

Für den deutschsprachigen Raum liegt das 1991 entwickelte „Strukturierte Interview für Schlafstörungen nach DSM-III-R" (SIS-D) vor (Schramm et al. 1991). Das SIS-D ist ein klinisches Interview, das nach einem Interviewertraining, zur Erhebung des psychopathologischen Schlafbefundes bei Patienten und in der Allgemeinbevölkerung eingesetzt werden kann. Dieses Verfahren erlaubt die Erfassung von Querschnitts- und Lifetime-Schlafstörungsdiagnosen auf Achse I (psychiatrische Störungen) und Achse III (körperliche Erkrankungen oder Zustände). Es ist nach ähnlichen Prinzipien konstruiert wie das „Strukturierte Klinische Interview für DSM-III-R" (SKID; Wittchen et al. 1990; Originalversion: Spitzer et al. 1984), das die diagnostische Abklärung ausgewählter psychischer Störungen ermöglicht, wie sie in DSM-III-R (Diagnostic and Statistical Manual of Mental Disorders; APA 1987; dt. Fassung Wittchen et al. 1989) auf Achse I definiert sind. Somit verfügen beide Interviewverfahren über den Vorteil, mittels algorithmischer Verrechnung der erhobenen Information, zu einer DSM-III-R-Diagnose zu gelangen.

Die diagnostischen Kategorien des DSM-III-R für Schlafstörungen sind zwar nur relativ grob im Gegensatz zu denen des ASDC (Association of Sleep Disorders Centers 1979) bzw. dessen revidierte Fassung, die ICSD (International Classification of Sleep Disorders; ASDA 1990). Der Vorteil solch grober Einteilung liegt jedoch in der höheren Reliabilität sowie in der Anwendbarkeit dieses Klassifikationsschemas auch durch nicht speziell in Schlafmedizin geschulte Kliniker.

Das SIS-D eignet sich insbesondere zur Erfassung der Diagnose im Erstgespräch, die dann bei Bedarf weitergehend im Schlaflabor oder auch durch andere Testverfahren ergänzt oder bestätigt werden kann. Aber auch als Screen-

---

Dyssomnien

Im Abschnitt „Dyssomnien" werden Insomnien, Hypersomnien, Störungen des Schlaf-Wach-Rhythmus sowie andere Dyssomnien beurteilt (derzeit und früher)

Insomnie

Kriterien der Insomnie

Ich möchte Ihnen jetzt noch genauere Fragen über Ihre Schlafgewohnheiten stellen.

Wie sehen Ihre Schlafprobleme aus? (Einschlaf-, Durchschlafschwierigkeiten, Früherwachen, erschöpft trotz ausreichender Schlafdauer?) Können Sie mir das genauer beschreiben (z.B. Einschlafdauer, Häufigkeit des nächtlichen Erwachens, Dauer des nächtlichen Wachliegens etc.)?

A. Die vorherrschenden Beschwerden bestehen in Einschlaf- und Durchschlafschwierigkeiten oder nicht erholsamem Schlaf, d.h. der Patient fühlt sich trotz adäquater Schlafdauer nicht erholt
Zutreffendes unterstreichen!
Beschreibe:

?   1   2   3

> Gehe zu
> Hypersomnie
> S. 5

Falls derzeit:
Wie häufig tritt das innerhalb einer Woche auf? Seit wann bestehen Ihre Schlafschwierigkeiten? Sind Sie dadurch tagsüber beeinträchtigt (z.B. nervös, erschöpft, unkonzentriert, etc.)

Falls früher:
Wie häufig trat das innerhalb einer Woche auf? Wie lange hielt das an? Waren Sie dadurch tagsüber beeinträchtigt (z.B. nervös, erschöpft, unkonzentriert, etc.)

B) Die Auffälligkeit in A) tritt über die Dauer von mindestens einem Monat wöchentlich mindestens dreimal auf: sie ist so schwerwiegend, daß entweder deutliche Erschöpfung während des Tages beklagt wird oder von anderen Symptome beobachtet werden, die auf Schlafstörungen zurückführbar sind, z.B. Irritabilität oder eingeschränkte Leistungsfähigkeit

?   1   2   3

> Gehe zu
> Hypersomnie
> S. 5

Beschreibe:
Dauer der derzeitigen bzw. schwersten früheren Phase in Monaten:
Häufigkeit:
Beschreibe Beeinträchtigungen:

Abb. 1. Beispiel einer Interviewseite des SIS-D (Insomnie-Sektion)

inginstrument zur Anwendung in umfassenden Studien (bspw. epidemiologische Felduntersuchungen).

Das Interview gliedert sich in drei Teile, einen Einleitungsteil, einen strukturierten Interviewteil und eine Diagnosenübersicht. Der *Einleitungsteil* ist nur vorstrukturiert und soll helfen, die im Verlauf der folgenden Sektionen erhobenen Informationen besser bewerten zu können. Der Leitfaden umfaßt Fragen zu körperlichen Erkrankungen, zur Einnahme von Medikamenten, Drogen und Alkohol und zur Vorgeschichte psychischer Störungen und Probleme. Darüber hinaus enthält er einige spezifische Fragen zum Schlafverhalten sowie Screening-Fragen zum Vorhandensein von Symptomen der Schlafapnoe, Narkolepsie, von Restless Legs und Myoklonien.

Das SIS-D basiert entsprechend seiner Hauptzielsetzung, zu einer DSM-III-R-Diagnose zu gelangen, auf den diagnostischen Kriterien. Die spezifischen Symptome, die notwendig sind, um das jeweilige Kriterium (z. B. einer Insomnie) zu erfüllen, werden im *strukturierten Interviewteil* systematisch erfragt. Screening-Fragen, die am Beginn einer diagnostischen Sektion stehen, ermöglichen dem Interviewer zur nächsten Sektion weiterzuspringen (Abb. 1). Dieses Prinzip sowie das strukturierte Vorgehen stellen eine hohe Zeitersparnis im Vergleich zur freien Exploration dar. Im strukturierten Interviewteil werden weiterhin Fragen zum zeitlichen Ablauf der Störung gestellt.

Nach Beendigung des Interviews sollte der Interviewer zur *Diagnosenübersicht* gehen und dort seine Beurteilung bezüglich derzeitiger und früherer Phasen sowie hinsichtlich des zeitlichen Ablaufs angeben. Zusätzlich können Diagnosen auf Achse III kodiert werden, d. h. die rein schlafgebundenen organischen Störungen wie beispielsweise Restless Legs, Schlafapnoe, Narkolepsie etc. können als Verdachts- oder sichere Diagnose angegeben werden.

Die Durchführungsdauer des Interviews beträgt etwa 20−30 min und gewährleistet eine umfassende Abklärung der wichtigsten Faktoren im Zusammenhang mit Schlafstörungen, sowie die Erstellung einer Diagnose, die in manchen Fällen nur vorläufig sein kann und dann durch weitere Abklärung gefestigt werden sollte.

Das SIS-D wurde in einer multizentrischen Studie bezüglich Anwendbarkeit, Reliabilität und Effizienz untersucht (Schramm et al. 1990). Die Test-Retest-Reliabilität der einzelnen diagnostischen Kategorien erwies sich als insgesamt äußerst zufriedenstellend.

2.2 Freie Exploration

Die mündliche Exploration ohne Zuhilfenahme eines strukturierten Interviews oder einer Checkliste sollte, wenn überhaupt, nur von sehr erfahrenen Schlafspezialisten durchgeführt werden. Studien zur diagnostischen Entscheidungsfindung (Weitzel et al. 1973; Sacket 1978) weisen auf die Gefahr hin, daß bei „freien" klinischen Interviews das Vorhandensein wichtiger Symptome meist dann unterschätzt bzw. übersehen wird, wenn diese nicht direkt zur Verifika-

Tabelle 1. Diagnostische Kriterien für die DSM-III-R-Diagnose „Insomnie"

A) Die vorherrschenden Beschwerden bestehen in Einschlaf- und Durchschlafschwierigkeiten
    oder nicht erholsamen Schlaf, d. h. der Patient fühlt sich trotz adäquater Schlafdauer nicht er-
    holt

B) Die Auffälligkeit in A) tritt über die Dauer von mindestens einem Monat wöchentlich minde-
    stens dreimal auf; sie ist so schwerwiegend, daß entweder deutliche Erschöpfung während des
    Tages beklagt wird oder von anderen Symptome beobachtet werden, die auf Schlafstörungen
    zurückführbar sind, z. B. Irritabilität oder eingeschränkte Leistungsfähigkeit

C) Die Störung tritt nicht ausschließlich im Verlauf einer Störung des Schlaf-Wach-Rhythmus
    oder einer Parasomnie auf

---

tion der bereits eindrucksmäßig getroffenen diagnostischen Zuordnung beitragen. Diese Gefahr ist insbesondere bei der Abklärung differenzierterer oder
multipler Diagnosen gegeben, wie es im Falle der Schlafstörungen meist zutrifft. Außerdem soll auf den Nachteil der mangelnden Vergleichbarkeit der
Diagnosen hingewiesen werden. Weiterhin wird oftmals die Abklärung wichtiger Faktoren, die dem Patienten vielleicht nicht bewußt sind oder die nicht unbedingt zum üblichen Krankheitsbild gehören, nicht berücksichtigt.

Die traditionelle unstrukturierte Form der Exploration wird mit mindestens 45 – 60 min von vielen Autoren als sehr zeitaufwendig bezeichnet (Hartmann 1988). Ein. gänzlich unstrukturiertes Erstinterview ist ohnehin kaum
praktikabel. Auch bei der freien Exploration wird immer wieder auf bestimmte
Fragen bzw. Punkte hingewiesen, die abgeklärt werden sollen. Diese haben
manche Autoren in Form einer Checkliste zusammengefaßt (Thorpy 1988;
Hauri 1982). Wenn das Erstgespräch mit einer vorläufigen oder sicheren Diagnose nach DSM-III-R oder der demnächst erscheinenden ICD-10 (International Classification of Diseases, 10th Revision; WHO Entwurf 1988) beendet
werden soll, muß auf die Abklärung der geforderten diagnostischen Kriterien
des jeweiligen Systems geachtet werden (Tabelle 1). Das bedeutet, auch ohne
strukturiertes Interview wird man das eigene Vorgehen in gewisser Weise systematisch strukturieren müssen.

2.3 Kombination aus Fragebogen
und daran orientiertes Gespräch

Lacks (1987) schlägt die Kombination eines Fragebogens und eines dazugehörigen vorstrukturierten Interviews vor. Je nach Antwortzahl im Fragebogen
wird mit Hilfe des Interviews anschließend das entsprechende Item mündlich
weiter abgeklärt. Die insgesamt erhobene Information verteilt sich auf sieben
Kategorien:

1. Beschreibung der Symptome, des Ausmaßes und der Dauer der Insomnie:
   z. B. „Seit wann besteht Ihr Schlafproblem?"
2. Psychologische Faktoren: z. B. „Neigen Sie zum Grübeln?" oder „Was tun
   Sie, wenn Sie nicht schlafen können?"
3. Schlafhygiene: z. B. „Ist Ihr Schlafzimmer genügend abgedunkelt?"
4. Psychopathologie: z. B. „Wie oft trinken Sie Alkohol und wieviel?"
5. Schlafspezifische organische Faktoren: z. B. „Schnarchen Sie?"
6. Ernsthafte körperliche Beschwerden: z. B. „Haben Sie irgendwelche anderen
   körperlichen Beschwerden oder Erkrankungen?"
7. Frühere Behandlung der Insomnie: z. B. „Sind Sie schon einmal aufgrund
   von Schlafstörungen behandelt worden?"

Leider wird nicht klar, wie die erhobene Symptominformation zu Syndromen oder Diagnosen zusammengefaßt bzw. verrechnet wird. Ebensowenig werden Angaben über testtheoretische Eigenschaften, wie Reliabilität oder Validität, gemacht. Der Fragebogen und das Interview sind bisher noch nicht ins Deutsche übersetzt.

Engel (1989) entwickelte einen orientierenden Fragebogen zur Erstuntersuchung von schlafgestörten Patienten, den die Betroffenen zunächst ausfüllen und der dann im Gespräch noch einmal ausführlich durchgegangen wird. Insgesamt ist dieser Fragebogen mehr theoretisch als diagnostisch ausgerichtet, die Auswahl der abgefragten Faktoren ist nicht ganz durchschaubar. Beispielsweise ist die Abklärung der körperlichen Erkrankungen sowie des psychopathologischen Status nicht berücksichtigt. Letzten Endes ist auch hier nicht ersichtlich, ob und wie die einzelnen abgefragten Informationen zu einer Diagnose weiterverrechnet werden.

Dieses Verfahren dürfte nicht weniger Zeit erfordern als ein strukturiertes Interview, hat jedoch den Nachteil, daß damit die Erhebung einer Diagnose nicht gewährleistet ist.

3 Ergänzende Verfahren

3.1 Strukturierte Interviews zur Erfassung psychischer Störungen

Neuere Studien bestätigen die hohe Prävalenz psychiatrischer Störungen bei chronisch Schlafgestörten (Tan et al. 1984; Hermann-Maurer et al. 1990). Tan et al. fanden bei 100 Insomniepatienten keinen einzigen, der nicht eine DSM-III-Diagnose auf Achse I (klinische Syndrome) oder Achse II (Persönlichkeitsstörungen) aufwies. In der Untersuchung von Hermann-Maurer et al. an 342 Patienten mit Schlafbeschwerden fand man bei 88% psychische Störungen oder Persönlichkeitsstörungen. Die Kausalitätsfrage, d. h. ob die Schlafstörungen Ausdruck einer zugrundeliegenden psychischen Störung sind oder ob sich psychische Störungen sekundär zur Schlafstörung entwickelt haben oder ob beides zusammen als Symptom Ausdruck einer komplexen, psychophysischen Krankheitsentwicklung ist, konnte mit diesen Studien nicht geklärt werden.

Aus diesen Ergebnissen kann geschlossen werden, daß länger andauernde Schlafstörungen vor der Therapiephase unbedingt umfassend differentialdiagnostisch abgeklärt werden müssen. Zur reliablen Abklärung psychischer Störungen eignen sich insbesondere strukturierte diagnostische Interviews wie beispielsweise das „Present State Examination" (PSE) von Wing et al. (1974) oder das bereits erwähnte „Strukturierte Klinische Interview für DSM-III-R" (SKID). Das SKID bietet zum SIS-D eine optimale Ergänzung, wenn eine weitere Abklärung des psychopathologischen Status gewünscht wird. Beide Interviews basieren nämlich auf den gleichen Konstruktionsprinzipien und liefern DSM-III-R-Diagnosen.

3.2 Fragebögen zur Psychopathologie

Schlafstörungen stehen oftmals in Verbindung mit Veränderungen der Stimmung im Sinne von Angst, Anspannung, Depressionen oder Zwängen. Aber auch psychosomatische Beschwerden sowie eine auffällige Persönlichkeitsstruktur spielen nach dem gegenwärtigen Forschungsstand eine kritische Rolle, ohne daß die Schwere dieser Beeinträchtigungen bereits eine psychiatrische Diagnose rechtfertigen würde.

Das am häufigsten angewandte Verfahren zur Erstellung eines Persönlichkeitsprofils ist das MMPI (in der deutschen Übersetzung MMPI-Saarbrücken; Spreen 1963) und das FPI-R (Freiburger Persönlichkeits-Inventar, revidierte Fassung; Fahrenberg et al. 1984).

In einer Reihe meist amerikanischer Studien mit dem MMPI ergaben sich für schlafgestörte Personen übereinstimmend erhöhte Werte auf den Skalen „Depression", „Hysterie", „Hypochondrie" und „Psychasthenie" (Coursey et al. 1975; Kales et al. 1976; Monroe u. Marks 1977; Engel u. Engel-Sittenfeld 1980). Allerdings sind diese Befunde nicht spezifisch, da auch bei anderen psychosomatisch gestörten Patientengruppen ähnliche Persönlichkeitsprofile gefunden wurden.

Trotz des Nachteils bezüglich internationaler Vergleichbarkeit von Forschungsergebnissen bietet der FPI-R dem MMPI gegenüber testtheoretische und ökonomische Vorteile. Dazu gehören die geringere Durchführungs- und Auswertungsdauer sowie das Vorliegen einer aktuellen und umfassenden Eichstichprobe. Darüber hinaus stellen die zahlreichen psychophysiologisch ausgerichteten Skalen wie beispielsweise „Erregbarkeit", „Beanspruchung", „Leistungsorientierung", „Gesundheitssorgen" u. a. eine sinnvolle Ergänzung zur Abklärung des Schlafverhaltens dar.

Heyden et al. (1984) untersuchten mit einem „Fragebogen zur Erfassung von Persönlichkeitsmerkmalen von Schlafgestörten" die Rolle von spezifischen Persönlichkeitsmerkmalen bei der Entstehung und Aufrechterhaltung von Schlafstörungen. In Übereinstimmung mit anderen Untersuchungen zeigte sich bei Schlafgestörten ein vermehrtes Auftreten von Depressivität, Angst, Neurotizismus und psychosomatischen Beschwerden. Darüber hinaus konnten ängstliches Grübeln und eine verminderte Fähigkeit, Gefühle zu äußern, beobachtet werden.

Geht es um die Messung von Angst oder Depression, findet bevorzugt das State-Trait Anxiety Inventory (STAI; Spielberger et al. 1970) oder die Beck-Depressionsskala Anwendung (Beck 1967). Auch die Depressivitätsskala von D. von Zerssen (D-S; von Zerssen 1976 a) oder die Hamilton Depression Scale (HAM-D; Hamilton 1976) sind weitverbreitet. Eine differentialdiagnostische Abklärung bei affektiven Störungen ist jedoch mit diesen Instrumenten nicht möglich.

Bei der Erfassung von depressiver Verstimmung mittels Fragebögen muß darauf geachtet werden, daß die meisten Verfahren Items zu Schlafstörungen enthalten, was die Depressionswerte des Betroffenen unzulässig erhöhen könnte. Außerdem ist zu berücksichtigen, daß die Schlafstörung entweder Folge bzw. Symptom der Depression sein kann oder aber umgekehrt: starke Schlafstörungen könnten mit der Zeit zu Hilflosigkeit, Hoffnungslosigkeit, bis hin zu depressiven Verstimmungen geführt haben. Um die Frage zu klären, ob die Schlafschwierigkeiten primärer oder sekundärer Art sind, ist die genaue Erhebung des zeitlichen Verlaufs von großer Bedeutung. Es stellt sich auch für die anderen erwähnten Stimmungsveränderungen oder Persönlichkeitsauffälligkeiten prinzipiell die Frage, ob sie Bedingung oder Folge der Schlafstörungen sind.

Andere wichtige Fragestellungen im Zusammenhang mit Schlaf können sich auf die Zufriedenheit mit verschiedenen Lebensbereichen (Blau 1977), auf die Tagesbefindlichkeit (Emotionalitätsinventar EMI-B; Ullrich de Muynck u. Ullrich 1977), auf den Umgang mit Belastung (Brengelmann 1980; Reig et al. 1983), sowie auf die allgemeine Stimmungslage (Befindlichkeitsskala Bf-S; von Zerssen 1976 b) beziehen.

Eine Untersuchung von Schindler et al. (1988) ergab, daß Belastungsbedingungen und deren mangelnde Bewältigung offensichtlich eine bedeutende Rolle bei der Aufrechterhaltung der Schlafstörung spielen. Die Ergebnisse hinsichtlich Tagesbefindlichkeit und Erleben weisen darauf hin, daß schlechte Schläfer im Vergleich zu guten in der Befindlichkeit gestörter und erschöpfter, in vielen Lebensbereichen unzufriedener sind und sich stärker belastet fühlen. Damit einher gehen ausgeprägte Depressionen und die Unfähigkeit, auf Belastungen angemessen zu reagieren. Probleme mit dem Schlaf sind also nicht auf das Schlafverhalten beschränkt, sondern stehen im Zusammenhang mit anderen Erlebens- und Verhaltensbereichen. Was Ursache und was Folge der Problematik ist, konnte im Rahmen dieser Untersuchung nicht beantwortet werden.

Der Einsatz spezifischer Psychodiagnostik ist besonders dann nützlich, wenn psychische Faktoren bei der Verursachung und/oder Aufrechterhaltung der Schlafstörung eine Rolle spielen. Bei einer rein organisch bedingten Schlafstörung, wie beispielsweise Schlafapnoe, nächtlichen Myoklonien etc. mögen solche Verfahren entbehrlich sein.

Generell ist zu sagen, daß die Erfassung psychologischer Variablen bei Schlafstörungen die Differentialdiagnose erleichtert, vor allem dann, wenn sich objektive (psychophysiologische) Schlafdaten und der subjektive Bericht des Schlafgestörten widersprechen (Borkovec u. Weerts 1976). Darüber hinaus ist den Fragebögen bei der Erstellung des Therapieplans sowie zur Veränderungsmessung große Bedeutung beizumessen.

3.3 Leistungsdiagnostische Verfahren

Schlafgestörte Patienten klagen meist über eine subjektiv wahrgenommene Einschränkung ihrer Leistungsfähigkeit, wie es in DSM-III-R als diagnostisches Kriterium für das Vorhandensein einer Insomnie gefordert wird. Dies kann sich in mangelnder Konzentrationsfähigkeit, Vigilanz, Verlangsamung, Reaktionsverminderung und verminderter Merkfähigkeit äußern. An Aufmerksamkeits- und Konzentrationstests wird in deutschen Schlafzentren hauptsächlich der „Aufmerksamkeits-Belastungstest d2" (Brickenkamp 1962) in größerem Umfang eingesetzt. Zur Vigilanz- und Reaktionszeitmessung werden bevorzugt computerunterstützte Verfahren benutzt. Vigilanztests kommen insbesondere bei der differentialdiagnostischen Abklärung von Hypersomnien (z. B. Narkolepsie) zur Anwendung. Der visuelle Vigilanztest nach Quatemberg und Maly dient zur Messung der Daueraufmerksamkeitsleistung, bei dem Patienten mit erhöhter Tagesschläfrigkeit im Rahmen einer Hypersomnie eine kontinuierliche Zunahme von Reaktionszeit und Fehlerzahl im Laufe des Tests zeigen.

Zur Messung der Merkfähigkeit kann der Untertest „Merkaufgaben" des IST-70 (Intelligenz-Strukturtest; Amthauer 1970) verwendet werden.

In einigen Untersuchungen fand man bei Schlafgestörten bezüglich des Leistungsvermögens, der Konzentrationsfähigkeit und der Reaktionsgeschwindigkeit keinen Abfall gegenüber den Normwerten (Mendelson et al. 1984). Dieser Befund deckt sich mit dem in der Literatur vielfach beschriebenen Phänomen der geringen Übereinstimmung zwischen der Selbsteinschätzung schlafgestörter Personen und objektiven Daten. Dabei wurde meist eine Überschätzung der Ausprägung einzelner Symptomparameter wie beispielsweise Einschlaflatenz, Häufigkeit des nächtlichen Erwachens etc. sowie der wahrgenommenen Leistungs- und Befindlichkeitsbeeinträchtigung festgestellt. Dabei ist jedoch nicht auszuschließen, daß sich die subjektiv empfundenen Einschränkungen auf Ebenen manifestieren, die sich mit den bisherigen psychologischen Testverfahren nicht erfassen lassen (z. B. Entscheidungsfähigkeit, logisches Denken etc.).

3.4 Schlaffragebögen

Ein häufig verwendetes Instrument in Forschung und Praxis ist der Schlaffragebogen, der die subjektive Beurteilung des Schlafes und das Schlafverhalten über einen mehr oder minder langen Zeitraum retrospektiv erfaßt. Die meisten Schlaffragebögen dienen dazu, einen Überblick über die Entwicklung, das Ausmaß und die Art der Schlafstörung zu gewinnen. In den häufigsten Fällen werden die Art der Schlafstörung (Einschlaf-, Durchschlafstörungen, Früherwachen), der Schlafprobleme (Schlaflatenz, -qualität, -effizienz etc.), die Auswirkung des Schlafproblems (Tagesmüdigkeit, Stimmungsbeeinträchtigung etc.), die Einnahme von Medikamenten, die Dauer der Schlafstörung sowie die Häufigkeit des Auftretens erfaßt.

Wie bereits erwähnt, muß bei der Erstellung eines Literaturüberblicks zum Thema Schlaffragebögen leider festgestellt werden, daß für die meisten Untersuchungen jeweils eigene Fragebögen konstruiert werden, so daß bisher kaum allgemein angewandte, normierte Instrumente vorliegen.

Für den deutschen Sprachraum liegen im Bereich der sog. Abend- und Morgenfragebögen, die die Schlafqualität und das Tagesverhalten erfassen, nur zwei testtheoretisch abgesicherte Verfahren vor. Zum einen die „Visuelle Analogskala zur Erfassung von Schlafqualität" (VIS-A, VIS-M; Ott et al. 1981), die das Schlafverhalten und Tagesbefinden in zwei getrennten Selbstbeurteilungsbögen abends und morgens erhebt. Ein weiterer Fragebogen stammt von Goertelmeyer (SF-A, SF-B; 1981), der die Selbstbeurteilung von Tagesereignissen, Schlafgewohnheiten, Schlafqualität und der Befindlichkeit ermöglicht.

In Entwicklung befindet sich derzeit die deutsche Version des „Pittsburgh Sleep Quality Index" von Buysse et al. (PSQI; 1988). Der „Pittsburgher Schlafqualitätsindex" erfaßt die Schlafqualität für den Zeitraum der letzten 4 Wochen und wurde für klinische Populationen konstruiert. Er eignet sich daher insbesondere für Verlaufsmessungen und läßt sich mit einer durchschnittlichen Durchführungsdauer von 5 – 10 min ökonomisch einsetzen.

Der PSQI umfaßt 19 Fragen auf Selbstbeurteilungsbasis sowie 5 Items, die von dem „Bett-Partner" des Patienten beurteilt werden sollen. Die Selbstbeurteilungsitems werden zu sieben Komponentenwerten zusammengefaßt, die zusammengezählt wiederum den PSQI-Gesamtwert ergeben. Ein Gesamtwert über 5 läßt demnach auf gestörten Schlaf schließen. Die einzelnen Komponenten beziehen sich auf die wichtigsten Kenngrößen des Schlafverhaltens wie „Subjektive Schlafqualität", „Schlaflatenz", „Schlafdauer", „Schlafeffizienz", „Schlafstörungen", „Schlafmittelkonsum" und „Tagesmüdigkeit". Der PSQI ist testtheoretisch umfassend überprüft (Homogenität, Konsistenz, Test-Retest-Reliabilität, Sensitivität und Spezifität sowie Validität) und ermöglicht die internationale Vergleichbarkeit wissenschaftlicher Befunde. Die Abb. 2 zeigt eine Beispielseite aus dem PSQI.

Wie umfangreich die Erfassung von Schlafstörungen mittels eines Fragebogens sein kann, zeigt in eindrucksvoller Weise der „Sleep Questionnaire and Assessment of Awakefulness" (SQAW; Miles 1979), der mit 863 Items nahezu jede mögliche Fragestellung bezüglich des Schlaf- und Wachverhaltens abdeckt.

Zur weiteren Übersicht für den englischen Sprachraum vgl. Bootzin u. Engle-Friedman (1981) und Lacks (1987).

Pittsburgher Schlafqualitätsindex

Durchführungsanweisungen:
Die folgenden Fragen beziehen sich auf Ihre üblichen Schlafgewohnheiten und zwar *nur* während
der letzten vier Wochen. Ihre Antworten sollten möglichst genau sein und sich auf die Mehrzahl
der Tage und Nächte während der letzten vier Wochen beziehen. Beantworten Sie bitte alle Fragen

1. Wann sind Sie während der letzten vier Wochen gewöhnlich abends zu Bett gegangen?

   Übliche Uhrzeit: __________

2. Wie lange hat es während der letzten vier Wochen gewöhnlich gedauert, bis Sie nachts einge-
   schlafen sind?

   In Minuten: __________

3. Wann sind Sie während der letzten vier Wochen gewöhnlich morgens aufgestanden?

   Übliche Uhrzeit: __________

4. Wieviel Stunden haben Sie während der letzten vier Wochen pro Nacht tatsächlich geschlafen?
   (Das muß nicht mit der Anzahl der Stunden, die Sie im Bett verbracht haben, übereinstimmen)

   Effektive Schlafzeit (Stunden) pro Nacht: __________

Kreuzen Sie bitte für jede der folgenden Fragen die für Sie zutreffende Antwort an. Beantworten
Sie bitte *alle* Fragen.

5. Wie oft haben Sie während der letzten vier Wochen schlecht geschlafen, . . .
a) . . . weil Sie nicht innerhalb von 30 Minuten einschlafen konnten?

Während der letzten vier Wochen gar nicht	Weniger als einmal pro Woche	Einmal oder zweimal pro Woche	Dreimal oder häufiger pro Woche
__________	__________	__________	__________

Abb. 2. Fragebeispiele aus dem PSQI

Die meisten Schlaffragebögen, die im Rahmen wissenschaftlicher Untersuchungen eingesetzt wurden, zielen auf die Messung der Unterschiede zwischen
guten und schlechten Schläfern bzw. zwischen Schlafgestörten und Nicht-
Schlafgestörten ab. Darüber hinaus gibt es eine Reihe von Instrumenten, die
spezifische schlafbezogene Variablen messen. Dazu zählen der „Fragebogen
zur Erfassung von Persönlichkeitsmerkmalen von Schlafgestörten" (Heyden
et al. 1984), ein „Fragebogen zur Schlaf- und Belastungsanamnese bei Patienten mit koronarer Herzkrankheit bzw. mit koronaren Risikofaktoren" (SBA;
Siegrist et al. 1985) sowie ein „Fragebogen zur Erfassung von Aspekten des
Befindens beim Einschlafen und bei Entspannungsübungen" (ADESA; Leonard 1985). Letzterer soll die Verhaltensdimensionen Schläfrigkeit, Ent-
spanntheit und gedankliche Aktivität in Einschlafsituationen erfassen. Damit
sollen Lernerfolge bei Entspannungsübungen gemessen, aber auch Fehlein-

schätzungen des zeitlichen Schlaferlebens bei Einschlafverzögerungen reduziert werden. Von Schindler et al. (1984) wurde ein „Fragebogen zur Messung der Einstellung zum Schlaf" konstruiert.

Mit der „Stanford-Schläfrigkeits-Skala" (SSS; Hoddes et al. 1972) läßt sich die subjektiv empfundene Tagesschläfrigkeit quantifizieren. Zur objektiven Bewertung der Tagesschläfrigkeit stehen der Multiple Schlaf-Latenz-Test (MSLT; Carskadon u. Dement 1982) sowie der „Maintenance Wakefulness-Test" (MWT) zur Verfügung (vgl. Kapitel Pollmächer und Lauer, S. 1 ff.).

Im englischsprachigen Raum werden von Lacks (1987) besonders drei Meß-instrumente als hilfreich angegeben. Die „Sleep Hygiene Awareness and Practice Scale" (SHAPS; Lacks u. Rotert 1986), die das Anwenden schlafhygienischer Maßnahmen von seiten des Betroffenen näher abklärt. Weiterhin die „Pre-sleep Arousal Scale" (PSAS; Nicassio et al. 1985), mit der die Messung des kognitiven und körperlichen Erregungsniveaus möglich ist. Für die Verhaltenstherapie von besonderer Bedeutung ist die „Self-Efficacy Scale" von Cook u. Lacks (1984), die zur Veränderungsmessung der subjektiv wahrgenommenen Fähigkeit, Einfluß auf den eigenen Schlaf zu nehmen („Selbstwirksamkeit"), dient. Neuere Verhaltenstherapiestudien konnten zeigen, daß Schlafgestörte einen Hauptteil des Therapieerfolges darauf zurückführten, daß sie sich ihrer Schlafstörung nicht mehr hilflos ausgeliefert fühlten und auf diese Weise bei erneut auftretenden Schlafschwierigkeiten nicht mehr in Panik gerieten.

Neben dem üblichen Vorteil von Fragebögen, nämlich der ökonomischen Erfassung großer Stichproben sowie der Eignung zur Veränderungsmessung, wird in der Literatur gerade für den Bereich des Schlafverhaltens und -erlebens auch auf die Nachteile solcher Instrumente hingewiesen. Es wurde bereits erwähnt, daß die Ungenauigkeit der Selbsteinschätzung von Schlafgestörten ein bedeutsames Problem in der Schlafforschung darstellt. Die subjektiven Angaben von Schlafgestörten weichen oftmals erheblich von den objektiv registrierten Werten ab (Carskadon et al. 1976; Freedman u. Papsdorf 1976). Andere Studien zeigen dagegen, daß zwischen subjektiven und objektiven Maßen dennoch eine ausreichende Korrelation besteht und Validität gewährleistet ist (Mendelson 1987).

Schlaffragebögen stellen innerhalb einer umfangreichen Testbatterie eine wichtige Komponente bei der Diagnostik dar, zumal die eigene Einschätzung des Patienten vom Ausmaß des Problems von entscheidender Bedeutung ist. Therapeutisch gesehen kann man auch dann von einem Erfolg sprechen, wenn der Patient zwar objektiv nachweisbar noch einen gestörten Schlaf aufweist, sich subjektiv jedoch davon nicht mehr beeinträchtigt fühlt bzw. den Zustand subjektiv nicht mehr als problematisch beurteilt. Im Zusammenhang mit dieser Frage konnte in einigen Studien gezeigt werden, daß sich Schlafgestörte und Schlafgesunde vielfach nicht in objektiven bzw. psychophysiologischen Schlafdaten unterschieden (Monroe 1967; Williams u. Karacan 1973; Carskadon et al. 1976; Bootzin u. Nicassio 1978).

Aus diesen Gründen und in Ermangelung einer Konsensdefinition von gestörtem Schlaf auf der Basis verbindlicher Kriterien zur Differenzierung von Normal- und pathologischem Schlaf sind viele Autoren dazu übergegangen,

Insomnie als „subjektiv gestörten Schlaf" zu definieren. Dies bedeutet, daß die Klage über gestörten Schlaf im Zusammenhang mit Tagesbeeinträchtigungen als Insomnie verstanden wird (vgl. DSM-III-R-Diagnosekriterien für Insomnie), weitgehend unabhängig von objektiven Schlafparametern.

3.5 Schlaftagebuch

Das Schlaftagebuch ist für die Diagnostik und Therapieevaluation von Schlafstörungen das wohl am häufigsten eingesetzte Instrument. Es ermöglicht die tägliche Registrierung der wichtigsten Schlafparameter. Dazu gehören beispielsweise der Zeitpunkt des Zubettgehens und Aufstehens, Einschlafdauer, Häufigkeit des nächtlichen Erwachens, geschätzte Schlafeffizienz, Angabe von Mittagsschlaf, Beurteilung der Schlafqualität sowie Medikamenteneinnahme (s. Bootzin 1980). Außerdem − insbesondere für Therapiezwecke − die Angabe der Aktivitäten tagsüber sowie vor und nach dem Zubettgehen und das Notieren der Kognitionen vor dem Einschlafen (Abb. 3).

Der genaue Ursprung des speziellen Schlaftagebuchformats ist nicht bekannt. Der Inhalt vieler Fragen des Schlafprotokolls stammt zum großen Teil aus Forschungen Monroes (1967). Ursprünglich benutzten Wissenschaftler und Kliniker retrospektive Fragebögen zur Beschreibung der Schlafstörungen. In den frühen 70er Jahren gingen die Schlafwissenschaftler allmählich zu Schlafprotokollen über. Denn es ergaben sich durch das morgendliche Ausfüllen der Schlafprotokolle für die vergangene Nacht weniger Verfälschungen durch Erinnerungseffekte als bei der globaleren, retrospektiv für einen längeren Zeitraum erhobenen Einschätzung mittels Schlaffragebögen. Die Anwendung von Schlaftagebüchern ist derzeit Standard in allen Schlafzentren.

Diagnostisch hilfreich ist die tägliche Protokollierung, insbesondere bei der Gruppe der Schlaf-Wach-Rhythmus-Störungen, da dem Patienten oftmals die Variabilität seines Schlafmusters nicht ausreichend bewußt ist. In diesem Fall ist es sinnvoll, einen Zeitraum von 7 Tagen auf einer Seite protokollieren zu lassen, um damit auf einen Blick eine übersichtliche Darstellung des wöchentlichen Schlaf- und Tagesverlaufes zu erhalten. Lacks (1987) weist in diesem Zusammenhang auf die Gefahr hin, daß die Patienten die Tagebücher oftmals erst wöchentlich retrospektiv ausfüllen. Um dieses Problem zu umgehen, werden die Patienten gebeten, ein Protokollblatt pro Tag an die entsprechende Stelle zu verschicken (Lick u. Heffler 1977; Nicassio u. Bootzien 1974; Lacks 1987).

Obwohl Inhalt und Format der Schlaftagebücher sich jeweils gleichen, kann auch hier nicht auf eine standardisierte und allgemein verbindliche Version zurückgegriffen werden. So besteht nur bis zu einem gewissen Grad die Möglichkeit, eine Datengrundlage aufzubauen und Ergebnisse verschiedener Untersuchungen zu vergleichen.

Beim Einsatz von Schlafprotokollen sollte darauf geachtet werden, daß bei vielen chronisch Schlafgestörten aufgrund der hohen Variabilität ihres Schlafes

Schlafprotokoll

Gestern:

Name: ______

Heute morgen:

Datum	Mittags-schlaf: a) ja b) nein	Ich ging zu Bett: a) vor 22 h b) zw. 22 u. 23 h c) zw. 23 u. 24 h d) nach 24 h	Nach dem Hinlegen schlief ich.. a) unmittel-bar da-nach b) rel. bald danach c) erst ge-raume Zeit da-nach d) sehr lan-ge Zeit da-nach	Ich wachte ca. ... Mal i.d. Nacht auf	Ich lag dann wach: a) nur kurz b) mittelmäßig c) ziemlich lang d) sehr lang	Im Bett dachte ich über folg. Dinge nach:	Akt. vor dem Zu-bett-gehen:	Akt. nach dem Zu-bett-gehen:	Ich er-wachte ca. um ...Uhr	Ich stand um ...Uhr	Ich schlief ca. ... Std.

Abb. 3. Beispiel eines Schlaftagebuchs

die erste Woche in der Beobachtungsphase deutlich besser sein kann als üblicherweise. Deswegen nimmt man in der Regel die erste Woche als Anpassungswoche und die zweite Woche als Baseline. Weiterhin ist zu beachten, daß die Patienten oftmals übermäßig bemüht sind, exakte Zeitberechnungen zu liefern. Absolute Genauigkeit ist nicht erforderlich. Man sollte die Patienten dazu anhalten, alle Angaben nur als Schätzwerte zu notieren und diese nicht durch ständiges Auf-die-Uhr-Schauen zu verifizieren, da dies zu einem für die Therapie ungünstigen Konditionierungseffekt führt (clock-watcher-effect). Durch regelmäßiges Auf-die-Uhr-Schauen konditionieren sich Schlafgestörte gewissermaßen auf ein Aufwachen zu einer oder mehreren bestimmten nächtlichen Uhrzeiten. Relevanter erscheint es, das subjektive Erleben der Schlafstörung und die Art der Schwankungen von Tag zu Tag bzw. zwischen Werktag und Wochenende zu erfassen. Wie bereits hingewiesen, muß man bei Schlafgestörten zwar von einer Tendenz zur Überschätzung der Symptomatik ausgehen, jedoch kann man bei ein und derselben Person in Hinblick auf die Verlaufskontrolle von einem recht konstanten Phänomen ausgehen, so daß eine gewisse Validität der Schlaftagebuchdaten gewährleistet ist. Auf jeden Fall ist diese Art von „Ungenauigkeit" dem Konditionierungseffekt eines ungünstigen Schlafverhaltens vorzuziehen.

Bei der Schlafprotokollierung wird der für die Verhaltenstherapie durch eine Vielzahl empirischer Studien nachgewiesene, positiv rückwirkende Effekt der Selbstbeobachtung auf das beobachtete Verhalten wirksam (Kazdin 1974; Nelson 1977; Fliegel et al. 1989). Das heißt, es kann eine kurzfristige Verbesserung der Symptomatik auftreten. Jedoch sind die Veränderungen im beobachteten Verhalten meist nur gering und vorübergehend.

Ein weiterer positiver Effekt der Selbstbeobachtung kann darin bestehen, daß die Patienten durch das Führen des Schlaftagebuchs registrieren, daß ihre globale Beurteilung der Intensität bzw. des Ausmaßes der Schlafstörung im Vergleich zu den jeweils direkt notierten Tagebuchangaben überschätzt ist. Den Patienten wird auf diese Art die Selbstkontrolle und differenzierte Betrachtung ihrer Symptomatik erleichtert. Dies kann über einen längeren Zeitraum dazu führen, daß den Patienten die Zusammenhänge zwischen psychologischen Faktoren und deren Einfluß auf ihren Schlaf deutlich werden und die Therapie dadurch erheblich vereinfacht wird.

Die Reliabilität des Schlaftagebuchs ist allgemein zufriedenstellend. Sie variiert in verschiedenen Studien von 0,58 bis 0,69 für gute Schläfer und von 0,35 bis 0,93 für schlechte Schläfer. Die vergleichbare Test-Restest-Reliabilität für EEG-Ableitungen betrug zwischen 0,58 und 0,60 für gute und zwischen 0,66 und 0,70 für schlechte Schläfer. Wie ersichtlich ist, sind die Schlafprotokoll-Reliabilitäten vergleichbar mit den EEG-Reliabilitäten, insbesondere für Insomniekranke (zusammenfassend s. dazu Bootzin u. Engle-Friedman 1981).

Die Validitätsmaße sind gleichfalls relativ ermutigend. Die subjektiven Einschätzungen der Einschlaflatenz von Insomnie-Patienten zeigten eine sehr hohe Korrelation mit den Angaben der Bettpartner (r = 0,84−0,99). Franklin (1981) fand hohe Übereinstimmung zwischen Selbsteinschätzung der Einschlaflatenz, der Einschätzung durch einen Beobachter und der Messung mittels einer Stoppuhr, die der Betroffene bei Schlafbeginn betätigte. Mehrere Studien erbrachten, daß Polysomnographie die mittels Protokollen subjektiv eingeschätzte, und infolge einer Therapie verbesserte, Einschlaflatenz bestätigte. Einschlaflatenzen korrelierten sehr hoch mit EEG-Schätzungen (r = 0,62−0,99), wobei höhere Werte dann auftraten, wenn konservative Kriterien für den Schlafbeginn benutzt wurden. Die Korrelationen zwischen EEG und anderen Tagebuchdaten sind i. allg. niedriger: für die Anzahl des Erwachens r = 0,27−0,63, für die Wachzeit nach Schlafbeginn r = 0,83−0,88 und für die Gesamtschlafdauer r = 0,42−0,64 (Lacks 1991). Vieles der Kritik, die an der subjektiven Einschätzung der Einschlaflatenz geübt wird, ist darin begründet, daß von einer Überschätzung der Wachzeiten verglichen mit EEG-Messungen und mit Beobachterratings ausgegangen wird. Studien zeigten konsistente und konstante 10- bis 20minütige Überschätzungen der Einschlafzeit, wobei EEG-Messungen als objektives Kriterium verwendet wurden. Möglicherweise liegt für Insomnie-Patienten jedoch die subjektive Wahrnehmung des Schlafbeginns tatsächlich einige Zeit später als durch das EEG aufgezeichnet. Vielleicht ist die Selbsteinschätzung dem erfahrenen Schlafbeginn sogar näher als die EEG-Daten. Andere Untersuchungen erbrachten, daß Insomnie-Patienten ihre Gesamtschlafzeit im Vergleich zu EEG-Ableitungen recht konstant unterschätzen, die Einschlaflatenz und die Anzahl des nächtlichen Erwachens dagegen recht konstant überschätzen (Borkovec u. Weerts 1976; Carskadon et al. 1976; Globus et al. 1974; Lewis 1969; Monroe 1967).

Jedoch wurden trotz der Tendenz zur Verfälschung deutliche Korrelationen zwischen den täglichen subjektiven Angaben und der objektiven Registrierung im Schlaflabor festgestellt (Turner u. Ascher 1979 a, b; Carskadon et al. 1976).

Bootzin u. Engle-Friedman (1981) behaupten, daß Schlafgestörte die Phänomenologie ihres Schlafes besser schätzen können als gute Schläfer, da sie jahrelang Erfahrung in der Beobachtung des Zielverhaltens haben.

3.6 Fremdbeobachtung

Hierbei handelt es sich meistens um die Befragung eines Partners oder Zimmergenossen des Schlafgestörten, der den Selbstbericht des Betroffenen ergänzen bzw. bestätigen oder zu einem späteren Zeitpunkt den Behandlungserfolg aus seiner Sicht einschätzen soll. Hierbei sind Angaben zur Einschlaflatenz, Schlafdauer und -qualität und zu Einschlafritualen sowie zu möglichen psychischen Problemen oder Belastungen von Relevanz. Aber auch ob der Partner schnarcht, während des Schlafes mit den Beinen zuckt, nachts desorientiert oder verwirrt ist, schlafwandelt oder andere Formen von Unruhe zeigt.

Ist der Patient in der Lage, differenzierte und genügend selbstkritische Aussagen zu treffen, genügt es oftmals, ihn selbst nach Aussagen anderer zu fragen, ob er schnarche, Atempausen während der Nacht einlege, nachts mit den Beinen zucke usw. Sollte es mehrere Hinweise auf eine bestimmte Diagnose geben, der Interviewer sich aber auf Grundlage der Information allein durch den

Betroffenen noch unsicher sein, ist es ratsam, die Diagnose durch Fremdbeobachtungsdaten abzusichern.

Im stationären Setting werden oftmals Pflegekräfte dazu eingesetzt, das in Frage stehende Schlafverhalten in bestimmten Abständen zu protokollieren oder auf einer Punkteskala einzuschätzen (Nicolis u. Silvestri 1967; Erwin u. Zung 1970). Einige Autoren gingen davon aus, daß die Fremdbeobachtung valider sei als die Selbsteinschätzung (z. B. Lichstein u. Kelley 1979).

Die wenigen Daten über Reliabilität und Validität der Fremdbeobachtung sprechen jedoch nicht dafür. Kupfer et al. beschäftigten sich mit der Überprüfung der Interraterreliabilität verschiedener Schlafvariablen (Kupfer et al. 1969). Die Ratings der Pflegekräfte korrelierten weder mit den EEG-Maßen noch mit den subjektiven Einschätzungen (Weiss et al. 1973; Kupfer et al. 1970). Als weiterer Nachteil erwies sich der hohe Zeit- und Arbeitsaufwand dieser Methode. Wesentlich bessere Ergebnisse erzielten Tokarz u. Lawrence (1974) bei der Überprüfung der Interrater-Übereinstimmung im häuslichen Setting. Sie ließen Studenten jede Nacht bestimmte Aspekte der Schlafstörung bei den betroffenen Mitbewohnern beobachten. Die Korrelationen zwischen Selbst- und Fremdeinschätzung betrugen zwischen 0,91 und 0,99. Tokarz u. Lawrence schlossen daraus, daß die Selbsteinschätzung des Betroffenen zuverlässig zu sein scheint.

Trotz dieser beeindruckenden Übereinstimmung hat die praktische Durchführung der Fremdbeobachtung gravierende Nachteile. In den meisten Fällen sind die Beobachter gute Schläfer und schlafen meist lange bevor der Betroffene Schlaf findet. Auf diese Weise sind sie dann nicht mehr in der Lage, präzise Angaben über Einschlaflatenz, Schlafdauer oder -qualität des Betroffenen zu machen. Globalere Angaben hingegen, wie die Schwere der Störung oder auffallende Veränderungen im Laufe der Zeit, können aus der Sicht eines Dritten hilfreich sein.

Zusammenfassend kann gesagt werden, daß sich Fremdbeobachtung (im stationären oder häuslichen Setting) als nicht genügend reliabel oder valide herausgestellt hat, um als Haupt- oder gar einzige Informationsquelle zu dienen. Wie bereits erwähnt, können Fremdbeobachtungsdaten als ergänzende Maßnahme jedoch durchaus sinnvoll sein.

4 Zusammenfassung

Zur psychodiagnostischen Abklärung von Schlafstörungen stehen zahlreiche Instrumente zur Verfügung, die sich in subjektive und objektive Verfahren einteilen lassen. Diese Verfahren erfassen unterschiedliche Aspekte der Schlafstörung und können je nach diagnostisch erforderlichem Procedere zu unterschiedlichen Zeitpunkten des Diagnoseprozesses eingesetzt werden.

Zur Abklärung der Schlafstörungsdiagnose im Erstkontakt hat sich ein strukturiertes Interview zur Erfassung von Schlafstörungen (SIS-D) als ökonomisches, reliables und praktikables Screeninginstrument erwiesen. Es läßt sich gut kombinieren mit ergänzenden Verfahren, die je nach Symptomatik die weitere Abklärung der Psychopathologie, der organischen Seite des Schlafverhaltens im Detail oder anderer spezieller Aspekte der Schlafstörung umfassen können.

Der „Arbeitskreis Klinischer Schlafzentren" (AKS), ein Zusammenschluß deutscher Schlafzentren, bemüht sich derzeit um eine Zusammenstellung geeigneter und normierter Verfahren, die dann allgemein verbindlich sein sollen. Auf diese Weise soll die Vergleichbarkeit von Forschungs- und klinischer Arbeit innerhalb deutscher Schlafzentren gewährleistet werden.

Literatur

American Psychiatric Association (1987) DSM-III-R. Diagnostic and Statistical Manual of Mental Disorders (3rd ed.-revised) Washington: American Psychiatric Association; Deutsche Bearbeitung und Einführung von Wittchen H-U, Saß H, Zaudig M, Koehler K (1989). Beltz, Weinheim

American Sleep Disorders Association (1990) International Classification of Sleep Disorders (ICSD). Allen Press, Lawrence/KS

Amthauer R (1970) Intelligenz-Struktur-Test (IST-70), 4. Aufl. Hogrefe, Göttingen

Association of Sleep Disorders Centers (1979) Diagnostic classification of sleep and arousal disorders. Sleep 2:1 – 137

Beck AT (1967) Depression: Clinical, experimental, and theoretical aspects. Harper & Row, New York

Blau TH (1977) Quality of life, social indicators, and criteria of change. Prof Psychol 11:464 – 473

Bootzin RR (1980) Verhaltenstherapeutische Behandlung von Schlafstörungen. Pfeiffer, München

Bootzin RR, Engle-Friedman M (1981) The assessment of insomnia. Behav Assess 3:107 – 126

Bootzin RR, Nicassio PM (1978) Behavioral treatments for insomnia. Prog Behav Modif 6:1 – 45

Borkovec TD, Weerts TC (1976) Effects of progressive relaxation on sleep disturbance: An electroencephalographic evaluation. Psychosom Med 38:173 – 180

Brengelmann JC (1980) Streß und Streßtherapie. In: Brengelmann JC (Hrsg) Entwicklung der Verhaltenstherapie in der Praxis. Röttger, München, S 7 – 34

Brickenkamp R (1962) Test d2. Aufmerksamkeits-Belastungstest. Hogrefe, Göttingen

Buysse DJ, Reynolds CF III, Monk TH, Berman SR, Kupfer DJ (1988) The Pittsburgh Sleep Quality Index: A new instrument for psychiatric practice and research. Psychiatry Res 28:193 – 213

Carskadon MA, Dement WC (1982) The multiple sleep latency test: What does it measure? Sleep 5:67 – 72

Carskadon MA, Dement WC, Mitler MM, Guilleminault C, Zarcone VP, Spiegel R (1976) Self-reports versus sleep laboratory findings. 122 Drug-free subjects with complaints of chronic insomnia. Am J Psychiatry 133:12

Cook MA, Lacks P (1984) The effectiveness of booster sessions in the treatment of sleep onset insomnia. Paper presented at the Annual Meeting of the Association for the Advancement of Behavior Therapy. Philadelphia, PA

Coursey RD, Buchsbaum M, Frankel BL (1975) Personality measures and evoked responses in chronic insomniacs. J Abnorm Psychol 84:839 – 849

Engel R (1989) Fragebogen zur Erstuntersuchung von schlafgestörten Patienten. In: Knab B (Hrsg) Schlafstörungen, Kohlhammer, Stuttgart, S 64 – 68

Engel RR, Engel-Sittenfeld P (1980) Schlafverhalten, Persönlichkeit und Schlafmittelgebrauch von Patienten mit chronischen Schlafstörungen. Nervenarzt 51(1):22 – 29

Erwin CW, Zung WW (1970) Behavioral and EEG criteria of sleep in humans. Arch Gen Psychiatry 23:375–377

Fahrenberg J, Hampel R, Selg H (1984) Das Freiburger Persönlichkeitsinventar FPI, 4. Aufl. Hogrefe, Göttingen

Fliegel S, Groeger WM, Künzel R, Schulte D, Sorgatz H (1989) Verhaltenstherapeutische Standardmethoden. Ein Übungsbuch, 2. Aufl. Psychologie Verlags Union, München

Franklin J (1981) The measurement of sleep onset latency in insomnia. Behav Res Ther 19:547–549

Freedman R, Papsdorf JD (1976) Biofeedback and progressive relaxation treatment of sleep onset insomnia: a controlled allnight investigation: Biofeedback Self Regulation 1:253–271

Globus G, Phoebus E, Humphries J, Boyd R, Gaffney D, Gaffney S (1974) The effect of lorazepam on anxious insomniacs' sleep as recorded in the home environment J. Clin Pharmacol 14:192–201

Goertelmeyer R (1981) Schlaffragebogen SF-A und SF-B. In: Collegium Internationale Psychiatriae Scalarum (CIPS) (Hrsg) Internationale Skalen für Psychiatrie. Beltz, Weinheim

Hamilton M (1976) HAMD. Hamilton Depression Scale. In: Guy W (ed) ECDEU Assessment Manual for Psychopharmacology. National Institute for Mental Health, Rockville/MD, pp 179–192

Hartmann E (1988) Insomnia: Diagnosis and treatment. In: Williams RL, Karacan I, Moore CA (eds) Sleep disorders: Diagnosis and treatment, 6th edn. Wiley, New York, pp 29–46

Hauri PJ (1975) Psychology of sleep disorders. Their diagnosis and treatment. Paper presented at the Symposium on Sleep and Dreams of the 83rd Annual Convention of the American Psychological Association, Chicago

Hauri PJ (1982) Evaluating disorders of initiating and maintaining sleep. In: Guilleminault C (ed) Sleeping and waking disorders: Indications and techniques. Addison-Wesley, Menlo Park/CA

Hermann-Maurer EK, Schneider-Helmert D, Zimmermann A, Schoenenberger GA (1990) Diagnostisches Inventar nach DSM-III bei Patienten mit schweren Schlafstörungen. Nervenarzt 61:28–33

Heyden T, Schmeck-Keßler K, Schreiber HJ (1984) Spezifische Persönlichkeitsmerkmale von Schlafgestörten. Z Klin Psychol 13:288–299

Hoddes E, Dement WC, Zarcone V (1972) The development and use of the Stanford Sleepiness Scale (SSS). Psychophysiology 9:150

Kales A, Kales J (1973) Recent advances in the diagnosis and treatment of sleep disorders. In: Usdin G (ed) Sleep research and clinical practice. Brunner/Mazel, New York, pp 59–94

Kales A, Caldwell AB, Preston TA, Healy S, Kales JD (1976) Personality patterns in insomnia: theoretical implications. Arch Gen Psychiatry 33(9):1128–1134

Kazdin AE (1974) Self-monitoring and behavior change. In: Mahoney MJ, Thoresen CE (eds) Self-control: power to the person. Brooks/Cole, Monterey/CA

Knab B, Engel RR (1984) Nichtmedikamentöse Therapie von Hyposomnien. Internist 25:539–542

Kupfer D, Harrow M, Detre T (1969) Sleep patterns and psychopathology. Acta Psychiat Scand 45:75–89

Kupfer DJ, Wyatt RJ, Snyder F (1970) Comparison between electroencephalographic and systematic nursing observations of sleep in psychiatric patients. J Nerv Ment Dis 151:361–368

Lacks P (1987) Behavioral treatment for persistent insomnia, 1st edn. Pergamon, New York

Lacks P (1991) Daily sleep diary. In: Hersen M, Bellack AS (eds) Dictionary of behavioral assessment techniques. Pergamon, New York

Lacks P, Rotert M (1986) Knowledge and practice of sleep hygiene techniques in insomniacs and good sleepers. Behav Res Ther 24:365–368

Leonard JP (1985) Zur Diagnostik von Einschlaf- und Durchschlafstörungen. In: Hehl FJ, Ebel V, Ruch W (Hrsg) Diagnostik psychischer und psychophysiologischer Störungen, Bd 2. Deutscher Psychologen Verlag, Bonn, S 346–369

Lewis SA (1969) Subjective estimates of sleep: An EEG evaluation. Br J Psychol 60:203–208

Lichstein KL, Kelley JE (1979) Measuring sleep patterns in natural settings. Behav Engin 5:95–100

Lick JR, Heffler D (1977) Relaxation training and attention placebo in the treatment of severe insomnia. J Consult Clin Psychol 45:153–161

Mendelson WG (1987) Human sleep: Research and clinical care. Plenum Press, New York

Mendelson WB, Garnett D, Gillin JC, Weingartner H (1984) The experience of insomnia and day-time and nighttime functioning. Psychiatry Res 12:235–250

Miles L (1979) Sleep Questionnaire and Assessment of Wakefulness (SQAW). In: Guilleminault C (ed) Sleep and waking disorders: Indications and techniques. Addison-Wesley, Menlo Park/CA

Monroe LJ (1967) Psychological and physiological differences between good and poor sleepers. J Abnorm Psychol 72:255–264

Monroe LJ, Marks PA (1977) MMPI differences between adolescent poor and good sleepers. J Clin Psychol 45:151–152

Nelson RO (1977) Methodological issues in assessment via self-monitoring. In: Cone JD, Hawkins RP (eds) Behavioral assessment. Brunner & Mazel, New York, pp 217–240

Nicassio P, Bootzin RA (1974) A comparison of progressive relaxation and autogenic training as treatments for insomnia. J Abnorm Psychol 83:253–260

Nicassio PM, Mandlowitz DR, Fussell JJ, Petras L (1985) The phenomenology of the pre-sleep state: The development of the pre-sleep arousal scale. Behav Res Ther 23:263–271

Nicolis FB, Silvestri LG (1967) Hypnotic activity of placebo in relaxation to severity of insomnia: A quantitative evaluation. Clin Pharmacol Ther 8:841–848

Ott H, Oswald I, Fichte K, Sastre-Y-Hernandez M (1981) Visuelle Analogskalen zur Erfassung von Schlafqualität (VIS-A und VIS-M) Selbstbeurteilungsskala (S). In: Collegium Internationale Psychiatriae Scalarum (CIPS) (Hrsg) Internationale Skalen für Psychiatrie. Beltz, Weinheim

Reig A, Guerra J, Brengelmann JC (1963) Die dimensionale Analyse des Streßverhaltens. In: Brengelmann JC, Bühringer G (Hrsg) Therapieforschung in der Praxis, Bd 3. Röttger, München, S 261–276

Sacket DL (1978) Clinical diagnosis and the clinical laboratory. Clin Med 1:37–43

Schindler L, Hohenberger E, Müller G (1984) Der Vergleich von guten und schlechten Schläfern: Eine Studie zur Exploration möglicher Interventionsbereiche. Prax Psychother Psychosom 29:145–153

Schindler L, Hohenberger-Sieber E, Pauli P (1988) Korrelate des gestörten Schlafes: Eine Replikationsstudie. Z Klin Psychol 36:118–129

Schramm E, Hohagen F, Graßhoff U, Berger M (1991) Strukturiertes Interview für Schlafstörungen nach DSM-III-R (SIS-D). Beltz, Weinheim

Schramm E, Hohagen F, Graßhoff U, Riemann D, Hajak G, Weeß H-G, Berger M (1990) Test-retest-reliability of a Structured Interview for Sleep Disorders according to DSM-III-R (SIS-D). In: Horne J (ed) Sleep. Pontenagel Press, Göttingen

Siegrist J, Matschinger H, Siegrist K et al. (1985) Fragebogen zur Schlaf- und Belastungsanamnese bei Patienten mit koronarer Herzkrankheit bzw. koronaren Risikofaktoren. Schwarz, Manheim

Spielberger CD, Gorsuch RL, Lushene RE (1970) STAI. Manual for the State-Trait-Anxiety-Inventory. Palo Alto/CA

Spitzer RL, Williams JBW (1984) Structured Clinical Interview for DSM-III (SCID 5/11/84). Biometrics Research Department New York State Psychiatric Institute, New York

Spreen O (1963) MMPI Saarbrücken (Handbuch). Huber, Bern

Steinberg R, Brenner PM, Lund R, Rüther E (1987) Behandlung chronischer Insomnien. In: Hippius H, Rüther E, Schmauß M (Hrsg) Schlaf-Wach-Funktionen. Springer, Berlin Heidelberg New York Tokyo, pp 131–143

Tan TL, Kales JD, Kales A, Soldatos CR, Bixler EO (1984) Biopsychobehavioral correlates of Insomnia, IV: Diagnosis based on DSM-III. Am J Psychiatry 141:357–362

Thorpy MJ (1988) Diagnosis, evaluation, and classification of sleep disorders. In: Williams RL, Karacan I, Moore CA Sleep disorders. Wiley, New York

Tokarz T, Lawrence P (1974) An analysis of temporal and stimulus factors in the treatment of insomnia. Paper presented at the eighth Annual Meeting of the Association for Advancement of Behavior Therapy, Chicago

Turner RM, Ascher LM (1979a) A within-subject analysis of stimulus control therapy with severe sleep onset insomnia. Behav Res Ther 17:107–112

Turner RM, Ascher LM (1979b) Controlled comparison of progressive relaxation, stimulus control and paradoxical intention therapies for insomnia. J Consult Clin Psychol 49:500–508

Ullrich de Muynck R, Ullrich R (1977) Das Emotionalitätsinventar. Testmanual EMI-B. Pfeiffer, München

Weiss BL, McPortland RJ, Kupfer DJ (1973) Once more: The inaccuracy of non-EEG estimations of sleep. Am J Psychiatry 130:1282–1285

Weitzel WD, Morgan DW, Guyden TE, Robinson JA (1973) Toward a more sufficient mental status examination. Arch Gen Psychiatry 28:215–218

Williams R, Karacan I (1973) Clinical disorders of sleep. In: Usdin G (ed) Sleep reserach and clinical practice. Brunner/Mazel, New York, pp 23–58

Wing JK, Cooper JE, Sartorius N (1974) Measurement and classification of psychiatric symptoms. Cambridge University Press, Cambridge

Wittchen H-U, Zaudig M, Schramm E, Spengler P, Mambour W, Klug J, Horn R (1990) Strukturiertes Klinisches Interview für DSM-III-R (SKID). Beltz, Weinheim

World Health Organization (Entwurf 1988) International Classification of Diseases, 10th revision (ICD-10)

Zerssen D von (1976a) Die Paranoid-Depressivitätsskala. Parallelformen PD-S and PD-S'. Beltz, Weinheim

Zerssen D von (1976b) Die Befindlichkeitsskala. Parallelformen Bf-S und Bf-S'. Beltz, Weinheim

Insomnie

G. Hajak, E. Rüther und P. J. Hauri

1 Grundlagen

1.1 Definition

Insomnie ist ein Mangel an Schlafqualität oder Schlafquantität. Der Begriff Insomnie suggeriert komplette Schlaflosigkeit. Er beschreibt jedoch zumeist eine graduelle Störung und damit eine Hyposomnie. Eine Insomnie entsteht aus einem defizitären Mißverhältnis zwischen Schlafbedürfnis und Schlafvermögen. Sie ist auch ein subjektives Phänomen und damit die individuelle Wahrnehmung eines gestörten Schlafes (APA 1987; ASDA 1990; ASDC 1979; Buysse u. Reynolds 1990; Kales u. Kales 1984; Parkes 1985; Soldatos et al. 1979). Eine Insomnie bekommt die Wertigkeit einer Diagnose, wenn die Beeinträchtigung des Schlafes die Hauptbeschwerde darstellt, die Insomnie in andere physische oder psychische Störungen überleitet oder diese verschlimmert. Sie wird als manifeste Erkrankung angesehen, wenn sich die Beschwerden innerhalb eines Monats mindestens dreimal pro Woche wiederholen und beim Patienten Einbußen im Wohlbefinden und in der Leistungsfähigkeit am Tage auftreten (APA 1987).

Insomnien haben primär Symptomcharakter. Sie treten bei den unterschiedlichsten psychischen und physischen Störungen, bei Medikamenteneinnahme oder etwa bei Suchtmittelabusus auf. Ätiologie und Pathophysiologie vieler Insomnien sind allerdings nicht sicher bekannt (Steinberg et al. 1987a). Selbst wenn die den Schlafbeschwerden ehemals zugrundeliegenden Ursachen identifiziert werden können, hat sich die Insomnie nicht selten verselbständigt und unterliegt besonderen Beurteilungskriterien (Lund u. Hoff 1985; Lund u. Rüther 1985; Steinberg et al. 1984b).

1.2 Häufigkeit

Epidemiologische Untersuchungen zur Prävalenz von Insomnien setzen den Begriff der Insomnie überwiegend als Synonym für den der Schlafstörung ein. Unter diesen Kriterien zeigt sich in den westlichen Industrieländern eine weitgehend übereinstimmende Häufigkeit von Schlafstörungen von etwa 20–30%. Bei etwa der Hälfte der Betroffenen und damit etwa 10–15% der Bevölkerung liegt eine schwere, und damit vermutlich behandlungsbedürftige Schlafstörung vor (Berman et al. 1990; Cirignotta et al. 1985; Dilling u. Weyerer 1978; Ford u. Kamerow 1989; Lugaresi et al. 1987; Mellinger et al. 1985; Partinen et al. 1984; Piel 1985). Dem betreuenden Hausarzt ist die Problematik häufig nicht bekannt, da nur 15% der Betroffenen gezielt um ärztliche Hilfe bitten (Fletcher 1986). Dennoch leiden etwa ein Fünftel der Patienten einer Allgemeinarztpraxis an Schlafstörungen (Hohagen et al. 1991). In der nervenärztlichen Praxis sollen immerhin ein Drittel und in der psychiatrischen Klinik etwa drei Viertel der Patienten schlafgestört sein (Leutner 1990). Über ein Viertel der Schlafgestörten nimmt gelegentlich Schlafmittel ein, etwa 10% häufiger oder regelmäßig. Frauen sind häufiger betroffen als Männer und ältere Menschen mehr als jüngere (Lugaresi et al. 1987; Piel 1985).

1.3 Symptomatik

Patienten mit Insomnien kommen überwiegend wegen Nichteinschlafenkönnen, unangenehm empfundenen Unterbrechungen des Schlafablaufes, Müdigkeit, Unwohlsein und Leistungsschwäche am Tage zum Arzt.

1.3.1 Schlafbeschwerden

Der Patient charakterisiert den Nachtschlaf als zu kurz, unruhig, oberflächlich, leicht oder unerholsam. Insomniepatienten berichten über quälend lange Wachzeiten vor dem Einschlafen oder nach einem Erwachen oder über zahlreiche kurze Aufwachvorgänge. Die subjektive Beeinträchtigung des Schlafes ist zumeist mit klinisch faßbaren Schlafstörungen verbunden. Gelegentlich ist der Ablauf des Schlafes subjektiv ungestört, obwohl der Schlaf am folgenden Morgen als nicht erholsam beurteilt wird. Dabei können ausschließlich polygraphisch nachweisbare Veränderungen in der Feinstruktur des Schlafes vorliegen, u. U. fehlen technisch objektivierbare Störungen der Schlafstruktur auch vollständig (APA 1987; ASDA 1990; ASDC 1979; Kales u. Kales 1984; Parkes 1985; Schneider-Helmert 1985 (Tabelle 1).

1.3.2 Tagesbefindlichkeit

Die Tagesbefindlichkeit von Insomniepatienten kann unbeeinträchtigt bleiben (Mendelson 1987a). Zumeist leiden die Patienten jedoch unter Tagesmüdigkeit und Erschöpfung, Minderung der Konzentrations- und Leistungsfähigkeit, allgemeinem Unwohlsein und Antriebsschwäche. Daneben können sie über Mus-

Tabelle 1. Symptomatik der Insomnie

Schlafbeschwerden	Tagesbefindlichkeit
– Nicht-Einschlafenkönnen – Häufiges Kurzerwachen – Langes nächtliches Wachliegen – Unruhiger, flacher Schlaf – Unerholsamer Schlaf	– Müdigkeit – Unwohlsein – Konzentrations- und Leistungsschwäche – Irritabilität – Depressive Verstimmung – Muskelschmerzen

kelschmerzen, Irritabilität, depressive Verstimmungen oder Angstsymptomatik klagen (APA 1987; ASDC 1979; ASDA 1990; Beutler et al. 1974; Mendelson 1987a; Parkes 1985).

Objektivierbare Daten der Tagesvigilanz zeigen häufig Diskrepanzen zu den Empfindungen der Betroffenen. In Müdigkeitstests mittels standardisierter Einschlafversuche wurde trotz subjektiver Müdigkeit eine schlechte Schlafbereitschaft bei Insomniepatienten gefunden (Dement et al. 1982, 1984; Mendelson et al. 1984a, b, 1986). Gerade dieser mangelnde Nachweis auch einer Unfähigkeit zum Tagesschlaf kann als charakteristisches Kennzeichen vieler Insomniepatienten gewertet werden.

Die Selbstbeurteilung der Tagesbefindlichkeit zu einem bestimmten Tageszeitpunkt zeigt im Gegensatz zur generellen Einschätzung dieses Parameters durch den Patienten kaum Unterschiede zu Schlafgesunden (Mendelson et al. 1984a, 1986). Die testpsychologisch und testphysiologisch erfaßbare motorische Aktivität, das Leistungsvermögen, die Konzentrationsfähigkeit und die Reaktionsgeschwindigkeit entsprechen weitgehend Normalwerten (Bonnet 1984; Church u. Johnson 1979; Mendelson et al. 1984a, b; Thoresen et al. 1981b). Die Diskrepanzen zwischen dem Beschwerdebild, den objektiven Daten und der Selbsteinschätzung der Betroffenen sind bemerkenswert. Es wurde daraus geschlossen, daß Insomniepatienten Schwierigkeiten haben, ihre Befindlichkeit und den Zustand des Wachens und Schlafens bewußt zu erfassen, sich an frühere psychische und physische Zustände korrekt zu erinnern oder gegenwärtige Empfindungen als reales Maß für ihr Gesamtbefinden zu generalisieren (Mendelson 1987a) (Tabelle 1).

1.4 Konsequenzen und Risiken

Die überwiegend normalen Ergebnisse, die Insomniepatienten bei einfachen Motorik- und Merkfähigkeitstests erbringen, schließen nicht aus, daß komplexere Leistungen beeinträchtigt sind, die logisches Denken, Eigeninitiative, Entschlußkraft oder gezielte Motivation erfassen (Parkes 1985). So hat insbesondere die erhöhte Tagesmüdigkeit Auswirkungen auf die Betroffenen. Im Vergleich mit einer gesunden Vergleichsgruppe wurden bei 21% der Patienten mit

Tagesmüdigkeit weniger soziale Kontakte festgestellt, 15% hatten sogar weniger persönliche Freundschaften. Während der Arbeit waren 39% weniger produktiv, 17% hatten Schwierigkeiten in der Zusammenarbeit mit Kollegen und 10% mit den Vorgesetzten, und 11% fehlten häufiger bei der Arbeit (Kales u. Kales 1984). Müdigkeit wird bei 27% der Autounfälle in Großbritannien als ein Zusatzauslöser angesehen. 83% dieser Unfälle führten zu schweren Verletzungen der Insassen. Herzinfarkte während des Autofahrens haben demgegenüber deutlich geringere Folgen (Parson 1986). Eine Schlafdauer unter 7 h kann für sich allein ein Gesundheitsrisiko bedeuten. Patienten mit einer Schlafdauer von 7 – 8 h haben das geringste Mortalitätsrisiko durch zerebrale und kardiale Ischämien sowie Krebs (Kales u. Kales 1984; Kripke et al. 1979).

2 Spezifische Probleme der Insomnie

2.1 Grenzziehung zum Normalschlaf

Es gibt derzeit keine allgemeinverbindlichen Kriterien zur Abgrenzung von normalem und gestörtem Schlaf (Dement et al. 1984). Die Schwierigkeit liegt bereits in der Definition des Normalschlafes.

Die erhebliche interindividuelle Variabilität von Schlafdauer und Schlafablauf (Williams et al. 1974) verhindert die Normierung von allgemeingültigen Schlafparametern. Etwa ein Viertel der Bevölkerung sind Kurz- oder Langschläfer, deren regelmäßige Schlafdauer sich deutlich von der mittleren Schlafdauer von 7 – 9 h unterscheidet (Kripke et al. 1979). Kinder liegen bereits im Vorschulalter mit ihrer Schlafdauer sehr uneinheitlich zwischen 5 und 15 h (Basler et al. 1980).

Die Gruppe der sog. variablen Schläfer benötigt während der Lebensphasen voller Streß, Ärger, Depressionen oder geistiger Anforderungen mehr Schlaf und kommt mit weniger Schlaf aus, wenn keine Belastungen auftreten (Hartmann 1973). Daneben zeigen sich Unterschiede im Schlafverhalten abhängig von der Persönlichkeit, dem Geschlecht, dem Lebensstil, der Umgebung oder etwa den Eßgewohnheiten (Crisp u. Stonehill 1976; Karacan et al. 1976; McGhie u. Russell 1962; Piel 1985; Tune 1968, 1969; Vitello et al. 1983; Williams et al. 1974). Die Existenz von „Abendtypen" mit Leistungsspitzen in den Abendstunden und spätem Zubettgehen und Aufstehen sowie den „Morgentypen", den Frühaufstehern, unterstreicht die Heterogenität des Schlafverhaltens in der Bevölkerung (Horne u. Östberg 1976; Webb u. Bonnet 1978).

Für den individuellen Schlafablauf stellt das Lebensalter die größte Einflußgröße dar (Feinberg u. Carlson 1968; Roffwarg et al. 1966; Williams et al. 1974). Der polyphasische Schlaf des Säuglings wird im Vorschulalter biphasisch und geht beim Erwachsenen in den kälteren Lebensbereichen der Erde meist in ein monophasisches Schlafmuster mit ausschließlichem Nachtschlaf über. Biphasische Schlafmuster mit einer mittäglichen „Siesta" bleiben vor allem in heißen Ländern erhalten. Beim älteren Menschen erhöhen Schlafperioden tagsüber wieder die Variabilität der Schlafverteilung (Borbely 1984b; Gerard et al. 1978; Zepelin 1973). Im Verlauf des Lebens nimmt der Anteil von Leichtschlaf stetig zu (Williams et al. 1974), während der Tiefschlaf abnimmt (Feinberg et al. 1983; Reynolds et al. 1985; Williams et al. 1974). Mit zunehmendem Alter verschlechtert sich die Fähigkeit einzuschlafen (Bixler et al. 1979; Hayashi et al. 1979; Karacan et al. 1976), die Zahl der Schlafunterbrechungen nimmt zu, und die Dauer der Wachzeiten wird länger (Ballinger 1976; Gerard et al. 1978; Prinz 1977; Prinz u. Raskind 1978; Webb u. Campbell 1980). Auch nehmen Klagen über frühes Erwachen zu (Karacan et al. 1976; Tune 1969). Dem liegt nicht selten eine Diskrepanz zwischen Bettliegezeiten und Schlafbedarf zugrunde. Während die im Bett verbrachte Zeit beim älteren Menschen zunimmt (Prinz 1977; Williams et al. 1974), bleibt die echte Schlafzeit weitgehend unverändert, allenfalls verringert sie sich etwas (Kripke et al. 1983; Miles u. Dement 1980b; Prinz u. Raskind 1978; Williams et al. 1974). Die dadurch reduzierte Schlafeffizienz (Prinz 1977; Spiegel 1987; Williams et al. 1974) erschwert eine Abgrenzung zur Schlafstörung.

2.2 Individuelle Beurteilung

Die problematische Abgrenzung von Normalschlaf und pathologischem Schlaf bedeutet, daß bei der Beurteilung einer Schlafstörung nur bedingt Durchschnittswerte von Schlafparametern (Williams et al. 1974) zum Vergleich herangezogen werden können. Vielmehr kommt den individuellen Beschwerden und Meßdaten des Patienten, sowohl im Kontext seines allgemeinen Schlafverhaltens als auch seiner Lebensumstände, die höchste Wertigkeit für die Diagnosestellung zu. Dem entspricht, daß subjektive Angaben zum Schlaf und technische Untersuchungsbefunde oft nicht übereinstimmen. Patienten ohne Auffälligkeiten in der meßtechnischen Schlafaufzeichnung können über gestörten Schlaf klagen, während Patienten mit pathologischen Anzeichen in der Schlafaufzeichnung dadurch subjektiv nicht beeinträchtigt sind (Dement et al. 1984; Miles u. Dement 1980b; Steinberg et al. 1987).

2.3 Die subjektive Schlafeinschätzung

Die Schätzungen der subjektiv empfundenen Schlafstörung durch den Patienten entsprechen nur ungefähr den meßtechnisch erfaßbaren Werten (Bixler et al. 1973; Carskadon et al. 1976; de la Pena 1978; Steinberg et al. 1987). Wenngleich Schlafgestörte zu einer Unterschätzung der eigenen Schlaffähigkeit tendieren und ihre Schlafstörungen überbewerten, besteht zwischen den subjektiven Angaben einer Schlafstörung und den objektivierbaren Daten meist dennoch eine ausreichende Korrelation, die die Angaben des Patienten als valide erscheinen läßt (Frankel et al. 1976; Meldelson 1987a; Soldatos et al. 1979; Steinberg et al. 1984a).

Besonders bei chronisch Schlafgestörten und älteren Patienten sind allerdings gravierende Fehleinschätzungen vor allem bei der Schlafdauer bekannt (Carskadon et al. 1976; Dement et al. 1984; Miles u. Dement 1980b; de la Pena 1978; Steinberg et al. 1984a). Bestehen Diskrepanzen zwischen den Klagen des Patienten und beispielsweise den Berichten des Bett-Partners, ist eine Schlafpolygraphie indiziert. Im Extremfall der sog. Fehlwahrnehmung des Schlafzustandes (ASDA 1990) liegt die objektivierbare Schlafstruktur trotz einer subjektiven Schlafstörung vollkommen im Normbereich (ASDA 1990; ASDC 1979; Miles u. Dement 1980b). Es ist dabei zu berücksichtigen, daß das Gefühl eines gestörten Schlafes, ähnlich wie das des Schmerzes, vorwiegend auf den Erfahrungen des Betroffenen basiert. Auch wurde bisher keine allgemeingültige Beziehung zwischen objektiven Schlafparametern und der subjektiven Schlafqualität gesichert (Dement et al. 1984; Miles u. Dement 1980b, de la Pena 1978; Spiegel et al. 1986). Man sollte daher zurückhaltend sein, die Beschwerden der Patienten aufgrund objektiver Meßgrößen in Frage zu stellen (Borbely 1984a).

Generell ist bei Patienten mit einem Mißverhältnis von subjektivem Schlafempfinden und objektiven Schlafparametern eine sensible Exploration des Arztes erforderlich. Nicht selten liegt dem Befund eine psychosomatische Symptombildung oder eine zwanghafte, hypochondrische Beschäftigung mit dem Nicht-Schlafenkönnen zugrunde. Auch kann gelegentlich eine sog. larvierte Depression, ein verschwiegener Alkoholmißbrauch oder z. B. eine Hebephrenie mit psychotischer Fixierung auf das Nicht-Schlafenkönnen diagnostiziert werden (ASDC 1979; Lund u. Rüther 1985).

2.4 Persönlichkeitseigenschaften

Testpsychologische Untersuchungen mit dem Minnesota Multiphasic Personality Inventory (MMPI) ergaben für Insomniepatienten im Vergleich zu Normalpersonen erhöhte Werte der Skalen 1, 2, 3 und 7, auch zusammengefaßt als „neurotische Tetrade" (Coursey et al. 1975; Engel u. Engel-Sittenfeld 1980; Levin et al. 1984). Die den Skalen zugeordneten Begriffe Depression, Hysterie und Hypochondrie sowie Psychasthenie sind allerdings umstritten und sollten nur mit Vorsicht angewendet werden.

Insomniepatienten sollen persönliche Probleme vermehrt verinnerlichen (Vitiello et al. 1983), weniger aktiv, optimistisch und selbstsicher sein und sich im kommunikativen Bereich abwehrend und passiv zeigen (Marchini et al. 1983; Mendelson et al. 1984a, b; Piel 1985). Als weitere Auffälligkeiten wurden beschrieben: soziale Introversion, betonte Aufmerksamkeit für das eigene Befinden, Hypersensibilität gegenüber Außenreizen sowie das Auftreten von psychosomatischen Störungen und Zwangssymptomen (Coursey et al. 1975; Men-

delson et al. 1984a, b; Piel 1985; Tan et al. 1984). Die Persönlichkeitseigenschaften zeigen allerdings eine große interindividuelle Variabilität (Bertelson u.
Masch 1986; Coursey et al. 1975; Kales et al. 1978; Levin et al. 1984), scheinen
sich in bestimmten Insomniegruppen zu unterscheiden (Bertelson u. Masch
1986) und liegen selten signifikant im pathologischen Bereich (Mendelson et
al. 1984b, 1986). Zudem ist die Spezifität dieser Befunde unklar, da sich derartige Persönlichkeitsparameter auch bei anderen Patienten mit klinisch auffälligen psychosomatischen Erkrankungen, aber ungestörtem Schlaf, finden.
Letztendlich sind die Fragen offen, ob die Persönlichkeitseigenschaften Bedingung oder Folge der Schlafschwierigkeiten sind (Beutler et al. 1974; Mendelson
1987a) und ob Patienten mit sekundären, z. B. organisch bedingten Insomnien
anderen Kriterien genügen.

3 Untersuchungsmethoden

3.1 Diagnostisches Procedere

Differentialdiagnostische Überlegungen zum gestörten Schlaf gewinnen an Bedeutung, seit die Kenntnis der Vielgestaltigkeit der zugrundeliegenden Ursachen (ASDA 1990; ASDC 1979) eine differenzierte Therapie möglich macht.
Es steht dabei sowhl die Spezifizierung ätiologischer Faktoren wie z. B. organischer oder psychischer Erkrankungen im Blickfeld als auch die kritische Indikationsstellung für eine Behandlung. Im ersten Schritt einer stufenförmigen
Diagnostik erhebt der Kliniker eine medizinische und schlafbezogene Anamnese, führt eine körperliche Untersuchung und einfache technische Untersuchungsverfahren durch. Der weitere diagnostische Ablauf ist vielschichtig. Er
beinhaltet wiederholte Explorationen, spezielle technische Untersuchungsverfahren, konsiliarische Vorstellungen bei Fachärzten und ambulante Meßmethoden zur Schlafdiagnostik ebenso wie erste Behandlungsversuche. Letzter
diagnostischer Schritt ist die Vorstellung des Patienten in einem Labor für
Schlafmedizin (Abb. 1).

3.2 Exploration, Symptom- und Anamneseerhebung

3.2.1 Probleme der Exploration

Ausgangspunkt der Diagnostik ist die Exploration. Die Schlafstörung übernimmt für viele Patienten die Rolle eines leicht zugänglichen Primärsymptoms,
das den Weg zum Hausarzt oder Nervenarzt bahnt. Beim Erstkontakt mit dem
Arzt vermittelt die Symptomschilderung des schlafgestörten Patienten oft den

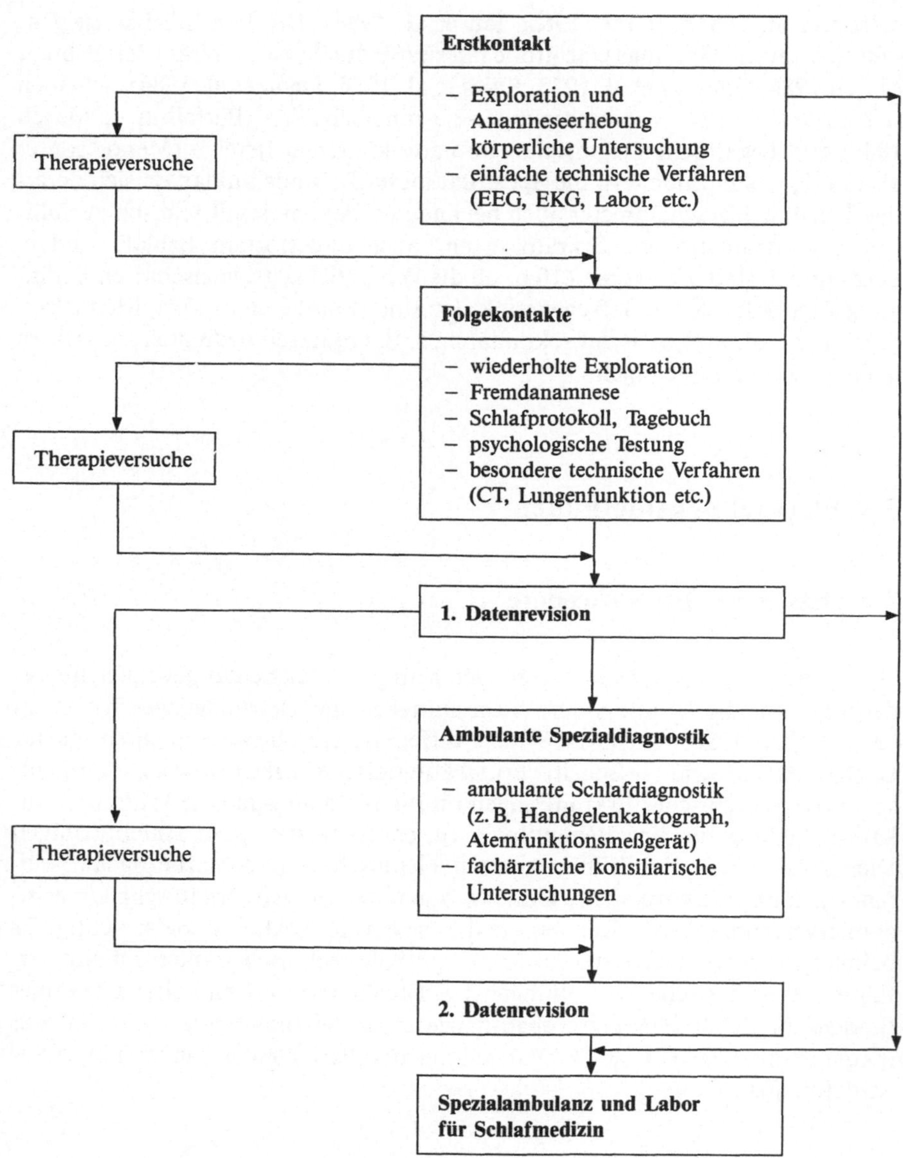

Abb. 1. Diagnostisches Procedere bei Insomnie

Eindruck, daß es sich bei dieser Störung um ein leicht beschreibbares, verständliches und keinem Tabu unterliegendes Phänomen handelt (Lund u. Hoff 1985). Dies wird jedoch der Komplexität des Symptomes, seiner Ätiologie und insbesondere seinem im Einzelfall stark variierenden Schweregrad nicht gerecht. Einerseits reicht das Spektrum ätiologischer Faktoren von reaktiv bedingten psychischen Störungen über endogene Psychosen bis hin zu schweren neurologischen und internistischen Störungen, andererseits kann der Schweregrad extreme Ausmaße bis hin zu bleibenden Organdefekten oder zur Suizidalität haben.

Vor allem bei chronisch Schlafgestörten stellt die den Schlaf betreffende Multimorbidität ein Problem dar. Kombinationen von z. B. psychogenen Ursachen, organischen Faktoren und Schlafmittelabusus sind bei dieser Krankheitsgruppe nicht selten (Steinberg et al. 1987). Steht eine Ursache im Vordergrund, werden die übrigen krankheitsfördernden Faktoren oft übersehen.

Allzuleicht verführen vom Patienten massiv vorgetragene Beschwerden dazu, eine zu Beginn meist sogar erfolgreiche, rein symptomatische Therapie einzuleiten. Die Fokussierung auf die Schlafstörung verdeckt dabei manchmal andere Störungen, besonders, wenn sie psychogener Natur sind. Auch hat der Arzt häufig nur die Kardinalsymptome im Blickwinkel, so daß er in der sachlichen Auswertung der erhobenen Befunde behindert wird, und seine Behandlung auf die Verschreibung von Medikamenten reduziert (Soldatos et al. 1979).

Der Behandelnde kann Schlafstörungen, wie viele andere funktionelle oder psychosomatische Beschwerden, nur schwer objektivieren. In Verbindung mit der in vielen Fällen unklaren Ätiologie setzt dieser Sachverhalt den Arzt der Gefahr aus, die Problematik des Patienten ungerechtfertigt zu bagatellisieren. Fehlgeschlagene oder unterlassene Behandlungsversuche führen dann nicht selten zu einer Chronifizierung des Schlafproblems oder zu einem Schlafmittelabusus.

3.2.2 Grundprinzipien der Exploration

Um in der unübersichtlichen Situation zu Beginn des diagnostischen Entscheidungsprozesses weiterzukommen, sind bei der Exploration von Insomniepatienten drei Grundprinzipien besonders wichtig (Hauri 1989a; Kales et al. 1982; Lund u. Hoff 1985) (Tabelle 2):

1. Der Patient muß sich mit seinen Beschwerden ernstgenommen fühlen, auch wenn er scheinbar nur oberflächlich über Schlafstörungen klagt.
2. Der Patient muß Gelegenheit haben, Vertrauen zu fassen. Der Arzt sollte sich bewußt sein, daß Schlafgestörte häufig ausschließlich mit ihrem Symptom beschäftigt sind; diese Patienten bestehen darauf, daß ihre Beschwerden z. B. die Ursache ihrer seelischen Probleme sind und nicht das Ergebnis eines psychischen Notstandes. Daher gilt es auch bei noch so evidenten psychologischen Hintergründen der Schlafstörung nicht primär aufdeckend zu

Tabelle 2. Grundprinzipien der Exploration bei Insomniepatienten

---

1. Aufmerksamkeit auch für scheinbar oberflächliche Schlafprobleme des Patienten
2. Primär symptomorientierte Exploration zur Förderung der Vetrauensbildung
3. Mitarbeit des Patienten als „Wissenschaftler" in eigener Sache

---

explorieren, sondern zunächst ein Gespräch lediglich auf Symptomebene zu führen.

3. Die Patienten selbst wollen ihr Problem zumeist als ein medizinisches, nicht als ein psychologisches sehen. Es hilft selten, den Patienten sofort vom Gegenteil überzeugen zu wollen. Vielmehr arbeitet man mit einem verhaltenstherapeutischen Verfahren. Man versucht, den Patienten als „persönlichen Wissenschaftler" anzuwerben, der allein beobachten kann, welche Ereignisse, Verhaltensweisen oder psychische Zustände mit gutem oder schlechtem Schlaf korrelieren. Zuerst beschäftigt man sich mit Schwankungen innerhalb der Schlafbeschwerden. Der Tagesablauf wird ebenso wie die Form und Qualität des Schlafes täglich in Stichpunkten vom Patienten notiert (z. B. Einschlafdauer, Schlaflänge). Über einige Wochen findet der Patient häufig selbst heraus, ob bestimmte Tagesereignisse und deren Bedeutung für ihn Einfluß auf seinen Schlaf haben. Diese Erkenntnis ist ihm am ehesten möglich, wenn er auch seinen Tagesgang, vor allem aber ihm affektiv bedeutsame Ereignisse und Gedanken in einem Tagebuch niederschreibt und mit seiner, im Schlafprotokoll notierten Schlaffähigkeit vergleicht. Später, wenn der Patient einige solcher Korrelationen selbst gefunden hat, ist er eher bereit, mögliche psychologische Wurzeln seiner Schlafstörung anzuerkennen.

3.2.3 Kriterien der Symptom- und Anamneseerhebung

Die im Rahmen der Exploration erfolgende Symptom- und Anamneseerhebung dient sowohl dem Bedarf des Patienten nach ärztlichem Verständnis als auch einer vollständigen Datenerfassung. Die wesentlichen zu erhebenden Daten sind die Form der Schlafstörung, die nächtliche Symptomatik, die Tagesbefindlichkeit, das Schlafverhalten vor und während der Erkrankung, die Krankheitsvorgeschichte, die psychische und organische Vorgeschichte des Patienten sowie spezielle Einflußparameter (Tabelle 3). Strukturierte Interviews oder Fragebögen (Görtelmeyer 1986; Miles 1982) finden aus diesem Grunde und wegen des erheblichen Zeitbedarfs bei Erstellung bzw. Auswertung nur in Spezialabteilungen für Schlafmedizin Verwendung.

Zur Weichenstellung für Diagnose und Therapie gehört die Erfassung möglicher somatischer und psychischer Auslösefaktoren in Gegenwart und Vergangenheit sowie die Analyse biographischer Daten unter Berücksichtigung bedeutsamer lebensgeschichtlicher Ereignisse (Berti u. Hoffmann 1990). Die zu erfassenden schlafstörenden Faktoren (Hermann-Maurer et al. 1990) gehen der Schlafstörung voraus (z. B. familiäre Disposition, körperliche Vorerkrankung, neurotische Entwicklung), wirken als akuter Auslösefaktor und fallen dann zeitlich mit dem ersten Auftreten der Symptomatik zusammen (z. B. lebensgeschichtliche Ereignisse, Erkrankungen) oder fördern die Aufrechterhaltung und Chronifizierung des manifesten Krankheitsbildes (z. B. chronische Konflikte, Fehlkonditionierungen, Therapiefehler).

Tabelle 3. Kriterien der Symptom- und Anamneseerhebung bei Insomniepatienten

1. Form der Schlafstörung
 - Einschlafstörung
 - Durchschlafstörung
   (z. B. Kurzerwachen, Wiedereinschlafstörung)
 - Früherwachen
 - Erholsamkeit

2. Symptomatik in der Schlafperiode
 - Kognitive und emotionale Aktivität in der Nachtphase
   (z. B. Gedankenkreisen, Grübeln, Ärger)
 - Vegetative Begleitsymptome
   (z. B. Anspannung, Unruhe, Herzrasen)
 - Spezialsymptome
   (z. B. Atemstörungen, unruhige Beine, Alpträume, Schmerzen, Angstattacken)

3. Tagesbefindlichkeit
 - Vigilanz
   (z. B. Müdigkeit oder Tagesschlaf)
 - Aktivität und Belastbarkeit
 - Konzentrations- und Leistungsfähigkeit
 - Affektlage und allgemeines Wohlbefinden

4. Schlafverhalten
 - Zeit im Bett und Schlafdauer
 - Regelmäßigkeit der Schlafzeiten
 - Abendgestaltung und Einschlafgewohnheiten

5. Verlauf und Dauer der Schlafstörung

6. Der Schlaf vor der Erkrankung

7. Vorbehandlung
 - Selbstbehandlung
   (z. B. Alkohol, frei verkäufliche Schlafmittel)
 - Nichtmedikamentöse Verfahren
   (z. B. autogenes Training)
 - Schlafmittel
 - Form, Zeitpunkt und Dosierung der Medikamenteneinnahme

8. Psychiatrische und organische Anamnese und Symptomatik

9. Spezielle Einflußparameter
 - Private und berufliche Lebenssituation
 - Schlafverschlechternde oder -verbessernde Lebensumstände oder Verhaltensweisen
 - Physikalische Umgebungseinflüsse
   (z. B. Lärm, Wetter, Temperatur etc.)
 - Allgemeine Medikamenteneinnahme
 - Koffein- und Nikotingenuß
 - Alkohol- und Drogengebrauch

Ein besonderes Augenmerk der psychiatrischen Anamneseerhebung gilt intrapsychischen Konflikten, sozialen Belastungssituationen und dem Zusammenhang zwischen Lebensumständen, psychischer Befindlichkeit und der Schlaffähigkeit. Gerade bei Patienten mit schweren Ein- und Durchschlafstörungen kann bei exakter Diagnostik der Anteil der Patienten mit manifesten

Tabelle 4. Die fünf P's für die Exploration von Insomniepatienten. (Modifiziert nach Erman 1989)

Ist die Ursache für die Insomnie
1. physikalisch?
2. physiologisch?
3. psychologisch?
4. psychiatrisch?
5. pharmakologisch?

psychiatrischen Diagnosen auf über 80% steigen (Hermann-Maurer et al. 1990; Tan et al. 1984). Im Rahmen der Exploration müssen weiterhin gezielt Symptome abgefragt werden, die bei spezifischen Insomnieformen und bei organisch bedingten Schlafstörungen vorkommen. Dabei sind die Beobachtungen des Bett-Partners hilfreich, der über Symptome berichten kann, die dem Betroffenen selbst nicht bewußt sind, wie z. B. Beinzuckungen oder Atempausen (Kales et al. 1980, 1982; Nedopil u. Rüther 1985; Soldatos et al. 1979). Im übrigen sind situative, auch physikalische Umgebungseinflüsse (z. B. Lärm, Temperatur) und der Genußmittel-, Medikamenten- und Drogengebrauch wichtig. Fragt man nach der Vorbehandlung und den selbstentwickelten Verhaltensstrategien zur Schlafverbesserung, vervollständigt sich das Bild über den Schlafgestörten.

Eine Merkhilfe zur Exploration ist die Einteilung der Insomnien in die fünf häufigsten Ursachen, bekannt als die „fünf P's" (Erman 1989) (Tabelle 4).

3.3 Psychiatrischer Status

Für die Exploration eines chronisch Schlafgestörten muß beim Erstkontakt ein Zeitraum von etwa einer halben bis eineinhalb Stunden angesetzt werden. Die Erhebung eines orientierenden psychiatrischen Befundes in dieser Zeit gilt als Standard, da bei einem großen Teil der Insomniepatienten die Ursachen der Schlafstörung in diesem Bereich zu finden sind.

3.4 Körperliche Untersuchung

Auch bei Insomnien bewährt sich der in der Psychiatrie geltende Grundsatz, eine psychogene oder psychotische Ursache nur bei positivem Nachweis derselben und vor allem nach Ausschluß organischer Faktoren anzunehmen. Der quantitativ schwer faßbare Anteil organisch bedingter Schlafstörungen macht dies um so mehr notwendig. Daher ist die körperliche Untersuchung nach internistischen und neurologischen Gesichtspunkten eine selbstverständliche Maßnahme.

3.5 Schlaf- und Tagesprotokoll

Informationen über das Schlafverhalten im zeitlichen Längsschnitt vermittelt ein Schlafprotokoll, das vom Patienten mindestens eine Woche lang geführt wird (vgl. Kapitel Schramm, S. 45 ff.). Der Patient hat die Aufgabe, jeden Abend und Morgen den vergangenen Tag bzw. die Nacht hinsichtlich Dauer und Qualität des Schlafes, spezieller Schlafstörungssymptomatik, Tagesbefindlichkeit, Tagesvigilanz und Medikation zu beurteilen. Schwankungen im Schweregrad der Insomnie, Zusammenhänge zwischen Tagesnickerchen und Schlafqualität oder eine Schlafverlängerung am Wochenende werden so nicht übersehen. Der individuelle und kritische Einsatz dieses Meßinstrumentes ist Bedingung. Schlafgestörte mit zwanghaften hypochondrischen Tendenzen können beispielsweise durch diese Selbstüberwachung mit einer Verschlechterung ihrer Beschwerden reagieren, während es für Schlafgestörte mit irregulärem Schlafverhalten bereits der erste Therapieschritt sein kann.

3.6 Allgemeine technische Untersuchungsverfahren

Bei hinreichenden Verdachtsmomenten für eine organische Grunderkrankung gilt für den Insomniepatienten wie für jeden anderen Patienten, daß alle vorhandenen Diagnoseverfahren einzusetzen sind, wenn ein vernünftiges Nutzen-Risiko-Verhältnis gewährleistet ist. Zusätzliche psychogene Störfaktoren und die sofortige Wirksamkeit einer symptomatischen medikamentösen Therapie machen die Entscheidung darüber im Einzelfall oft schwierig. Hier ist für den Arzt die Verlockung zur „Unterlassungssünde" besonders groß. Der Anspruch des Patienten auf eine kausale Therapie beinhaltet aber mit Recht die vorherige organische Abklärung. Hierbei kommen von laborchemischen über elektrophysiologische bis zu radiologischen Diagnoseverfahren alle Techniken in Frage, die die organische Grunderkrankung erfassen.

3.7 Polysomnographie

Eine Schlüsselstellung in der Diagnostik der Insomnie übernimmt das Schlaflabor (Hauri 1982; Williams 1978) (vgl. auch Kapitel Pollmächer und Lauer, S. 1 ff.).

Die polysomnographisch gewonnenen Daten objektivieren Abweichungen im Ablauf und in der Feinstruktur des Schlafes. Sie decken organische Ursachen auf, die sich bei der klinischen Untersuchung nicht erkennen lassen. Sie informieren den Patienten darüber, wie er tatsächlich schläft und informieren den geübten Beobachter über Fehlverhalten des Patienten im Umgang mit seinem Schlaf. Berücksichtigt man die Daten von mindestens zwei aufeinander-

Tabelle 5. Hauptindikationen zur Schlafpolygraphie bei Insomnie

1. Chronische und schwere Insomnien mit signifikanter Beeinträchtigung der Tagesbefindlichkeit
2. Therapieresistente Insomnien mit negativem Behandlungserfolg über mehr als ein halbes Jahr
3. Verdacht auf organisch bedingte Insomnien (z. B. respiratorische Insuffizienz,
   Myokolonien, Herzrhythmusstörungen, Epilepsien etc.)
4. Insomnien in Folge von Spezialsymptomen und anderen Disfunktionen (z. B. Parasomnien)

folgenden Untersuchungsnächten (Agnew et al. 1966), sind die Ergebnisse eines Schlaflabors mit telemetrischen Studien, in denen die Schlafenden in gewohnter Umgebung schliefen, vergleichbar (Kales et al. 1973).

Polygraphische Messungen der Einschlafdauer am Tage (Multiple-Sleep-Latency-Test) werden zur Objektivierung von Tagesschläfrigkeit durchgeführt. Zur Erfassung von Müdigkeit und Aufmerksamkeitsdefiziten stehen in einigen Schlaflabors darüber hinaus spezielle psychologische Tests und technische Versuchsverfahren zur Verfügung. Eine Indikation zur Schlafpolygraphie ist bei Insomniepatienten vor allem dann gegeben, wenn die Schlafstörung besonders schwer erscheint, sie chronifiziert oder therapieresistent ist, möglicherweise organische Ursachen hat oder mit Spezialsymptomen, z. B. einer Parasomnie, vergesellschaftet ist (Hauri 1982; Parkes 1985; Steinberg u. Oefele 1985; Williams 1978) (Tabelle 5).

4 Einteilung der Insomnien

4.1 Phänomenologie

Phänomenologisch liegt bei Insomnien eine Alteration des Schlafes in Dauer und Struktur vor. Hierbei lassen sich Einschlafstörungen, Durchschlafstörungen und Früherwachen voneinander unterscheiden. Auch ohne diese Symptome kann der Schlaf unerholsam sein (Tabelle 6).

Für die Diagnose z. B. einer endogenen Depression mit vorwiegendem Früherwachen oder einer psychogen reaktiven Insomnie mit isolierten Einschlafschwierigkeiten hat diese Einteilung bedingt differentialdiagnostischen Wert. Bei der Erstellung eines therapeutischen Konzeptes erleichtert sie außerdem die Auswahl geeigneter psychotherapeutischer Maßnahmen und Medika-

Tabelle 6. Phänomenologische Einteilung der Insomnien

1. Einschlafstörungen
2. Durchschlafstörungen mit Kurzerwachen oder verbunden mit Wiedereinschlafstörungen
3. Morgendliches Früherwachen
4. Unerholsamkeit

mente. Die häufige Koinzidenz von Ein- und Durchschlafstörungen und das Auftreten von Früherwachen bei verschiedensten Insomnieformen (Engel u. Engel-Sittenfeld 1980; Steinberg et al. 1987) fordern allerdings einen kritischen Umgang mit den sich ergebenden diagnostischen Schlüssen.

4.2 Klassifikationsschemata

Die Zuordnung von Schlafstörungen zu Diagnosegruppen unterliegt keiner einheitlichen Regelung. Es wurden standardisierte Klassifikationssysteme (APA 1987; ASDA 1990; ASDC 1979; Soldatos et al. 1987; WHO 1978), pragmatisch und einfach ausgerichtete Einteilungsschemata (Beckmann u. Hippius 1976; Finke u. Schulte 1979) und Vorschläge einzelner Autoren eingeführt (Faust u. Hole 1980; Kales et al. 1982; Parkes 1985; Schneider-Helmert 1985). Nahezu alle Konzepte widersprechen sich in den Diagnosekriterien, der Bezeichnung und der ätiologischen Zuordnung der Schlafstörungen. Das gilt auch für Insomnien. Die Widersprüche in den Klassifikationen sind auf mehrere Besonderheiten der Schlafstörungen zurückzuführen:

1. Schlaflosigkeit und exzessive Schläfrigkeit können gemeinsam auftreten. Eine Schlaferkrankung kann daher sowohl insomnische als auch hypersomnische Symptome zeigen.
2. Schlafstörungen können ein unwichtiges Randsymptom sein (z. B. die insomnische Beschwerde eines Krebspatienten) oder das Hauptproblem für den Patienten darstellen (z. B. psychophysiologische Insomnie). Es ist daher schwer abzugrenzen, welche Ursachen noch mit in die Klassifikation eingeschlossen werden sollen.
3. Die Kenntnisse über Ätiologie und Pathomechanismen sind begrenzt. Ätiologische Einteilungsprinzipien sind daher vielfach spekulativ oder zumindest in der Abgrenzung einzelner Unterformen auf Hypothesen angewiesen.
4. Meßergebnisse einer Polysomnographie sind als Diagnosekriterien sinnvoll, jedoch in der Praxis nicht von jedem Arzt anzuwenden.

Das in Deutschland verbreitete allgemeinpsychiatrische Diagnose-Manual ICD-9-CM (= International Classification of Diseases) (Degkwitz et al. 1979; WHO 1978) erfaßt Schlafstörungen nicht umfassend und unsystematisch. Die revisionierte Fassung des ICD-10 (Soldatos et al. 1987) verbessert dies durch ein eigenes Kapitel über Schlafstörungen, welches an dem Klassifikationssystem der amerikanischen psychiatrischen Gesellschaft (American Psychiatric Association = APA), dem DSM-III-R-Manual (APA 1987) orientiert ist. Mit dem „Diagnostic und Statistical Manual (DSM)" ist eine oberflächliche, aber klare Klassifizierung der Insomnie nach ätiologischen und programatisch-diagnostischen Gesichtspunkten möglich (Tabelle 7).

Die internationale Klassifikation der American Sleep Disorders Association (ASDA 1990) stellt die neueste und umfangreichste Einteilung der Schlafstörungen dar. Mit der „International Classification of Sleep Disorders"

Tabelle 7. Klassifikation der Insomnien im Diagnostic and Statistical Manual (DSM-III-R) der American Psychiatric Association (1987)

a) Schlaflosigkeit, die mit einer anderen psychiatrischen Krankheit einhergeht (nichtorganisch)
b) Schlaflosigkeit, die einen bekannten organischen Grund hat (z. B. Schlafapnoe, Medikamente)
c) Primäre Schlaflosigkeit (nicht mit psychiatrischer oder organischer Krankheit einhergehend)

Tabelle 8. Internationale Klassifikation der Schlafstörungen der American Sleep Disorders Association (1990)

Dyssomnien
– Störungen von innen
– Störungen von außen
– Störungen des zirkadianen Rhythmus

Parasomnien
– Störungen des Schlaf-Wach-Übergangs
– andere Parasomnien
– Arousal-Störungen
– Parasomnien in Verbindung mit dem REM-Schlaf

Medizinisch und psychiatrisch bedingte Störungen
– psychiatrische Krankheiten
– neurologische Erkrankungen
– andere medizinische Störungen

„Vorgeschlagene" Schlafstörungen

Tabelle 9. Klassifikation der Dyssomnien der American Sleep Disorders Association (1990)

Überwiegend Insomnie verursachend	Insomnie und Hypersomnie verursachend	Überwiegend Hypersomnie verursachend
A. Schlafstörungen von innen		
1. Psychophysiologisch bedingte Schlafstörung		
2. Fehlwahrnehmung des Schlafzustandes		
3. Idiopathische Schlaflosigkeit		
4.		Narkolepsie
5.		Wiederkehrende Hypersomnie
6.		Idiopathische Hypersomnie
7.		Posttraumatische Hypersomnie
8.		Obstruktives Schlafapnoe-Syndrom
9.	Zentrales Schlafapnoe-Syndrom	
10.	Zentrales alveoläres Hypoventilations-Syndrom	

Tabelle 9 (Fortsetzung)

Überwiegend Insomnie verursachend	Insomnie und Hypersomnie verursachend	Überwiegend Hypersomnie verursachend
11.	Periodische Bewegungen der Glieder	
12. Syndrom der ruhelosen Beine		
13.	Schlafstörung von innen, (nicht anderswo klassifiziert = NAK)	

B. Schlafstörungen von außen

Überwiegend Insomnie verursachend	Insomnie und Hypersomnie verursachend	Überwiegend Hypersomnie verursachend
1. Schlechte Schlafhygiene		
2. Umweltbedingte Schlafstörung		
3. Höhenbedingte Schlafstörung		
4. Schlafstörung bedingt durch Anpassungsschwierigkeiten		
5.		Ungenügende Schlafdauer
6. Schlafprobleme durch Reglementierung		
7. Einschlaf-Assoziationsprobleme		
8. Schlafprobleme bei Nahrungsmittelallergien		
9. Nächtliches Essen und Trinken		
10.	Schlafmittel-induzierte Schlafstörung	
11.	Stimulanzien-induzierte Schlafstörung	
12.	Alkohol-induzierte Schlafstörung	
13.	Gift-induzierte Schlafstörung NAK	
14.	Schlafstörung von außen NAK	

C. Störungen des zirkadianen Rhythmus

Überwiegend Insomnie verursachend	Insomnie und Hypersomnie verursachend	Überwiegend Hypersomnie verursachend
1.	Syndrom des Zeitzonenwechsels	
2.	Schichtwechsel-Schlafstörung	
3.	Unregelmäßiges Schlaf-Wach-Muster	
4.	Syndrom der verzögerten Schlafphase	
5.	Syndrom der vorverlagerten Schlafphase	
6. Nicht-24-h-Schlaf-Wach-Syndrom		
7.	Zirkadiane Schlaf-Wach-Rhythmusstörung NAK	

(ICSD) ist eine umfassende, wenn auch nicht vollständige Klassifikation von Schlafstörungen entstanden. Sie wurde von und für Spezialisten entworfen. Sie führt eine differenzierte Einteilung von Insomnien für klinische und wissenschaftliche Zwecke durch. Sie unterscheidet Dyssomnien, Parasomnien, Schlafstörungen bei medizinischen und psychiatrischen Erkrankungen und sog. „vorgeschlagene" Schlafstörungen, deren Entität noch nicht ausreichend wissenschaftlich geklärt wurde. Kriterium der Einteilung ist die vermutete Pathogenese (Tabelle 8).

Die ISCD-Klassifikation verzichtet auf die gewohnte Unterscheidung von Insomnie und Hypersomnie. Schlafstörungen mit der Symptomatik einer Insomnie finden sich in allen Untergruppen der Klassifikation. Bei Parasomnien und „vorgeschlagenen" Schlafstörungen sind insomnische Beschwerden ein beigeordnetes Symptom. Medizinisch und psychiatrisch bedingte Schlafstörungen haben eine im Vordergrund stehende Tagessymptomatik und insomnische Beschwerden als Begleitsymptome. Die typischen Insomnien finden sich in der Gruppe der Dyssomnien. Dyssomnien umfassen Schlafstörungen von innen, Schlafstörungen von außen und Störungen des zirkadianen Rhythmus (Tabelle 9).

5 Formen der Insomnien

Eine pragmatisch ätiologisch ausgerichtete Unterscheidung der Insomnien erlaubt in Anlehnung an das DSM-III-R-Manual (APA 1987) die Einteilung in fünf Unterformen. Unter Berücksichtigung sinnvoller Kriterien anderer Diagnosesysteme lassen sich genaue Zuordnungen treffen, die den Ausführungen dieses Buchbeitrages zugrunde liegen (Tabelle 10).

5.1 Organisch bedingte Insomnie

Ursachen. Jede Beeinflussung körperlicher Grundfunktionen kann negative Auswirkungen auf den Schlaf haben (Parkes 1985). Eine Vielzahl körperlicher Erkrankungen, die Ingestion toxischer Substanzen, eine Reihe von Medikamenten und der Mißbrauch von Alkohol und Drogen verursachen Insomnien

Tabelle 10. Formen der Insomnien

1. Organisch bedingte Insomnie
2. Insomnie bei einer psychischen Störung
3. Primäre (psychophysiologische) Insomnie
4. Insomnie als Begleitsymptom anderer Schlafstörungen
5. Sonderformen der Insomnien

Tabelle 11. Ursachen organisch bedingter Insomnie

1. Körperliche Erkrankungen
2. Ingestion toxischer Substanzen
3. Medikamenteneinnahme
4. Alkohol- und Drogenmißbrauch
5. Eigenständige organische Insomnie
   (Syndrom der ruhelosen Beine, Atemstörungen etc.)

(APA 1987; APSS 1987; ASDA 1990; ASDC 1979) (Tabelle 11). Die spezifischen Charakteristika dieser Störungen bedürfen einer ausführlichen Darstellung (vgl. Kapitel Clarenbach, S. 329 ff., Peter et al., S. 268 ff., und Rühle, S. 243 ff.).

5.2 Insomnie bei einer psychischen Störung

Diese Krankheitsgruppe umfaßt überwiegend Patienten mit manifesten psychiatrischen Erkrankungen. Mehr als 80% der Patienten mit schweren Insomnien besitzen eine diagnose-würdige Erkrankung nach den Kriterien der DSM-III-Klassifikation (Hermann-Maurer et al. 1990; Tan et al. 1984). Diesen Zusammenhang zwischen psychischer Erkrankung und Insomnie unterstreicht, daß etwa 70% der psychiatrisch kranken Patienten über Schlafstörungen klagen, überwiegend über Insomnien (Dilling 1985; Gnirrs et al. 1978; Rudolf 1985). Bei diesen Patienten stellte die Insomnie zumeist ein Symptom oder eine Zusatzdiagnose dar (APA 1987).

Patienten mit affektiven Psychosen (Gillin et al. 1984; Hudson et al. 1988; Linkowski et al. 1986; Mendelson et al. 1984; Reynolds u. Kupfer 1987) oder mit Psychosen des schizophrenen Formenkreises (Ganguli et al. 1987; Zarcone 1989) und vor allem Patienten mit psychogenen bzw. psychoreaktiven Erkrankungen sind die häufigsten Symptomträger (APA 1987; ASDC 1979; Hermann-Maurer et al. 1990; Rudolf 1985; Tan et al. 1984). Insomnische Beschwerden treten außerdem gehäuft auf bei Angsterkrankungen (Dube et al. 1986; Hauri et al. 1989; Sussman 1988), Zwangserkrankungen (Insel et al. 1982; Rapaport et al. 1981) und Eßstörungen (Levy et al. 1988; Walsh et al. 1985). Die spezifischen Charakteristika der Insomnie bei psychiatrisch bedingten Erkrankungen sind vielschichtig (vgl. Kapitel Berger und Steiger, S. 140 ff.).

5.3 Sonderform der psychogen-psychoreaktiven Insomnie

Definition. Eine Schlüsselrolle für die Entwicklung chronischer Insomnien übernimmt die psychogen-psychoreaktive Insomnie. Hier liegt eine Sonderform einer Insomnie bei einer psychischen Störung vor, bei der die Insomnie vom Symptom in eine eigene Erkrankung überleiten kann. Sie beschreibt

Schlafstörungen infolge emotionaler Belastungen und einer individuell gestörten Erlebnisverarbeitung (Schubert 1986). Der Begriff der psychogen-psychoreaktiven Insomnie findet sich nicht in dem vom amerikanischen Schrifttum geprägten Klassifikationsschemata der Insomnien (APA 1987; ASDA 1990; ASDC 1979). Er ist dem deutschen Verständnis psychiatrischer Begriffe nahe und wird deshalb hierzulande vielfach eingesetzt. Die Charakteristika beruhen auf der klinischen Beobachtung, da keine anerkannten Veröffentlichungen zum Schlafmuster bei psychogen-psychoreaktiven Insomnien existieren.

Ursachen. Die Schlafstörung beginnt in Zusammenhang mit Reaktionen auf einfache situative Belastungen (Knab 1989; Schubert 1986). Dies können psychosoziale Stressoren, insbesondere berufliche Anspannung, Zukunftsängste, familiäre Konflikte, aber auch die Erwartung eines positiven Ereignisses sein. Der Auslöser der Schlafstörung ist anfangs zumeist bewußt und offenkundig. Eine prädisponierende Persönlichkeitsstruktur, ein gestörtes frühkindliches Erleben und chronische Belastungssituationen können fließende Übergänge bis hin zu schweren psychischen Erkrankungen markieren. Die Schlafstörung steht dabei im Zusammenhang mit unbewußten seelischen Konflikten. Dem Arzt zeigt sich ein komplexes Symptombild, in dem die Schlafstörung einer anderen psychischen Erkrankung zuzuordnen ist. Als korrespondierende Diagnosen erscheinen bei derart Schlafgestörten vor allem „Neurosen", „reaktive" Erkrankungen, z. B. reaktive Depression, Angst- und Zwangserkrankungen (Insel et al. 1982), Hypochondrien, Phobien und Persönlichkeitsstörungen (ASDC 1979; Hermann-Maurer et al. 1990; Tan et al. 1984).

Polysomnographische Charakteristika. Ein- und Durchschlafstörungen unterschiedlicher Intensität führen zu einer unspezifischen Destruktion der Schlafarchitektur mit nächtlichen Aufwachvorgängen, häufigem Wechsel der Schlaftiefe und einer Schlafverflachung. Die Aufwachvorgänge können vor allem an REM-Phasen gekoppelt sein (ASDC 1979). Sie sind z. T. begleitet von Alptraumerwachen und starken Angstgefühlen. Die Symptomatik ähnelt hierbei nächtlichen Angstattacken und Alpträumen, die eigenständig als Parasomnien auftreten können. Für das REM-Erwachen der psychogenen Insomniker läßt sich als Ursache eine psychische Aktivierung im Traum diskutieren, welche die Weckschwelle durchbricht.

Therapeutische Besonderheiten. Die diagnostische Zuordnung und das ärztliche Verständnis der individuell vorliegenden Krankheitsform bestimmt vor allem die Schule des Therapeuten, und sie ist häufig therapiebestimmend. Sie entscheidet nicht selten zwischen einer ursachenbezogenen psychotherapeutischen oder einer symptomorientierten medikamentösen Therapie.

5.4 Grenzbereich psychogene, psychophysiologische und primäre Insomnie

Psychogene Ursachen werden auch bei Insomniepatienten diskutiert, die keine offensichtliche psychische Auffälligkeit zeigen. Die psychogene Insomnie geht dabei ohne klare Grenze in die psychophysiologisch-primäre Erkrankungsform über. Die hierbei entstehende begriffliche Grauzone spiegelt verschiedene diagnostische Denkkategorien wider. Während „psychophysiologisch" (ASDA 1990; ASDC 1979) mehr deskriptiv eigenständige Krankheitscharakteristika erfaßt und primär (APA 1987) das Fehlen eindeutiger ursächlicher Krankheitsformen bezeichnet, beschreibt „psychogen" (Berti u. Hoffmann 1990; Engel u. Knab 1985; Hoffmann 1980) eher verhaltens- und kognitionstheoretische sowie psychodynamische Grundlagen eines psychosomatisch verstandenen Krankheitsbildes. Dabei hat das neuere amerikanische Schrifttum seine psychophysiologische Begriffsform (Hauri u. Fisher 1986) inhaltlich vielfach dem Begriff der psychogenen angeglichen. In der Praxis hilft es, solche Insomnien als psychogen zu verstehen, bei denen eine aktuelle psychogene Problematik mit Krankheitswert und eigenem Diagnoseverlauf vorhanden ist. Bei dieser Zuordnung können sie als eine Insomnie bei einer psychischen Störung (APA 1987) aufgefaßt werden.

5.5 Primäre (psychophysiologische) Insomnie

Definition. Hauptmerkmal der primären Insomnie ist ein gestörter Schlaf, dessen Andauern nicht direkt mit einer anderen psychischen Störung oder einer organischen Erkrankung in Zusammenhang steht (APA 1987; Hauri 1989a).

Symptomatik. Klagen über Schlaflosigkeit beherrschen in erheblichem Maße den Lebenslauf der Betroffenen. Ihre allabendlichen Anstrengungen, besser zu schlafen, sind vergeblich und führen zu Angst vor jeder bevorstehenden Nacht, zu innerer Anspannung und nächtlichem Angst- und Ärgergefühl. Nächtliche Wachphasen sind von kognitiver Hyperaktivität, körperlicher Unruhe und vegetativer Begleitsymptomatik wie z. B. Herzklopfen oder Tachykardien begleitet. In schweren Fällen verschlechtert sich die Tagesbefindlichkeit durch Müdigkeit, bei gleichzeitiger Unfähigkeit zu schlafen. Es treten dysthyme Stimmungsveränderungen und subjektive Einschränkungen der Konzentrations- und Leistungsfähigkeit auf. Paradoxerweise kann sich der Schlaf verbessern, wenn das Einschlafen nicht bewußt gesucht wird (z. B. beim Fernsehen) oder wenn die Schlafumgebung nicht die gewohnte ist (z. B. im Urlaub) (Hauri 1989a). Die Verbindung psychischer und körperlicher Komponenten hat auch zur Bezeichnungsform psychophysiologische Insomnie geführt.

Die Patienten zeigen während des Einschlafens ein sichtbar erhöhtes Aktivierungsniveau. Sie sind unruhig, sorgenvoll, angespannt, ängstlich und kreisen in ihren Gedanken um anstehende, unerledigte Alltagsprobleme (Berti u. Hoffmann 1990). Erhöhte Werte für physiologische Parameter wie die Herzschlagrate, Muskelspannung, Körpertemperatur und die Sekretion katabolischer Hormone wie Adrenalin oder Kortikosteroide spiegeln den Grad der Aktivierung wider. Sie könnten eine mangelnde Erholsamkeit des Schlafes erklären (Adam 1984; Pelzer et al. 1987).

Ursachen. Es wird angenommen, daß eine Störung der Erregungsbalance („arousal") die Schlafstörung bedingt (Buysse u. Reynolds 1990; Mendelson 1987a). Gründe der Erregungsstörung können physiologischer, kognitiver oder emotionaler Art sein. Auf der physiologischen Ebene können sowohl eine Über- als auch eine Untererregung autonomer Funktionen mit einer Insomnie assoziiert sein. Zu den kognitiven Faktoren gehören das Nicht-Abschaltenkönnen und die Konditionierung schlafstörender Verhaltensweise. Emotionale Störfaktoren erwachsen entweder aus Persönlichkeitszügen (Anspannung, Ängstlichkeit) oder sind reaktiv bedingt (Konflikte, Streß). Die Schlafproblematik kann hierbei seit der Kindheit bestehen (Hauri u. Olmstead 1980) und hierbei einen Übergang zur idiopathischen Insomnie markieren. Zumeist lassen sich jedoch in der Lebensgeschichte soziale, psychische oder physische Stressoren identifizieren. Typischerweise finden sich erste Symptome einer Insomnie in einer Lebensperiode mit starker beruflicher oder psychischer Anspannung (z. B. Prüfungssituation, Berufsbelastung, Partnerkrise). Nicht selten bestand vorübergehend eine manifeste psychische Problematik mit Schlafbeschwerden als Randsymptom eines mehrschichtigen Syndroms wie einer Depression oder einer Angsterkrankung. Damit könnte eine psychogen-psychoreaktive Insomnie vorgelegen haben. Im einfachsten Fall lag eine fehlerhafte Schlafhygiene vor, mit unregelmäßigen nächtlichen Schlafzeiten, häufigen Tagesnickerchen oder etwa exzessivem Kaffeegenuß. Diese Entstehungsgeschichte bedingt eine Chronifizierung der Insomnie. Möglicherweise persistieren vor allem bei Menschen mit einem labilen Schlaf-Wach-System solche Schlafbeschwerden als eigengesetzliche Krankheit.

Polysomnographische Charakteristika. Die Schlafstörung kann von leichten bis zu schweren Formen reichen und als Ein- oder Durchschlafstörung in Erscheinung treten (Hauri 1989a). Gelegentlich ist die Schlafarchitektur weitgehend unauffällig und führt zur Verdachtsdiagnose einer Fehlwahrnehmung des Schlafzustandes (ASDA 1990). Zumeist finden sich jedoch deutliche Änderungen im Schlafprofil mit Unterbrechungen der Schlafkontinuität und einer Schlafverflachung. Die Feinstruktur des Schlafes zeigt α- oder β-Wellen-Einstreuungen im Elektroenzephalogramm oder eine Erhöhung des Muskeltonus (Hauri 1989a). Im allgemeinen ist die primäre Insomnie chronifiziert und weist daher auch die Kennzeichen der chronischen Insomnie auf.

Therapeutische Besonderheiten. Gerade für diese Erkrankung ist das relativ große Instrumentarium pharmakologischer und vor allem nichtpharmakologischer Therapien für Insomniepatienten erstellt worden.

5.6 Idiopathische Insomnie

Definition. Die idiopathische Insomnie (ASDA 1990) wird auch Insomnie mit
Beginn in der Kindheit genannt (ASDC 1979). Diese Insomnieform kann als
Sonderform der primären Insomnie verstanden werden. Sie unterscheidet sich
von der primären und psychophysiologischen Insomnie durch den Beginn der
Schlafbeschwerden in der frühen Kindheit (ASDA 1990; Hauri u. Olmstead
1980). Sie ist nicht selten durch mangelnde Schlafhygiene oder eine Fehlkondi-
tionierung des Schlafverhaltens im Sinne einer psychophysiologischen Insomnie überformt und daher schwer zu diagnostizieren.

Charakteristika. Klinisch und schlafpolygraphisch zeigen diese Patienten ihr
Leben lang Kennzeichen einer chronischen Insomnie. Im Vergleich zur psychophysiologischen Insomnie sollen vermehrt abnorme schlafpolygraphische Befunde, eine verminderte Augenbewegungsdichte im REM-Schlaf und eine erhöhte Prävalenz unspezifischer neurologischer Befunde vorkommen (Hauri u.
Olmstead 1980; Hauri 1983). Als Ursachen der Erkrankung vermutet man eine
neurologische oder neurochemische Störung in den Zentren der Schlaf-Wach-
Regulation (Hauri u. Olmstead 1980; Regestein u. Reich 1983). Bei Kindern
sollte diese Diagnose mit größter Vorsicht gestellt werden. In dieser Alters-
stufe überwiegen bei klinisch manifesten Insomnien psychische Probleme bei
weitem.

Therapeutische Besonderheiten. Diese schwer zu behandelnde Störung erfordert ein individuelles und spezifisch auf den einzelnen Patienten abgestimmtes
therapeutisches Konzept. Die therapeutischen Standardverfahren müssen vielfach z. B. durch atypische Medikamente modifiziert werden, um einen Erfolg
zu ermöglichen (Regestein 1987).

5.7 Problemfeld chronische Insomnie

Definition. Der Begriff der chronischen Insomnie orientiert sich an der Definition einer mindestens dreiwöchigen (ASDC 1979) oder vierwöchigen (APA
1987) Dauer der Beschwerden. Als weitere Kriterien der Chronifizierung diskutiert man eine Persistenz der Schlafbeschwerden trotz Wegfall der ehemaligen
Störfaktoren (Lund u. Rüther 1985) oder ein zu den auslösenden Ursachen un-
angemessenes Verhältnis von Dauer und Ausmaß der Schlafstörung (Finke u.
Schulte 1979). Zudem kann als definitorisches Charakteristikum gelten, daß
eine Verselbständigung zum einen insomniespezifische Krankheitscharakteristika bedingt, zum anderen allein ursachenbezogene Behandlungsformen meist
scheitern läßt (Hajak u. Rüther 1991) (Tabelle 12). Patienten mit chronischen
Insomnien stellen in überwiegenden Anteilen das Kontingent behandlungsbe-
dürftiger Insomnien.

Tabelle 12. Kriterien der chronischen Insomnie

1. Beschwerdedauer mehr als 3 Wochen (ASDC 1979) bzw. 4 Wochen (APA 1987)
2. Persistenz der Schlafbeschwerden trotz Wegfall der ehemaligen Ursachen
3. Dauer und Ausmaß der Schlafstörung in unangemessenem Verhältnis zur Ursache
4. Neben einer ursachenbezogenen Therapie sind insomniespezifische Therapieverfahren zur suffizienten Behandlung erforderlich

Ursachen und Symptomatik. Auf Dauer sind überwiegend Pathomechanismen der psychogenen, psychophysiologischen und primären Insomnie wirksam geworden und bestimmen die Symptomatik und Krankheitscharakteristika. Ein verbreitetes Modell der weiteren Krankheitsentstehung ist die Arousal-Hypothese. Sie beschreibt eine nach dem Wegfallen der zugrundeliegenden Ursachen bleibende Disposition zur permanten Streßreaktion. Sie äußert sich in einem generellen Hyperarousal mit gesteigerter Anspannung und einem erhöhten Erregungsniveau. Die resultierende Schlafstörung löst durch ihre physische und psychische Belastung Angst vor weiteren Schlafstörungen aus. Dies bedingt das Entstehen von Circuli vitiosi. Die Angst vor dem Nicht-Einschlafenkönnen erzeugt eine erhöhte Erregungsbereitschaft und vegetative Labilisierung und damit wieder eine Schlafstörung. Der Mißbrauch von Alkohol und Schlafmitteln kann die vegetative Labilisierung verstärken. Subjektive Leistungseinbußen durch die erhöhte Müdigkeit am Tage veranlassen die Patienten, den Schlaf verzweifelt und angespannt zu suchen. Dieses Erzwingen des Schlafes läuft der gewünschten Reduktion des Vigilanzzustandes entgegen (Abb. 2).

Prinzipiell können alle Insomnieformen chronifizieren. Dies reicht von einer chronisch vorhandenen, aber akuten Problematik einer psychogenen Insomnie über ein seit Jahren vorhandenes Herzleiden bis hin zu einer andauernden Ruhestörung durch das Wohnen in der Nähe eines Flugplatzes. Die ständige Aktualität der auslösenden Ursache läßt diese Insomnieformen eher als „chronifizierte akute" Insomnien erscheinen. Manchmal kann bei diesen Insomnieformen eine alleinige Behandlung der Ursache durch Psychotherapie,

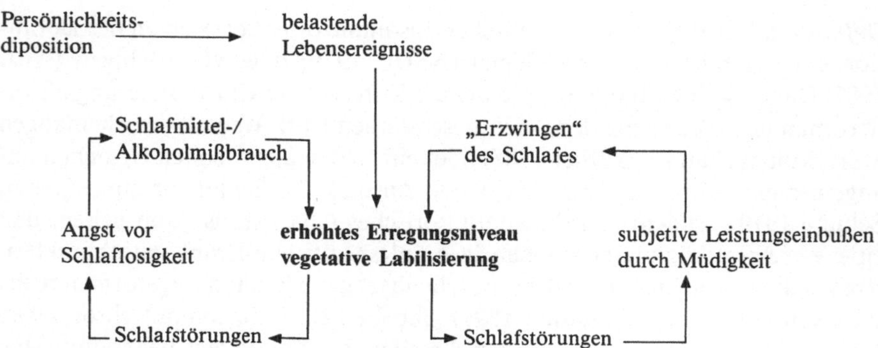

Abb. 2. Circuli vitiosi bei chronischer Insomnie

eine medikamentöse kardiologische Einstellung bzw. der Einbau schalldichter Fenster Abhilfe schaffen. Spezifische Insomnietherapien werden nur ergänzend eingesetzt. Man sollte diese Insomnieform von der typischen chronischen Insomnie unterscheiden, obwohl sie den zeitlichen Kriterien der Definition einer chronischen Insomnie genügen. Insgesamt trägt das zeitliche Kriterium daher wenig zum Verständnis der Ursachen und Eigenarten der chronischen Insomnie bei.

Polysomnographische Charakteristika. Die Beschwerden chronisch Schlafgestörter werden in der Schlafpolygraphie i. allg. durch verkürzte Schlafzeiten abgebildet, wenn auch nicht bei allen Patienten. Charakteristische Befunde im Schlafablauf ergeben sich vor allem für Patienten mit chronischen primären, psychophysiologischen oder psychogenen Insomnien:
In der Einschlafphase fällt chronischen Insomniepatienten das Abgleiten in tiefe Schlafphasen schwer (Carskadon et al. 1976). Sie pendeln zwischen Wachsein und Leichtschlaf und erreichen stabile Schlafphasen später als Gesunde (Hauri u. Olmstead 1983). Auch der weitere Schlafablauf ist zumeist unruhiger und zeigt häufige Wechsel der Schlaftiefe. Insomniepatienten, die häufige nächtliche Wachphasen aufweisen, fühlen sich in ihrer subjektiven Schlafqualität erheblich beeinträchtigt. Diese Wachphasen sind u. U. auf einige Sekunden beschränkt („Mikroarousal"), treten aber alle paar Minuten auf (ASDC 1979). Manchmal erscheinen sie in der Hirnstromkurve als isolierte Beschleunigung der Wellenfrequenz (Freedman 1986). Sie vermindern damit die Gesamtschlafdauer weniger als sie die Schlafarchitektur und Kontinuität beeinträchtigen. Vom Insomniepatienten kann diese als durchgängige Wachzeit erlebt werden (Knab u. Engel 1988). Hier liegt vielfach die Ursache für diskrepante Beobachtungen des Bett-Partners gegenüber den Klagen des Patienten. Sehr häufig ist die Dauer des Tiefschlafes verkürzt oder er fehlt vollständig (Sewitch 1987). In Kombination mit häufigen Aufwachvorgängen kann daraus eine Auflösung geordneter Schlafzyklen und eine vollkommene Zerstörung des Schlafpofils resultieren (Hoff et al. 1983).

Charakteristika und therapeutische Besonderheiten. Einige Besonderheiten der chronischen Insomnie bedürfen besonderer Aufmerksamkeit:

1. Die Beschwerden basieren auf den unterschiedlichsten pathophysiologischen Mechanismen, die dem Patienten zumeist nicht bewußt sind (Mendelson 1987a). Insbesondere symptomarme organische Störfaktoren einer Insomnie müssen daher diagnostisch miterfaßt werden (z. B. periodische Bewegungen, Apnoen, Herzrhythmusstörungen). Hier liegt ein wesentliches Einsatzgebiet der Polysomnographie.
2. Es besteht eine hohe Variabilität von Schlaffähigkeit und Insomniebeschwerden bereits im Bereich einer Woche. Klinische Untersuchungen sollten daher mindestens zwei Nächte Polysomnographie umfassen und durch ein mindestens einwöchig geführtes Schlafprotokoll ergänzt werden.
3. Bei über 80% der Patienten mit schweren chronischen Schlafstörungen liegen psychische Auffälligkeiten vor, die einen eigenen diagnostischen Wert

haben (Hermann-Maurer et al. 1990). Der diagnostische Prozeß muß daher systematisch und flächenübergreifend neben somatischen vor allem psychische Aspekte erfassen.

4. Nicht selten liegen mehrere Diagnosen aus dem Bereich der Schlafstörungen vor, die alle für sich jeweils ein therapeutisches Konzept erfordern. Häufige Kombinationen sind psychogen-psychoreaktive Insomnien mit einem Schlafmittelmißbrauch und periodischen Bewegungen der Beine.

5. Die Patienten sind größtenteils medikamentös vorbehandelt oder setzen Alkohol als Schlafmittel ein (Hermann-Maurer et al. 1990; Steinberg et al. 1987). Dies verschleiert die Symptomatik und den Schweregrad der Insomnie. Eine genaue Schlaf- und Genußmittelanamnese ist hier eine Voraussetzung für die Wahl der weiteren Therapieform.

6. Selbst bei Identifizierung einer, den Schlafbeschwerden ehemals zugrundeliegenden Ursache, hat sich die Schlafstörung nicht selten verselbständigt. Sie unterliegt damit eigengesetzlichen Kriterien. Die gewählte Behandlungsform sollte daher das multimodale Therapieschema beachten (vgl. 6.1), welches die Vorbehandlung berücksichtigt und sowohl insomniespezifische als auch ursachenspezifische Maßnahmen umfaßt.

7. Schlafqualität und Schlafquantität können innerhalb von Monaten, manchmal sogar von Nacht zu Nacht schwanken. Der diagnostische Prozeß erfordert daher eine genaue Langzeitanalyse des Schlafbefindens, ggf. den Einsatz eines Schlafprotokolls oder eines Handgelenkaktographen. Die Unvorhersehbarkeit dieses Phänomens hat zudem Bedeutung für das Ausmaß des subjektiven Leidens (Engel u. Knab 1985; Hauri 1979).

8. Therapeutische Erfolge sind nicht in kurzer Zeit zu erwarten. Der behandelnde Arzt muß bereit sein, einen längeren Therapieweg gemeinsam mit dem Patienten durchzuhalten.

5.8 Insomnie als Begleitsymptom anderer Schlafstörungen

Ein- und Durchschlafschwierigkeiten sind Kardinalsymptome der *Schlaf-Wach-Rhythmusstörung* (APA 1987; ASDA 1990; Mendelson 1987a; Wagner 1990). Bei der Differentialdiagnose gegenüber anderen Insomnieformen helfen eine exakte Anamnese, das längere Führen von Schlaf- und Tagesprotokollen, schlafpolygraphische 24-h-Untersuchungen mit drahtlosen Geräten (Telemetrie oder Kassettensystem) und vor allem die Analyse des Ruhe-Aktivitätsmusters mittels eines Bewegungsmessers am Handgelenk (Handgelenkaktograph). Therapeutisch werden überwiegend die Kombination von Verhaltenstherapie und Hypnotika eingesetzt.

Parasomnien mit nächtlichem Erwachen (z.B. Pavor nocturnus oder Schlaftrunkenheit) sind häufiger mit dem klinischen Befund einer Insomnie vergesellschaftet (Thorpy 1990). Die Kardinalsymptome der jeweiligen Parasomnieform tragen zur Abgrenzung von anderen Insomnien bei.

Auch *Hypersomnie-Patienten* z.B. mit einer Schlafapnoe oder Narkolepsie zeigen Unterbrechungen der Schlafkontinuität (Meier-Ewert 1989). Das Gesamtbild der Erkrankung ist hierbei von differentialdiagnostischem Wert, erleichtert die Abgrenzung von Insomnien und bestimmt die Therapiewahl. Zur sicheren diagnostischen Zuordnung dient in den meisten Fällen die Polysomnographie.

Die besonderen Hintergründe der Insomnie bei anderen Schlafstörungen und die speziellen therapeutischen Ansätze werden in diesem Buch behandelt (vgl. Kapitel Knauth, S. 219ff.).

5.9 Sonderformen der Insomnie

5.9.1 Fehlwahrnehmung des Schlafzustandes

Definition. Patienten mit einer Fehlwahrnehmung des Schlafzustandes (ASDA 1990) klagen unbeirrbar über schlechten Schlaf, obwohl Messungen im Schlaflabor normale Befunde oder höchstens leichte Abweichungen von altersentsprechenden Durchschnittswerten zeigen. Das hat auch zur Bezeichnung Beschwerden oder objektivierbaren Befund (ASDC 1979) und zum obsoleten Begriff der Pseudoinsomnie geführt (ASDA 1990; ASDC 1979; Mendelson 1987a; Parkes 1985).

Charakteristika. Die Patienten zeigen eine erhöhte Tagesmüdigkeit, ihre Leistungsfähigkeit ist reduziert (Sugarman et al. 1985). Häufig eliminieren Hypnotika ihre Schlafbeschwerden. Ihre Fehlwahrnehmung des Schlafzustandes mag daher nur in geringem Maße hypochondrischen Neurosen (Hohagen u. Berger 1989) zuzuschreiben sein. Als Ursache der Störung wurde u. a. eine erhöhte kognitive Aktivität im Schlaf vermutet (Parkes 1985). Möglicherweise ist bei diesen Patienten auch die für die Insomnie typische Fehleinschätzung des Schlafzustandes und der Schlaffähigkeit (Carskadon et al. 1976; Coates et al. 1983; Frankel et al. 1976) besonders stark ausgeprägt. Auch soll ein mangelndes Zeitgefühl bzw. ein Mangel an Wahrnehmungsfähigkeit für den eigenen Bewußtseinszustand vorliegen (ASDC 1979; Mendelson 1987a). Daneben wurde über die Existenz von Mikro-Aufwachvorgängen bis hin zur bewußten Fehlangabe spekuliert (ASDC 1979). Die Entität der Diagnose ist allerdings umstritten (Trinder 1988), da eine unzureichende Meßmethodik der Polysomnographie nicht immer ausgeschlossen werden kann. Insomniepatienten zeigen im Schlaflabor vielfach einen guten Schlaf, möglicherweise im Sinne einer paradoxen Intention durch die Laborsituation (de la Pena et al. 1977). Auch können durch die Einteilung des Schlafes in Stadien (Rechtschaffen u. Kales 1968) Störungen in der Feinstruktur des Schlafablaufes übersehen werden. Mikro-Arousal, d. h. kurze Aufwachvorgänge im Sekundenbereich (Carskadon et al. 1976, 1982; Hayashi et al. 1979; Prinz 1977; Spiegel et al. 1986; Webb u. Campbell 1980), werden als polysomnographisches Korrelat dieser Schlafstörung diskutiert. Auch werden bei Insomnien und mit zunehmendem Alter des Schläfers häufige Wechsel der Schlaftiefe (Spiegel 1981), reduzierter Tiefschlaf

(Feinberg et al. 1983; Reynolds et al. 1985) und eine Zunahme des Übergangsschlafstadiums zwischen Wachen und Schlafen beschrieben (Agnew et al. 1967; Steinberg et al. 1987; Williams et al. 1974). Die genannten Veränderungen könnten sowohl die Schlafqualität reduzieren als auch ein Fehlerleben des Schlafes begünstigen (Faust u. Hole 1980; Spiegel 1981).

Von der Fehlwahrnehmung des Schlafzustandes abzugrenzen ist der sog. Alpha-Delta-Schlaf. Hierbei ist ein häufiges Auftreten von schnellen Alpha-Wellen im Schlaf-EEG (Hauri u. Hawkins 1973) unübersehbar und vielfach mit Schlafbeschwerden verbunden. Für diese, der Fehlwahrnehmung des Schlafzustandes manchmal ähnlichen Schlafstörung, sind zumeist körperliche Erkrankungen und Medikamentenmißbrauch verantwortlich (Fredrickson u. Krüger 1989).

Therapeutische Besonderheiten. Die Therapie von Insomnien mit Fehlwahrnehmung des Schlafzustandes sollte dem Prinzip „Beschwerde vor Befund" folgen. Nimmt der Arzt die Beschwerden des Patienten ernst, so verhindert er die Frustration des Patienten durch den Arzt und eine ungesteuerte Eigentherapie mit Schlafmitteln. Noch sorgfältiger als bei anderen Insomnieformen muß das Behandlungskonzept der Persönlichkeit und den Beschwerdecharakteristika des Patienten angepaßt werden. In der Praxis wird vor allem bei Medikamenten Zurückhaltung gezeigt, die deutliche Nebenwirkungen haben, oder aber zur Abhängigkeit führen können.

5.9.2 Exogen bedingte Insomnie

In Anlehnung an die International Classification of Sleep Disorders 1990 (ASDA 1990) werden hier mehrere Insomnieformen zusammengefaßt. Die Ursache dieser Insomnie liegt in der Störung des Schlafenden durch die Umwelt oder seinen Umfang mit dem Schlaf in bezug zu den Umweltanforderungen. Häufig finden sich die Symptome auch bei anderen Insomnieformen, z. B. der psychophysiologischen Insomnie.

Eine *Insomnie infolge falscher Schlafhygiene* erwächst aus Verhaltensweisen, welche auf Dauer den Schlaf beeinträchtigen. Dazu gehören unregelmäßige Schlafzeiten, Koffeingenuß am Abend, das Halten von Tagesnickerchen, kognitiv aktivierende oder emotional anregende Tätigkeiten zur Bettgehzeit und bei älteren Menschen vor allem eine das notwendige Schlafmaß überschreitende Bettliegezeit (ASDA 1990). Ein derartiges Fehlverhalten findet sich häufig bei chronischen Insomnien (Lacks u. Rotert 1986). Die Beratung zur Schlafhygiene ist die Grundlage der Therapie. Erfolge werden auch von der Schlaf-Restriktionstherapie, d. h. der Beschränkung der Bett- und Schlafzeit auf ein minimales Maß berichtet (Spielman et al. 1987b).

Im Extremfall eines Fehlverhaltens verursacht der Patient selbst eine zu kurze Schlafzeit. Dieses nicht so seltene *Syndrom der unzureichenden Schlafzeit* (ASDA 1990) ist zumeist sozial bedingt. Klinisch leidet der Patient vor allem an Einbußen der Tagesbefindlichkeit (Roehrs et al. 1983) mit Schlafdrang und daher mit hypersomnischen Symptomen. Im engeren Sinne liegt deshalb keine Insomnie vor.

Die *Insomnie bedingt durch Anpassungsschwierigkeiten* wird durch akuten Streß, Belastungssituationen oder einfache Änderungen der Schlafumgebung ausgelöst (ASDA 1990; Cartwright 1983). Schlafstörendes Moment ist ein erhöhter Erregungszustand infolge einer intensiven emotionalen Reaktion auf erlebte oder ausstehende Ereignisse. Jeder kennt diese Situation, z. B. bei Trauer über den Verlust einer Bezugsperson, der Anspannung einer bevorstehenden Prüfung oder dem Mißempfinden in einem fremden Hotelbett zu schlafen. Reaktionsweisen dieser Art können die Entwicklung einer chronisch psychophysiologischen Insomnie bahnen.

Im einfachsten Fall der *umweltbedingten Insomnie* (ASDA 1990) ist durch Beseitigung der Störfaktoren wie Lärm (Thiessen u. Lapointe 1983), überhöhte Raumtemperatur (Haskell et al. 1981) oder getrennte Schlafzimmer bei einem schnarchenden Partner leicht Abhilfe zu schaffen. Dem Patienten sind derartige exogene Störfaktoren häufig nicht bewußt.

Eine *erziehungsbedingte Insomnie* (ASDA 1990) kann z. B. auftreten, wenn Kindern kein fester Schlafrhythmus beigebracht wird. Andererseits hat eine überregulierte Schlaferziehung nicht selten Strafcharakter und stört im weiteren Leben den unvoreingenommenen Umgang des Schlafenden mit seinem Schlaf.

Manche Kinder, aber auch Erwachsene, schlafen nur ein, wenn gewisse Vorbedingungen erfüllt sind, z. B. wenn das Kleinkind in den Armen der Mutter liegt. Derartige Schlafstörungen durch *Einschlafassoziationsprobleme* (ASDA 1990) können am ehesten durch die gewünschten Einschlafbedingungen behoben werden.

Auch *nächtliches Essen und Trinken* (ASDA 1990) kann zu den für das Einschlafen nötigen Verhaltensweisen gehören.

5.9.3 Absetz (Rebound)-Insomnie

Definition. Die Rebound-Insomnie beschreibt ein Auftreten insomnischer Beschwerden bei abruptem Absetzen eines Hypnotikums (Kales et al. 1983 b; Kales u. Scharf 1978) (vgl. Kapitel Borbély, S. 120 ff.).

Ursachen. Absetz-Insomnien werden heutzutage vor allem nach Benzodiazepineinnahme beobachtet. Sie sind bei einer höheren Dosierung (Roehrs et al. 1986) und bei Substanzen mit schneller Elimination (Bixler et al. 1985; Kales et al. 1983 b) stärker ausgeprägt. Insomniepatienten mit einer schweren Insomnie vor Therpie und einem guten medikamentösen Therapieeffekt scheinen mit stärkeren Absetz-Schlafstörungen zu reagieren (Merlotti et al. 1988).

Charakteristika. Gelegentlich können der kurze zeitliche Verlauf (Borbely 1986) und eine ausgeprägte Intensität der Beschwerden zu einer Unterscheidung von einem Wiederauftreten der früheren Insomnie führen. In der Praxis kann diese Unterscheidung allerdings schwierig werden. Die Schlafmittelanamnese hilft dann bei der Diagnosestellung.

Therapeutische Besonderheiten. Durch eine primär niedrige Dosierung der Schlafmittel und ein allmähliches Ausschleichen beim Absetzen der Medikamente läßt sich die Symptomatik lindern, gelegentlich auch verhindern. Zur Erleichterung von Absetzproblemen bei Benzodiazepinen wird eine Substitution mit sedierenden Antidepressiva (z. B. Amitryptilin, Mianserin oder Doxepin) empfohlen. Unter dieser Zusatzmedikation wurde auch nach längerer Einnahme die Dosierung alle 1–2 Wochen um 25% reduziert, ohne dadurch stärkere Probleme zu verursachen (Steinberg et al. 1984b, 1987).

6 Therapie der Insomnie

6.1 Therapeutische Richtlinien

Für den Patienten mit einer Insomnie ist die Nacht durch das quälende und belastende Erleben seiner Schlaflosigkeit gekennzeichnet. Dieses quälende Erleben breitet sich auch beim behandelnden Arzt aus, denn zumeist bringt der Patient diesen in eine Zwickmühle. Einerseits vermittelt die Symptomschilderung des Schlafgestörten den Eindruck eines leicht behandelbaren Symptoms. Andererseits bringt eine gezielte Exploration meist zutage, daß die Erkrankung bereits chronifiziert ist und daher schwer therapierbar erscheint. Hinzu kommt ein wohl zu Recht fordernd auftretender Patient, der sein Symptom Schlaflosigkeit mit einer einzigen, einfachen und wirksamen Methode behandelt haben möchte. Dabei versteht er seine Beschwerden i. allg. als somatische Störung und sieht psychische Alterationen höchstens als Folge derselben an. Dies bedeutet, daß von ihm Fragen zu seelischen Hintergründen der Lebenssituation als indiskret oder zumindest als irrelevant beurteilt werden.

Diese Situation verführt den Arzt dazu, eine zu Beginn meist sogar erfolgreiche symptomatische Therapie einzuleiten. Nicht selten bahnt dies den Weg zur Chronifizierung und zum Schlafmittelabusus. Um in dieser prekären Situation des therapeutischen Entscheidungsprozesses weiterzukommen, muß im Vorfeld der Behandlung neben einer gezielten Strategie für die Exploration ein Therapiekonzept erstellt werden. Mehrere Faktoren sind dabei zu berücksichtigen:

1. Differentialdiagnostik und Klassifikation der Insomnie machen deutlich, daß es verschiedenste Unterformen der Erkrankung gibt. Analog dazu muß die Therapie auf die spezifische Ursache der Insomnieform ausgerichtet sein (Buysse u. Reynolds 1990). Es können mehrere Ursachen unabhängig voneinander wirksam werden, die jede für sich allein einen spezifischen

Therapieansatz erfordern. Beispielsweise sind Insomnien bei organischen Ursachen nicht selten von psychophysiologischen Komponenten begleitet.

2. Insomnie-verursachende Faktoren und insomnie-erhaltende Faktoren können sich unterscheiden. Diesem Sachverhalt entspricht, daß Ätiologie und Pathophysiologie in späteren Entwicklungsphasen der Insomnie häufig nicht mehr bekannt sind (Steinberg et al. 1987). Die Insomnie kann trotz Wegfall der ehemaligen Störfaktoren weiterbestehen (Lund u. Rüther 1985). Selbst bei Identifizierung einer den Schlafbeschwerden ehemals zugrundeliegenden Ursache steht die Dauer und das Ausmaß der Insomnie nicht mehr in einem angemessenen Verhältnis zur auslösenden Ursache (Finke u. Schulte 1979). Die Insomnie hat sich verselbständigt und unterliegt eigengesetzlichen Kriterien. Beispielsweise entwickeln chronische Insomniker negative Konditionierungen und ein Fehlverhalten im Umgang mit ihrem Schlaf. Darauf ausgerichtete insomnie-spezifische Therapieansätze müssen in der Behandlung berücksichtigt werden.

3. Die Dauer der Insomnie hat weitere Auswirkungen auf das Behandlungskonzept. Transiente Insomnien und Kurzzeit-Insomnien unterliegen zumeist einer Erstbehandlung und lassen dem Therapeuten große Entscheidungsfreiheit. Bei chronischen Insomnien werden dagegen die Symptomatik und der Schweregrad überwiegend durch eine Vormedikation verschleiert. Nur 19% der Patienten einer deutschen Spezialambulanz für Schlafgestörte nahmen beim Erstkontakt kein Medikament. Eine Kombination von Hypnotika und Alkohol setzten 19% als Schlafhilfe ein (Steinberg et al. 1987).

Das Problem der Vormedikation, die multiplen Ursachen und die Eigengesetzlichkeit der Insomnie sind wesentliche Stolpersteine für die Behandlung. Therapeutischen Erfolg verspricht in dieser Situation ein multimodales Therapieprinzip (Hajak u. Rüther 1991). Dies umfaßt sowohl ursachenspezifische Therapieansätze sowie insomnie-spezifische Maßnahmen und ggf. eine Umstellung oder einen Entzug von Medikamenten (Abb. 3). Ein eingleisiges therapeutisches Verfahren muß dann zum Scheitern verurteilt sein, wenn die Fokussierung auf einen einzigen Therapieansatz wichtige Co-Faktoren vernachlässigt. Für einen Insomniker kann es beispielsweise bedeuten, daß er neben einer konfliktzentrierten interaktionellen psychotherapeutischen Behandlung intensiv schlafhygienische Verfahren erlernen muß, ebenso wie die Entspannungstech-

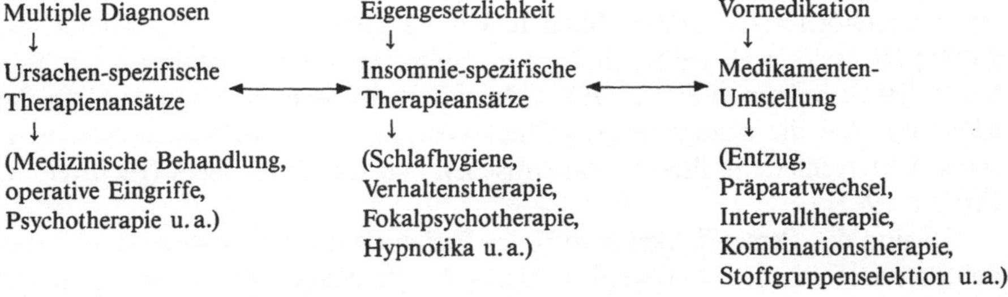

Abb. 3. Multimodales Therapieprinzip der Insomnie

nik. Zusätzlich hilft der Arzt mit einer individuell ausgerichteten Pharmakotherapie den akuten Leidensdruck zu reduzieren.

6.2 Spektrum der Therapieverfahren

Ein umfangreiches Angebot pharmakologischer und nichtpharmakologischer
Therapiemaßnahmen spiegelt die vielfältigen Ursachen, Entstehungsmecha-
nismen und Ausprägungen der Insomnie wider. Es ist leider auch ein Hinweis
dafür, daß bei Fachleuten Unsicherheiten darüber bestehen, wie es um die
Effektivität und Praktikabilität einzelner therapeutischer Verfahren bestellt
ist.

Wichtigstes Auswahlkriterium für die Gestaltung der Therapie ist der Patient mit der ihm eigenen Krankheitsgeschichte. Es ist daher von nachgeordneter
Bedeutung, systematisch ein Stufenschema von wenig eingreifenden Therapiemaßnahmen, wie einer Beratung bis hin zu eingreifenden Verfahren, wie der
Verschreibung von Benzodiazepinen, zu durchlaufen. Vielmehr muß geklärt
werden, ob der Patient dem einzusetzenden Verfahren zugänglich und in der
Lage ist, die therapeutischen Konsequenzen zu tragen. Ist er für eine auf-
deckende Psychotherapie geeignet? Kann er seine Selbstmedikation mit Alkohol unterlassen? Wird er die Richtlinien der Schlafhygiene umsetzen? Hält er
eine zeitlich befristete Medikamenteneinnahme ein? Solche und ähnliche Fragen bestimmen neben der Beurteilung des Schweregrades und der Ursachenbe-
stimmung der Erkrankung die Therapieauswahl. Verschiedenste Therapieverfahren stehen zur Verfügung (Tabelle 13).

6.3 Nichtpharmakologische Therapieverfahren

Die nichtpharmakologischen Therapieverfahren umfassen neben der Aufklärung und Beratung des Patienten verhaltenstherapeutische Ansätze, Entspannungstherapien und spezifische psychologische Verfahren in verschiedenen
Psychotherapieformen. Verhaltenstherapeutische Techniken nehmen dabei den
größten Raum ein. Es gibt zahlreiche Vorschläge zum verhaltenstherapeutischen Vorgehen bei Insomniepatienten (Borkovec 1982; Buysse u. Reynolds
1990; Cleghorn et al. 1983; Killen u. Coates 1984; Knab 1989; Mendelson
1987a; Nicassio et al. 1985; Nicassio u. Buchanan 1981; Schindler u. Hohenberger 1985; Spielman et al. 1987a). Inzwischen vertreten einige Autoren die
Meinung, daß die dazugehörigen Therapiearten keine erheblichen systematischen Unterschiede in ihrer therapeutischen Wirksamkeit zeigen (Lichstein u.
Fischer 1985).

So sind das Persönlichkeitsprofil des Patienten, die Ausbildung des Therapeuten und zeitliche und organisatorische Möglichkeiten bestimmend, um ein
individuelles Therapiekonzept zu erstellen. In der Praxis werden dabei mehrere

Tabelle 13. Therapieverfahren der Insomnie. (Modifiziert und ergänzt nach Buysse u. Reynolds 1990)

Basisverfahren	Aufklärung und Beratung	Verminderte Ängste vor der Insomnie und Fehlvorstellungen über den Schlaf durch Informationen über Schlaffunktion, normale Schlafdauer sowie Ursachen und Folgen der Erkrankung.
	Patientenbeteiligung	Entwickelt den Patienten vom Opfer der Schlaflosigkeit zum Gestalter seines Schlafes durch Mitarbeit in Diagnostik und Therapie.
Verhaltenstherapie	Schlafhygiene und Schlafhilfen	Verändert Umweltbedingungen, physiologische Anteile, Verhaltensweisen und Gewohnheiten, die schlechten Schlaf verursachen. Intensiviert schlaffördernde Verhaltensweisen.
	Stimuluskontrolle	Verstärkt die Rolle von Bett und Schlafzimmer als Stimulus für den Schlaf durch Begrenzung von schlafstörenden Verhaltensweisen, die an die Schlafsituation konditioniert wurden.
	Schlafrestriktion	Verbessert die Schlafeffizienz, indem durch eine Begrenzung der Bettliegezeit der Schlafdruck erhöht wird und angestrengte Einschlafversuche unterbleiben.
	Paradoxe Intention	Vermindert übertriebene Versuche einzuschlafen und das angstbesetzte Erleben des Einschlafvorganges durch die Aufforderung wachzubleiben.
	Kognitive Fokussierung	Verdrängt Schlafängste durch Konzentration auf beruhigende Gedankenbilder.
	Gedankenstop	Unterbricht schlafstörendes Gedankenkreisen und Problemgrübeln.
Entspannungstherapie	Progressive Muskelrelaxation	Bewirkt Entspannung durch das systematische Anspannen und Entspannen von Muskelgruppen.
	Autogenes Training	Lehrt Entspannung durch Koppelung angenehmer visueller Vorstellungen mit entspannenden körperlichen Empfindungen wie Wärme oder Schwere.
	Biofeedback	Vermittelt Entspannung durch Verstärken spezifischer myographischer oder hirnelektrischer Meßparameter.
	Yoga, Meditation	Vermittelt Enstpannung und/oder Einstellungsveränderungen gegenüber Körper, Seele und Krankheitssymptomen.
Psychologische Behandlung	Kognitive Therapie	Vermittelt rationale Alternativen zu den insomnie-verstärkenden Annahmen und Vermutungen der Schlafgestörten über ihren Schlaf.
	Individuelle Verhaltenstherapie	Verbessert den Umgang mit dem Schlaf durch Verhaltensanalyse und ein auf den einzelnen Patienten ausgerichtetes Behandlungskonzept.

Tabelle 13 (Fortsetzung)

	Psychotherapie	Bekämpft psychodynamische Ursachen der Erkrankung und psychische Verstärkungsmechanismen durch Bearbeitung psychologischer Konflikte, Coping-Techniken und Verdrängungsmechanismen.
Medikamente	Klassische Schlafmittel	Normalisieren Einschlaf- und Durchschlaffähigkeit als symptomatische Maßnahme mit Gefahr einer Abhängigkeitsentwicklung.
	Andere medikamentöse Verfahren	Fördern die Schlafbereitschaft oder wirken direkt sedierend mit Gefahr spezifischer Nebenwirkungen und Gegenanzeigen.
	Naturheilpräparate	Wirken leicht schlaffördernd bei geringer Nebenwirkungsgefahr.
Suchtbehandlung	Drogen- und Alkoholkarenz	Normalisieren das biologische Schlafvermögen durch Entzugs- und Entwöhnungsbehandlung.
Medizinische Behandlung	Medizinische Maßnahmen	Eliminiert schlafstörende organische Grunderkrankungen durch das optimale Behandlungskonzept des jeweiligen Fachbereiches.

Tabelle 14. Ziele nichtpharmakologischer Therapien

1. Bearbeiten psychologischer Hintergründe der Insomnie
2. Ersetzen eines erhöhten Arousal-Niveaus mit affektivem Streß und Anspannung durch Entspannung
3. Korrektur von schlafstörenden Gewohnheiten, Fehlkonditionierungen und Umweltgegebenheiten
4. Abbau von den Schlaf betreffenden Ängsten und Fehlvorstellungen

Therapieelemente zusammengefaßt. Dadurch sollen verschiedene Behandlungsziele erreicht werden (Tabelle 14).

6.3.1 Aufklärung und Beratung

Die Grundlage einer Therapie ist die Aufklärung über den normalen Schlaf, die Funktion des Schlafes und die gesundheitlichen Folgen einer Schlafstörung. Insomniepatienten haben häufig völlig falsche und stark angstbesetzte Vorstellungen. Sie sollten informiert werden, daß selbst längerdauernde Insomnien kaum zu körperlichen Dauerschäden führen und die notwendige Schlafdauer individuell sehr unterschiedlich ist. Sie müssen darauf aufmerksam gemacht werden, daß der Nachtschlaf mit zunehmendem Alter abnehmen kann und durch Tagesnickerchen ersetzt wird oder etwa nächtliche Aufwach-vorgänge nicht prinzipiell pathologisch sind. Nicht selten liegen Patienten län-ger als notwendig im Bett. Ihr Schlaf wird dadurch oberflächlicher, weniger er-holsam und von Aufwachvorgängen durchsetzt. Ohne an dem Leidensbericht des Patienten zu zweifeln, ist es notwendig, ihn darüber aufzuklären, daß die physiologische Funktion des Schlafes, die Tagesverfassung und die Selbstein-schätzung nicht so stark zusammenhängen wie er meist annimmt. Führt man das Gespräch unter Berücksichtigung der Untersuchungsergebnisse, vor allem der Schlafpolygraphie, wird der Patient noch über Art, Schweregrad und Pro-gnose seiner Erkrankung informiert. Dies kann zunächst eine Entlastung dar-stellen, wenn schwere körperliche Erkrankungen als Ursache ausgeschlossen wurden. Die Aufklärung verlangt dennoch ein hohes Maß an Sensibilität vom Arzt. Dies ist insbesondere notwendig, wenn der auf organische Ursachen fi-xierte Patient auf eine psychogene Beteiligung bei einem Schlafproblem hinge-wiesen wird. Zudem muß der Arzt bei chronischen Insomniepatienten häufig eingestehen, daß er keine sicher definierbaren Ursachen gefunden und kein spezifisches Therapieverfahren zur Verfügung hat. In der Praxis sollte man mehr als ein therapeutisches Gespräch einplanen, um diese kritischen Punkte zu bearbeiten.

6.3.2 Patientenbeteiligung

Rollenwechsel vom Opfer zum Co-Therapeut. Die Informationen und Rat-schläge des Arztes gehen nicht selten an der individuellen Problematik des Schlafgestörten vorbei. Leider hilft dem einen manchmal etwas, was die Schlafstörung des anderen verschlimmert. Hier empfiehlt es sich, das verhal-tenstherapeutische Mittel (Meichenbaum 1979) einzusetzen, den Patienten als Mitarbeiter bzw. als Wissenschaftler in eigener Sache zu gewinnen (Hauri 1989b). Er weiß häufig selbst am besten, welche Faktoren schlafstörend wir-ken, welche Therapien ihm helfen und welche er schon vergeblich versucht hat. Es kann hilfreich sein, wenn der Patient mitdiskutiert, was untersucht und mit welchem der angebotenen Therapieverfahren er behandelt werden sollte. Dabei sind das Schlafprotokoll und ein Tagebuch wichtige Werkzeuge. Im Schlafpro-tokoll beurteilt der Patient morgens die Qualität seines Schlafes. Im Tagebuch notiert er abends solche Tagesereignisse, oder am nächsten Tag anstehende Tä-tigkeiten, die seinen Schlaf beeinflussen könnten. Die korrespondierenden Schlüsse für therapeutische Verhaltensänderungen kann er so besser verstehen. Der Patient wird damit in die aktive Gestaltung seines Schlafes einbezogen und aus der Rolle des passiven Opfers gelöst.

Einstellungsänderung. Bei vielen Schlafgestörten ist der Schlaf in den Mittel-punkt des Lebensinteresses getreten. Sie beobachten ihren Schlaf und den Ein-schlafvorgang angespannt und genau. Je verzweifelter sie sich dabei anstren-gen einzuschlafen, um so weniger gelingt es ihnen. Die protokollarische Mitar-beit bei der Schlafbeurteilung kann bei diesen Patienten Probleme bringen. Bei ihnen muß bereits im Sinne einer kognitiven Therapie die Auswahl der Wahrnehmungsbereiche umstrukturiert werden (Schubert 1986). Der Interessenschwerpunkt kann beispielsweise von der geminderten Schlafqualität auf das Tagesgeschehen, auf Lösungsmodelle für die hier vorherrschenden Probleme und auf die noch vorhandene Leistungsfähigkeit am Tage verschoben werden. Das Behandlungsziel ist es, eine unvoreingenommene und gelassene Haltung dem Schlaf gegenüber aufzubauen (Knab 1989). Das Gefühl, die Schlafstörung nicht mehr so ernstnehmen zu müssen und sie nicht im Lebensmittelpunkt zu sehen, ist dabei von entscheidender Bedeutung (Lacks 1987).

6.3.3 Regeln der Schlafhygiene und Schlafhilfen

In Anlehnung an spezifische Verhaltenstherapien für Insomniepatienten beschreiben die Regeln der Schlafhygiene einfache schlafverbessernde Verhaltensweisen, die vom Patienten alleine leicht durchzuführen sind (Buysse u. Reynolds 1990; Hauri u. Orr 1982; Hauri 1989a; Mendelson 1987a; Thoresen et al. 1981a). Größtenteils sind die Empfehlungen darauf ausgerichtet, die negative Konditionierung zwischen Schläfrigkeit und der Schlafumgebung zu reduzieren. Unter den nichtpharmakologischen Therapieformen ist die Schlafhygiene die am weitesten einsetzbare. Chronische Insomniepatienten mit den unterschiedlichsten Krankheitsursachen können davon profitieren. Die Bedeutung dieser Verhaltensregeln ist nicht zu unterschätzen, da eine schlechte Schlafhygiene für sich allein Insomnien verursachen kann (ASDA 1990). Obwohl Schlafgestörte die einzelnen Prinzipien dieser Therapie zumeist kennen, praktizieren sie sie deshalb nicht notwendigerweise (Haynes et al. 1982; Lacks u. Rotert 1986). Der Therapeut muß hier durch seine motivierende und dabei kontrollierende Mitarbeit bei der Umsetzung helfen (Tabelle 15).

Die Regeln der Schlafhygiene umfassen folgende Empfehlungen:

1. Einhalten der individuell notwendigen Schlafmenge: Der Schläfer soll den Zeitraum, den er im Bett verbringt, auf das Maß beschränken, das er von beschwerdefreien Zeiten kennt. Schläft er länger, wird der Schlaf oberflächlicher, weniger erholsam und häufiger von Erwachen durchsetzt.

Tabelle 15. Regeln der Schlafhygiene

---

1. Einhalten der individuell notwendigen Schlafmenge
2. Einhalten regelmäßiger Schlafzeiten
3. Verzicht auf Tagesnickerchen
4. Angenehme Schlafbedingungen
5. Ausgeglichene Ernährung
6. Koffeinkarenz
7. Alkohol- und Nikotinkarenz
8. Körperliches Training
9. Entspannende Abendgestaltung
10. Individuell ausgerichtete Regelanwendung

---

2. Einhalten regelmäßiger Schlafzeiten: Regelmäßige Zeiten für das Zubettgehen und das morgendliche Aufstehen stabilisieren die Schlaffähigkeit und den Schlaf-Wach-Rhythmus. Insbesondere dürfen sich die Schlafzeiten auch am Wochenende und an Feiertagen nicht von denen der Arbeitswoche unterscheiden.

3. Verzicht auf Tagesnickerchen: Jeder Schlaf tagsüber würde den Schlafdruck verringern und dem Ziel entgegenlaufen, den Schlaf auf die Nachtstunden zu konzentrieren.

4. Angenehme Schlafbedingungen: Das Schlafzimmer sollte angenehm und schlaffördernd gestaltet sein, der Schläfer sich sicher und geborgen fühlen. Dazu gehören eine angenehme meist leicht kühle Zimmertemperatur und die Licht- und Schallisolierung des Schlafzimmers. Dinge, die an den Beruf oder andere Stressoren erinnern — beispielsweise ein Schreibtisch oder das Bügelbrett — gehören nicht in den Schlafraum eines Schlafgestörten. Manchmal muß auch der störende, weil z. B. schnarchende, Partner in ein getrenntes Schlafzimmer verbannt werden. Keinesfalls darf eine Uhr im Schlafzimmer sichtbar oder zu hören sein. Je mehr Zeit ohne Schlaf vergangen ist, um so aufgeregter und wacher würde der Schlafgestörte beim Blick auf die Uhr werden.

5. Ausgeglichene Ernährung: Sowohl Hunger als auch ein übervoller Magen stören den Schlaf. Große Mengen, fette und scharf gewürzte Speisen sind abends zu vermeiden. Ein leichter Imbiß vor dem Zubettgehen kann das Einschlafen verbessern, was neben physiologischen wohl auch psychologische Ursachen hat. Beschränkte Flüssigkeitsmengen reduzieren zudem den Harndrang.

6. Koffeinkarenz: Koffeingenuß stört den Schlaf selbst bei Menschen, die dies subjektiv nicht wahrnehmen (Nicholson u. Stone 1980). Vermeiden sollte der Insomniker daher den abendlichen Genuß von Kaffee, Cola und schwarzem Tee.

7. Alkohol- und Nikotinkarenz: Die schlafstörende Wirkung von Nikotin sollte zur Beschränkung des abendlichen Zigarettenkonsums führen. Obwohl abendlicher Alkoholgenuß das Einschafen fördern kann, wird der Schlafablauf unruhiger und fragmentiert. Auch sollte man der Gefahr einer Abhängigkeitsentwicklung, bei oftmals guten Anfangserfolgen als Selbsttherapeutikum, vorbeugen.

8. Körperliches Training: Bei Schlafgestörten soll ein abgeflachter zirkadianer Rhythmus der Temperatur zum schlechten Schlaf beitragen. Körperbewegungen erhöhen die Körpertemperatur und intensivieren den Stoffwechsel. Etwa 4–6 h nach der Anstrengung zeigen beide Parameter eine kompensatorische Gegenauslenkung. Die Veränderung der Körpertemperatur könnte erklären, daß Sport 4–6 h vor dem Zubettgehen den Schlaf fördern soll (Horne u. Reid 1985). Körperliche Aktivitäten kurz vor dem Schlafen sind für eine gegenteilige Wirkung bekannt. Vor allem die fitneßstärkende regelmäßige sportliche Tätigkeit verbessert den Schlaf (Shapiro et al. 1984). Intensives, aber nicht regelmäßiges Turnen hilft dagegen nicht (Hauri 1968).

9. Entspannende Abendgestaltung: Prinzipiell sind Tätigkeiten zu vermeiden, die eine innere Erregung oder körperliche Anstrengung verursachen. Viele Menschen zeigen zudem einen Lebensstil, bei dem sie abends später nach Hause kommen, zu später Stunde Abendessen und dann gezwungen sind, schnell einzuschlafen, um morgens frisch aufstehen zu können. Dieser Verlust entspannender Abendstunden kann das Einschlafen schwierig machen. Ein Insomniepatient sollte sich daher den Tag so einteilen, daß ihm abends ausreichend viele Stunden zur Erholung zur Verfügung stehen.
10. Es hat keinen Sinn, dem Patienten eine Liste mit den Regeln der Schlafhygiene zum Selbststudium mit nach Hause zu geben. Alle Maßnahmen müssen mit dem Patienten empirisch erprobt und den persönlichen Fähigkeiten zur Umsetzung angepaßt werden. So schlafen etwa 80% der Patienten nach einem Tagesnickerchen schlechter, etwa 20% jedoch nicht.

6.3.4 Stimulus-Kontrolle

Die Stimulus-Kontrolltherapie bearbeitet die negative Konditionierung des Insomniepatienten zu seiner Situation im Bett (Bootzin 1972; Bootzin u. Nicassio 1978). Viele Schlafgestörte versuchen trotz innerer Anspannung und kognitiver Hyperaktivität verzweifelt oder vergeblich einzuschlafen. Aufgrund der wiederholt mit der Schlaflosigkeit verbundenen Frustration kann die Umgebung des Schlafzimmers auf dem Weg über einen bedingten Reflex Schlaflosigkeit verursachen. Bett und Schlafzimmer fungieren als Reize für Wachsein anstatt für Schlafen. Die Assoziation zwischen Schlafumgebung und Wachsein wird Dank der Stimulus-Kontrolle mit einer systematischen Desensibilisierung gelöst. Falsche Gewohnheiten werden abtrainiert, so daß der Patient die richtigen Zusammenhänge von Bett, Schlafzimmer und erholsamen Schlaf wieder erleben kann (Tabelle 16).

In den ersten Nächten schlafen die Patienten gewöhnlich wenig. Für einige Zeit wechseln sich gute und schlechte Nächte ab, aber nach einigen Wochen schläft der Patient bedeutend besser.

Tabelle 16. Regeln der Stimulus-Kontrolle. (Modifiziert nach Bootzin u. Nicassio 1978)

1. Das Zubettgehen ist nur erlaubt, wenn man müde ist und glaubt, einschlafen zu können
2. Das Bett ist nur zum Schlafen da. Es ist verboten zu essen, zu lesen oder fernzusehen. Einzige Ausnahme von der Regel sind sexuelle Aktivitäten
3. Bei Einschlafproblemen ist sowohl das Bett als auch das Schlafzimmer wieder zu verlassen. Man sollte so lange aufbleiben, bis wieder echte Müdigkeit eintritt. Wenn sich der Schlaf dann dennoch nicht einstellt, muß man wieder aufstehen und diesen Prozeß so oft wie nötig wiederholen. Das Ziel ist es, den Stimulus „Bett" mit einem schnellen Einschlafen zu verbinden
4. Das morgendliche Aufstehen erfolgt immer zur gleichen Zeit, unabhängig davon, wie gut oder schlecht der Schlaf war. Dieses Verhalten unterstützt die Ausbildung eines geregelten Schlaf-Wach-Rhythmus
5. Tagesnickerchen sind verboten. Der Schlafdruck wird so auf den Nachtschlaf konzentriert

Viele Untersuchungen haben die Wirksamkeit dieser Therapie nachgewiesen, wenn die Regeln mit aller Anstrengung konsequent befolgt werden (Lacks et al. 1983a, b; Ladouceur u. Gros-Louis 1986; Morin u. Kwentus 1990; Puder et al. 1983; Zwart u. Lisman 1979). Dies gilt nicht nur bei Einschlafstörungen, sondern auch für Durchschlafstörungen (Bootzin et al. 1983; Lacks et al. 1983b). In der Kombination von Entspannungsverfahren mit der Stimulus-Kontrolltherapie sind besonders gute Therapieerfolge zu erzielen (Lacks 1987).

6.3.5 Schlafrestriktion

Die Schlafrestriktionstherapie (Spielman et al. 1983, 1987b) nutzt die Notizen im Schlafprotokoll des Patienten, um das Mißverhältnis zwischen echter Schlafzeit und im Bett verbrachter Zeit therapeutisch einzusetzen. Der Insomniepatient wird dazu angehalten, seine Aufenthaltsdauer im Bett auf die Zeit zu begrenzen, die er glaubt, wirklich geschlafen zu haben. Bei 4 h subjektiven Schlafes und einer festgelegten Aufstehzeit von 6 Uhr dürfen die Patienten erst um 2 Uhr nachts ins Bett. Nickerchen am Tage sind verboten. Daher nehmen anfangs die Müdigkeit und der Schlafdruck gewaltig zu. Wenn der Patient im Durchschnitt über fünf Nächte wenigstens 85% der im Bett verbrachten Zeit schläft, darf er eine halbe Stunde länger im Bett bleiben. Man fährt so lange fort, bis die individuell richtige Schlafzeit erreicht ist. Diese Methode kann vor allem bei schwer Schlafgestörten (Spielman et al. 1984) effektiv sein (Spielman et al. 1987a), wenn die Patienten die ersten schweren Tage der Behandlung durchstehen.

6.3.6 Weitere Einzelstrategien

Das Verordnen von „Wachbleiben" ist das Konzept der *paradoxen Intention* (Ascher u. Turner 1979; Espie u. Lindsay 1985; Fogle u. Dyal 1978; Ladouceur u. Gros-Louis 1986; Rudestam 1980). Vor allem Patienten mit Angst vor dem Nichtschlafenkönnen sollen dadurch von ihrem schlafverhindernden Gedankengut gelöst werden. Die *kognitive Fokussierung* (Rudestam 1980) arbeitet mit der Konzentration auf angenehme und beruhigende Gedankenbilder bei nächtlichem Wachliegen.

Ähnlich der kognitiven Fokussierung werden mit dem *Gedankenstop* (Kanfer u. Goldstein 1977) nächtliche Grübeleien und Gedankenbereiche durchbrochen.

Die *systematische Desensibilisierung* versucht belastende und schlafverschlechternde Situationen des Tages mit angenehmen und beruhigenden Vorstellungen zu verbinden, die der Patient von Entspannungsübungen her kennt (Buysse u. Reynolds 1990; Mendelson 1987a; Steinmark u. Borkovec 1954).

6.3.7 Entspannungstherapie

Entspannungstherapien sollen Anspannung und Angst vermindern (Buysse u. Reynolds 1990), die physiologische Erregungsbereitschaft herabsetzen (Mendelson 1987a), und bestimmte psychische Funktionen verändern, z. B. die Vigilanz oder die Störbarkeit durch äußere oder innere Reize reduzieren (Knab 1989). Unter allen Entspannungsverfahren hat sich keine Technik als deutlich besser im Vergleich zu anderen erwiesen (Coursey et al. 1980; Freedman et al. 1978; Freedman u. Papsdorf 1976; Nicassio u. Bootzin 1974). Wichtig ist jedoch, daß die gewählte Methode unter Anleitung eines Fachmannes ausführlich erlernt wird.

Progressive Muskelrelaxation nach Jacobson (1938) ist ein systematisches Anspannen und anschließendes Lockerlassen einzelner Muskelgruppen (Goldfried u. Davison 1979). Die resultierende muskuläre Entspannung und die verbesserte Wahrnehmung der eigenen An- und Entspannung, sind wohl die tragenden Elemente dieser vielfach geprüften Therapieform (Freedman u. Papsdorf 1976; Lichstein u. Fischer 1985; Nicassio et al. 1982; Turner u. Ascher 1979). Erstaunlicherweise sind viele Schlafgestörte muskulär nicht stärker verspannt als normale Schläfer (Borkovec 1982). Es wird deshalb diskutiert, daß weniger die muskuläre Entspannung therapeutisch wirksam sei, als die Konzentration auf eine Aufgabe, welche das ängstliche Anstreben des Schlafes unmöglich macht. Der beste Therapieeffekt ist bei Patienten zu erzielen, die stark muskulär angespannt sind (Hauri 1981). Für Schlafgestörte, die sich problemlos entspannen können, aber dennoch nicht einschlafen, sind muskuläre Entspannungstherapien wertlos.

Autogenes Training (Lindemann 1975; Nicassio u. Bootzin 1974), hat bei Schlafgestörten ähnlichen Therapieerfolg wie andere Entspannungsverfahren (Coursey et al. 1980; Engel-Sittenfeld et al. 1980).

Biofeedback eignet sich für Patienten, die ihre eigene Anspannung nicht mehr spüren, oder immer aufgeregter werden, je mehr sie versuchen, sich zu entspannen (Hauri 1981; Hauri et al. 1982). Beim EMG-Feedback wird die Muskelanspannung mit Elektroden gemessen und dem Patienten akustisch zurückgemeldet. Die Therapieform ist bei Insomniepatienten ähnlich gut wirksam wie die progressive Muskelrelaxation oder autogenes Training (Coursey et al. 1980; Freedman u. Papsdorf 1976; Hauri et al. 1982; Hauri 1981; Nicassio et al. 1982).

Grenzverfahren der Medizin sind meist Entspannungsverfahren. So werden Yoga, Zwerchfellatmung, Meditation und ähnliche Verfahren in der Therapie von Insomnien eingesetzt, obwohl für diese kaum kontrollierte Untersuchungen vorliegen.

6.3.8 Psychotherapie

Psychotherapie, mit dem Schwerpunkt einer aufdeckenden Konfliktverarbeitung ist bei einer entsprechenden Problemlage des Insomniepatienten im Sinne einer ursachenorientierten Therapie einzusetzen. Diese Therapieform bietet sich insbesondere an, wenn die Schlafstörung nur ein Randsymptom eines weit komplexeren psychischen Krankheitsbildes ist.

Bei offensichtlich psychischen Problemen kann bereits eine kurzfristige Psychotherapie den Patienten über seine Schlafstörungen hinweghelfen (Karasu 1978). Eine direkte aktive Behandlung ist hier oft wirksamer als eine passive langfristige (Kales et al. 1974). Empfehlungen zur Psychotherapie bei Insomniepatienten (Berlin 1985; Kales et al. 1983a) basieren auch auf der Vorstellung, hiermit persönlichkeitsbedingte Prädispositionen der Insomnie zu behandeln. Das Arbeitsziel dabei ist, den Patienten tagsüber von emotionaler Erregung zu entlasten, um eine Manifestation in Anspannung und Schlaflosigkeit in der Nacht zu verhindern (Buysse u. Reynolds 1990). Obwohl in der Praxis viele Patienten mit Insomnien psychotherapeutisch behandelt werden, gibt es keine kontrollierten Studien, die die Effizienz dieser Technik untersucht haben.

6.4 Medikamentöse Therapie

6.4.1 Einsatzbereiche

Die medikamentöse Behandlung der Insomnie erfaßt zwei Einsatzbereiche:

1. Eine ursachenspezifische Behandlung zielt auf zugrundeliegende Erkrankungen. Aus dem Spektrum der Pharmaka werden alle spezifischen Mittel eingesetzt, die organische Ursachen (z. B. Herzerkrankungen, periodische Bewegungen, Hormonstörungen) und manifeste psychiatrische Erkrankungen (z. B. Schizophrenie, endogene Depression) bekämpfen. Der Pharmakaeinsatz orientiert sich sowohl an dem Gesamtbild der Erkrankung als auch an der Insomniesymptomatik. Die Indikation und Notwendigkeit der Verschreibung ist überwiegend klar und wird nur in Abwägung verschiedener Mittel im jeweiligen ärztlichen Fachbereich diskutiert.
2. Eine symptomspezifische Behandlung mit sedierenden, schlafanstoßenden oder schlaferzwingenden Mitteln soll ein physiologisch ungestörtes Schlafmuster wiederherstellen. Im Gegensatz zum Einsatz einer ursachenorientierten Pharmakotherapie ist die Indikation zur Schlafmittelverschreibung in der Fachliteratur wenig klar (Tabelle 17).

Zahlreiche Einzelartikel, Buchbeiträge und Monographien gehen ausführlich auf Klassifizierung, Pharmakologie, Pharmakokinetik, Wirkungen und Nebenwirkungen von Sedativa und Schlafmitteln bei Insomniepatienten ein (Beckmann 1985; Borbely 1986; Dement 1983; Dettli 1983; Hindmarch et al. 1984; Kales u. Kales 1984; Kubicki u. Engfer 1988; Leutner 1990; Mendelson 1980, 1987a, b, 1990; Parkes 1985; Rüther 1986). Dagegen gibt es deutlich weniger differenzierte Stellungnahmen darüber, wann die Gabe von Schlafmitteln bei Insomniepatienten indiziert ist. Diese Zurückhaltung bei Fachleuten läßt

Tabelle 17. Einsatzbereiche der medikamentösen Insomniebehandlung

1. Behandlungskonzept:	Ursachenbezogene Behandlung	Symptombezogene Behandlung
2. Medikamentenart:	Spektrum aller Pharmaka	Hypnotika, Sedativa u. a. schlafanstoßende Mittel
3. Indikationsstellung:	Fachspezifisch klare Indikation bei Orientierung am Gesamtbild der Erkrankung	Umstrittene Indikation bei parakausalem Therapiekonzept und Nebenwirkungsproblematik
4. Erkrankungsform:	Insomnie bei organischer oder manifester psychiatrischer Erkrankung	Primäre, psychophysiologische, psychogene, chronische, vorbehandelte oder ätiologisch unklare Insomnien

Tabelle 18. Vor- und Nachteile der Insomniebehandlung mit Schlafmitteln

Vorteile:	*Nachteile:*
1. Sofortiger und sicherer Wirkungseintritt	1. Nebenwirkungsproblematik
2. Förderung anderer Therapieverfahren durch Reduktion sekundär insomnieverstärkender Komponenten (z. B. Angst)	2. Gefahr der Abhängigkeits- und Suchtentwicklung durch einige Präparate
3. Letztes wirksames Mittel bei Versagen anderer Therapieformen	3. Verschleierung der Symptomatik
	4. Vernachlässigung der kausalen Therapie
	5. Passiv-rezeptive Haltung des Insomnikers

auf verständliche Vorsicht, auf Meinungsverschiedenheiten, vielleicht aber auf die Unsicherheit unseres Wissens bezüglich dieser Frage schließen.

Eine kritische Einstellung gegenüber einer Schlafmitteltherapie ist vor allem begründet durch die Nebenwirkungsproblematik, die Gefahr einer Abhängigkeits- und Suchtentwicklung bei vielen Präparaten und eine Verschleierung der Symptomatik durch deren Einnahme. Weiterhin besteht das Problem, die kausale Therapie zu vernachlässigen und eine passiv-rezeptive Haltung des Patienten zu provozieren. Demgegenüber bieten Schlafmittel einen sofortigen Wirkungseintritt im Vergleich zu nichtpharmakologischen Therapieverfahren. Sie können das letzte und einzig wirksame Mittel bei Versagen anderer Therapieformen sein. Durch Reduzieren des Leidensdrucks beim Patienten sind auch andere Therapieverfahren leichter einzuleiten und durchzuführen (Tabelle 18).

6.4.2 Voraussetzungen zur Behandlung mit Schlafmitteln

Aus den möglichen Nachteilen einer Insomniebehandlung mit Schlafmitteln erwachsen einige Voraussetzungen für deren Beginn:

1. Schlafmittel sollen erst dann angewendet werden, wenn der diagnostische Prozeß abgeschlossen ist. Symptome, die auf organische und manifest psychische Erkrankungen hinweisen, werden so nicht übersehen.
2. Der Abschluß der Diagnostik bedingt, daß eine gezielte Indikation gestellt werden kann.
3. Die Empfehlung, vor einer symptomatischen Pharmakotherapie alle Möglichkeiten ursachenorientierter oder nichtmedikamentöser Therapien auszuschöpfen (Rudolf 1990), ist sinnvoll. Sie ist in der Praxis allerdings schwer umzusetzen. Nichtmedikamentöse Verfahren wirken zumeist erst nach längerer Anwendung. Ein hoher Leidensdruck des Patienten drängt den Arzt zusätzlich zu einem schnelleren Handeln.
4. Die Schlafmitteltherapie sollte einer ursachenorientierten oder aber nichtpharmakologischen Therapie beigeordnet werden. In einem vor Therapiebeginn erstellten Gesamtbehandlungskonzept übernimmt das Schlafmittel damit eine Nebenrolle.
5. Der Arzt bespricht mit dem Patienten vor dessen erster Tabletteneinnahme den genauen Ablauf der Behandlung. Die Einnahme des Präparates erfolgt dann nach einem Medikamentenplan, der dem Patienten die Dosis und Einnahmezeit, vor allem aber die Einnahmedauer und Alternativen nach Abbruch dieser Behandlung darlegt. Die Gefahr einer unkontrollierten Selbstmedikation und eigenständigen Dauerbehandlung mit Schlafmitteln kann damit verringert werden.
6. Risikopatienten sollten von der Behandlung ausgeschlossen oder nur bei ausgewählter Indikation einbezogen werden. Bei der Einnahme von Präparaten mit Suchtgefahr sind dies primär Personen mit erhöhtem Risiko für eine Abhängigkeitsentwicklung. Kriterien hierfür können z. B. ein unkontrollierter Schlafmittelgebrauch oder ein inadäquater Umgang mit Alkohol in der Vorgeschichte sein. Als Risikofaktoren gelten weiterhin Erkrankungen, die als Kontraindikation für das jeweilige Präparat gelten und die Einnahme von Präparaten mit der Möglichkeit einer Medikamentenwechselwirkung. Besondere Vorsicht ist auch bei geriatrischen Patienten angezeigt.
7. Die Medikamentenverschreibung muß auf der Basis eines Vertrauensverhältnisses zwischen Patient und Arzt erfolgen. Der Patient ist so in seinem Umgang mit dem Medikament leichter zu führen. Eine Abhängigkeitsentwicklung oder ein erneutes Auftreten von Schlafstörungen nach einem Medikamentenabsetzen läßt sich damit besser therapeutisch abfangen (Tabelle 19).

Tabelle 19. Voraussetzungen zur Insomniebehandlung mit Schlafmitteln

1. Abschluß der Diagnostik
2. Gezielte Indikation
3. Ausschöpfen alternativer Verfahren
4. Gesamtbehandlungskonzept (Pharmakotherapie beigeordnet)
5. Medikamentenplan
6. Ausschluß von Risikopatienten
7. Vertrauensverhältnis: Arzt – Patient

6.4.3 Indikation zur Insomniebehandlung mit Schlafmitteln

Es gibt keine allgemein anerkannten Kriterien, die die Indikation zur Therapie mit Schlafmitteln festlegen. Nur wenige Autoren geben hierzu Empfehlungen (Lund u. Rüther 1984; Mendelson 1980, 1987b; NIMH 1984; Rüther 1984; Rüther u. Engfer 1988). So lassen sich weniger klare Richtlinien als einige allgemeine Prinzipien darstellen:

1. Ein Einsatz von Schlafmitteln bei akuten, reaktiven oder situativen Schlafstörungen (z. B. vor und nach Operationen, Verlust eines Angehörigen) kann gerechtfertigt sein. Dies dient der sofortigen Entlastung des Patienten. Diese Indikationsstellung impliziert, daß die Schlafstörung als nur kurzzeitig vorhanden und vorübergehend eingeschätzt wird.
2. Weiterhin können Schlafmittel die Einleitung einer Insomniebehandlung bei organischen und psychischen Grunderkrankungen unterstützen. Als Zusatzmedikament reduzieren sie den akuten Leidensdruck und werden ausgeschlichen, wenn die ursachenorientierte Therapie greift.
3. Bei chronischen, nichtbehandelten Insomnien kann der Circulus vitiosus durchbrochen werden, der aus Angst vor dem Nichtschlafenkönnen eine erhöhte Erregungsbereitschaft und damit wieder Schlaflosigkeit erzeugt. Nichtpharmakologische Verfahren wurden von diesen Patienten ohne Erfolg angewendet. Neuen therapeutischen Empfehlungen des Arztes gegenüber zeigen sie deshalb eine überkritische Haltung. Der Pharmakaeffekt kann den erneuten Einsatz nichtpharmakologischer Therapiemaßnahmen erleichtern.
   Die Indikation muß bei diesen Patienten kritisch gestellt werden. Ein erfolgreicher Einsatz eines Pharmakons kann in eine Abhängigkeit führen, da die Patienten verständlicherweise ungern darauf verzichten wollen. Der Arzt muß eingehend über die Gefahren dieses Therapiekonzeptes aufklären und den Patienten im Therapieverlauf kontrollieren. Kontraindiziert ist der Schlafmittelgebrauch bei chronischen Insomniepatienten, die einen anfänglich erfolgreichen medikamentösen Therapieversuch zum Rückzug vor anderen Therapieverfahren nützen.
4. Bei chronischen, vorbehandelten Insomnien ist eine Pharmakotherapie zumindest zum Ausschleichen der vorhandenen, aber wirkungslosen Schlafmittel erforderlich. Eine Medikamentenumstellung und Weiterbehandlung mit Schlafmitteln darf nur mit besonderer Vorsicht erfolgen (Tabelle 20).

Tabelle 20. Indikation zur Insomniebehandlung und Schlafmitteln

1. Entlastung des Patienten bei akuten reaktiven oder situativen Schlafstörungen im Rahmen kurzzeitiger oder vorübergehender Insomnien
2. Unterstützung anderer Therapien bei organisch oder psychisch bedingten Insomnien
3. Durchbrechen des Circulus vitiosus von schlechtem Schlaf und der Angst vor schlechtem Schlaf bei chronischen nicht-vorbehandelten Insomnien
4. Ausschleichen der Medikamente und nur unter besonderer Vorsicht auch längere Behandlung bei chronischen, vorbehandelten Insomnien

6.4.5 Verfügbare Stoffgruppen

Die vielfältigen Stoffgruppen zur medikamentösen Behandlung von Schlafstörungen werden in diesem Buch behandelt (vgl. Kapitel Borbély, S. 120 ff.).

7 Schlußbemerkungen

Das Wissen über die Hintergründe und die Behandlungsmöglichkeiten der Insomnie hat sich in den letzten 10 Jahren in Deutschland vervielfacht. Es wurde deutlich, daß die Insomnie ein komplexes, interdisziplinäres Problem darstellt. Aus diesem Grunde verlangt die Beschäftigung mit der Thematik vom Arzt erhebliche Flexibilität und die Bereitschaft zur persönlichen Entwicklung. Die lebendige Diskussion über die Verschreibung von Schlafmitteln und zahlreiche Kongreß- und Fortbildungsveranstaltungen zeigen, daß im Verständnis der Insomnie ein Wandel einzutreten scheint. Der Zusammenschluß spezialisierter Fachabteilungen in Deutschland zum „Arbeitskreis klinischer Schlafzentren" ist ein weiterer Schritt mit dem Ziel, schlafgestörten Patienten fächerübergreifend die beste Diagnostik und Therapie zu bieten. Für den niedergelassenen Arzt besteht so die Möglichkeit, sich nach Ausschöpfen seines Behandlungsfundus Unterstützung durch diese Spezialisten zukommen zu lassen. Trotz der vielen Probleme in der Diagnostik und Therapie ergibt sich damit für Patienten mit Insomnien eine gute Zukunftsperspektive.

Literatur

Adam K (1984) Are poor sleepers changed into good sleepers by hypnotic drugs? In: Hindmarch, J, Ott H, Roth T (eds) Sleep, benzodiazepines and performance. Springer, Berlin Heidelberg New York Tokyo

Agnew H, Webb WB, Williams RL (1966) The first night effect: an EEG study on sleep. Psychophysiology 2:263

Agnew H, Webb WB, Williams RL (1967) Sleep patterns in late middle aged males: an EEG study. Electroencephalogr Clin Neurophysiol 23:168–171

American Psychiatric Assosiation (APA) (1987) Diagnostisches und statistisches Manual psychischer Störungen (DSM-III-R). Deutsche Bearbeitung und Einführung von Wittchen H-U, Saß H, Zaudig M, Köhler H, Beltz, Weinheim, S 363–382

American Sleep Disorders Association (ASDA) (1990) The International Classification of Sleep Disorders: Diagnostic and Coding Manual. Allen Press, Lawrence

Ascher LM, Turner RM (1979) Paradoxical intention and insomnia: an experimental investigation. Behav Res Ther 17:408–411

Association of Sleep Disorders Centers (ASDC) (1979) Diagnostic classification of sleep and arousal disorders. Sleep 2:1–137

Ballinger C (1976) Subjective sleep disturbance at the menopause. J Psychosom Res 20:509–513

Basler K, Largo RH, Molinari L (1980) Die Entwicklung des Schlafverhaltens in den ersten fünf Lebensjahren. Helv Paediat Acta 35:211–223

Beckmann H (1985) Behandlung von Schlafstörungen in der Praxis. Therapiewoche 35:5542–5552

Beckmann H, Hippius H (1976) Gebrauch und Mißbrauch von Schlafmitteln aus der Sicht des Psychiaters. Internist 17(5):245–252

Berlin RM (1985) Psychotherapeutic treatment of chronic insomnia. Am J Psychother 39(1):68–74

Berman TM, Nino-Murcia G, Roehrs T (1990) Sleep disorders. Take them seriously. Patient Care 23:85–113

Bertelson AD, Masch JK (1986) MMPI characteristics among different types of insomnia. Sleep Res 15:90

Berti LA, Hoffmann SO (1990) Psychogene und psychoreaktive Störungen des Schlafes. Vorkommen, Typen, Ursachen und Therapie. Nervenarzt 61(1):16–27

Beutler LE, Thornby JI, Karacan I (1974) Psychological variables in the diagnosis of insomnia. In: Williams RL, Karacan I (eds): Sleep disorders: Diagnosis and treatment. Wiley & Sons, New York Chichester, pp 61–100

Bixler EO, Kales A, Leo, LA, Slye EC (1973) A comparison of subjective estimates and objective sleep laboratory findings in insomniac patients. Sleep Res 2:143

Bixler EO, Kales A, Soldatos CR, Kales J, Healy S (1979) Prevalence of sleep disorders: a survey of the Los Angeles metropolitan area. Am J Psychiatry 136:1257–1262

Bixler EO, Kales J, Kales A, Jacoby JA, Soldatos CR (1985) Rebound insomnia and elemination half-life: assessment of individual subject response. J Clin Pharmacol 25(2):115–124

Bonnet MH (1984) The restoration of performance following sleep deprivation in geriatric normal and insomniac subjects. Sleep Res 13:188

Bootzin RR (1972) A stimulus control treatment for insomnia. Proceedings of the American Psychological Association, Honolulu, Hawaii, Sept 1–9, pp 395–396

Bootzin RR, Nicassio PM (1978) Behavioral treatments for insomnia. Prog Behav Med 6:1–45

Bootzin RR, Engle-Friedman M, Hazelwood L (1983) Insomnia. In: Lewinsohn PM, Teri L (eds) Clinical geropsychology: New directions assessment and treatment. Pergamon Press, New York, pp 81–115

Borbely AA (1984a) Das Geheimnis des Schlafs. dtv, München

Borbely AA (1984b) Schlafgewohnheiten, Schlafqualität und Schlafmittelkonzum der Schweizer Bevölkerung. Ergebnisse einer Repräsentativumfrage. Schweiz Ärztezeitung 34:1606–1613

Borbely AA (1986) Schlafmittel und Schlaf. Übersicht und therapeutische Richtlinien. Ther Umsch 43:509–516

Borkovec TD (1982) Insomnia. J Consult Clin Psychol 50:880–895

Buysse DJ, Reynolds CF (1990) Insomnia. In: Thorpy MJ (ed) Handbook of sleep disorders. Dekker, New York, pp 375–433

Carskadon MA, Dement WC, Mitler MM, Guilleminault C, Zarcone VP, Spiegel R (1976) Self-reports versus sleep laboratory findings in 122 drug-free subjects with complaints of chronic insomnia. Am J Psychiatry 133:1382–1388

Carskadon MA, Brown E, Dement WC (1982) Sleep fragmentation in the elderly: relationship to daytime sleep tendency. Neurobiol Aging 3:321–327

Cartwright RD (1983) Rapid eye movement sleep characteristics during and after mood-disturbing events. Arch Gen Psychiatry 40:197–201

Church MW, Johnson LC (1979) Mood and performance of poor sleepers during repeated use of flurazepam. Psychopharmacology 61:309–316

Cirignotta F, Mondini S, Zucconi M, Lenzi PL, Lugaresi E (1985) Insomnia: An epidemiological survey. Clin Neuropharmacol 8 (Suppl 1):49–54

Cleghorn JM, Bellissimo A, Kaplan RD, Szatmari P (1983) Insomnia. II. Assessment and treatment of chronic insomnia. Can J Psychiatry 28(5):347–353

Coates TJ, Killen JD, Silverman S, George J, Marchini E, Hamilton S, Thoresen CE (1983) Cognitive activity, sleep disturbance and stage specific differences between recorded and reported sleep. Psychophysiology 20:243–250

Coursey RD, Buchsbaum M, Frankel BL (1975) Personality measures and evoked responses in chronic insomniacs. J Abnorm Psychol 84:239–249

Coursey RD, Frankel BL, Gaarder KR, Mott DE (1980) A comparison of relaxation techniques with electrosleep therapy for chronic sleep-onset insomnia. A sleep-EEG-study. Biofeedback Self Regul 5:57–73

Crisp AH, Stonehill E (1976) Sleep, nutrition and mood. Wiley & Sons, London

Degkwitz R, Helmchen H, Kochott G, Membour W (1979) Diagnoseschlüssel und Glossar psychiatrischer Krankheiten. Korrigiert nach der 9. Revision der ICD (= International Classification of Diseases). Springer, Berlin Heidelberg New York

Dement WC (1983) Rational basis for the use of sleeping pills. Pharmacology 27 (Suppl 2):3–38

Dement WC, Seidel W, Carskadon MA (1982) Daytime alertness, insomnia and benzodiazepines. Sleep 5:528–545

Dement WC, Seidel W, Carskadon MA (1984) Issues in the diagnosis and treatment of insomnia. Psychopharmacology (Suppl) 1:11–43

Dettli L (1983) Benzodiazepines in the treatment of insomnia: pharmacokinetic considerations. In: Costa E (ed) The benzodiazepines: From molecular biology to clinical practice. Raven Press, New York, pp 201–223

Dilling H (1985) Schlafstörungen aus psychiatrischer Sicht. Therapiewoche 35:1713–1722

Dilling H, Weyerer S (1978) Epidemiologie psychischer Störungen und psychiatrische Versorgung. Urban & Schwarzenberg, München

Dube S, Jones DA, Bell J, Davies A, Ross E, Sitaram N (1986) Interface of panic and depression: Clinical and sleep EEG correlates. Psychiatry Res 19(2):119–133

Engel RR, Engel-Sittenfeld P (1980) Schlafverhalten, Persönlichkeit und Schlafmittelgebrauch von Patienten mit chronischen Schlafstörungen. Nervenarzt 51:22–29

Engel RR, Knab B (1985) Theoretische Vorstellungen zur Genese von Schlafstörungen. In: Vaitl D, Knapp TW, Birbaumer N (Hrsg) Psychophysiologische Merkmale klinischer Symptome, Bd I: Psychophysiologische Dysfunktionen. Beltz, Weinheim, S 128–142

Engel-Sittenfeld P, Engel RR, Huber PM, Zangl K (1980) Wirkmechanismen psychologischer Therapieverfahren bei der Behandlung chronischer Einschlafstörungen. Z Klin Psychol 9:1–19

Erman MK (1989) An overview of sleep and insomnia. Hosp Pract 23 (Suppl 2):11

Espie CA, Lindsay WR (1985) Paradoxical intention in the treatment of chronic insomnia: Six case studies illustrating variability in therapeutic response. Behav Res Ther 23(6):703–709

Faust V, Hole G (1980) Der gestörte Schlaf (I): Zur Diagnose der Schlafstörungen. Z Allgemeinmed 35/36:2423–2436

Feinberg J, Carlson VR (1968) Sleep variables as a function of age in man. Arch Gen Psychiatry 18:239–250

Feinberg J, Fein G, Floyd T, Aminoff M (1983) Delta (0,5–3 Hz) EEG waveforms during sleep in young and elderly normal subjects. In: Chase M, Weitzman E (eds) Sleep disorders: Basic and clinical research. Spectrum, New York, pp 449–462

Finke J, Schulte W (1979) Schlafstörungen. Thieme, Stuttgart

Fletcher DJ (1986) Coping with insomnia. Postgrad Med 69:265–274

Fogle DO, Dyal JA (1978) Paradoxical giving up and the reduction of sleep performance and anxiety in chronic insomniacs. Psychother Theory Res Pract 20:21–30

Ford DE, Kamerow DB (1989) Epidemiologic study of sleep disturbances and psychiatric disorders. An opportunity for prevention? JAMA 262:1479–1484

Frankel BL, Coursey RD, Buchbinder R, Snyder F (1976) Recorded and reported sleep in chronic primary insomniacs. Arch Gen Psychiatry 33:615–623

Fredrickson PA, Krüger BR (1989) Insomnia associated with specific polysomnographic findings. In: Kryger MH, Roth T, Dement WC (eds) Principles and practice of sleep medicine. Saunders, Philadelphia, pp 324–331

Freedman R, Hauri PJ, Coursey R, Frankel B (1978) Behavioral treatment of insomnia. A colloborative study. Sleep Res 7:179

Freedman RR (1986) EEG power spectra in sleep-onset insomnia. Electroencephalogr Clin Neurophysiol 63(5):408–413

Freedman RR, Papsdorf JD (1976) Biofeedback and progressive relaxation treatment of sleep onset insomnia: A controlled all-night investigation. Biofeedback Self Regul 1:253–271

Ganguli R, Reynolds CF, Kupfer DJ (1987) Electroencephalographic sleep in young, never-medicated schizophrenics: A comparison with delusional and nondelusional depressives and with healthy controls. Arch Gen Psychiatry 44:36–44

Gerard P, Collins K, Dore C, Exton-Smith A (1978) Subjective characteristics of sleep in the elderly. Age Aging (Suppl)7:55–63

Gillin J, Sitaram N, Wehr T et al. (1984) Sleep and affective illness. In: Post R, Ballenger J (eds) Neurobiology of mood disorders. Williams & Wilkins, Baltimore, pp 157–189

Gnirss F, Schneider-Helmert D, Schenker J, Winkler V (1978) Schlafstörungen bei psychisch Kranken. Nervenarzt 49:394–401

Goldfried MR, Davison GC (1979) Klinische Verhaltenstherapie. Springer, Berlin Heidelberg New York

Görtelmeyer R (1986) Schlaffragebogen A und B. Selbstbeurteilungsskala. In: Collegium Internationale Psychiatriae Scalarum. Beltz, Weinheim

Hajak G, Rüther E (1991) Chronische Insomnien. In: Steinberg R (Hrsg) Schlaf. Tilia, Klingenmünster, S 60–64

Hartmann E (1973) The functions of sleep. Yale University Press, New Haven

Haskell EH, Palca JW, Walker JM, Berger RJ, Heller HC (1981) The effects of high and low ambient temperatures on human sleep stages. Electroencephalogr Clin Neurophysiol 51:494–501

Hauri PJ (1968) Effects of evening activity on early night sleep. Psychophysiology 4(3):267–277

Hauri PJ (1979) What can insomniacs tell us about the functions of sleep? In: Drucker-Colin RR, Shkurovich M, Sterman MB (eds) The functions of sleep. Academic Press, New York, pp 251–271

Hauri PJ (1981) Treating psychophysiology insomnia with biofeedback. Arch Gen Psychiatry 38:752–758

Hauri PJ (1982) Evaluating disorders of initiating and maintaining sleep (DIMS). In: Guilleminault C (ed) Sleeping and waking disorders. Indications and techniques. Addison Wesley, Menlo Park/CA, pp 225–244

Hauri PJ (1983) A cluster analysis of insomnia. Sleep 6(4):326–338

Hauri PJ (1989a) Primary insomnia. In: Kryger MH, Roth T, Dement WC (eds) Principles and practice of sleep medicine. Saunders, Philadelphia, pp 442–447

Hauri PJ (1989b) Verhaltenstherapie bei Schlafstörungen. In: Meier-Ewert K, Schulz H (Hrsg) Schlaf und Schlafstörungen. Springer, Berlin Heidelberg New York Tokyo, S 147–155

Hauri PJ, Hawkins DR (1973) Alpha-Delta-Sleep. Electroencephalogr Clin Neurophysiol 34:233–237

Hauri PJ, Olmstead E (1980) Childhood-onset insomnia. Sleep 3:59–66

Hauri PJ, Orr WC (1982) Current concepts: The sleep disorders. Upjohn, Kalamazoo

Hauri PJ, Olmstead E (1983) What is the moment of sleep onset for insomniacs. Sleep 6(1):10–15

Hauri PJ, Fisher J (1986) Persistent psychophysiologic (learned) insomnia. Sleep 9(1):38–53

Hauri PJ, Percy L, Hellekson C, Hartman E, Russ D (1982) The treatment of psychophysiologic insomnia with biofeedback: a replication study. Biofeedback Self Regul 7:223–235

Hauri PJ, Friedman M, Ravaris CL (1989) Sleep in patients with spontaneous panic attacks. Sleep 12(4):323–337

Hayashi Y, Otano E, Endo S, Watanabe H (1979) The all-night polygraphics for healthy aged persons. Sleep Res 8:122

Haynes SN, Adams AE, West S, Kamens L, Safranek R (1982) The stimulus control paradigm in sleep – onset insomnia: A multimethod assessment. J Psychosom Res 26(3):333–339

Hermann-Maurer EK, Schneider-Helmert D, Zimmermann A, Schönberger GA (1990) Diagnostisches Inventar nach DSM-III bei Patienten mit schweren Schlafstörungen. Nervenarzt 61(1):28–33

Hindmarch J, Ott H, Roth T (1984) Sleep benzodiapezines and performance. Springer, Berlin Heidelberg New York Tokyo

Hoff P, Lund R, Nedopil N, Rüther E, Steinberg R, Voigtländer C (1983) Differential diagnosis of chronic hyposomnia. APSS Meeting, Bologna 1983

Hoffmann SO (1980) Psychodynamic und Therapie von Schlafstörungen. Internist Prax 20:495–500

Hohagen F, Berger M (1989) Differentialdiagnose der Schlafstörungen. In: Hippius H, Lauter H, Greil W (Hrsg) Psychiatrie für die Praxis, Bd 10. Der gestörte Schlaf. MMV, München

Hohagen F, Graßhoff U, Schramm E, Riemann D, Weyerer S, Berger M (1991) Häufigkeit von Schlafstörungen in der allgemeinen Praxis. Praxis Klin Verhaltensmed Rehabil 15:177–182

Horne JA, Östberg O (1976) A self-assessment questionaire to determine morningness-eveningness in human circadian rhythms. Int J Chronobiol 4:97–110

Horne JA, Reid AJ (1985) Night-time sleep EEG changes following body heating in a warm bath. Electroencephalogr Clin Neurophysiol 60(2):154–157

Hudson JJ, Lipinski JF, Frankenburg FR, Grochocinski VJ, Kupfer DJ (1988) Electroencephalographic sleep in mania. Arch Gen Psychiatry 45(3):267–273

Insel T, Gillin J, Moore A, Mendelson W, Loewenstein R, Murphy D (1982) The sleep of patients with obsessive-compulsive disorder. Arch Gen Psychiatry 39:1372–1377

Jacobson E (1938) Progressive relaxation. University of Chicago Press, Chicago

Kales A, Scharf MB (1978) Rebound insomnia: A new clinical syndrome. Science 201:1039–1041

Kales A, Kales JD (1984) Evaluation and treatment of insomnia. Oxford University Press, New York

Kales A, Bixler EO, Scharf MB (1973) A comparison of home telemetry and sleep laboratory recordings with insomniac patients. Sleep Res 2:178

Kales A, Kales JD, Bixler EO (1974) Insomnia: an approach to management and treatment. Psychiatr Ann 4:28–43

Kales A, Bixler EO, Caldwell AB, Healy S, Preston TA, Kales JD (1978) Further evaluation of MMPI findings in insomnia: comparison of insomniac patients and normal controls. Sleep Res 7:189

Kales A, Soldatos CR, Kales JD (1980) Taking a sleep history. Am Fam Physician 22:101–108

Kales A, Kales JD, Soldatos CR (1982) Insomnia and other sleep disorders. Med Clin North Am 66(5):971–991

Kales A, Caldwell AB, Soldatos CR, Bixler EO, Kales JO (1983a) Biopsychobehavioral correlates of insomnia, part II: Pattern specificity and consistancy with the Minnesota multiphasic personality inventory. Psychosom Med 45(4):341–356

Kales A, Soldatos CR, Bixler EO, Kales JD (1983b) Early morning insomnia with rapidly eleminated benzodiazepines. Science 220:95–97

Kales A, Soldatos CR, Bixler EO, Kales JD (1983c) Rebound insomnia and rebound anxiety: a review. Pharmacology 26:121–137

Kanfer FM, Goldstein AP (1977) Möglichkeiten der Verhaltensänderung. Urban & Schwarzenberg, München

Karacan I, Thornby JI, Anch M, Holzer CH, Warheit G, Schwabe J, Williams R (1976) Prevalence of sleep disturbance in a primarily urban. Florida county. Soc Sci Med 10:239–244

Karasu TB (1978) Psychotherapy with the somatically ill patient. In: Karasu TB, Steinmüller RI (eds) Psychotherapeutics in medicine. Grune & Stratton, New York

Killen J, Coates TJ (1984) The complaint of insomnia: what is it and how do we treat? Franks CM (ed) New developments in behavior therapy: From research to clinical application. Haworth Press, New York, pp 377–408

Knab B (1989) Schlafstörungen. Kohlhammer, München

Knab B, Engel RR (1988) Preception of waking and sleeping: implications for the evaluation of insomnia. Sleep 11:265–272

Kripke DF, Simons RN, Garfinkel L, Hammond EC (1979) Short and long sleep and sleeping pills. Is increased mortality associated? Arch Gen Psychiatry 36:103–116

Kripke DF, Ancoli-Israel S, Mason W (1983) Sleep related mortality and morbidity in the aged. In: Case MH, Weitzman EG (eds) Sleep disorders basic and clinical research, vol 8. MTP Press, Lancaster, pp 415–429

Kubicki ST, Engfer A (1988) Schlaf- und Schlafmittelforschung. Vieweg, Braunschweig

Lacks P (1987) Behavioral treatment for persistent insomnia. Pergamon Press, New York

Lacks P, Rotert M (1986) Knowledge and practice of sleep hygiene techniques in insomniacs and good sleepers. Behav Res Ther 23(3):365–368

Lacks P, Bertelson AD, Gans L, Kunkel J (1983a) The effectiveness of three behavioral treatments for different degrees of sleep-onset insomnia. Behav Ther 14:593–605

Lacks P, Bertelson AD, Sugerman J, Kunkel J (1983b) The treatment of sleep-maintenance insomnia with stimulus-control techniques. Behav Res Ther 21(3):291–295

Ladouceur R, Gros-Louis Y (1986) Paradoxial intention vs stimulus control in the treatment of severe insomnia. J Behav Ther Exp Psychiatry 17(4):267–269

Leutner V (1990) Schlaf, Schlafstörungen, Schlafmittel. Editiones Roche, Basel

Levin B, Bertelson AD, Lacks P (1984) MMPI differences among mild and severe insomniacs and good sleepers. J Pers Assess 48(2):126–129

Levy AB, Dixon KN, Schmidt H (1988) Sleep architecture in anorexia nervosa and bulimia. Biol Psychiatry 23(1):99–101

Lichstein KL, Fischer SM (1985) Insomnia. In: Hersen M, Bellack AS (eds) Handbook of clinical behavior therapy with adults. Plenum Press, New York, pp 319–352

Lindemann H (1975) Überleben im Streß. Autogenes Training. Mosaik Verlag, München

Linkowski P, Kerkhofs M, Rielaert C, Mendlewicz J (1986) Sleep during mania in manic-depressive males. Eur Arch Psychiatr Neurol Sci 235(6):339–341

Lugaresi E, Zucconi M, Bixler EO (1987) Epidemiology of sleep disorders. Psychiatric Ann 17:446–453

Lund R, Hoff P (1985) Umgang mit dem schlafgestörten Patienten. In: Helmchen H, Hippius H (Hrsg) Psychiatrie für die Praxis, Bd 1. MMV, München, S 45–49

Lund R, Rüther E (1984) Medikamentöse Behandlung von Schlafstörungen. Internist 25:543–546

Lund R, Rüther E (1985) Chronische Hyposomnie. In: Faust V (Hrsg) Schlafstörungen. Hippokrates, Stuttgart, S 76–83

Marchini EJ, Coates TJ, Magistad JG, Waldum SJ (1983) What do insomniacs do, think and feel during the day? A preliminary study. Sleep 6(2):147–155

McGhie A, Russell SM (1962) The subjective assessment of normal sleep patterns. J Ment Sci 108:642–654

Meichenbaum D (1979) Cognitive-behavior modification: An integrative approach. Plenum Press, New York

Meier-Ewert K (1989) Tagesschläfrigkeit. Edition Medizin, VCH Verlagsgesellschaft, Weinheim

Mellinger GD, Balter MB, Uhlenhut EH (1985) Insomnia and its treatment. Prevalence and correlates. Arch Gen Psychiatry 42:225–232

Mendelson WB (1980) The use and misuse of sleeping pills. A clinical guide. Plenum Press, New York

Mendelson WB (1987a) Human sleep: Research and clinical care. Plenum Press, New York

Mendelson WB (1987b) Pharmacotherapy of insomnia. Psychiatr Clin North Am 10(4):555–563

Mendelson WB (1990) Hypnotics in the treatment of chronic insomnia. In: Thorpy MJ (ed) Handbook of sleep disorders. Dekker, New York, pp 737–753

Mendelson WB, Garnett D, Gillin JC, Weingartner H (1984a) The experience of insomnia and daytime and nighttime functioning. Psychiatry Res 12(3):235–250

Mendelson WB, Garnett D, Linnoila M (1984b) Do insomniacs have impaired daytime functioning. Biol Psychiatry 19(8):1261–1264

Mendelson WB, James SP, Garnett D, Sack DA, Rosenthal NE (1986) A psychophysiological study of insomnia. Psychiatry Res 19(4):267–284

Merlotti L, Roehrs F, Zorick E, Stepanski E, Russo L, Roth R (1988) Rebound insomnia, duration of administration, and individual differences. Sleep Res 17:52

Miles L (1982) Sleep questionaire. In: Guilleminault C (ed) Sleeping and waking disorders. Indication and techniques. Addison-Wesley, Menlo Park/CA, pp 383–413

Miles LE, Dement WC (1980a) Sleep and aging. Sleep 3:119–220

Miles LE, Dement WC (1908b) Objective sleep parameters in elderly men and women. Sleep 3(2):131–151

Morin CM, Kwentus JA (1990) Behavioral and pharmacological treatments for insomnia. Am Behav Med 10:91–110

National Institute of Mental Health (MIMH) (1984) Consensus conference report: drugs and insomnia – the use medication to promote sleep. JAMA 251:2410–2414

Nedopil N, Rüther E (1984) Medikamentöse Therapie von Schlafstörungen. Münch Med Wochenschr 126:290–291

Nedopıl N, Rüther E (1985) Medikamentöse Behandlung von Schlafstörungen. In: Helmchen H, Hippius H (Hrsg) Psychiatrie für die Praxis, Bd 1. MMV, München, S 41–44

Nicassio PM, Bootzin R (1974) A comparison of progressive relaxation and autogenic training as treatments for insomnia. J Abnorm Psychol 83:253–260

Nicassio PM, Buchanan DC (1981) Clinical application of behavior therapy for insomnia. Compr Psychiatry 22:512–521

Nicassio PM, Boylan MB, McCabe TG (1982) Progressive relaxation, EMG biofeedback and biofeedback placebo in the treatment of sleep-onset insomnia. Br J Med Psychol 55:159–166

Nicassio PM, Pate JK, Mendlowitz DR, Woodward N (1985) Insomnia: nonpharmacologic management by private practice physicians. South Med J 78(5):556–560

Nicholson AN, Stone BM (1980) Heterocyclic amphetamine derivates and caffeine on sleep in man. Br J Clin Pharmacol 9:105–203

Parkes JD (1985) Sleep and its disorders. Saunders, Philadelphia

Parson M (1986) Fits and other causes of loss of consciousness while driving. QJ Med 227:295–303

Partinen M, Eskelinen L, Tuomi K (1984) Complaints of insomnia in different occupations. Scand J Work Environ Health 10:467–469

Pelzer E, Lund R, Rüther E (1987) Twenty-four-hour investigations on neuroendocrine rhythmus in chronic insomnia. 5th Int Congress of Sleep Research, Copenhagen (Abstract Book 559)

Pena de la A (1978) Toward a psychophysiologic conceptualization of insomnia. In: Williams RL, Karacan I (eds) Sleep disorders, diagnosis and treatment: Wiley & Sons, New York, Chichester, pp 101–144

Pena de la A, Flickinger R, Mayfield D (1977) Reverse first-night effect in chronic poor sleepers. Sleep Res 6:166–167

Piel E (1985) Schlafschwierigkeiten und soziale Persönlichkeit. Einige sozialempirische Daten. In: Faust V (Hrsg) Schlafstörungen. Hippokrates, Stuttgart, S 14–26

Prinz PN (1977) Sleep patterns in the healthy aged: relationship with intellectual function. J Gerontol 32:179–186

Prinz PN, Raskind M (1978) Aging and sleep disorders. In: Williams R, Karacan I (eds) Sleep disorders: Diagnosis and treatment. Wiley & Sons, New York, Chichester, pp 303–321

Puder R, Lacks P, Bertelson AD, Storandt M (1983) Short term stimulus control treatment of insomnia in older adults. Behav Ther 14:424–429

Rapaport J, Elkins R, Langer D et al. (1981) Childhood obsessive compulsive disorder. Am J Psychiatry 138:1545–1554

Rechtschaffen A, Kales A (1968) A manual for standard terminology, techniques and scoring system for sleep stages of human subjects. Public Health Service, US Government, Printing Office, Washington DC

Regestein QR (1987) Specific effects of sedative hypnotic drugs in the treatment of incapacitating chronic insomniacs. Am J Med 83(5):909–916

Regestein QR, Reich P (1983) Incapacitating childhood-onset insomnia. Compr Psychiatry 24(3):244–248

Reynolds CF, Kupfer DJ (1987) Sleep research in affective illness: State of the art circa 1987. Sleep 10(3):199–215

Reynolds CF, Kupfer DJ, Taska LS, Hoch CL, Sewitch DE, Spiker DG (1985) Sleep of healthy seniors: a revisit. Sleep 8(1):20–29

Roehrs TA, Zorick FJ, Sicklesteel R, Wittig RM, Roth T (1983) Excessive daytime sleepiness associated with insufficient sleep. Sleep 6(4):319–325

Roehrs TA, Zorick FJ, Wittig RM, Roth T (1986) Dose determinants of rebound insomnia. Br J Clin Pharmacol 22(2):143–147

Roffwarg HP, Muzio JN, Dement WC (1966) Ontogenetic development of the human sleep-dream cycle. Science 152:604–619

Rudestam KE (1980) Methods of Self-Change. Brooks/Cole Publ Monterey/CA, pp 1–255

Rudolf GA (1985) Der Schlaf bei endogenen Psychosen. In: Faust V (Hrsg) Schlafstörungen. Hippokrates, Stuttgart, S 94–100

Rudolf GA (1990) Der Stellenwert der in Behandlung von Schlafstörungen verwendeten Hypnotika. In: Rudolf GA, Engfer A (Hrsg) Schlafstörungen in der Praxis. Diagnostische und therapeutische Aspekte. Vieweg, Braunschweig, S 48–61

Rüther E (1984) Wann Schlafmittel? Arzneimittelverordnung in der Praxis 5/84

Rüther E (1986) Benzodiazepine zur Behandlung von Schlafstörungen. In: Hippius H, Engel RR, Laakmann G (Hrsg) Benzodiazepine. Springer, Berlin Heidelberg New York Tokyo, S 101–107

Rüther E, Engfer A (1988) Schlafstörungen: Häufigkeit – Ursachen – medikamentöse Behandlung. In: Kubicki ST, Engfer A (Hrsg) Schlaf- und Schlafmittelforschung. Neue Ergebnisse und therapeutische Konsequenzen. Vieweg, Braunschweig, S 9–20

Schindler L, Hohenberger E (1985) Verhaltenstherapie als Alternative zur Behandlung von Schlafstörungen. In: Faust V (Hrsg) Schlafstörungen. Hippokrates, Stuttgart, S 137–143

Schneider-Helmert D (1985) Klassifikation und Differentialdiagnose der verschiedenen Schlafstörungen. In: Faust V (Hrsg) Schlafstörungen. Hippokrates, Stuttgart, S 9–13

Schubert FC (1986) Kognitive Therapie psychogener Schlafstörungen: Ein Erklärungs- und Handlungsansatz. Psychiatr Prax 13(1):1–9

Sewitch DE (1987) Slow wave sleep deficiency insomnia: A problem in thermo-down regulation at sleep onset. Psychophysiology 24(2):200–215

Shapiro CM, Warren PM, Trinder J, Paxton SJ, Oswald I, Flenley PC, Catterall JR (1984) Fitness facilitates sleep. Eur J Appl Physiol 53(1):1–4

Soldatos CR, Kales A, Kales JD (1979) Management of insomnia. Ann Rev Med 30:301–312

Soldatos CR, Kales JD, Tjiavw-Ling T, Kales A (1987) Classification of sleep disorders. Psychiatr Ann 17:454–458

Spiegel R (1981) Sleep and sleeplessness in advanced age. Spectrum, New York

Spiegel R (1987) Schlaf-Wach-Funktionen im höheren Lebensalter. In: Hippius H, Rüther E, Schmauß M (Hrsg) Schlaf-Wach-Funktionen. Springer, Berlin Heidelberg New York Tokyo, S 77–89

Spiegel R, Köberle S, Allen SR (1986) Significance of slow wave sleep: considerations from a clinical viewpoint. Sleep 9(1):66–79

Spielman AJ, Saskin P, Thorpy MJ (1983) Sleep restriction treatment of insomnia. Sleep Res 12:286

Spielman AJ, Saskin P, Thorpy MJ (1984) Sleep restriction therapy for chronic insomnia. Outcome as a function of pre-treatment total sleep time. Sleep Res 13:167

Spielman AJ, Caruso LS, Glovinsky PB (1987a) A behavioral perspective on insomnia treatment. Psychiatr Clin North Am 10(4):541–553

Spielman AJ, Saskin P, Thorpy MJ (1987b) Treatment of chronic insomnia by restriction of time in bed. Sleep 10(1):45–56

Steinberg R, von Oefele K (1985) Differentialdiagnose von Schlafstörungen. In: Helmchen H, Hippius H (Hrsg) Psychiatrie für die Praxis, Bd 1. MMV, München, S 33–40

Steinberg R, Einhäupl K, Hippius H, Hoff P, Nedopil N, von Oefele K, Rüther E (1984a) Chronische Hyposomnien in der Schlafambulanz. Nervenarzt 55(9):471–476

Steinberg R, Hippius H, Nedopil N, Rüther E (1984b) Aspekte der modernen Schlafforschung. Nervenarzt 55(9):461–470

Steinberg R, Brenner PM, Lund R, Rüther E (1987) Behandlung chronischer Insomnien. In: Hippius H, Rüther E, Schmauß M (Hrsg) Schlaf-Wach-Funktionen. Springer, Berlin Heidelberg New York Tokyo, S 131–143

Steinmark SW, Borkovec TD (1954) Active and placebo treatments effects on moderate insomnia and positive demand instructions. J Abnorm Psychol 83:157–163

Sterman MB (1981) EEG biofeedback. Physiological behavior modification. Neurosci Biobehav Rev 5:405–412

Sugarman JL, Stern JA, Walsh DR (1985) Daytime alterness in subjective and objective insomnia: Some preliminary findings. Biol Psychiatry 20:741–750

Sussmann N (1988) Anxiety disorders. Psychiatr Ann 18:134–189

Tan TL, Kales JD, Soldatos CR, Bixler EO (1984) Biopsychobehavioral correlates of insomnia IV. Diagnosis based on DSM-III. Am J Psychiatry 141:357–363

Thiessen GJ, Lapointe AC (1983) Effect of continous traffic noise on percentage of deep sleep, waking and sleep latency. J Acoust Soc Am 73:225–229

Thoresen CE, Coates TJ, Kirmil-Gray K, Rosekind MR (1981a) Behavioral self-management in treating sleep-maintenance insomnia. J Behav Med 4:41–53

Thoresen CE, Rosekind MR, Burnett KF, Stavosky J, Jacobsen S, Dexter G, Miles L (1981b) Ambulatory, physiological monitoring in the natural environment of normal and sleep disturbed subjects with latency, maintenance and combined complaints. Sleep Res 10:237

Thorpy MJ (1990) Disorders of arousal. In: Thorpy MJ (ed) Handbook of sleep disorders. Dekker, New York, pp 531–549

Trinder J (1988) Subjective insomnia without objective findings: a pseudo diagnostic classification? Psychol Bull 103(1):87–94

Tune GS (1968) Sleep and wakefulness in normal human adults. Br J Med Psychol 2:269

Tune GS (1969) The influence of age and temperament on the adult human sleep-wakefulness pattern. Brit J Psychol 60:431–441

Turner RM, Ascher LM (1979) Controlled comparison of progressive relaxation, stimulus control and paradoxical intention therapies for insomnia. J of Cons and Clin Psychol 47:500–508

Vitiello MV, Prinz NP, Halter JB (1983) Sodium-restricted diet increases nighttime plasma norepinephrine and impairs sleep patterns in man. J Clin Endocrinol Metab 56(3):553–556

Wagner DR (1990) Circadian rhythm sleep disorders. In: Thorpy MJ (ed) Handbook of sleep disorders. Dekker, New York, pp 493–527

Walsh BT, Goetz R, Roose SP, Fingeroth S, Glassman AM (1985) EEG monitored sleep in anorexia nervosa and bulimia. Biol Psychiatry 20(9):947–956

Webb WB, Bonnet MH (1978) The sleep of "morning" and "evening" types. Biol Psychol 7:29–35

Webb WB, Campbell S (1980) Awakenings and the return to sleep in an older population. Sleep 3:41–46

WHO Center for Classification of Diseases for North America (1978) International Classification of Diseases, 9th Revision, Clinical Modification (ICD-9-CM). National Center for Health Statistics. Edward Brothers Inc, Ann Harbour

Williams RL (1978) Sleep disturbances in various medical and surgical conditions. In: Williams RL, Karacan I (eds) Sleep disorders: Diagnosis and treatment. Wiley & Sons, New York, Chichester, pp 285–301

Williams RL, Karacan I, Hursch C (1974) Electroencephalography (EEG) of human sleep: Clinical applications. Wiley & Sons, New York, Chichester

Zarcone V (1989) Sleep abnormalities in schizophrenia. In: Kryger MH, Roth T, Dement WC (eds) Principles and practice of sleep medicine. Saunders, Philadelphia, pp 422–423

Zepelin H (1973) A survey of age differences in sleep patterns and dream recall among well-educated men and women. Sleep Res 2:81

Zwart CA, Lisman SA (1979) Analysis of stimulus control treatment of sleep-onset insomnia. J Consult Clin Psychol 47:113–118

Die Beeinflussung des Schlafs durch Hypnotika*

A. A. Borbély

1 Einleitung

Unter den therapeutisch erwünschten pharmakologischen Wirkungen auf den Schlaf ist in erster Linie die schlaffördernde Wirkung von Schlafmitteln zu nennen. Diese Pharmaka sollen den Schlaf nachts begünstigen, die Vigilanz jedoch tagsüber nicht beeinträchtigen. Hypnotika bilden den Hauptgegenstand der Ausführungen in diesem Kapitel. Eine zweite Gruppe von Pharmaka wird therapeutisch eingesetzt, um die gegenteilige Wirkung zu erzielen. Von ihnen erwartet man, daß sie die Tagesvigilanz erhöhen, ohne den Nachtschlaf zu stören. Ihre Indikation umfaßt die relativ selten auftretenden Wachstörungen wie die Narkolepsie und andere Hypersomnien (s. Kapitel Hohagen und Schönbrunn, S. 166 ff.). Da diese Pharmaka den Schlaf höchstens indirekt beeinflussen, werden sie in dieser Übersicht nicht besprochen. Schließlich müssen noch zahlreiche Pharmaka verschiedenster Klassen erwähnt werden, die im Sinne einer unerwünschten Wirkung auch den Nachtschlaf oder die Tagesvigilanz beeinträchtigen können. Auch in dieser Hinsicht sei auf die einschlägige Literatur über Nebenwirkungen und Kapitel Rühle (S. 243 ff.) verwiesen.

In diesem Kapitel werden die Einteilung hypnotisch wirksamer Substanzen sowie die erwünschten und unerwünschten Wirkungen der eigentlichen Hypnotika dargelegt. Anschließend werden neue Ergebnisse über die Beeinflussung von Schlaf, Schlafarchitektur und Schlaf-EEG durch Hypnotika diskutiert und abschließend neuere Entwicklungen besprochen. Zu Fragen der Indikation von Hypnotika, der nichtpharmakologischen Therapiemöglichkeiten von Insomnien und anderer klinisch-therapeutischer Aspekte sei auf die Übersichtsarbeit von Gillin u. Byerley (1990) und Kapitel Hajak (S. 67 ff.) verwiesen. Die Interaktionen von Schlafmitteln und Schlafphysiologie werden in einem Konsensusbericht diskutiert (Borbély et al. 1991).

---

* Die Arbeiten des Autors wurden durch den Schweizerischen Nationalfonds unterstützt.

2 Einteilung und Übersicht

2.1 Schlafmittel, Neuroleptika und Antidepressiva

Tabelle 1 gibt eine Übersicht über Pharmaka und „Naturpräparate", die zur Schlafförderung verwendet werden. Nur die ersten zwei Gruppen sind Hypnotika im engeren Sinn. Unter ihnen nimmt die heute am weitesten verbreitete Klasse der Benzodiazepinrezeptoragonisten (Borbély 1984) eine führende Stellung ein, und hat die älteren Nicht-Benzodiazepine in den Hintergrund gedrängt. In der zweiten Gruppe sind die älteren Hypnotika aufgeführt. Unter ihnen waren es die Barbiturate, die in der ersten Hälfte unseres Jahrhunderts eine marktbeherrschende Position innehatten. Die später entwickelten, „barbituratfreien" Präparate, zu denen die Piperidindione und das Methaqualon gehören, zeigten keine entscheidenden Vorteile und konnten sich nicht durchsetzen.

In der dritten Gruppe sind verschiedene Pharmaka mit sedativer Wirkung aufgeführt, die zuweilen als Hypnotika verwendet werden. An erster Stelle sind hier die Tranquilizer zu erwähnen, die größtenteils zur Benzodiazepinklasse gehören, und deren Eigenschaften jenen der Benzodiazepinrezeptoragonisten sehr ähnlich sind. Neuroleptika und gewisse Antidepressiva können wegen ihrer sedativen Wirkung Schlafstörungen, die besonders im Zusammenhang mit psychiatrischen Erkrankungen auftreten, günstig beeinflussen. Gewisse Antihistaminika (z. B. Diphenhydramin und Doxylamin) werden zuweilen wegen ihrer sedativen Komponente als Schlafmittel eingesetzt, wobei die hypnotische Wirksamkeit eher beschränkt ist (Roth et al. 1987; Borbély u. Youmbi-Balderer 1988) und unangenehme anticholinerge Nebenwirkungen auftreten können.

Neuroleptika und gewisse Antidepressiva wirken sedativ. Die Anwendung dieser Psychopharmaka zur Behandlung von Schlafstörungen ist indessen in bezug auf Wirksamkeit und Risiken ungenügend dokumentiert und kann deshalb im allgemeinen für diese Indikation nicht empfohlen werden (Gillin and Byerley 1990).

Neuroleptika sind die Mittel der ersten Wahl zur Therapie von Schlafstörungen, die als Symptom der Schizophrenie auftreten. Die relativ häufigen un-

Tabelle 1. Präparate mit hypnotischer Wirkung

I.	Hypnotika der Klasse der Benzodiazepinrezeptoragonisten (s. Tabelle 2)
II.	Ältere Hypnotika Choralhydrat, Barbiturate, Methaqualon
III.	Andere Psychopharmaka mit sedativer Wirkung (Tranquilizer, gewisse Antidepressiva, Neuroleptika, gewisse Antihistaminika, Clomethiazol)
IV.	„Naturpräparate" (Valeriana, L-Tryptophan)

erwünschten Wirkungen (extrapyramidale Syndrome, hormonelle Störungen, Beeinflussung des vegetativen Nervensystems) müssen bei der Behandlung schizophrener Patienten in Kauf genommen werden, schränken jedoch die Anwendbarkeit von Neuroleptika bei Schlafstörungen anderer Genese stark ein. Obwohl bei dieser Klasse von Pharmaka kein Abhängigkeitsrisiko besteht, ist die Zunahme von Schlafstörungen nach abruptem Absetzen beschrieben worden (Thaker et al. 1989).

Antidepressiva sind zur Behandlung depressiv bedingter Schlafstörungen geeignet. Mit der Remission der Depression bessert sich gewöhnlich auch die Schlafqualität. Antidepressiva weisen eine kleinere therapeutische Breite auf als Benzodiazepine. Unerwünschte Wirkungen kommen vor allem durch die antimuskarinischen Effekte (Mundtrockenheit, Obstipation, Harnverhalten, Akkomodationsstörungen) zustande. Bei älteren Patienten ist wegen einer möglichen Beeinflusung des Kreislaufs (Herzrhythmusstörungen, orthostatische Symptome) und des Zentralnervensystems (Verwirrungszustände) Vorsicht geboten. Ein Abhängigkeitsrisiko besteht nicht, doch sind Rebound-Schlafstörungen nach plötzlichem Absetzen beschrieben. Viele, jedoch nicht alle, Antidepressiva reduzieren den REM-Schlaf.

2.2 „Naturpräparate"

Verschiedene Substanzen werden schon seit Jahrhunderten als „Hausmittel" bei Schlafstörungen angewendet. In einer neueren Umfrage bei einer repräsentativen Stichprobe der Schweizer Bevölkerung (Borbély 1984) wurde auch nach den Maßnahmen gefragt, die zur Verbesserung des Schlafes ergriffen werden. Jene Personen, die zumindest gelegentlich schlecht schlafen, gaben viel häufiger Naturprodukte (19,5%) an als eigentliche Schlafmittel (8,2%). Unter den Präparaten pflanzlicher Herkunft ist der Baldrian besonders beliebt. In einer placebokontrollierten Doppelblindstudie konnte für den wäßrigen Valeriana-extrakt eine dosisabhängige hypnotische Wirkung auf subjektive Schlafparameter (selbsteingeschätzte Schlaflatenz, Dauer und Häufigkeit von Wachphasen nachts) nachgewiesen werden, doch ließ sich diese Wirkung im Schlaflabor nicht reproduzieren (Balderer u. Borbély 1985). Die für die schwache hypnotische Wirkung des Baldrians verantwortlichen Inhaltsstoffe sind bislang unbekannt. Ferner ergab sich in der erwähnten Umfrage, daß 5,7% der Befragten einen alkoholischen „Schlummertrunk" gegen schlechten Schlaf verwenden, während 3,6% der Nichtabstinenten vor dem Schlafengehen regelmäßig Alkohol genießen. Wegen der kurzen Wirkdauer, der Neben- und Nachwirkungen sowie wegen der Toleranz und Abhängigkeitsgefahr ist Alkohol als Schlafmittel wenig geeignet. In den letzten Jahren wurde vermehrt L-Tryptophan als „biologisches" Schlafmittel propagiert. Diese Substanz wird in Abschn. 5 besprochen.

Tabelle 2. Hypnotika der Klasse Benzodiazepinrezeptoragonisten

Generische Bezeichnung	Approximative Eliminations-Halbwertszeit
Flurazepam	2–4 Tage[a]
Flunitrazepam Nitrazepam	1 Tag
Brotizolam Lormetazepam Temazepam	1/2 Tag
Zopiclone	6 h
Triazolam Midazolam[b] Zolpidem	2–4 h

[a] Die Angabe bezieht sich auf den aktiven Metaboliten Desalkyl-Flurazepam
[b] Midazolam ist in der Bundesrepublik Deutschland als Hypnotikum nicht zugelassen

2.3 Hypnotika der Klasse der Benzodiazepinrezeptoragonisten

Tabelle 2 gibt eine Übersicht über die in der Schweiz verfügbaren Präparate (Zopiclone ist noch nicht eingeführt). Die Präparate sind entsprechend ihrer Eliminations-Halbwertszeit geordnet, wobei die für jüngere Erwachsene ermittelten, approximativen Halbwertszeiten in der letzten Kolonne aufgeführt sind. Bei der Beurteilung dieser Meßgröße ist zu beachten, daß eine beträchtliche interindividuelle Variation besteht und daß im höheren Alter die Halbwertszeit zunimmt. Zopiclone, ein Cyclopyrrolone, und Zolpidem, ein Imidazopyridin, sind zwei neue Präparate, die nicht zur Klasse der Benzodiazepine gehören, jedoch trotzdem, wie die Benzodiazepine, agonistisch auf den GABA-Benzodiazepin-Rezeptorkomplex wirken.

2.4 Zur Pharmakokinetik

Es wird oft angenommen, daß die Dauer der hypnotischen Wirkung ausschließlich von der Halbwertszeit abhängt. Dies ist eine unzulässige Vereinfachung, da pharmakokinetische Parameter wie die Resorptionsgeschwindigkeit, der Verteilungskoeffizient und besonders auch die Dosis wichtige mitbestimmende Größen sind (Dettli 1983). Aus der Halbwertszeit läßt sich das Kumulationsrisiko bei wiederholter Einnahme abschätzen. So erreicht beispielsweise Desalkyl-Flurazepam, der langsam eliminierte, aktive Metabolit von Flurazepam, nach mehrmaliger abendlicher Einnahme eine Plasmakonzentration, die um das Mehrfache höher liegt als nach einer Einzeldosis (Breimer u. Jochem-

Tabelle 3. Eigenschaften von Hypnotika der Klasse der Benzodiazepinrezeptoragonisten

Erwünscht	Unerwünscht
Nachts	
Zuverlässige hypnotische Wirkung	Nach Erwachen in der Nacht: – Ataxie (Unfallgefahr!) – Verwirrung – Amnesie Atemdepression (cave Schlafapnoe, kardio-resp. Insuff.) Paradoxe Reaktion im Alter Schlaf-EEG verändert
Tagsüber	
Bei geeigneter Therapie minimale Beeinträchtigung von Befinden und Leistung	Risiko der übermäßigen Sedation und Leistungsbeeinträchtigung (erhöhtes Risiko: alte Patienten) Risiko psychischer Störungen bei längerdauernder Einnahme
Probleme bei der Beendigung der Therapie	
	Absetzinsomnie
Abhängigkeitspotential nicht übermäßig groß	Gewohnheitsbildung und Abhängigkeit
Toxizität und Arzneimittelinteraktionen	
Große therapeutische Breite; keine Enzyminduktion	Additive Wirkung mit Alkohol, und ZNS-wirksamen Pharmaka

sen 1981). Da i. allg. im höheren Alter die Eliminations-Halbwertszeit von Pharmaka zunimmt, ist auch das Risiko einer kumulativen Wirkung von Hypnotika erhöht.

3 Hypnotika: Erwünschte und unerwünschte Wirkungen

Das ideale Schlafmittel führt den physiologischen Schlaf herbei und ist mit keinerlei Neben- und Nachwirkungen behaftet. Obwohl diese ideale Substanz noch nicht existiert, konnte durch die Entwicklung moderner Pharmaka das Risiko gravierender, unerwünschter Wirkungen deutlich verringert werden. In Tabelle 3 sind die wichtigsten Eigenschaften der Hypnotika der Klasse der Benzodiazepinrezeptoragonisten aufgeführt.

3.1 Wirksamkeit

Ein Hypnotikum sollte zuverlässig wirken. Diese Forderung ist für Benzodiazepinrezeptoragonisten erfüllt, während dies für Substanzen anderer Klassen nur bedingt der Fall ist. Kriterien für die hypnotische Wirksamkeit sind die Verkürzung der Schlaflatenz, die Verringerung von Anzahl und Dauer des nächtlichen Erwachens und u. U. die Verlängerung der Gesamtschlafdauer. Ferner sollte ein Hypnotikum auch bei wiederholter Anwendung seine hypnotische Wirksamkeit nicht verlieren. Die diesbezüglichen Befunde sind für die untersuchten Benzodiazepin-Hypnotika widersprüchlich (vgl. Gillin u. Bylerley 1990).

3.2 Unerwünschte Wirkung

Wie in Tabelle 3 aufgeführt, können bereits nachts verschiedene unerwünschte Wirkungen auftreten. Das Aufwachen aus einem pharmakologisch induzierten Schlaf kann beschwerlich sein, und nach dem Erwachen kann eine übermäßige Sedation vorherrschen. Die Reversibilität des Schlafes ist besonders wichtig für Personen, die nachts jederzeit verfügbar und aktionsfähig sein müssen (z. B. Notfallärzte), aber auch für ältere Patienten, die häufig nachts wegen Harndrangs aufstehen müssen. In der eingangs erwähnten Umfrage ergab sich, daß nahezu die Hälfte der 60- bis 74jährigen den Nachtschlaf aus diesem Grunde regelmäßig unterbrechen muß (Borbély 1984). Bei älteren Patienten bedingt die anhaltende Wirkung des Pharmakons häufig Verwirrungszustände und Ataxie. Bei jeder Altersgruppe kann die Leistungsfähigkeit eingeschränkt sein, was der Betroffene jedoch nicht unbedingt realisiert. Schließlich kann das Erwachen nachts mit einer anterograden Amnesie verbunden sein (Lister 1985; Borbély et al. 1988 a). Handlungen und Ereignisse werden in diesem Zustand nicht oder nur ungenügend im Gedächtnis gespeichert, so daß am folgenden Tag jegliche Erinnerung fehlt. Amnesie und Verwirrungszustände werden durch eine hohe Dosis und die gleichzeitige Einnahme von Alkohol begünstigt (Schneider-Helmert 1985). Es muß indessen betont werden, daß die in diesem Abschnitt beschriebenen unerwünschten Wirkungen nicht auf Hypnotika der Klasse der Benzodiazepinrezeptoragonisten beschränkt sind.

Hypnotika können schon in therapeutischer Dosierung eine leichte Atemdepression bewirken. Während diese Wirkung in den meisten Fällen belanglos ist, kann sie bei Vorliegen einer obstruktiven Erkrankung der Atemwege zur Einschränkung des Gasaustausches führen (Mendelson 1985). Dies gilt besonders für die Schlafapnoe, weshalb Hypnotika bei Verdacht auf diese Störung kontraindiziert sind. Auch in dieser Hinsicht kann die Kombination mit Alkohol oder Sedativa additiv wirken.

Während die durch Hypnotika bewirkte Sedation nachts erwünscht ist, tritt sie nach dem Erwachen meist als unerwünschte Wirkung in Erscheinung. Die sedative Nachwirkung wird vom Patienten als Müdigkeit und Benommenheit wahrgenommen und kann auch die objektiv gemessene Schlafbereitschaft tagsüber erhöhen sowie die Leistungsfähigkeit beeinträchtigen (Mattmann et al. 1982; Borbély et al. 1983 b; Johnson u. Chernik 1982). Solche unerwünschten Wirkungen treten nicht nur nach Hypnotika mit langer Halbwertszeit auf, sondern werden auch nach höheren Dosen von rasch eliminierten Präparaten beobachtet. Bei gewissen Patienten kann die persistierende Tagessedation und Anxiolyse therapeutisch erwünscht sein. In neuester Zeit wurde nach wiederholter Einnahme von Triazolam über das Auftreten psychischer Störungen (z. B. Verwirrtheit, Erregung, Halluzinationen, Depression) berichtet. Aus diesem Grunde sollte vorsichtshalber die Dosierung niedrig gehalten und die Therapiedauer beschränkt werden. Zur Zeit wird abgeklärt, ob das Auftreten solcher unerwünschter Wirkungen direkt in Zusammenhang mit diesem Präparat steht oder auch nach anderen Hypnotika mit kurzer Halbwertszeit zu beobachten ist.

Die Absetzinsomnie („rebound insomnia"), die vor allem von Kales et al. (1983) beschrieben worden war, wurde kürzlich von Gillin et al. (1989) in einer Übersichtsarbeit kritisch besprochen. Wie der Name sagt, ist sie die Folge des plötzlichen Absetzens eines Hypnotikums. Die gewöhnlich 1–3 Tage dauernde Schlafstörung ist besonders ausgeprägt nach rasch eliminierten Präparaten, kann aber auch nach der Einnahme von anderen Hypnotika auftreten. Wahrscheinlich handelt es sich um eine Entzugserscheinung. Durch eine niedrige Dosierung und eine allmähliche Dosisreduktion bei Beendigung der Therapie (Greenblatt et al. 1987) läßt sich die Absetzinsomnie weitgehend vermeiden. Es ist wichtig, den Patienten über die Möglichkeit dieser unerwünschten Wirkung zu informieren, damit er diese vorübergehende Schlafstörung nicht als das Wiederauftreten der früheren Insomnie interpretiert und die Pharmakotherapie unnötigerweise weiterführt. Bei einer längerdauernden und hochdosierten (0,5 mg) abendlichen Einnahme des rasch eliminierten Hypnotikums Triazolam wurde das Auftreten von Angstgefühlen tagsüber („daytime anxiety") beschrieben (Morgan u. Oswald 1982; Adam u. Oswald 1989).

Der Gebrauch von Hypnotika dieser Klasse geht mit einem gewissen Risiko der Gewohnheitsbildung und Abhängigkeit einher (vgl. Gillin u. Byerley 1990). Schwere Fälle von Schlafmittelsucht sind indessen im Vergleich zu den Barbituraten und anderen älteren Hypnotika selten (für eine neuere Übersicht vgl. Woods et al. 1987).

Wie bei allen Hypnotika besteht auch bei den Benzodiazepinrezeptoragonisten die Gefahr der Überdosierung. Der Patient kann in der Nacht aufwachen, schlaftrunken auf den Nachttisch greifen und mehrere Tabletten einnehmen oder aber auch in suizidaler Absicht ein Hypnotikum überdosieren. Die „klassischen" Nicht-Benzodiazepin-Hypnotika können schon in 10facher Überdosis eine schwere Vergiftung erzeugen. Benzodiazepinrezeptoragonisten besitzen dagegen eine viel größere therapeutische Breite und sind in dieser Hinsicht anderen Hypnotika und sedativ wirkenden Pharmaka überlegen. Allerdings kann auch eine Überdosis von Benzodiazepinrezeptoragonisten zur gefährlichen Vergiftung führen, wenn gleichzeitig Alkohol oder andere Sedativa eingenommen werden.

Schließlich muß noch die durch Barbiturate, aber auch andere Nicht-Benzodiazepin-Hypnotika, hervorgerufene Induktion von mikrosomalen Leberenzymen erwähnt werden. Dieser Effekt kann zur Toleranz und Dosiserhöhung beitragen. Benzodiazepinrezeptoragonisten sind praktisch frei von dieser unerwünschten Wirkung.

4 Wirkung von Hypnotika auf Schlaf, Schlafarchitektur und Schlaf-EEG

4.1 Wirksamkeitsnachweis

Die Wirksamkeit eines Hypnotikums muß sich auf die subjektive Einschätzung stützten, aber auch durch objektive Verfahren nachgewiesen werden. Subjektive Schlafparameter werden durch Fragebogen, Selbsteinschätzungsskalen oder ähnliche Verfahren ermittelt. Die subjektive Schlafqualität kann gesamthaft oder in bezug auf selektive Aspekte des Schlafs bestimmt werden (z. B. geschätzte Einschlafdauer, Anzahl und Dauer der Wachperioden nachts, Schlaftiefe und Schlafruhe). Objektive Angaben über Schlaflatenz, Schlafkontinuität und Schlafdauer werden mittels polygraphischer Registrierungen erhalten.

4.2 Nachwirkungen

In den letzten Jahren wird die Schlafpolygraphie vermehrt herangezogen, um aufgrund des Multiplen Schlaflatenz-Tests (MSLT) die Einschlaftendenz tagsüber zu objektivieren. Der Patient oder Proband legt sich in Abständen von 2 h in einem verdunkelten Raum nieder. Sobald aufgrund der EEG- und EMG-Aufzeichnungen die ersten Schlafzeichen ersichtlich sind, wird er geweckt. Der Test dauert maximal 20 min und wird abgebrochen, wenn der Schlaf bis zu diesem Zeitpunkt noch nicht eingetreten ist. Die bis zum Einschlafen benötigte Zeit wird als Meßgröße für die Schlafbereitschaft verwendet. Die vigilanzreduzierende Nachwirkung von Hypnotika kann mit dieser Methode quantitativ ermittelt werden (Carskadon u. Dement 1987).

4.3 Wirkung auf Schlafstadien

Die Anwendung polygraphischer Schlafuntersuchungen zeigte sehr bald, daß Hypnotika und andere Pharmaka den physiologischen Schlaf verändern. In den 60er Jahren wurde die REM-Schlaf-unterdrückende Wirkung von Barbituraten und Benzodiazepinen erstmals beschrieben (Oswald u. Priest 1965). In der Folge richtete sich das Augenmerk vor allem auf die Reduktion des Tiefschlafs (Stadien 3 und 4) (Kales et al. 1970a, b; Gaillard et al. 1973).

4.4 Problematische Stadienklassifizierung

Die Anwendung der herkömmlichen Schlafstadien zur Beschreibung pharmakologischer Wirkungen ist indessen nicht unproblematisch. Die Stadienkrite-
rien nach Rechtschaffen u. Kales (1968) basieren auf Aufzeichnungen bei jungen, gesunden Erwachsenen. Wie nachfolgend gezeigt wird, können Pharmaka
das Schlaf-EEG massiv verändern, ohne notwendigerweise die Schlafarchitektur zu beeinflussen. Es ist daher fraglich, ob durch die Stadiensignierung die
pharmakologisch bedingten Veränderungen des Schlafs adäquat beschrieben
werden. Dieses Problem ist insofern aktuell, als vermehrt automatische Schlaf-
stadien-Klassifizierungsgeräte zur Anwendung gelangen, die auf den herkömmlichen Kriterien basieren. Der Anwender dieser Verfahren erhält ohne
großen Zeitaufwand die Schlafstadien einer Nacht und ist versucht, diese als
objektiv gesicherte Daten zu betrachten. Er sollte sich indessen vor Augen halten, daß die Merkmale der Unterstadien des Non-REM-Schlafs sogar für den
nichtpharmakologisch beeinflußten Schlaf willkürlich festgelegt worden sind
und somit keineswegs diskreten, physiologisch bedeutsamen Stadien entsprechen. Im folgenden wird gezeigt, daß sich EEG-Parameter im Non-REM-
Schlaf graduell ändern. In der Schlafforschung gibt es sinnvollere Anwendungen computerunterstützter Verfahren als die Automatisierung einer vor allem
historisch begründeten Stadienklassifizierung.

4.5 EEG-Analyse

Das EEG ist die wichtigste biologische Meßgröße zur Erfassung von Zustands-
änderungen im Schlaf. Dank moderner Analysemethoden ist es möglich, während der ganzen Nacht die Veränderungen des EEG-Signals quantitativ zu erfassen. Eine nützliche Methode ist die Ganznachtspektralanalyse. Dabei wird
mittels einer Fourier-Analyse das Signal in seine Frequenzkomponenten zerlegt
und deren Leistung als Funktion der Zeit bestimmt. Das Verfahren erlaubt es,
auch ohne willkürliche Stadienabgrenzungen die Schlafarchitektur zu erfassen.
Die langsamwellige Aktivität (LWA) im Delta-Bereich (0,5 – 4,0 Hz) ist mit der
Schlaftiefe korreliert (für Referenzen vgl. Borbély 1982) und kann als Parameter der Non-REM-Schlafintensität betrachtet werden. Durch die Bestimmung
der LWA können funktionelle Aspekte der Schlafregulation untersucht werden. So konnte gezeigt werden, daß der Wert dieses EEG-Parameters während
des Schlafes abnimmt und daß sein Initialwert von der vorgängigen Wachzeit
abhängt (Borbély et al. 1981; Dijk et al. 1987a). Die LWA ist ein Indikator für
die Non-REM-Schlafhomöostase und bildet die Grundlage des im Zwei-Pro-
zeßmodell postulierten Prozesses S (Borbély 1982; Daan et al. 1984).

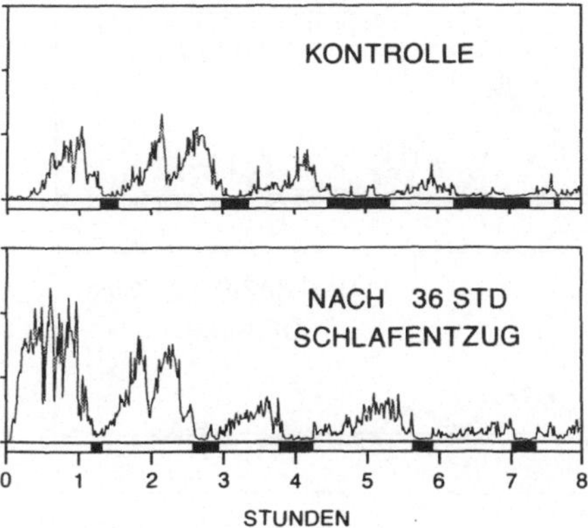

Abb. 1. Langsamwellige Aktivität des EEG (Leistungsdichte im Bereich von 0,75 – 4,5 Hz; willkürliche Einheiten) eines Probanden während einer Kontrollnacht und einer Schlafperiode nach 36 h Wachzeit (Dijk, Brunner u. Borbély, unpublizierte Daten). REM-Schlafepisoden sind als schwarze Balken angegeben, wobei kurze Unterbrüche des REM-Schlafs nicht eingezeichnet sind

4.6 EEG-Parameter als Indikatoren der Schlafhomöostase

Die Abb. 1 zeigt die Aufzeichnung der LWA einer Versuchsperson. In den Nächten ist sowhol die zyklische Struktur des Schlafs ersichtlich, die durch das Alternieren von Non-REM- und REM-Schlafepisoden zustande kommt, als auch die abnehmende Tendenz der LWA. Nach Schlafentzug von 36 h ist die LWA deutlich erhöht, während die Zyklizität und der REM-Schlaf wenig beeinflußt werden (s. auch Borbély et al. 1981). Die LWA ist jedoch ein Parameter, der Regulationsvorgänge nicht nur im Verlaufe des Schlaf-Wach-Zyklus, sondern auch innerhalb des Schlafs widerspiegelt. Dies konnte in Experimenten gezeigt werden, in denen der im Regelfall auftretende starke Anstieg der LWA während den ersten 3 h der Schlafperiode durch akustische Reize verhindert wurde, ohne daß dadurch der Proband geweckt worden wäre (Dijk u. Beersma 1989). Sobald sich nach Beendigung der Reizperiode die LWA wieder ungestört ausbilden konnte, kam es zu einem Rebound, dessen Ausmaß mit der Voraussage des Zweiprozeßmodells gut übereinstimmte (Dijk et al. 1987b; Achermann u. Borbély 1990).

4.7 Benzodiazepine und Schlaf-EEG

Es ist schon lange bekannt, daß Benzodiazepin-Hypnotika die Tiefschlafstadien des Non-REM-Schlafs reduzieren (Kales et al. 1970a, b; Gaillard et al. 1973). Die Spektralanalyse zeigte, daß diese Beobachtung auf die verminderte LWA zurückzuführen ist (Borbély et al. 1983a, 1985a). In Abb. 2 ist der LWA-Verlauf während einer Placebonacht und einer Nacht nach Benzodiazepineinnahme dargestellt. Das Pharmakon bewirkte eine beträchtliche Reduktion der LWA (mittlere Kurve). Normalisiert man indessen die Kurve, so daß die über die gesamte Schlafperiode integrierte LWA der Pharmakonnacht jener der Placebonacht entspricht (untere Kurve), so erhält man eine weitgehende Anglei-

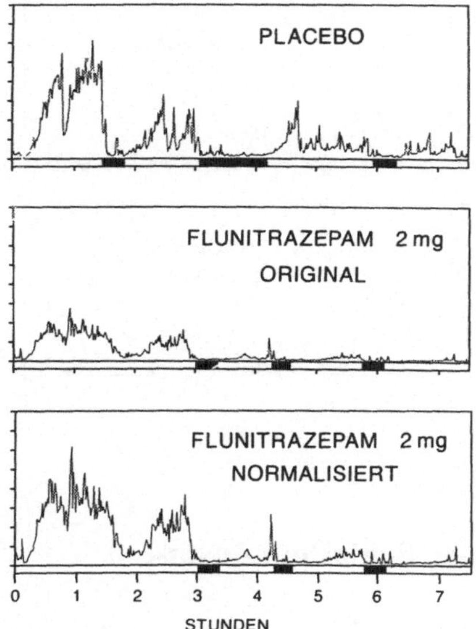

Abb. 2. Langsamwellige Aktivität des EEG und REM-Schlaf nach Einnahme von Placebo und Flunitrazepam 2 mg. In der normalisierten Darstellung wurde die Leistungsdichte über die gesamte Schlafperiode jener der Placebonacht gleichgesetzt (s. Borbély u. Achermann 1991). − Ordinate in willkürlichen Einheiten

chung an die Placebokurve. Aus dieser Darstellung wird ersichtlich, daß das Hypnotikum weder die Zyklizität innerhalb des Schlafs, noch den abnehmenden Trend der LWA maßgeblich beeinflußt (s. auch Achermann u. Borbély 1987). Dieser Befund sowie weitere vergleichbare Resultate mit drei verschiedenen Präparaten (Borbély u. Achermann 1991) sprechen dafür, daß die Tiefschlafreduktion durch Benzodiazepine nicht einer Beeinflussung der Schlafhomöostase entspricht, sondern wahrscheinlich durch die Einwirkung auf die EEG-Generatoren zustande kommt. Diese Interpretation stimmt mit dem Befund überein, daß die Reduktion der LWA nicht auf die Stadien 3 und 4 beschränkt ist, sondern auch in den anderen Schlafstadien beobachtet wird (Borbély et al. 1985a). Die Beobachtung, daß die EEG-Korrelate einer pharmakologischen „Schlafintensivierung" nicht mit jenen einer durch physiologische Maßnahmen (Schlafentzug) intensivierten Schlafs (s. unten) übereinstimmen, weist auf unterschiedliche Mechanismen hin.

4.8 Wirkung auf den REM-Schlaf

Neben der Reduktion der LWA verzögert das Benzodiazepin-Hypnotikum das Auftreten der ersten REM-Schlafepisode (Abb. 2). Die Verlängerung der REM-Schlaflatenz ist für diese Substanzklasse sowie für andere Hypnotika gut dokumentiert (Kay u. Samiuddin 1988). Wie allerdings aus der Aufzeichnung ersichtlich ist, kommt es auch in der Pharmakonnacht zu einem Abfall der LWA zu einem Zeitpunkt, der der ersten REM-Schlafepisode der Placebonacht entspricht. Dieser Befund zeigt, daß trotz dem Fehlen der in der Kontrollnacht

aufgetretenen ersten REM-Schlafepisode die vorangehende EEG-Desynchro-
nisation vorhanden sein kann. Möglicherweise tritt ein „REM-Schlaf-Trigger"
in Aktion, kann jedoch wegen der durch das Hypnotikum gehemmten Desynchronisation eine REM-Schlafepisode nicht auslösen (Borbély u. Achermann 1991). Auch bei jugendlichen Probanden, die keiner Pharmakonwirkung
ausgesetzt sind, treten abortive oder fehlende erste REM-Schlafepisoden häufig auf (Feinberg u. March 1988). Die für diese Altersgruppe bezeichnende,
ausgeprägte EEG-Synchronisation im initialen Non-REM-Schlaf, die möglicherweise ein Ausdruck einer hohen „Schlafintensität" ist, könnte, ähnlich wie
das Hypnotikum, das Auftreten des REM-Schlafs verhindern.

4.9 Physiologische und pharmakologische Wirkungen auf das Schlaf-EEG

Die Abb. 3 stellt das EEG-Spektrum nach Schlafentzug jenem nach Einnahme
von Benzodiazepin-Hypnotika gegenüber. Es ist offensichtlich, daß sich auf
Ebene des EEG die physiologische und pharmakologische „Schlafintensivierung" stark unterscheiden. Während sich nach Schlafentzug die Leistungsdichte in den tiefen Frequenzen erhöht, wird sie durch die Einwirkung der Hypnotika herabgesetzt. Die Pharmaka steigern außerdem ausnahmlos die spektrale
Leistungsdichte in den Frequenzen, die der Spindelaktivität entsprechen
(11–14 Hz), wobei Flunitrazepam zusätzlich die hochfrequente Aktivität verstärkt. Diese EEG-Veränderungen wurden schon in früheren Arbeiten beschrieben (Borbély et al. 1983a, 1985a). Für Flunitrazepam und Flurazepam,
die Hypnotika mit langer Halbwertszeit, waren die typischen Veränderungen
des EEG-Spektrums noch in der nachfolgenden, pharmakonfreien Nacht vorhanden, in welcher signifikante Veränderungen der Schlafparameter nur für
das Flurazepam zu beobachten waren (Borbély 1986a). Die Ganznacht-Spek-
tralanalyse ist offensichtlich geeignet, geringe Nachwirkungen auf das Gehirn
zu objektivieren. Erstaunlich ist, daß sogar nach Triazolam, einem Hypnotikum mit sehr kurzer Halbwertszeit, eine signifikante Reduktion der LWA in
der pharmakonfreien Nacht immer noch vorhanden war. Eine andauernde Erniedrigung des Tiefschlafs nach Absetzen von Benzodiazepinen wurde auch
von anderen Autoren festgestellt (Gaillard et al. 1973; Gaillard u. Blois 1989).
Der Mechanismus dieser Nachwirkungen und ihre Relevanz für die Schlafregulation sind noch unklar.
   Die in Abb. 3 dargestellten pharmakologischen Veränderungen des EEG-
Spektrums sind in ihren Grundzügen sehr ähnlich. Dies gilt auch für Midazolam, ein weiteres Benzodiazepin-Hypnotikum mit kurzer Halbwertszeit (Trachsel et al. 1990) sowie für die Nicht-Benzodiazepin-Hypnotika Zopiclone (Trachsel et al. 1990) und Zolpidem (Brunner et al. 1991), welche ebenfalls an den
GABA-Benzodiazepin-Rezeptorkomplex binden. Es ist somit denkbar, daß sich
der spezifische Wirkungsmechanismus von Benzodiazepinrezeptoragonisten auf
molekularer Ebene als „spektrale Signatur" im EEG äußert. Es sei abschließend

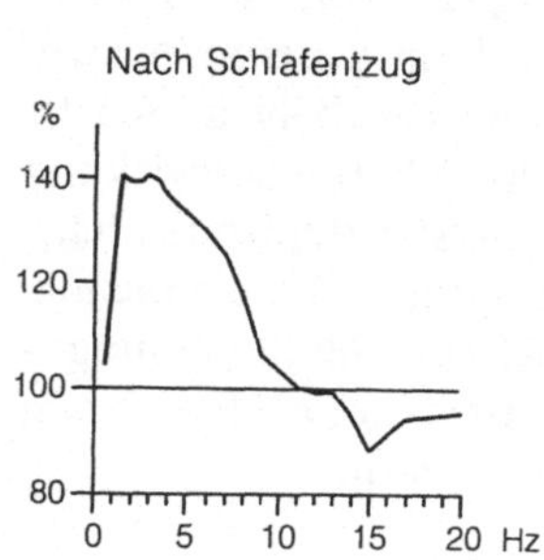

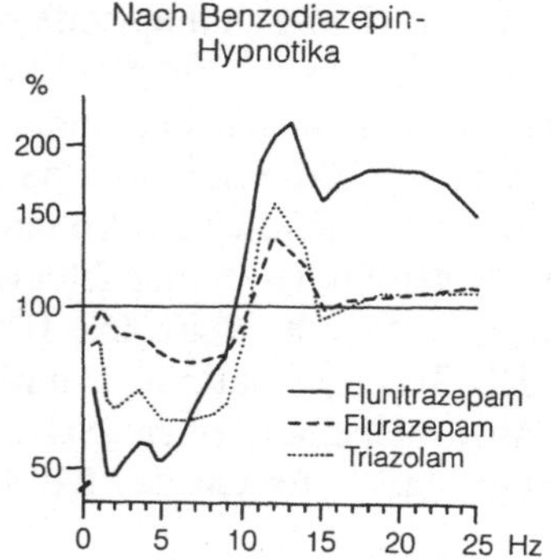

Abb. 3. Relative Leistungsdichte des EEG-Frequenzspektrums für eine Nacht nach 40,5 h Schlafentzug (Borbély et al. 1981) und der Nacht nach Einnahme der Benzodiazepin-Hypnotika Flunitrazepam (2 mg), Flurazepam (30 mg) und Triazolam (0,5 mg) (Borbély et al. 1985a). Mittelwerte von 8 Versuchspersonen. Das 100%-Niveau entspricht in der oberen Abbildung der Kontrollnacht, in der unteren Abbildung der Placebonacht. Die Leistungsdichte in den einzelnen Frequenzbändern (0,5 oder 1 Hz Bins) ist in Prozent der entsprechenden Kontroll- bzw. Placebonacht ausgedrückt

festgehalten, daß über die physiologische Bedeutung und therapeutische Relevanz der hier beschriebenen EEG-Veränderungen noch wenig bekannt ist.

Für Angaben über weitere Hypnotika und andere Klassen von psychoaktiven Substanzen sei auf die Übersichtsarbeit von Kay u. Samiuddin (1988) verwiesen.

5 Neue Entwicklungen

5.1 Körpereigene Schlafsubstanzen

Die bisher untersuchten Hypnotika beeinflussen das Schlaf-EEG und z. T. die Schlafarchitektur und verändern somit die Merkmale des physiologischen Schlafs. Die Frage stellt sich, ob es körpereigene Substanzen gibt, die einen physiologischen Schlaf erzeugen und die zur Behandlung von Schlafstörungen verwendet werden können. Die Suche nach endogenen „Schlafsubstanzen" hat sich in den letzten Jahren intensiviert (neue Übersichtsarbeiten: Borbély u. Tobler 1989; Inoué 1989). Substanzen, die heute im Vordergrund stehen, sind Polypeptide wie Interleukin-1, Interferone, Tumor Necrosis Factor u. ä. Substanzen. Ihre intraventrikuläre Verabreichung an Versuchstiere begünstigt den Schlaf, wobei der langsamwellige Non-REM-Schlaf gefördert, der REM-Schlaf gehemmt wird (Krueger et al. 1984, 1989; Tobler et al. 1984). Neben ihrer somnogenen Wirkung besitzen diese Substanzen auch eine hypertherme und immunologische Aktivität. Eine weitere Substanzgruppe ist die der Prostaglandine, welche nach intraventrikulärer Applikation oder lokaler Injektion ins Gehirn Schlaf induzieren (Ueno et al. 1982; Hayaishi 1988). Besonders das Prostaglandin D_2 (PGD$_2$) zeichnet sich durch seine hohe Potenz aus (Erhöhung des Schlafes nach Infusion von 60 fmol/min bei der Ratte).

Unter den verschiedenen weiteren sog. Peptiden sind das vasointestinale Polypeptid (VIP) und der Growthhormone Releasing Factor (GRF) besonders zu erwähnen. Die Muramylpeptide sind somnogene und hypertherme Bakterienwandbestandteile. Ein Muramylpeptid wurde als der Wirkstoff des körpereigenen „Faktors S" beschrieben (Pappenheimer 1982; Martin et al. 1984).

5.2 Kriterien für körpereigene „Schlafsubstanzen"

Eine endogene „Schlafsubstanz" sollte folgende zwei Bedingungen erfüllen (Borbély u. Tobler 1989): 1. Begünstigung eines physiologischen Schlafs. 2. Schlafabhängige Veränderungen der Substanz im Organismus. Zum ersten Punkt gehören die Schlafinduktion, die Schlafstabilisierung, die Erhöhung der langsamwelligen Aktivität im EEG des Non-REM-Schlafs und die Vermehrung des REM-Schlafs, wobei wenigstens eine dieser Wirkungen vorhanden sein sollte. Der zweite Punkt beinhaltet schlafabhängige Veränderungen der Konzentration im Gehirn, des Turnovers oder anderer funktionell relevanter Parameter. Während verschiedene Substanzen der ersten Anforderung genügen, ist dies für den zweiten Punkt nicht der Fall. Aus diesem Grunde kann heute noch nicht von einer eindeutig nachgewiesenen endogenen „Schlafsubstanz" gesprochen werden. Therapeutische Anwendungen beim Menschen sind für die nächste Zukunft nicht zu erwarten.

5.3 DSIP

Eine experimentelle Substanz wurde trotzdem für die Therapie von Schlafstörungen bereits eingesetzt. Das von Monnier und Schoenenberger identifizierte und isolierte Peptid Delta Sleep Inducing Peptide (DSIP) ist bei verschiedenen Tierarten getestet worden, wobei jedoch die somnogene Wirkung nicht von allen Autoren bestätigt werden konnte (Borbély u. Tobler 1989). Wie in der erwähnten Übersichtsarbeit angeführt, hat Schneider-Helmert (1988) günstige therapeutische Wirkungen bei Insomnien beschrieben. Diese Befunde bedürfen allerdings einer Bestätigung, da unspezifische Wirkungen des therapeutischen Settings (z. B. wiederholte intravenöse Injektion, große Erwartungshaltung von Patient und Therapeut, schlafbegünstigende Umgebung etc.) nicht ausgeschlossen werden können. In einer placebokontrollierten überkreuzten Doppelblindstudie einer anderen Arbeitsgruppe konnte die therapeutische Wirkung von DSIP bei Insomnien nicht bestätigt werden (Monti et al. 1987).

Es ist nicht ausgeschlossen, daß diese Substanz, die mannigfaltige biologische Wirkungen ausübt, den Schlaf indirekt beeinflußt (z. B. über neuroendokrine Mechanismen). Im Hinblick auf die unklaren Befunde im Tierversuch, die fehlenden Daten bezüglich der Toxikologie, und den wenig untersuchten Nebenwirkungen, erscheint eine therapeutische Anwendung beim Menschen als nicht gerechtfertigt.

5.4 L-Tryptophan

L-Tryptophan ist eine weitere Substanz, die als „biologisches Schlafmittel" propagiert wurde (Übersicht: Borbély u. Youmbi-Balderer 1987). Als eine essentielle Aminosäure, die in Mengen von $1-1,5$ g täglich mit der Nahrung eingenommen wird, kann Tryptophan als eine natürliche Substanz bezeichnet werden. Diese normale Tagesmenge übersteigt den Tagesbedarf (etwa 0,25 g) um ein Mehrfaches. Es bestehen keinerlei Hinweise, daß bei Schlafgestörten Tryptophan oder seine Metaboliten vermindert wären, und daß deshalb eine erhöhte Zufuhr erforderlich wäre. Somit ist es fraglich, ob die medikamentöse Einnahme dieser Aminosäure in einer relativ hohen Dosis als physiologisch bezeichnet werden kann. Tryptophaneinnahme bewirkt eine Erhöhung der Konzentration dieser Aminosäure im Plasma, was wiederum zu einer Erhöhung der Konzentration im Gehirn und zur vermehrten Bildung von Tryptophanmetaboliten führen kann. Obwohl die nach höheren Dosen beobachtete hypnogene Wirkung, sowie die vermehrte Hormonsekretion, zweifellos Folgen veränderter Hirnfunktionen sind, bleiben die genauen Wirkungsmechanismen unklar. Es ist nicht erwiesen, daß das Serotoninsystem durch exogenes Tryptophan funktionell beeinflußbar ist.

Eine hohe Dosis (3 g und mehr) bewirkt, tagsüber eingenommen, eine Sedation, abends eingenommen, eine Verkürzung der Schlaflatenz. Die Wirkungsdauer ist kurz $(2-4$ h). Eine therapeutisch günstige Beeinflussung von Schlafstörungen durch die Langzeitmedikation durch Tryptophan ist nicht nachgewiesen. Bei längerdauernder, hoher Dosierung, muß mit der Möglichkeit unerwünschter Nebenwirkungen gerechnet werden (Borbély u. Youmbi-Balderer 1987). Im Hinblick auf die komplexen und noch ungenügend dokumentierten biochemischen Veränderungen, welche durch Tryptophan induziert werden, sowie auf die schwache hypnogene Wirkung, deren Mechanismen noch unklar sind, muß Tryptophan vorläufig als eine experimentelle Substanz angesehen werden. Der Begriff „natürliches oder biologisches Schlafmittel" ist insofern irreführend, als diese Aminosäure in „unnatürlich" hoher Dosis eingenommen wird und es noch völlig ungewiß ist, ob die sedative Wirkung auf physiologischen Mechanismen basiert. Ende 1989 wurde L-Tryptophan wegen des Eosinophilie-Myalgie-Syndroms (Mesdger 1990), das möglicherweise durch die gegenwärtigen Herstellungsmethoden bedingt ist, vom Markt zurückgezogen.

5.5 Serotonin-Antagonisten

In den letzten Jahren wurden neue, spezifische Serotonin-Antagonisten entwickelt und untersucht, die das Schlaf-EEG und möglicherweise auch den Schlafvorgang beeinflussen. Die 5HT2-Antagonisten Ritanserin (Idzikowski et al. 1986, 1987) und Seganserin (Dijk et al. 1989) erhöhen die Tiefschlafstadien 3 und 4. Da jedoch sowohl beim Menschen (Dijk et al. 1989) wie auch beim Tier (Borbély et al. 1988b) die Spektren der langsamwelligen Aktivität im Non-REM-Schlaf von jenen des physiologischen Schlafs verschieden sind, ist es noch unklar, ob durch diese Substanzen tatsächlich physiologische Mechanismen aktiviert werden.

5.6 Melatonin und zirkadiane Rhythmen

Die Sekretion von Melatonin zeigt einen ausgesprochenen 24-h-Rhythmus mit Maximalwerten in der Nachtzeit. Eine orale Dosis von 2 mg erhöht den Plasmaspiegel um das 10- bis 100fache der physiologischen Konzentration (Arendt et al. 1985). Beim Menschen wurden Dosen zwischen 1,7 mg und 1000 mg getestet und z. T. eine schlafbegünstigte Wirkung festgestellt (vgl. Borbély 1986b für eine Übersicht). Es gibt Hinweise aus tierexperimentellen Untersuchungen (Armstrong et al. 1986) und Humanversuchen (Arendt et al. 1984, 1985), daß Melatonin die Phasenlage von zirkadianen Rhythmen beeinflußt. Es gibt sogar Berichte, daß die Substanz den Jet-lag nach Zeitzonenverschiebungen reduziert (Arendt et al. 1986) und bei Patienten mit Ausfall der Sehfunktion die Resynchronisation des Schlaf-Wach-Rhythmus begünstigt (Arendt et al. 1988; Petrie et al. 1989). Trotz dieser interessanten Befunde ist es noch verfrüht, eine therapeutische Anwendung des Melatonins ins Auge zu fassen. Weitere Untersuchungen und auch Abklärungen von unerwünschten Wirkungen sind noch erforderlich. Eine Pharmakotherapie von Störungen zirkadianer Rhythmen ist somit heute noch nicht verfügbar. Die gilt auch für Benzodiazepin-Präparate, deren phasenverändernde Wirkung im Tierversuch wahrscheinlich auf einer motorischen Aktivierung beruht und für die Anwendung am Menschen nicht relevant ist.

5.7 Erholungsfunktion des Schlafs

Eines der wichtigsten Ziele bei der Behandlung von Schlafgestörten ist es, die Erholung im Nachtschlaf zu fördern. Obwohl die Grundlage der Erholungsfunktion des Schlafes noch unbekannt und auch eine quantitative Messung dieser Wirkung schwierig ist, steht man vor der wichtigen Frage, ob Pharmaka die Erholung im Schlaf beeinträchtigen, indem sie einen „unphysiologischen"

Schlaf erzeugen. Eine der bereits erwähnten Möglichkeiten, die Schlafbereitschaft tagsüber zu testen, ist der MSLT. Es konnte gezeigt werden, daß die Verkürzung des Nachtschlafes zu einer erhöhten Schlafbereitschaft, die Verlängerung des Nachtschlafes hingegen zur verringerten Schlafbereitschaft tagsüber führt (Carskadon u. Dement 1987). In eigenen Untersuchungen haben wir mit dieser Methode die Wirkung eines Benzodiazepinhypnotikums untersucht (Borbély et al. 1985 b). Die Probanden konnten dabei in der einen Versuchsanordnung nach Einnahme von Midazolam oder Placebo ca. 7 h schlafen, in der anderen Versuchsanordnung jedoch nur ca. 4 h oder überhaupt nicht. Während die Schlafbereitschaft tagsüber eindeutig durch die vorangehende Schlafdauer bestimmt wurde, hatte das Hypnotikum in keiner der Versuchsanordnungen einen signifikanten Einfluß. Die Befunde dieser Untersuchung, bei denen junge, gute Schläfer nach einmaliger Pharmakonverabreichung getestet wurden, weisen darauf hin, daß ein rasch eliminiertes Hypnotikum den Erholungswert des Schlafes nicht unbedingt beeinträchtigt. Die beschränkte Aussagekraft der verwendeten Methode muß indessen berücksichtigt werden. Um zu generelleren Schlußfolgerungen zu gelangen, sind umfassendere Untersuchungen des Problems „pharmakologischer Schlaf" erforderlich.

Literatur

Achermann P, Borbély AA (1987) Dynamics of EEG slow wave activity during physiological sleep and after administration of benzodiazepine hypnotics. Human Neurobiol 6:203–210

Achermann P, Borbély AA (1990) Simulation of human sleep: ultradian dynamics of EEG slow-wave activity. J Biol Rhythms 5:141–157

Adam K, Oswald I (1989) Can a rapidly-eliminated hypnotic cause daytime anxiety? Pharmaco-psychiatry 22:115–119

Arendt J, Borbély AA, Franey C, Wright J (1984) The effects of chronic, small doses of melatonin given in the late afternoon on fatigue in man: a preliminary study. Neurosci Lett 45:317–321

Arendt J, Bojkowski C, Folkard S et al. (1985) Some effects of melatonin and the control of its secretion in man. Ciba Symposium: Photoperiodism, the pineal gland and melatonin. Ciba-Geigy, Basel, pp 266–279

Arendt J, Aldhous M, Marks V (1986) Alleviation of jet lag by melatonin: preliminary results of controlled double blind trial. Br Med J 292:1170

Arendt J, Aldhous M, Wright J (1988) Synchronisation of a disturbed sleep-wake cycle in a blind man by melatonin treatment. Lancet I:772–773

Armstrong SMV, Cassone VM, Chesworth MJ, Redman JR, Short RV (1986) Synchronization of mammalian circadian rhythms by melatonin. J Neural Trans 21:375–394

Balderer G, Borbély AA (1985) Effect of valerian on human sleep. Psychopharmacology 87:406–409

Borbély AA (1982) A two-process model of sleep. Hum Neurobiol 1:195–204

Borbély AA (1984) Schlafgewohnheiten, Schlafqualität und Schlafmittelkonsum der Schweizer Bevölkerung. Ergebnisse einer Umfrage. Schweiz Aerztezeitung 34:1606–1613

Borbély AA (1986a) Benzodiazepinhypnotika: Wirkungen und Nachwirkungen von Einzeldosen. In: Hippius H, Engel RR, Laakmann G (Hrsg) Benzodiazepine. Rückblick und Ausblick. Springer, Berlin Heidelberg New York Tokyo, pp 96–100

Borbély AA (1986b) Endogenous sleep-substances and sleep regulation. J Neural Transm 21:243–254

Borbély AA, Achermann P (1991) Ultradian dynamics of sleep after a single dose of benzodiazepine-hypnotics. Eur J Pharmacol 195:11−18

Borbély AA, Tobler I (1989) Endogenous sleep-promoting substances and sleep regulation. Physiol Rev 69:605−670

Borbély AA, Youmbi-Balderer G (1987) Effects of tryptophan on human sleep. In: Emser W, Kurtz D, Webb WD (eds) Sleep, aging and related disorders. Karger, Basel, pp 111−127

Borbély AA, Youmbi-Balderer G (1988) Effect of diphenhydramine on subjective sleep parameters and on motor activity during bedtime. Int J Clin Pharmacol Ther Toxicol 26:392−396

Borbély AA, Baumann F, Brandeis D, Strauch I, Lehmann D (1981) Sleep deprivation; effect on sleep stages and EEG power density in man. Electroencephalogr Clin Neurophysiol 51:483−493

Borbély AA, Mattmann P, Loepfe M, Fellmann I, Gerne M, Strauch I, Lehmann D (1983a) A single dose of benzodiazepine hypnotics alters the sleep EEG in the following drug-free night. Eur J Pharmacol 89:157−161

Borbély AA, Loepfe M, Mattman P, Tobler I (1983b) Midazolam and triazolam: hypnotic action and residual effects after a single bedtime dose. Arzneimittelforschung 33:1500−1502

Borbély AA, Mattmann P, Loepfe M, Strauch I, Lehmann D (1985a) Effect of benzodiazepine hypnotics on all-night sleep EEG spectra. Hum Neurobiol 4:189−194

Borbély AA, Balderer G, Trachsel L, Tobler I (1985b) Effect of midazolam and sleep deprivation on day-time sleep propensity. Arzneimittelforschung 35:1696−1699

Borbély AA, Schläpfer B, Trachsel L (1988a) Effect of midazolam on memory. Arzneimittelforschung 38:824−827

Borbély AA, Trachsel L, Tobler I (1988b) Effect of ritanserin on sleep stages and sleep EEG in the rat. Eur J Pharmacol 156:275−278

Borbély AA, Åkerstedt T, Benoit O, Holsboer F, Oswald I (1991) Hypnotics and sleep physiology: a consensus report. Europ Arch Psychiatry Clin Neurosci 241:13−21

Breimer DD, Jochemsen R (1981) Pharmacokinetics of hypnotic drugs. In: Wheatley D (ed) Psychopharmacology of sleep. Raven Press, New York, pp 135−152

Brunner DP, Dijk DJ, Münch M, Borbély AA (1991) Effect of zolpidem on sleep and sleep EEG spectra in healthy young men. Psychopharmacology (Berlin) 104:1−5

Carskadon MA, Dement WC (1987) Daytime sleepiness: quantification of a behavioral state. Neurosci Biobehav Rev 11:307−417

Daan S, Beersma DGM, Borbély AA (1984) The timing of human sleep: recovery process gated by a circadian pacemaker. Am J Physiol 246:R161−R178

Dettli L (1983) Benzodiazepines in the treatment of insomnia: pharmacokinetic considerations. In: Costa E (ed) The benzodiazepines: from molecular biology to clinical practice. Raven Press, New York, pp 201−223

Dijk DJ, Beersma DGM (1989) Effects of SWS deprivation on subsequent EEG power density and spontaneous sleep duration. Electroencephalogr Clin Neurophysiol 72:312−320

Dijk DJ, Beersma DGM, Daan S (1987a) EEG power density during nap sleep: reflection of an hourglass measuring the duration of prior wakefulness. J Biol Rhythms 2:207−219

Dijk DJ, Beersma DGM, Daan S, Bloem GM, Van den Hoofdakker RH (1987b) Quantitative analysis of the effects of slow wave sleep deprivation during the first 3h of sleep on subsequent EEG power density. Eur Arch Psychiatr Neurol Sci 236:323−328

Dijk DJ, Beersma DGM, Daan S, Van den Hoofdakker RH (1989) Effects of seganserin a 5HT2-antagonist and temazepam on human sleep stages and EEG power-spectra. Eur J Pharmacol 171:207−218

Feinberg I, March JD (1988) Cyclic delta peaks during sleep: result of a pulsatile endocrine process? Arch Gen Psychiatry 45:1141−1142

Gaillard JM, Blois R (1989) Differential effects of flunitrazepam on human sleep in combination with flumazenil. Sleep 12:120−132

Gaillard JM, Schulz P, Tissot R (1973) Effects of three benzodiazepines (nitrazepam, flunitrazepam and bromazepam) on sleep of normal subjects, studied with an automatic sleep scoring system. Pharmacopsychiatry 6:207−217

Gillin JC, Byerley WF (1990) The diagnosis and management of insomnia. N Engl Med J 322: 239−248

Gillin JC, Spinweber CL, Johnson LC (1989) Rebound insomnia: a critical review. J Clin Psychopharmacol 9:161–172

Greenblatt DJ, Harmatz JS, Zinny MA, Shader RI (1987) Effect of gradual withdrawal on the rebound sleep disorder after discontinuation of triazolam. N Engl J Med 317:722–728

Hayaishi O (1988) Sleep-wake regulation by prostaglandins D2 and E2. J Biol Chem 263:14593–14596

Idzikowski C, Mills FJ, Glennard R (1986) 5-Hydroxytryptamine-2 antagonist increases human slow wave sleep. Brain Res 378:164–168

Idzikowski C, Cowen PJ, Nutt D, Mills FJ (1987) The effects of chronic ritanserin treatment on sleep and the neuroendocrine response to L-tryptophan. Psychopharmacology 93:416–420

Inoué S (1989) Biology of sleep substances. CRC, Boca Raton, FL

Johnson LC, Chernik DA (1982) Sedative-hypnotics and human performance. Psychopharmacology 76:101–113

Kales A, Kales JD, Scharf MB, Tan TL (1970a) Hypnotics and altered sleep-dream patterns. II. All-night EEG studies of chloral hydrate, flurazepam, and methaqualone. Arch Gen Psychiatry 23:219–225

Kales A, Preston TA, Tan TL, Allen C (1970b) Hypnotics and altered sleep-dream pattern. I. All-night EEG studies of glutethimide, methyprylon, and pentobarbital. Arch Gen Psychiatry 23:211–218

Kales A, Soldatos CR, Bixler EO, Kales JD (1983) Early morning insomnia with rapidly eliminated benzodiazepines. Science 220:95–97

Kay DC, Samiuddin Z (1988) Sleep disorders associated with drug abuse and drugs of abuse. In: Williams RL, Karacan I, Moore CA (eds) Sleep disorders. Diagnosis and treatment. Wiley, New York, pp 315–371

Krueger JM, Obál F jr, Johannsen L, Cady AB, Toth L (1989) Endogenous slow-wave sleep substances: a review. In: Wauquier A, Dugovic C, Radulavcki M (eds) Slow wave sleep: Physiological, pathophysiological and functional aspects. Raven Press, New York, pp 75–90

Krueger JM, Walter J, Dinarello CA, Wolff SM, Chedid L (1984) Sleep-promoting effects of endogenous pyrogen (interleukin-1). Am J Physiol 246 (Regulatory Integrative Comp Phys 15):994–999

Lister RG (1985) The amnesic action of benzodiazepines in man. Neurosci Biobehav Rev 9:87–94

Martin SA, Karnovsky ML, Krueger JM, Pappenheimer JR (1984) Peptidoglycans as promoters of slow-wave sleep. I. Structure of the sleep-promoting factor isolated from human urine. J Biol Chem 259:12652–12658

Mattmann P, Loepfe M, Scheitlin T et al. (1982) Day-time residual effects and motor activity after three benzodiazepine hypnotics. Arzneimittelforschung 32:461–465

Mendelson WB (1985) Pharmacological treatment of insomnia. In: Haler RE, Francis AJ (ed) American Psychiatric Association Annual Review, Vol 4. American Psych Press, Washington, pp 379–394

Mendelson WB (1987) Human sleep. Research and clinical care. Plenum, New York

Mesdger TA jr (1990) Tryptophan-induced eosinophylia-myalgia syndrome. New Engl J Med 322:926–928

Monti JM, Debellis J, Alterwain P, Pellejero T, Monti D (1987) Study of delta sleep-inducing peptide efficacy in improving sleep on short-term administration to chronic insomniacs. Int J Clin Pharmacol Res 7:105–110

Morgan K, Oswald I (1982) Anxiety caused by a short-life hypnotic. Br Med J 284:942

Oswald I, Priest RG (1965) Five weeks to escape the sleeping-pill habit. Br Med J II:1093–1095

Pappenheimer JR (1982) Sleep factor in CSF, brain and urine. Front Horm Res 9:173–178

Petrie K, Conaglen JV, Thompson L, Chamberlain K (1989) Effect of melatonin on jet lag after long haul flights. Br Med J 298:705–707

Rechtschaffen A, Kales A (eds) (1968) A manual of standardized terminology, techniques, and scoring system for sleep stages of human subjects. National Institute of Health, Publication No 204. US Government Printing Office, Washington, DC

Roth T, Roehrs T, Koshorek G, Sicklesteel J, Zorick F (1987) Sedative effects of antihistamines. J Allergy Clin Immunol 60:94–98

Schneider-Helmert D (1985) Dämmerzustände nach dem Hypnotikum Midazolam. Schweiz Med Wochenschr 115:247–249

Schneider-Helmert D (1988) DSIP: clinical application of the programming effect. In: Inoué S, Schneider-Helmert D (eds) Sleep peptides: Basic and clinical approaches. Jpn Sci Soc Press, Tokyo, pp 175–198

Thaker GK, Wagman AM, Kirkpatrick B, Tamminga CA (1989) Alterations in sleep polygraphy after neuroleptic: a putative supersensitive dopaminergic mechanism. Biol Psychiat 25:75–86

Tobler I, Borbély AA, Schwyzer M, Fontana A (1984) Interleukin-1 derived from astrocytes enhances slow wave activity in sleep EEG of the rat. Eur J Pharmacol 104:191–192

Trachsel L, Dijk DJ, Brunner D, Klene C, Borbély AA (1990) Effect of zopiclone and midazolam on sleep and EEG spectra in a phase-advanced sleep schedule. Neuropsychopharmacology 3:11–18

Ueno R, Ishikawa Y, Nakayama T, Hayaishi O (1982) Prostaglandin D_2 induces sleep when microinjected into the preoptic area of conscious rats. Biochem Biophys Res Commun 109:576–582

Woods JH, Katz JL, Winger G (1987) Abuse liability of benzodiazepines. Pharmacol Rev 39: 251–413

Schlaf bei psychiatrischen Erkrankungen

M. Berger und A. Steiger

1 Einleitung

Gestörter Schlaf ist ein häufiges Symptom psychiatrischer Erkrankungen. Bei vielen Patienten ist schlechter Schlaf eines der ersten Symptome einer beginnenden Erkrankungsphase. Dies trifft besonders für affektive Erkrankungen (Rodin et al. 1988) und Schizophrenien (Kupfer et al. 1970) zu. Es wird angegeben, daß 35% aller Hyposomnien psychiatrische Erkrankungen (Psychosen, Neurosen und Persönlichkeitsstörungen) zugrunde liegen und weitere 12% in Zusammenhang mit Mißbrauch oder Abhängigkeit bzw. Entzug psychotroper Substanzen wie Stimulanzien, Benzodiazepinen und Alkohol zu sehen sind (Coleman 1983). Entsprechend fand sich eine chronische Einnahme von Medikamenten und Alkohol bei 66% einer Gruppe ambulanter Patienten mit Schlafstörungen (Kales et al. 1983). Neben der häufiger auftretenden Hyposomnie ist auch die Hypersomnie ein mögliches Symptom psychiatrischer Patienten.

Im Rahmen der Zürich-Studie, einer epidemiologischen Langzeituntersuchung eines Kollektivs junger schweizer Erwachsener über einen Zeitraum von 7 Jahren, wurde das Zusammentreffen dreier Subtypen von Hyposomnie einerseits („kontinuierlich", definiert als mindestens 2 Wochen dauernd, „wiederholt kurzdauernd", mindestens monatlich kürzer als 2 Wochen auftretend, und „gelegentlich" mit unregelmäßiger und kurzdauernder Manifestation) und Depressionen und Angsterkrankungen andererseits erfaßt (Vollrath et al. 1989). Diese Studie ergab enge Assoziationen von kontinuierlicher Hyposomnie mit typischer Depression sowie von wiederholt kurzdauernder Hyposomnie mit kurzdauernder rezidivierender Depression (bei 24% der Personen mit kontinuierlicher Hyposomnie bestand auch eine typische Depression; bei 27,5% der Untersuchten mit wiederholt kurzdauernder Hyposomnie wurden auch kurzdauernde rezidivierende Depressionsphasen diagnostiziert). Angsterkrankungen traten bei allen drei Gruppen von Hyposomnie gehäuft auf.

Im letzten Vierteljahrhundert waren Schlaf-EEG-Untersuchungen bei verschiedenen Patientengruppen ein wichtiger Schwerpunkt psychiatrischer Forschung. Eine der ursprünglichen Hypothesen, Diagnosegruppen ließen sich mit Hilfe spezifischer Schlaf-EEG-Veränderungen voneinander abgrenzen, hat bisher keine ausreichende Bestätigung gefunden. Andererseits hat die Schlafforschung wesentliche Beiträge zur Pathophysiologie psychiatrischer Erkrankungen, insbesondere der Depression, geleistet.

2 Depression

Beeinträchtigungen des Schlafs sind im Rahmen affektiver Erkrankungen ausgesprochen häufig und werden von vielen Patienten als besonders unangenehm erlebt. Bei klinisch behandlungsbedürftigen Depressionen besteht fast ausnahmslos eine Schlafstörung (Übersicht bei Kupfer 1983; Gillin et al. 1984), und zwar bei 80–90% eine Hyposomnie, bei etwa 10–20% eine Hypersomnie (Garvey et al. 1984; Hawkins et al. 1985). Schlafstörungen stellen das häufigste Initialsymptom depressiver Erkrankungen dar (Demel et al. 1980).

Das Schlaf-EEG von Patienten mit einer Depression weist charakteristische Veränderungen auf (Übersichten bei Reynolds u. Kupfer 1987; Gillin et al. 1984; Berger u. Riemann 1988; vgl. Abb. 1):

1) Als Ausdruck einer *gestörten Schlafkontinuität* finden sich eine verlängerte Einschlaflatenz, häufiges intermittierendes Erwachen und frühmorgendliches Erwachen, verbunden mit der Unfähigkeit wieder einzuschlafen. Dieses Phänomen wird als besonders quälend erlebt, wenn es mit einem morgendlichen Stimmungstief verbunden ist (Haider 1968; Hauri et al. 1974). Die Störungen der Schlafkontinuität nehmen mit dem Alter zu und sind mit dem Schweregrad korreliert (Kupfer et al. 1980; Gillin et al. 1984).

2) Einer der robustesten Befunde psychiatrischer Forschung ist die *Desinhibition von REM-Schlaf* bei Patienten mit einer Depression. Im Schlaf-EEG findet sich eine verkürzte REM-Latenz (verkürzter Abstand von Schlafbeginn bis zum Beginn der ersten REM-Periode), die Dauer der ersten, bei

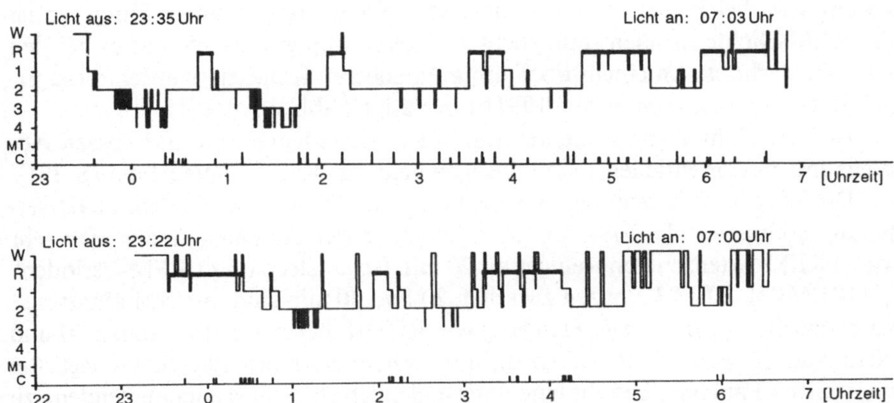

Abb. 1. Schlafstruktur einer gesunden Kontrollperson (*oben*) und eines altersgleichen Patienten mit Depression (*unten*)

Gesunden kürzesten REM-Periode der Nacht, ist verlängert und ihre REM-Dichte (Maß für die Häufigkeit schneller Augenbewegungen) ist im Vergleich zu Kontrollpersonen erhöht.

3) Weniger gesichert ist der Befund der Verringerung von Tiefschlaf bei Patienten mit einer Depression, die häufig berichtet wurde (Übersicht bei Reynolds u. Kupfer 1987). Eine Untersuchung, bei der der Einfluß des Alters auf Schlaf-EEG-Parameter geprüft wurde, ergab jedoch keine Unterschiede im Tiefschlafanteil zwischen Patienten mit Depression und altersgleichen gesunden Probanden (Lauer et al. 1989) und legt den Schluß nahe, daß es sich bei den berichteten verminderten Tiefschlafanteilen um reine Alterseffekte handelte. Als weitere, den Tiefschlaf betreffende Auffälligkeit wird eine Verschiebung langsamer Wellen von der ersten in die zweite Non-REM-Periode beschreiben (Kupfer et al. 1986b). Während bei gesunden Probanden der größte Anteil von Tiefschlaf in der ersten Non-REM-Periode auftritt und im weiteren Verlauf der Nacht die Menge an Tiefschlaf exponentiell absinkt, findet sich bei Patienten mit Depression ein Gipfel der Menge an Tiefschlaf in der zweiten Non-REM-Periode. Dieses Verhältnis, das in einem trivialen Zusammenhang mit der verkürzten REM-Latenz steht, läßt sich mit einem Parameter, der von Kupfer et al. (1990) eingeführten „Delta sleep ratio" beschreiben. Darunter versteht man den Quotienten aus den Mittelwerten der mit Hilfe automatischer Analyse gezählten Delta-Wellen der ersten und der zweiten Non-REM-Perioden. Gesunde Probanden haben eine höhere „Delta sleep ratio" als Patienten mit Depression (1,6 gegenüber 1,1 nach Kupfer et al. 1984). Anders als der Anteil von Tiefschlaf am Gesamtschlaf wird die „Delta sleep ratio" vom Alter nicht signifikant beeinflußt.

Aus der genannten Studie von Lauer et al. (1989) geht hervor, daß das Schlaf-EEG von Patienten mit einer Depression etwa ab der Mitte des dritten Lebensjahrzehntes einer stärkeren Modulation durch das Alter unterworfen ist als dasjenige gesunder Probanden. Eine gegenüber Probanden verkürzte REM-Latenz wird bei Patienten erst ab dem 35. Lebensjahr gefunden. Hingegen ist die REM-Dichte in allen untersuchten Altersgruppen (18–65 Jahre) bei den Patienten erhöht. An einem noch umfangreicheren Kollektiv wurden diese Ergebnisse von Riemann et al. (1991b) bestätigt (Abb. 2).

Auf den Schlaf von Patienten mit einer Altersdepression und dessen Abgrenzung zu dementiellen Erkrankungen geht das Kapitel Spiegel ein (S. 381).

Die REM-Latenz zeigt bei Patienten mit einer Depression eine bimodale Verteilung (Schulz et al. 1979). Bei etwa 20–30% der Patienten finden sich sehr kurze REM-Latenzen von weniger als 20 min (sog. „sleep onset REM-Perioden" „SOREMP"). REM-Latenzen zwischen 20 und 40 min sind nur ausnahmsweise zu beobachten. Eine zweite Häufung von REM-Latenzen tritt zwischen 40 und 60 min auf, in einem Bereich, der dicht unterhalb des Normalbereiches liegt. Bei depressiven Patienten besteht eine unterschiedlich stark ausgeprägte Tendenz zu REM-Latenz-Verkürzungen, die bei einigen Patienten in jeder Nacht, bei anderen aber nur bei Ableitungen über mehrere Nächte erkennbar ist. In der Regel

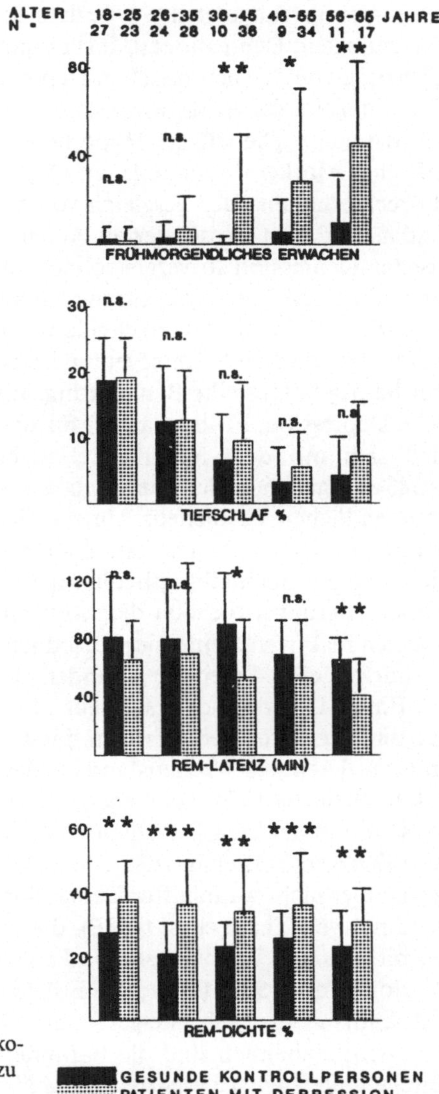

Abb. 2. Schlaf-EEG-Parameter einzelner Altersko-
horten von depressiven Patienten im Vergleich zu
gesunden Kontrollpersonen

sind etwa drei bis vier Ableitungen notwendig, um etwa 80% der Patienten zu
erfassen, bei denen eine Störung der initialen REM-Schlaf-Regulation besteht
(Schulz et al. 1979). Die Arbeitsgruppe um Kupfer berichtete über ein gehäuftes
Auftreten von „sleep-onset-REM-Perioden" bei Patienten mit wahnhafter De-
pression und bei älteren Patienten (Ansseau et al. 1984; Kupfer et al. 1986a).
Den Autoren zufolge tritt eine bimodale Verteilung der REM-Latenzen nicht in
Kollektiven auf, die diese Patientengruppe enthalten.

Eine initiale REM-Schlafdesinhibition findet sich nicht nur bei Patienten mit
Hyposomnien, sondern auch bei Patienten mit Hypersomnien (Gillin et al. 1984).

In der Vergangenheit wurde dem Schlaf-EEG bei der Suche nach Markern für endogene Depressionen, insbesondere zur differential-diagnostischen Abgrenzung von der neurotischen Depression ein hoher Stellenwert beigemessen. Das Interesse der Schlafforschung konzentrierte sich dabei besonders auf die REM-Latenz. Die frühere Hypothese, eine verkürzte REM-Latenz sei ein spezifischer Marker der endogenen Depression, läßt sich inzwischen nicht mehr aufrechterhalten. Der Vergleich von Schlaf-EEG-Variablen von als neurotisch und als endogen klassifizierten Patienten ergab, daß auch Patienten mit neurotischer Depression in vergleichbarer Weise wie Patienten mit endogener Depression REM-Latenz-Verkürzungen aufweisen (Berger et al. 1982, 1983a und b, 1985). Auch die Unterscheidung „primäre" und „sekundäre" Depression aufgrund von REM-Schlafveränderungen gelang nicht (Thase 1984). Die früher häufig aufgestellte Behauptung, Einschlafstörungen seien für die neurotische Depression, Früherwachen für die endogene Depression charakteristisch, ließ sich mit dem Schlaf-EEG nicht bestätigen. Eigene Untersuchungen (1983a) ergaben weder bezüglich der Schlaflatenz, noch der Dauer des frühmorgendlichen Erwachens Unterschiede zwischen Patienten mit endogener und neurotischer Depression. Zudem wurden bei Frauen in Scheidungssituationen ohne behandlungsbedürftige depressive Symptomatik, also bei einer Patientengruppe, die sich diagnostisch am ehesten einer mittelschwer ausgeprägten reaktiven Depression zuordnen läßt, im Vergleich zu Kontrollpersonen verkürzte REM-Latenzen gefunden (Cartwright 1983).

Einige Untersucher beschrieben beim Vergleich von Patienten mit unipolarer und bipolarer Verlaufsform der Depression ein vermehrtes Auftreten von intermittierendem Wachzustand bei der Gruppe mit unipolarem Verlauf (Chernik u. Mendels 1974; Feinberg et al. 1982). Dies ist aber kein stabiler Befund; er wurde in anderen Berichten nicht bestätigt (Berger et al. 1982; Duncan et al. 1979; Kerkhofs et al. 1988). Eine Abgrenzung von Patienten mit wahnhafter gegenüber nicht-wahnhafter Depression mit Hilfe von Schlaf-EEG-Parametern wird nur von Thase et al. (1986), die bei wahnhaften Patienten einen mehr intermittierenden Wachzustand und eine längere Schlaflatenz berichten und von Naylor et al. (1990) (kürzere REM-Latenz), nicht aber von anderen Autoren (Kerkhofs et al. 1988; Steiger et al. 1990) berichtet.

Nicht einheitlich sind die Befunde über den Schlaf remittierter Patienten. Einige Untersucher beschrieben die Normalisierung einzelner, aber nicht aller Schlafparameter nach Abklingen der Depression (Hauri et al. 1974; Sitaram et al. 1982; Schulz u. Trojan 1979). Bei zwei Untersuchungen wurden Schlaf-EEG-Parameter von Patienten zwischen dem Zeitpunkt akuter Depression und einer mehrwöchigen Vollremission (zugleich nach mehrwöchigem Absetzen psychoaktiver Medikamente) verglichen. Bei beiden Zeitpunkten unterschieden sich Schlafkontinuität, Schlafarchitektur und REM-Schlafvariable nicht (Rush et al. 1986; Steiger et al. 1989), bei einer der Untersuchungen fiel zusätzlich eine Reduktion von Schlafstadium 4 nach Remission gegenüber dem Zeitpunkt der akuten Depression auf (Steiger et al. 1989). Andererseits wurde in weiteren Studien von einer weitgehenden Normalisierung aller Schlaf-EEG-Parameter bei remittierten Patienten berichtet (Knowles et al. 1986; Riemann u.

Berger 1989). Diese kontroversen Ergebnisse lassen sich womöglich durch Unterschiede in den untersuchten Kollektiven erklären. Knowles et al. (1986) nahmen ausschließlich Patienten mit bipolarer Verlaufsform in ihre Studie auf, während die übrigen Kollektive überwiegend aus Patienten mit unipolarem Verlauf bestanden. Berger u. Riemann (1988) untersuchten Patienten, die deutlich länger (z. T. mehrere Jahre) symptomfrei waren als diejenigen in den Berichten von Rush et al. (1986) sowie von Steiger et al. (1989, 1990). Möglicherweise persistieren Schlaf-EEG-Veränderungen als „biologische Narben" bei Patienten nach Remission über mehrere Monate, um sich dann allmählich zu normalisieren. Hier fehlen noch ausführliche longitudinale Schlaf-EEG-Untersuchungen. Solche Studien könnten auch klären, ob ein längeres Persistieren gestörter Schlaf-EEG-Parameter mit einem erhöhten Rückfallrisiko für affektive Erkrankungen einhergeht.

Ein weiterer wichtiger Ansatz zur Prüfung der Frage, ob Schlaf-EEG-Veränderungen anlagebedingt sind, ist die Untersuchung von Risikogruppen, also nichterkrankter Angehöriger von Patienten mit affektiver Erkrankung. Giles et al. (1987, 1989) beschrieben in mehreren Berichten bei Verwandten depressiver Patienten einen Zusammenhang von verkürzter REM-Latenz und einem erhöhten Risiko, an affektiven Störungen zu erkranken. Der Aussagewert dieser Studien ist eingeschränkt, weil zum Kontrollkollektiv remittierte Patienten zählen. Der Vergleich eines Kollektivs gesunder Mitglieder aus Familien mit hohem Risiko für affektive Erkrankungen mit einer Kontrollgruppe von Probanden mit unauffälliger Familienanamnese ergab für die Risikogruppe eine leichtere Schlafstruktur (verringerte Schlafeffizienz, häufiges intermittierendes Erwachen, weniger Tiefschlaf in der zweiten Non-REM-Periode und eine besonders hohe Variabilität der REM-Parameter), die sich aber nicht signifikant gegenüber der Kontrollgruppe unterschieden (Krieg et al. 1990).

Bisher wurde in einigen Studien die Eignung von Schlaf-EEG-Parametern als Prädikatoren für den zukünftigen Verlauf depressiver Erkrankungen geprüft. Kupfer et al. (1976) berichteten, daß das Ausmaß der pharmakologisch induzierten Verlängerung der REM-Latenz am zweiten Tag der Behandlung mit dem trizyklischen Antidepressivum Amitriptylin positiv mit dem Therapieerfolg nach 4 Wochen korreliert. Dieser Befund konnte für ein weiteres trizyklisches Antidepressivum, Clomipramin, von Riemann u. Berger (1990b) nicht bestätigt werden. Eine ungünstigere Prognose, d. h. ein höheres Rückfallrisiko haben nach einer Untersuchung von Giles et al. (1987) depressive Patienten mit kürzerer gegenüber denjenigen mit längerer REM-Latenz. Patienten mit hoher „Delta sleep ratio" haben nach einer ersten Studie von Kupfer et al. (1990) eine deutlich günstigere Prognose als solche mit einem niedrigeren Wert dieses Parameters.

Schlafentzug – Der therapeutische Entzug des Nachtschlafs führt bei etwa der Hälfte bis zu zwei Dritteln der Patienten mit endogener Depression zu einer deutlichen Stimmungsaufhellung (Übersichten bei Gillin 1983; Wu u. Bunney 1990). Der antidepressive Effekt ist jedoch üblicherweise nur auf 1–2 Tage begrenzt. Dies erklärt, daß die klinische Bedeutung des Schlafentzugs als antidepressives Verfahren begrenzt ist. Es darf inzwischen als gesichert gelten, daß die Kombination von antidepressiver Pharmakotherapie mit Schlafentzug einer reinen Pharmakotherapie überlegen ist (Loosen et al. 1974; Elsenga u. van den Hoofdakker 1987).

Patienten mit endogener Depression sprechen bei einer Responderrate von 67% besser auf Schlafentzug an als Patienten mit neurotischer Depression, die immerhin noch zu 44% reagieren (Gillin 1983).

Wenig ist bisher über die Frage von Prädikatoren für das Ansprechen auf Schlafentzug gesichert. Der therapeutische Effekt des Verfahrens ist weitgehend unabhängig vom Schweregrad der Depression (Übersicht bei Kuhs u. Tölle 1986). Patienten mit ausgeprägtem Morgentief sprechen günstig auf dieses Therapieverfahren an (van Scheyen 1984; van den Hoofdakker et al. 1985; Riemann et al. 1990c). Responder auf Schlafentzug weisen ein deutlicher gestörtes Schlafmuster als Non-Responder auf (Duncan et al. 1980). In einer neueren Untersuchung konnte gezeigt werden, daß die REM-Latenz invers mit dem Ansprechen auf den Schlafentzug korreliert; d. h. Patienten, die vor dem Schlafentzug eine kürzere REM-Latenz aufweisen, sprechen besser auf diese Behandlung an (Riemann et al. 1990c). Die REM-Latenz erfährt bei Respondern im Gegensatz zu Non-Respondern eine signifikante Verlängerung durch den Schlafentzug (Duncan 1980; Riemann u. Berger 1990b). Kurzschlafepisoden („naps") nach Schlafentzug können den Therapieerfolg dieses Verfahrens zunichte machen, also depressiogen wirken, wenn eine bestimmte Länge überschritten wird (Gillin 1983). Dies gilt mehr für morgendliche „naps" (um 5 h oder 9 h) als für nachmittägliche (15.30 h). Der depressiogene Effekt von Kurzschlaf ist nicht an das Auftreten von REM-Schlaf gebunden (Riemann et al. 1988; Wiegand et al. 1991; Giedke 1991).

Mehrere *theoretische Modelle* wurden in den letzten Jahren entwickelt, um Schlafstörungen bei depressiven Erkrankungen auch im Hinblick auf die Pathogenese der Depression zu erklären. Drei Modelle werden hier dargestellt:

Die sog. *„phase-advance"-Hypothese* geht von einer Störung der Phasenbeziehung verschiedener biologischer Rhythmen aus (Papousek 1975; Wehr et al. 1979; Wehr u. Wirz-Justice 1981). Es wird von zwei „inneren" biologischen Uhren ausgegangen. Dabei bestehe während der Depression eine Phasenvorverlagerung einer inneren Uhr, die die zirkadiane Periodik u. a. von Körpertemperatur, Kortisolsekretion und REM-Schlafbereitschaft steuere. Ein zweiter, an den Tag-Nacht-Wechsel gekoppelter Oszillator steuere die Schlaf-Wach-Regulation. Mit der Phasenvorverlagerung der ersten Uhr wird u. a. die REM-Schlaf-Desinhibition in der Depression erklärt. Gegen diese Hypothese spricht die Beobachtung, daß verkürzte REM-Latenzen bei depressiven Patienten nicht nur nach Schlafbeginn, sondern auch nach nächtlichem Wecken in der zweiten Nachthälfte (Schulz u. Tetzlaff 1982) oder bei morgendlichem oder nachmittäglichem Kurzschlaf (Pugnetti et al. 1982) auftreten. Ein Vergleich der zirkadianen Rhythmik von Temperatur, Kortisol, Noradrenalin und TSH zwischen Probanden und Patienten in akuter Depression und Remission ergab keinen Hinweis auf eine Phasenverschiebung, sondern nur auf eine nach Remission reversible Amplitudenreduktion während der aktuen Erkrankungsphase

(Souêtre et al. 1986, 1989). Eine Phasenverschiebung des Rhythmus der Kortisolsekretion wurde auch von v. Zerssen et al. (1987) nicht gefunden.

Das von Borbély (1982) entwickelte *Zwei-Prozeß-Modell* der Schlafregulation (s. Kapitel Pollmächer und Lauer, S. 1 ff.) umfaßt auch ein Erklärungsmodell der Schlaf-EEG-Veränderungen in der Depression. Die − nicht einheitlich gefundene (s. oben) − Verringerung des Tiefschlafanteils bei Patienten mit Depression wurde als Hinweis für eine Defizienz des schlafspezifischen Prozesses S interpretiert (Borbély 1984). Es wurde postuliert, Defizienz von Prozeß S führe zu einer Verringerung von Tiefschlaf und damit indirekt zur Vorverlagerung von REM-Schlaf. Diese Hypothese wurde von Kupfer et al. (1984), aber nicht von Mendelson et al. (1987) und van den Hoofdakker u. Beersma (1988) mit spektralanalytischen Methoden belegt, d.h. nur die erste Gruppe fand bei Depression eine Verminderung der Delta-Power.

Das Zwei-Prozeß-Modell wurde auch herangezogen, um die Wirkung des Schlafentzugs bei depressiven Patienten zu erklären. Es wird postuliert, die verlängerte Wachzeit im Schlafentzug führe zu einem Anstieg von Prozeß S und einer parallelen Besserung der Stimmung. Diese Hypothese impliziert die Annahme, daß sich das abnorm tiefe Niveau von S in der Depression nicht nur auf den Schlaf auswirkt, sondern auch mit der depressiven Symptomatik in ursächlichem Zusammenhang steht und geht von einem materiellen Substrat von Prozeß S aus (Borbély 1984, 1987). Dieses Modell kann aber nicht erklären, warum nur etwa die Hälfte der Patienten auf Schlafentzug anspricht. Nach dieser Hypothese wäre zu erwarten, daß vorrangig die Patienten, die auf Schlafentzug ansprechen, eine Tiefschlafzunahme in der Nacht nach dem Entzug aufweisen. Mehrere Studien konnten jedoch keinen unterschiedlichen Effekt des Schlafentzugs auf das Schlaf-EEG von Schlafentzugs-„Respondern" und „Non-Respondern" zeigen (Übersicht bei Riemann u. Berger 1990b).

Die stärksten experimentellen Evidenzen besitzt heute das neurochemische Modell einer *Störung der zentralnervösen aminerg-cholinergen Transmitterbalance*. Diese Hypothese basiert auf dem im Kapitel Pollmächer und Lauer, S. 1 ff.) beschriebenen Modell der reziproken Regulation von REM- und Non-REM-Schlaf einerseits durch noradrenerge und serotonerge, andererseits durch cholinerge Neuronenverbände (Hobson et al. 1986). Nach diesem Modell kommt es durch eine reziproke inhibierende und stimulierende Verschaltung zu einer gegenläufigen, sinusartigen Schwingung der Aktivitätsmuster von „REM-off-Neuronen" und „REM-on-Neuronen" und so zu einem etwa 120minütigen regelmäßigen Zyklus von Non-REM- und REM-Phasen. Die in der Depression nachweisbare Desinhibition von REM-Schlaf kann somit als Ausdruck einer Imbalance zwischen beiden Transmittersystemen zugunsten des cholinergen Systems verstanden werden (Übersicht bei McCarley 1982). Diese Interpretation der Schlaf-EEG-Anomalien steht im Einklang mit der noradrenerg-cholinergen Imbalance-Hypothese affektiver Erkrankungen von Janowsky et al. (1972). Hier wird in Ergänzung zur Monoamin-Mangelhypothese der Depression − die von einer Insuffizienz der noradrenergen und/oder serotonergen Neurotransmission ausgeht − ein relatives zentralnervöses Übergewicht cholinerger Transmittersysteme gegenüber dem noradrenergen und se-

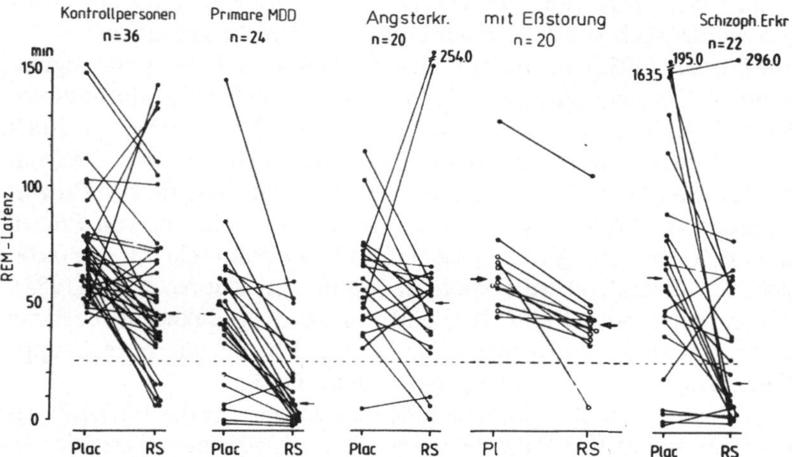

Abb. 3. Einfluß von 1,5 mg des oral applizierten Cholinomimetikums RS 86 auf die REM-Latenz verschiedener psychiatrischer Diagnosegruppen und gesunder Patienten

rotonergen System postuliert (Übersicht bei Berger 1987). Dieses Modell wird durch Untersuchungsergebnisse gestützt, nach denen bei gesunden Probanden REM-Schlaf cholinerg stimuliert werden kann (Gillin et al. 1982; Sitaram et al. 1976; Berger et al. 1983b). Untersuchungen mit einem oral applizierten Cholinomimetikum, RS 86, zeigten, daß mit dieser Substanz bei gesunden Probanden eine REM-Schlaf-Vorverlegung erzeugt werden kann und daß bei Patienten mit Depression die erste REM-Phase hochsignifikant empfindlicher auf einen solchen cholinergen Stimulus reagiert, als dies bei gesunden Probanden zu beobachten ist (Berger et al. 1989; Riemann et al. 1988). Die Ergebnisse stützten die Hypothese einer Imbalance zwischen aminergem und cholinergem System bei depressiven Erkrankungen, die im cholinergen REM-Schlaf-Induktionstest akzentuiert wird (Abb. 3).

Bemerkenswert ist, daß eine SOREMP nach RS 86 auch bei der Mehrzahl der Patienten auftrat, die unbehandelt eine normale REM-Latenz aufwiesen, d. h. die Störung der REM-Schlaf-Regulation konnte demaskiert werden (Riemann u. Berger 1990). Untersuchungen an remittierten Patienten sprechen nicht dafür, daß die gesteigerte Empfindlichkeit des REM-Schlaf-Systems auf einen cholinergen Stimulus einen „trait"-Marker der Depression darstellt. Bei vollremittierten Patienten, die mindestens 4 Monate medikamentenfrei waren, konnte keine gegenüber der Norm gesteigerte Empfindlichkeit des REM-Schlaf-Systems auf RS 86 nachgewiesen werden (Berger et al. 1989; Riemann u. Berger 1989). Dieses Ergebnis steht nicht im Einklang mit früheren Untersuchungen von Sitaram et al. (1980, 1981) und von Nurnberger et al. (1987), die nach cholinerger Stimulation bei remittierten Patienten ähnliche Effekte auf den REM-Schlaf wie während der akuten Erkrankungsphase erzielten. Diese Unterschiede lassen sich eventuell durch Abweichungen im Studienprotokoll

(Prüfung des Effekts von Arecholin während der zweiten Non-REM-Periode bei Sitaràm/Nurnberger) und in der Patientenauswahl (überwiegend Patienten mit bipolarem Verlauf bei Sitaram/Nurnberger gegenüber mehrheitlich unipolarem Verlauf bei Berger/Riemann) erklären.

3 Manie

Im Gegensatz zur Depression wurde die gegenläufige Auslenkung affektiver Erkrankungen, die Manie, bisher wesentlich weniger ausführlich untersucht. Linkowski et al. (1986) berichteten über eine längere Einschlaflatenz und eine verkürzte Schlafzeit bei Patienten mit Manie, aber über keine Veränderung der REM-Parameter. Hingegen fanden Hudson et al. (1988) neben einer kürzeren Schlafzeit häufiger Wachphasen, eine kürzere REM-Latenz und eine vermehrte REM-Aktivität und REM-Dichte während manischer Phasen. Angesichts dieser spärlichen und kontroversen Datenlage sind Untersuchungen von besonderer Relevanz, bei der die selten beobachtete Verlaufsform des sog. „rapid cycling" von Patienten mit einer regelmäßigen, kurzdauernden Periodizität im Wechsel depressiver und manischer Phasen mit dem Schlaf-EEG untersucht werden konnte. Bei diesen Patienten fand sich regelmäßig während der depressiven Phasen eine verkürzte, während der manischen Phasen eine normale REM-Latenz (Berger et al. 1990). Einen ähnlichen Befund berichteten Gillin

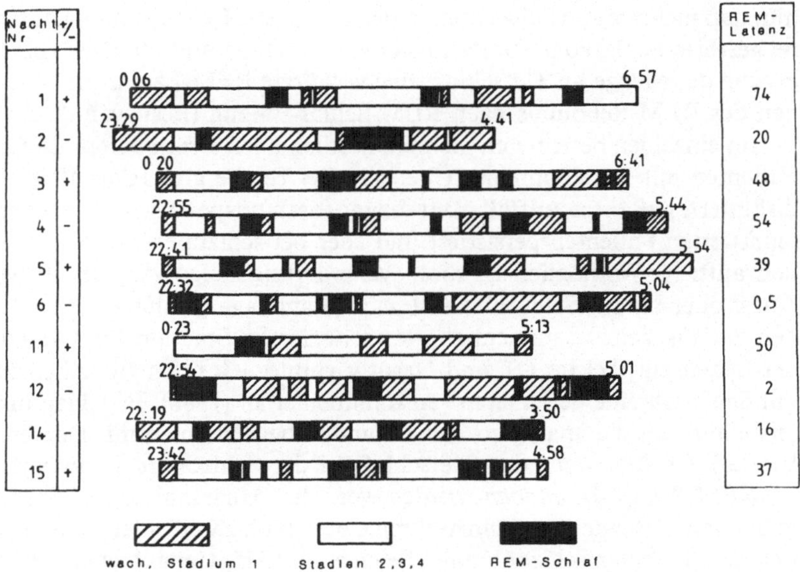

Abb. 4. 10 Schlafprofile eines unbehandelten Patienten mit 48-h-Periodik von „rapid-cycling" (+ = hypoman, − = depressiv)

et al. (1977) bei einer Patientin mit einer langjährigen Anamnese des Wechsels gehemmt-depressiver und manischer Zustandsbilder. Durch dies Untersuchungsmodell wird weiter die aminerg-cholinerge Imbalance-Hypothese gestützt. Erwähnung verdient die Beobachtung, daß der Umschlag der Stimmung immer in der Nacht auftritt.

Eine Übersicht über Schlaf-EEG-Befunde bei mehreren Patienten mit „rapid-cycling" ergibt, daß überwiegend Hyposomnie mit manischem und Hypersomnie mit depressivem Zustandsbild einhergeht (Erkwoh u. Bräuning 1991) (Abb. 4).

4 Schizophrenie

Die Ähnlichkeit zwischen Träumen und Halluzinationen hat frühzeitig angeregt, den Schlaf schizophrener Patienten zu untersuchen. Die ursprüngliche Hypothese, ein Einbruch von Elementen des REM-Schlafes in den Wachzustand liege der Schizophrenie zugrunde (Dement 1969) wurde allerdings durch Schlaf-EEG-Studien nicht gestützt. Es zeigten sich keine für die Schizophrenie spezifischen Veränderungen der Schlafstruktur. Auch eine kürzlich veröffentlichte Untersuchung, die den zerebralen Glukoseverbrauch zwischen wachen Patienten mit Schizophrenie, wachen Kontrollpersonen und Kontrollpersonen im REM-Schlaf mit Positronen-Emissions-Tomographie verglich (Weiler et al. 1990), spricht nicht für diese Annahme. Eine Übersicht über die vorliegenden Schlaf-EEG-Untersuchungen bei Patienten mit Schizophrenie deutet darauf hin, daß mehrere Auffälligkeiten in deren Schlaf-EEG regelmäßig auftreten: eine gestörte Schlafkontinunität, eine reduzierte Gesamtschlafzeit, eine Verringerung der Menge an Tiefschlaf, eine verkürzte REM-Latenz und ein Ausbleiben des REM-Rebounds nach REM-Schlaf-Entzug (Keshavan et al. 1990).

Im einzelnen berichteten mehrere Studien über verminderten *Tiefschlaf* bei Patienten mit Schizophrenie (Übersicht bei Feinberg u. Hiatt 1978). Es wird diskutiert, daß diese Auffälligkeit diagnostisch unspezifisch ist, womöglich bei remittierten Patienten persistiert und eher bei schizophrenen Residualzuständen auftritt. Womöglich ist diese Veränderung Folge von Übererregbarkeit, Angst oder kurzen Schlafphasen („naps") am Tage (Keshavan et al. 1990). Einen statistischen Zusammenhang von reduziertem Stadium 4 mit Vergrößerung der Seitenventrikel im CT und Negativsymptomen bei männlichen Patienten mit Schizophrenie berichteten van Kammen et al. (1988). Es fehlen bisher Untersuchungen, die analog zu den Befunden bei Patienten mit Depression den Einfluß des Alters auf den Tiefschlaf bei der Schizophrenie abklären.

REM-Schlaf-Anomalien werden von der Mehrzahl neuer Studien zum Schlaf von Patienten mit Schizophrenie berichtet. Zwei Untersuchungen an Patienten mit akuter Schizophrenie (Reich et al. 1975; Ganguli et al. 1987) fanden keine Verkürzung der REM-Latenz, während mehrere Studien an chronischen Patienten (Jus et al. 1973; Hiatt et al. 1985; Maggini et al. 1986; Zarcone et al. 1987; Kempenaers et al. 1988) ausnahmslos eine Verkürzung der REM-Latenz gegenüber der Norm dokumentierten. In einer Untersuchung von Tandon et al. (1988) fand sich eine Korrelation der kombinierten Werte von REM-Latenz und REM-Dichte mit dem Ausmaß der bestehenden Negativsymptomatik; je ausgeprägter die Negativsymptomatik war, desto auffälligere REM-Schlaf-Anomalien traten auf.

Über die Menge von REM-Schlaf finden sich unterschiedliche Angaben. Meist wird bei Patienten mit akuter, kurzdauernder Erkrankung eine Reduktion von REM-Schlaf gefunden (Lairy et al. 1965; Kupfer et al. 1970), während bei chronischen, hospitalisierten Patienten eher ein Anstieg von REM-Schlaf dokumentiert ist (Gulevich et al. 1967; Zarcone et al. 1975). Einen gegenüber Kontrollpersonen erhöhten Anteil von REM-Schlaf wies ein diagnostisch heterogenes Kollektiv von Patienten mit Schizophrenien in einer Untersuchung von Riemann et al. (1990b) auf. Bei einer Vergleichsgruppe depressiver Patienten zu dieser Studie war die REM-Dichte der ersten REM-Periode signifikant gegenüber den Patienten mit Schizophrenie erhöht. In einer longitudinalen Untersuchung während des Verlaufs schizophrener Psychosen wurden schwere Beeinträchtigungen der Schlafstruktur mit Verringerung von REM- und Non-REM-Schlaf während der akuten Erkrankungsphase registriert, während der Remission normalisierten sich REM-Parameter langsamer als Non-REM-Parameter (Kupfer et al. 1970).

Während über eine verkürzte REM-Latenz bei Patienten mit Schizophrenie häufig berichtet wird, finden sich keine Hinweise auf das kombinierte Auftreten von kurzer REM-Latenz, vermehrter REM-Dichte und verlängerter erster REM-Periode, wie es für Patienten mit Depression charakteristisch ist (Keshavan et al. 1990).

Untersuchungen zum REM-Schlaf-Entzug deuten darauf hin, daß bei Patienten mit akuter Schizophrenie ein verringerter REM-Rebound auftritt (Zarcone et al. 1975; Azumi 1967). Die Aussagekraft dieser Untersuchungen ist durch methodische Mängel wie das Fehlen operationalisierter Diagnosekriterien und ungenügende Dauer der Medikamenten-Auswaschphase eingeschränkt.

Der Befund einer verkürzten REM-Latenz bei Patienten mit chronischer Schizophrenie läßt sich dahingehend interpretieren, daß es im Verlauf chronisch-schizophrener Erkrankungen zu einer gegenregulatorischen Erhöhung cholinerger Transmitteraktivität oder einer muskarinischen Rezeptor-Supersensitivität kommt, die auch die REM-Schlaf-Anomalien bedingt (Tandon u. Greden 1989). Diese Hypothese wird weiter durch eine Untersuchung von Riemann et al. (1990a, b) gestützt, die bei Patienten sowohl mit Depression als auch mit Schizophrenie nach cholinerger Stimulation mit RS 86 eine im Vergleich zu Kontrollen hochsignifikant ausgeprägte cholinerge Stimulierbarkeit von REM-Schlaf dokumentiert. Dieser Untersuchungsbefund erklärt die Ähnlichkeit von REM-Schlafanomalien zwischen Patienten mit Depression und mit Schizophrenie (vgl. Abb. 3).

Schlafentzug wirkt auch bei depressiver Symptomatik im Rahmen einer Schizophrenie antidepressiv, paranoid-halluzinatorische Symptome verschlechtern sich unter dieser Behandlung nicht (Faehndrich 1982; Höchli et al. 1985).

5 Schizoaffektive Psychose

Bei der vergleichenden Diskussion von Befunden bei Depression und Schizophrenie wären Befunde von Patienten mit schizoaffektiver Psychose von besonderer Wichtigkeit. Leider gibt es zu diesem Thema nur wenig Daten. Reich et al. (1975) fanden bei 6 Patienten mit schizoaffektiver Psychose, die sie mit jüngeren Patienten mit Schizophrenie verglichen, eine Verkürzung der REM-Latenz. Ebenso berichteten Zarcone et al. (1987) von einer verkürzten REM-Latenz bei schizo-affektiver Psychose im Vergleich zu gesunden Kontrollpersonen. Leider fehlen in beiden Untersuchungen Angaben zum Affekt der Patienten. Es wird nicht einmal deutlich, bei wievielen Patienten die Stimmungslage zum Untersuchungszeitraum manisch bzw. depressiv war.

6 Angsterkrankungen

Bei Angstneurosen (generalisiertes Angstsyndrom, Panikattacken) wird in der großen Mehrzahl der vorliegenden Untersuchungen eine gestörte Schlafkontinuität, aber keine Anomalie des REM-Schlafes berichtet. Subjektiv gibt etwa die Hälfte der Patienten mit Angsterkrankungen Beeinträchtigungen des Schlafes an. Schlaf-EEG-Untersuchungen zeigen verlängerte Einschlafzeit, verminderte Gesamtschlafzeit und z. T. auch reduzierten Tiefschlaf (Foster et al. 1977; Reynolds et al. 1983; Übersicht bei Berger u. Riemann 1988). Auch bei einem Kollektiv, das ausschließlich aus Patienten mit Panikattacken bestand, fanden sich eine verlängerte Schlaflatenz, eine verminderte Schlafeffizienz und eine reduzierte Gesamtschlafzeit (Mellmann u. Uhde 1989).

Bei manchen Patienten treten Panikattacken während der Nacht auf, die zu einem angstbesetzten nächtlichen Erwachen führen (Lesser et al. 1985). Im Schlaf-EEG zeigte sich, daß diesen nächtlichen Panikattacken Non-REM-Schlaf vorausgeht, und zwar der Übergang von Stadium 2 zu Delta-Schlaf (Mellmann u. Uhde 1989).

Weitgehende Übereinstimmung findet sich, daß die für Depressionen charakteristischen REM-Schlaf-Anomalien bei Patienten mit Angstneurosen nicht auftreten (Reynolds et al. 1983; Uhde et al. 1984; Dubé et al. 1986; Mellmann u. Uhde 1989). Eine gegenüber Kontrollpersonen verminderte REM-Dichte wurde bei Patienten mit Panikattacken gefunden (Uhde et al. 1984).

Die Reagibilität von Patienten mit Angsterkrankungen auf cholinerge Stimulation mit RS 86 oder Arecholin ermöglicht eine deutliche Abgrenzung gegenüber depressiven Patienten. Anders als bei Patienten mit Depressionen lagen die REM-Latenzen bei Patienten mit Angsterkrankungen sowohl unter Placebo als auch nach Gabe von RS 86 im Bereich gesunder Probanden (Dubé et al. 1985; Riemann et al. 1990b).

Bei Patienten mit Panikerkankungen kommt es unter Schlafentzug nicht zu einem positiven Effekt (Roy-Byrne et al. 1984). Vielmehr kommt es am Tag nach Schlafentzug zu vermehrten Panikattacken.

7 Zwangsneurosen

Unter Schlaf-EEG-Veränderungen bei Patienten mit Zwangsneurosen liegen verhältnismäßig wenig Daten vor. Ein Vergleich von Patienten mit Zwangskrankheit, die teilweise zusätzlich depressiv waren, mit einer Gruppe primär depressiver Patienten, zeigte keine Unterschiede in den Schlaf-EEG-Parametern. Bei beiden Kollektiven wurden verkürzte REM-Latenzen gefunden. Dies betraf auch Patienten mit Zwangsneurosen, die nicht depressiv waren (Insel et al. 1982). Hingegen wurde in einer anderen Untersuchung (Gaillard et al. 1984) kein signifikanter Unterschied der REM-Latenz nichtdepressiver Zwangskranker gegenüber Kontrollpersonen, aber ein Anstieg von Wachzustand und eine Verringerung von Tiefschlaf gefunden. In einem Kollektiv dieser Patientengruppe fanden Walsleben et al. (1990) keine depressionstypischen Schlaf-EEG-Veränderungen. Inwieweit Alterseffekte bei diesen kontroversen Ergebnissen eine Rolle spielen, ist noch unklar, da entsprechende systematische Untersuchungen bei dieser Diagnosegruppe fehlen.

Eine Untersuchung über den Effekt von Schlafentzug bei Zwangsneurosen ergab ein fehlendes Reagieren dieser Patientengruppe (Joffe u. Swinson 1988).

8 Posttraumatisches Streß-Syndrom

Unter dem posttraumatischen Streß-Syndrom wird die Ausbildung charakteristischer Symptome nach einem psychisch traumatischen Ereignis, das außerhalb der üblichen menschlichen Erfahrung liegt, verstanden (American Psychiatric Association 1980; Dreßing u. Berger 1991). Zu den auslösenden Stressoren zählen Traumata, die alleine erlebt werden (wie z. B. Vergewaltigung, Überfall) oder in einer Gemeinschaft mit anderen Menschen (militärische Gefechte, Naturkatastrophen, Bombenangriffe, Folterungen, Haft in Konzentrationslagern). Als charakteristische Symptome entwickeln sich das Wiedererleben des traumatischen Ereignisses, ein Erstarren der Reagibilität auf die äußere Welt und eine Vielzahl vegetativer dysphorischer und kognitiver Symptome.

Alpträume, Einschlaf- und Durchschlafstörungen sind oft Leitsymptome beim posttraumatischen Streßsyndrom. Lavie u. Kaminer (1989) fanden bei dieser Patientengruppe eine Verlängerung der Einschlaflatenz und eine insgesamt herabgesetzte Schlafeffizienz sowie einen verminderten REM-Schlafanteil mit einer Verlängerung der REM-Latenz. Auch Astrom et al. (1989) beobachteten einen verminderten REM-Schlafanteil. Diese Beobachtung ist angesichts der Tatsache bemerkenswert, daß Alpträume ein wesentliches Symptom dieser Diagnosegruppe sind. Lavie u. Kaminer (1989) formulierten die Hypothese, daß die Verminderung des REM-Schlafes im Dienste einer Unterdrückung emotional stark belastender Träume steht. Falls dies zutrifft, wären dynamische Veränderungen in den REM-Schlafparametern zu verschiedenen Zeitpunkten nach dem Trauma zu erwarten. Für diese Sichtweise, daß die Unterdrückung von REM-Schlaf und Traum einen Bewältigungsmechanismus darstellt, sprechen die Ergebnisse einer Studie von Lavie u. Kaminer (1989), die bei gut adaptierten, psychisch gesunden Holocaust-Überlebenden eine verminderte Rate von REM-Schlaf und assoziierten Traumerinnerungen fanden, während im Gegensatz dazu schlecht adaptierte den entgegengesetzten Befund aufwiesen. Im gleichen Sinne vermuten Kramer et al. (1984), daß die Unterdrückung belastender Träume einen Bewältigungsmechanismus darstellt, wohingegen es durch ein gestörtes Traumerleben zu einer kontinuierlichen Verstärkung der traumatischen Neurose komme. Ross et al. (1989) wiesen in einem Übersichtsartikel über Schlafstörungen bei posttraumatischem Streßsyndrom darauf hin, daß die bisher durchgeführten Schlaf-EEG-Studien keine einheitlichen Ergebnisse erbrachten. Neben den oben zitierten Befunden einer verlängerten REM-Latenz wurden auch Untersuchungen aufgeführt, in denen eine verkürzte REM-Latenz und vermehrtes Auftreten von REM-Schlaf gefunden wurde. Diese unterschiedlichen Ergebnisse können durch die Tatsache mitbedingt sein, daß in den verschiedenen Studien Patienten mit unterschiedlichen Krankheitsphasen, mit unterschiedlicher Krankheitsschwere und mit unterschiedlichen Begleiterkrankungen, wie Depression und Drogenmißbrauch, erfaßt wurden. Ausgehend von der Überlegung, daß das Wiedererleben des Traumas in Form immer wiederkehrender Angstträume, eindringlicher und belastender Erinnerungen sowie „flash backs" ein Kardinalsymptom dieser Störung sei, stellten Ross et al. (1989) die Hypothese auf, daß diese Symptome alle ein gemeinsames neurophysiologisches Korrelat haben, nämlich eine Störung der REM-Schlaf-Mechanismen. Gesteigerter „REM-Druck" mit vermehrtem REM-Schlaf ist nach Ansicht dieser Arbeitsgruppe der zentrale pathophysiologische Mechanismus beim posttraumatischen Streßsyndrom.

Das lange Persistieren von Folgen unmenschlicher Belastungen macht eine Untersuchung von Rosen et al. (1991) deutlich. Sie fanden bei einer Befragung von Überlebenden des Holocausts, 45 Jahre nach deren Befreiung, signifikant mehr Schlafstörungen als bei gleichaltrigen Kontrollpersonen.

9 Borderline-Störung

Unter Borderline-Störung wird eine Persönlichkeitsstörung verstanden, deren Hauptmerkmal eine Instabilität in vielen Bereichen zwischenmenschlichen Verhaltens, der Stimmung und des Selbstbildes ist, bei der es sich aber nicht um eine Psychose handelt (American Psychiatric Association 1980).

Bei depressiven Patienten mit Borderline-Störung fanden McNamara et al. (1984) ein im Vergleich zu gesunden Kontrollpersonen ähnlich wie bei Patienten mit Depression verändertes Schlaf-EEG, v. a. eine Verkürzung der REM-Latenz und einen Anstieg der REM-Dichte. Eine verkürzte REM-Latenz wurde auch bei nichtdepressiven Borderline-Patienten von Akiskal et al. (1985) berichtet. In einer weiteren Studie zeigten Patienten mit Borderline-Persönlichkeitsstörung einen niedrigeren Wert der REM-Latenz als Kontrollen, wobei ein Zusammenhang zwischen verkürzter REM-Latenz und einer Familienanamnese mit Suizidversuch, Alkoholabusus und/oder psychiatrischer Hospitalisierung berichtet wurde (Reynolds et al. 1986). Im Gegensatz dazu fanden wiederum Benson et al. (1990) bei dieser Patientengruppe gegenüber gesunden Probanden keine Veränderung der REM-Latenz, aber eine verkürzte Schlafdauer, weniger Schlafstadium 4 und vermehrt Stadium 1. Die unterschiedlichen Ergebnisse beruhen vielleicht teilweise auf Altersunterschieden; auch bei Borderline-Störung fehlen bisher Untersuchungen zum Alterseffekt.

10 Eßstörungen

In jüngerer Zeit wurde eine klassische Diskussion über die nosologische Einordnung von Eßstörungen wieder aufgenommen. Es wurde die Frage gestellt, ob es sich bei der Anorexia nervosa und der Bulimia nervosa um eigenständige Krankheitsbilder handelt oder ob diese der Depression zuzuordnen sind. Schlaf-EEG-Untersuchungen leisten einen wichtigen Beitrag zur Klärung dieser Kontroverse.

Frühere polysomnographische Untersuchungen ergaben bei Patienten mit Anorexia nervosa eine gestörte Schlafkontinuität (Ein- und Durchschlafstörungen, morgendliches Früherwachen) und eine Verringerung von Tiefschlaf (Crisp et al. 1970; Lacey et al. 1975; Levy et al. 1987; Neil et al. 1980). Eine verkürzte REM-Latenz fand sich bei einigen Patienten dieser Diagnosegruppe, die überwiegend zugleich depressiv waren (Katz et al. 1984; Neil et al. 1980; Walsh et al. 1985). In den meisten älteren Untersuchungen unterschieden sich Patienten mit Bulimie im Schlaf-EEG nicht von gesunden Probanden (Hudson et al. 1987; Levy et al. 1987; Walsh et al. 1985).

In der bisher ausführlichsten Untersuchung zu diesem Thema verglichen Lauer et al. (1989) das Schlaf-EEG von Patienten mit Anorexia nervosa, Bulimia nervosa, endogener Depression und gesunden Kontrollpersonen. Bei dieser Gruppe lag das Durchschnittsalter bei allen untersuchten Gruppen zu Beginn des dritten Lebensjahrzehntes. Mit Ausnahme der REM-Dichte, die in den Patienten mit Depression im Vergleich zu den anderen Gruppen erhöht war, konnten keine Gruppenunterschiede in den Schlaf-Parametern beobachtet werden. Obwohl dies auch für die mittlere REM-Latenz der Fall war, wurde bei der Gruppe der Depressiven häufiger eine verkürzte REM-Latenz gefunden. In der Studie wurde bei einem Teil der Patienten der REM-Schlaf-Induktionstest mit dem cholinergen Agonisten RS 86 durchgeführt. Nach der Applikation von RS 86 zeigte sich bei den jungen Patienten mit Depression eine vollständige Manifestation der für ältere depressive Patienten typischen REM-Schlaf-Dysregulation. Zwar konnte auch bei den Patienten mit einer Eßstörung und den gesunden Probanden ein REM-Schlaf-induzierter Effekt von RS 86 nachgewiesen werden, dieser war jedoch in beiden Gruppen im Vergleich zu den Patienten mit Depression signifikant schwächer ausgeprägt.

Die Untersuchungsergebnisse sprechen gegen eine biologische Assoziation von Eßstörung und Depression. Sie stützten die Hypothese, daß die bei anorektischen und bulimischen Patienten häufig zu beoachtende depressive Symptomatik ein sekundäres Phänomen der Eßstörung darstellt und nicht mit den identischen zentralnervösen Dysregulationen gekoppelt ist wie bei primären Depressionen.

11 Substanzmißbrauch und Abhängigkeit

Es liegt in der Natur der Abhängigkeitserkrankungen, daß sie mit Störungen des natürlichen Schlaf-Wach-Rhythmus einhergehen. Zum pharmakologischen Profil von Substanzen, für die ein Abhängigkeitsrisiko besteht, gehören sedierende (z. B. Alkohol, Benzodiazepine) oder vigilanzsteigernde (z. B. Amphetamine, Kokain) Eigenschaften. Nicht selten geraten Patienten in eine Zweizügelabhängigkeit, bei der abwechselnd stimulierende und sedierende Substanzen eingenommen werden mit dem Ziel, den gestörten Schlaf-Wach-Rhythmus wieder zu regulieren.

Alkoholmißbrauch und Alkoholabhängigkeit gehen häufig mit Schlafstörungen einher. Unterschiedliche Formen von Hypersomnie, Hyposomnie und Störungen der Schlafkontinuität können bei diesen Patientengruppen beobachtet werden (Übersicht bei Gross u. Hastey 1976). Hypersomnien können auftreten, 1) als Folge der akuten Alkoholzufuhr, 2) intermittierend während kurzer Zeiträume mit Abstinenz und 3) auch während des Alkoholentzugs.

Besonders häufig tritt aber eine Hyposomnie im Zusammenhang mit Alkoholmißbrauch auf. Alkoholbedingte Aktivierung, gastrointestinale Beschwerden und andere körperliche Folgen von Alkoholmißbrauch sowie Alkoholentzug können leichten oder verminderten Schlaf bedingen.

Ein Alkoholrausch führt charakteristischerweise, ähnlich wie eine Narkose, zum raschen Einschlafen, aber mit Absinken des Alkoholspiegels in den frühen Morgenstunden zum Erwachen.

Eine Untersuchung über Alkoholeffekte auf den Schlaf bei gesunden Kontrollpersonen zeigte, daß akute Einnahme von Alkohol zu einer Suppression von REM-Schlaf und einer Zunahme von Tiefschlaf führt. Bei mehrtägiger Einnahme von Alkohol wurde weiter eine Verringerung von REM-Schlaf gefunden, während der Tiefschlafanteil wieder auf basale Werte abfiel (Prinz et al. 1980).

Regelmäßiger abendlicher Alkoholkonsum in der Absicht, besser schlafen zu können, kann zur Ausbildung einer alkohol-bedingten Schlafstörung führen (Diagnostic Classification Steering Committee 1990). Bei dieser Patientengruppe besteht tagsüber kein Alkoholabusus. Sowohl Hypo- als auch Hypersomnien können sich entwickeln. Im Schlaf-EEG werden Reduktion der Gesamtschlafzeit, des Tiefschlafs in der ersten Nachthälfte und vermehrtes Auftreten von REM-Schlaf (im Sinne eines REM-Rebounds) sowie von Wachzustand in der zweiten Nachthälfte und auch nach Alkoholentzug beschrieben (Porkny 1978; Wagman u. Allen 1975).

Auch während längerer Abstinenzphasen nach längerdauerndem Alkoholmißbrauch findet sich gestörter Schlaf. Verminderter Tiefschlaf, vermehrte Wachphasen, häufigere Stadienwechsel und Anstieg von leichtem Schlaf fanden sich nach verhältnismäßig kurzer (3wöchiger) aber auch 50monatiger Abstinenz (Übersicht bei Gillin et al. 1989). Die Schlafstörung bedingt nicht selten erneuten Mißbrauch von Alkohol, mit dem Ziel des Patienten, wieder schlafen zu können.

Bei Patienten mit sekundärer Depression bei Alkoholabhängigkeit fanden Gillin et al. (1990) eine kürzere REM-Latenz und weniger Non-REM-Schlaf als bei Alkoholabhängigen mit anderen psychiatrischen Erkrankungen und Kontrollpersonen.

Sowohl während Perioden vermehrter Alkoholzufuhr als auch während des Entzugs, kommt es zu Störungen zirkadianer Rhythmen im Sinne einer Fragmentierung des Schlafs während 24 h (Gross u. Hastey 1976).

Zu den Symptomen des Alkoholdelirs gehören motorische Unruhe, Schlaflosigkeit und Halluzinationen. Ein Einbrechen von REM-Elementen in den Wachzustand wurde als pathophysiologischer Mechanismus des Delirs diskutiert (Greenberg u. Pearlman 1967).

Einmalige Gabe von *Morphium* und *Heroin* an nichtabhängige Personen, führten dosisabhängig zu Arousalreaktionen (Kay et al. 1969). Im Schlaf-EEG fand sich unter diesen Bedingungen eine Reduktion der Gesamtschlafzeit, der Schlafeffizienz, des Tiefschlafs und des REM-Schlafs. Innerhalb weniger Tage wurde aber bei chronischer Einnahme eine Adaptation mit weitgehender Normalisierung der Schlaf-EEG-Parameter gefunden (Khazan et al. 1967; Lewis et al. 1970).

Mißbrauch von *Schlafmitteln* kann zur Ausbildung einer Schlafstörung führen. Im Klassifikationssystem für Schlafstörungen der American Sleep Association (Diagnostic Classification Steering Committee 1990) wird die hypnotika-bedingte Schlafstörung als Hyposomnie oder exzessive Schläfrigkeit in Zusammenhang mit Toleranzentwicklung für oder mit Entzug von Schlafmitteln beschrieben. Absetzen nach akutem Gebrauch von Schlafmitteln (Benzodiazepinen, Barbituraten und anderen Substanzen) über mehrere Tage kann von Schlaflosigkeit gefolgt sein, die eine Fortsetzung der Medikamenteneinnahme verursacht. Darunter ist eine Toleranzentwicklung möglich, die oft mit Abnahme der schlafinduzierenden Wirkung und Dosissteigerung einhergeht. Teilweiser Abbau der Medikation kann eine sekundäre Hyposomnie bedingen, akutes Absetzen zu einer schweren Schlaflosigkeit führen. Als Komplikationen der hypnotika-bedingten Schlafstörung werden die Entwicklung von Angst und Depression und die Verschlechterung von schlaf-assoziierten Atemstörungen (s. Kapitel Peter et al., S. 268ff.) beschrieben. Im Schlaf-EEG dieser Patientengruppe findet sich eine gestörte Schlafarchitektur, zu der Verminderung der Schlafstadien 1, 3, 4 und REM und ein Anstieg von Stadium 2 gehören können. Schlafstadienwechsel nehmen zu. Zu den Veränderungen der EEG-Wellen gehören eine Reduktion von K-Komplexen und von Delta-Wellen sowie vermehrtes Auftreten von „Pseudo-Spindeln" mit einer Frequenz von 14 – 18 Hz sowie vermehrte Alpha- und Beta-Aktivität (Gillin et al. 1989; Kales et al. 1978).

Unter *Barbituraten* wird initial eine vermehrte Schlafzeit und eine deutliche Reduktion von REM-Schlaf beschrieben. Auch hier kommt es innerhalb weniger Tage bei regelmäßiger Einnahme zu einer Normalisierung der Schlafparameter (Übersicht bei Watson 1989).

In ähnlicher Weise führen *Amphetamine* – neben einer Störung der Schlafkontinuität – akut zu einer ausgeprägten REM-Suppression bei gesunden Probanden. Innerhalb von 3 – 4 Tagen kommt es aber wieder zur Normalisierung des REM-Schlafs bei kontinuierlicher Einnahme der Substanz (Rechtschaffen u. Maron 1964). Umgekehrt wurde ein REM-Rebound nach Entzug bei amphetamin-abhängigen Patienten noch während mehrwöchiger Abstinenz beschrieben (Oswald 1973).

Die bisher vorliegenden Befunde über die Effekte von *Marihuana* auf den Schlaf deuten nicht auf starke Veränderungen von Schlaf-EEG-Parametern hin (Übersicht bei Watson 1989). Für akute Einnahme von Kokain werden ähnliche Effekte wie bei Amphetaminen beschrieben (Watson 1989). Akuter Kokain-Entzug („Crash") geht mit vermehrter Schläfrigkeit einher (Weddington et al. 1990). Während einer 30tägigen Beobachtungsphase nach Kokain-Entzug bei Patienten mit Abhängigkeit von dieser Substanz wurde innerhalb dieser Zeit nach anfänglicher Schlaflosigkeit eine allmähliche Normalisierung berichtet (Weddington et al. 1990).

Literatur

Akiskal HS, Yerevanian BI, Davis GC, King D, Lemmi H (1985) The nosologic status of borderline personality: clinical and polysomnographic study. Am J Psychiatry 142:192–198
American Psychiatric Association/APA (ed) (1980) Diagnostic and Statistical Manual of Mental Disorders, 3rd edn: DSM-III. Washington/DC

Ansseau M, Kupfer DJ, Reynolds CF, McEachran AB (1984) REM latency distribution in major depression: clinical characteristics associated with sleep onset REM periods. Biol Psychiatry 19/12:1651–1666

Astrom C, Lunde I, Ortmann J, Boysen G, Trojaberg W (1989) Sleep disturbances in torture survivors. Acta Neurol Scand 79:150–154

Azumi K (1966) A polygraphic study of sleep in schizophrenics. Seishin Shinkeigaku Zasshi 68:1222–1241

Benson KL, King R, Gordon D, Silva JA, Zarcone V (1990) Sleep patterns in borderline personality disorder. J Affective Disord 18:267–273

Berger M (1987) REM-Schlaf und cholinerges System bei depressiven Erkrankungen. In: Hippius H, Rüther E, Schmauß M (Hrsg) Schlaf-Wach-Funktion. Springer, Berlin Heidelberg New York Tokyo, S 181–190

Berger M, Riemann D (1988) Schlaf und Schlafentzug bei affektiven Störungen. In: Zerssen D von, Möller H-J (Hrsg) Affektive Störungen. Springer, Berlin Heidelberg New York Tokyo, S 149–164

Berger M, Doerr P, Lund R, Bronisch T, Zerssen D von (1982) Neuroendocrinological and neurophysiological studies in major disorders. Are there biological markers for the endogenous subtype? Biol Psychiatry 17:1217–1242

Berger M, Lund R, Emrich H, Riemann D (1983a) The value of sleep variables as differential diagnostic or prognostic tools in depression. Sleep Res 12:199

Berger M, Lund R, Bronisch T, Zerssen D von (1983b) REM latency in neurotic and endogenous depression and the cholinergic REM induction test. Psychiatry Res 10:113–123

Berger M, Emrich HM, Lund R, Riemann D, Lauer C, Zerssen D von (1985) Schlaf-EEG-Variablen als Verlaufskriterien und Prädikatoren einer Antidepressivatherapie mit Fluvoxamin/Oxaprotilin. In: Hippius H, Mattusek N (Hrsg) Differentialtherapie der Depression: Möglichkeiten und Grenzen. Karger, Basel, S 120–131

Berger M, Riemann D, Höchli D, Spiegel R (1989) The cholinergic REM-sleep-induction test with RS 86: State- or traitmarker of depression? Arch Gen Psychiatry 46:421–428

Berger M, Fleckenstein P, Riemann D, Müller WE (1990) Experimental approaches for testing the cholinergic-noradrenergic imbalance hypothesis of affective disorders. In: Bunney WE, Hippius H, Laakmann G, Schmauß M (eds) Neuropsychopharmacology. Springer, Berlin Heidelberg New York Tokyo, pp 208–220

Borbély AA (1982) A two process model of sleep regulation. Hum Neurobiol 1:155–204

Borbély AA (1984) Sleep regulation: outline of a model and its implications for depression. In: Experimental Brain Research, Vol 8. Springer, Berlin Heidelberg New York Tokyo

Borbély AA (1987) Das Zwei-Prozeß-Modell der Schlafregulation. In: Hippius H, Rüther E, Schmauß M (Hrsg) Schlaf-Wach-Funktionen. Springer, Berlin Heidelberg New York Tokyo, S 1–4

Cartwright RD (1983) Rapid eye movement sleep characteristics during and after mood disturbing events. Arch Gen Psychiatry 40:197–201

Chernick DA, Mendels J (1974) Sleep in bipolar and unipolar depressed patients. Sleep Res 3:123

Coleman RM (1983) Diagnosis, treatment, and follow-up of about 8000 sleep/wake disorder patients. In: Guilleminault C, Lugaresi E (eds) Sleep/wake disorders: Natural history, epidemiology, and long-term evolution. Raven Press, New York, 87–97

Crisp AH, Stonehill E, Fenton GW (1970) An aspect of the biological basis of the mind-body apparatus: The relationship between sleep, nutritional state and mood in disorders of weight. Psychother Psychosom 18:161–175

Demel J, Schubert H, Unterthiner D (1980) Initialsymptome bei depressiven Erkrankungen. Neurol Psychiatry 5:263–266

Dement WC (1969) The biological role of REM sleep (circa 1968). In: Kales A (ed) Sleep: Physiology and Pathology. Lippincott, Philadelphia, pp 245–265

Diagnostic Classification Steering Committee (1990) International Classification of Sleep Disorders: Diagnostic and Coding Manual. American Sleep Disorders Association, Rochester/MN

Dreßing H, Berger M (1991) Posttraumatische Streßerkrankungen. Zur Entwicklung des gegenwärtigen Krankheitskonzepts. Nervenarzt 62:16–26

Dubé S, Kumar N, Ettedgui E, Pfahl R, Jones D, Sitaram N (1985) Cholinergic REM induction response: separation of anxiety and depression. Biol Psychiatry 20:408–418

Dubé S, Jondes DA, Bell J, Davies A, Ross E, Sitaram N (1986) Interface of panic and depression psychiosis, depressive type. Psychosom Med 8:399–404

Duncan WC, Gillin JC, Post RM, Gerner RH, Wehr TA (1980) Relationship between EEG sleep patterns and clinical improvement in depressed patients treated with sleep deprivation. Biol Psychiatry 15:879–889

Duncan WC, Pettigrew KD, Gillin JC (1979) REM architecture changes in bipolar and unipolar depression. Am J Psychiatry 136:1424–1427

Elsenga S, Hoofdakker RH van den (1987) Clinical effects of sleep deprivation and clomipramine in endogenous depression. J Psychiatry Res 17:361–374

Erkwoh R, Bräuning P (1991) Biologische Befunde bei Rapid-Cycling-Syndromen. Fortschr Neurol Psychiat 59:1–11

Faehndrich E (1982) Schlafentzugsbehandlung depressiver Syndrome bie schizophrener Grunderkrankung. Nervenarzt 53:279–283

Feinberg I, Hiatt JF (1978) Sleep patterns in schizophrenia: A selective review. In: Williams RL, Karacan I (eds) Sleep disorders: Diagnosis and treatment. Wiley, New York, pp 205–231

Feinberg I, Gillin JC, Caroll BJ, Greden JF, Zis AP (1982) EEG studies of sleep in the diagnosis of depression. Biol Psychiatry 17:305–316

Foster FG, Grau T, Spiker DG (1977) EEG-sleep in generalized anxiety disorder. Sleep Res 6:645

Gaillard JM, Iorio G, Campajola P, Kemali D (1984) Temporal organization of sleep in schizophrenics and patients with obsessive-compulsive disorder. Adv Biol Psychiatry 15:76–83

Ganguli R, Reynolds CF, Kupfer DJ (1987) Electroencephalographic sleep in young never-medicated schizophrenics: A comparison with delusional and nondelusional depressives and with healthy controls. Arch Gen Psychiatry 44:36–44

Garvey MJ, Mungas D, Tollefson GD (1984) Hypersomnia in major depressive disorders. J Affective Disord 6:283–286

Giles DE, Jarrett RB, Roffwarg HP, Rush AJ (1987) Reduced rapid eye movement latency: A predictor of reoccurrence in depression. Neuropsychopharmacology 1:33–39

Giles DE, Kupfer DJ, Roffwarg HP, Rush AJ, Biggs MM, Etzel BA (1989) Polysomnographic parameters in first-degree relatives of unipolar probands. Psychiatry Res 27:127–136

Gillin JC (1983) The sleep therapies of depression. Prog Neuropsychopharmacol Biol Psychiatry 7:351–364

Gillin JC, Mazure C, Post RM, Jimerson D, Bunney WE jr (1977) An EEG sleep study of bipolar (manic-depressive) patient with nocturnal switch process. Biol Psychiatry 12:711–718

Gillin JC, Sitaram N, Mendelson WB (1982) Acetylcholine, sleep and depression. Hum Neurobiol 1:211–219

Gillin JC, Sitaram N, Wehr T et al. (1984) Sleep and affective illness. In: Post RM, Ballenger JC (eds) Neurobiology of mood disorders. Williams & Wilkins, Baltimore, pp 157–189

Gillin JC, Spinwebber CL, Johnson LC (1989) Rebound insomnia: A critical review. J Clin Psychopharmacol 9:161–172

Gillin JC, Smith TL, Irwin M, Kripke DF, Brown S, Scharkot M (1990) Short REM latency in primary alcoholic patients with secondary depression. Am J Psychiatry 147:106–109

Greenberg R, Pearlman CA (1967) Delirium tremens and dreaming. Am J Psychiatry 24:133–142

Griedke H (1991) Anmerkungen zum therapeutischen Schlafentzug. In: Schneider F, Bartels M, Foerster K, Gaertner HJ (Hrsg) Perspektiven der Psychiatrie. Forschung – Diagnose – Therapie. Fischer, Stuttgart

Gross MM, Hastey JM (1976) Sleep disturbances in alcoholism. In: Tarter RE, Suguman A (eds) Alcoholism: Interdisciplinary approaches to an enduring problem. Addison-Wesley, Reading/MA, pp 257–309

Gulevich GD, Dement WC, Zarcone VP (1967) Allnight-sleep recordings of chronic schizophrenics in remission. Compr Psychiatry 8:141

Haider I (1968) Patterns of insomnia in depressive illness: A subjective evaluation. Br J Psychiatry 114:1127–1132

Hauri P, Chernick D, Hawkins D, Mendels J (1974) Sleep of depressed patients in remission. Arch Gen Psychiatry 31:386–391

Hawkins DR, Taub JM, van de Castle RL (1985) Extended sleep (Hypersomnia) in young depressed patients. Am J Psychiatr 142:905–910

Hiatt JF, Floyd TC, Katz PH, Feinberg I (1985) Further evidence of abnormal non-rapid-eye-movement sleep in schizophrenia. Arch Gen Psychiatry 42:797–802

Hobson JA, Lydic R, Baghdoyan HA (1986) Evolving concepts of sleep cycle generation: From brain centers to neuronal populations. Behav Brain Sci 9:371–448

Höchli D, Trachsler E, von Luckner N, Waggon B (1985) Partial sleep deprivation therapy of depressive syndromes in schizophrenic disorders. Pharmacopsychiatry 18:134–135

Hoofdakker RW van den, Beersma DGM (1985) On the explanation of short REM latencies in depression. Psychiatry Res 16:155–163

Hoofdakker RW van den, Beersma DGM (1988) On the contribution of sleep wake psychology to the explanation and treatment of depression. Acta Psychiatr Scand (Suppl) 341:53–71. The effects of sleep deprivation in depression: Findings and explanations. World Psychiatric Association Regional Symposium, Athens (abstract)

Hudson JI, Pope HG jr, Jonas JM, Stakes JW, Grochinski V, Lipinski JF (1987) Sleep-EEG in bulimia. Biol Psychiatry 22:820–828

Hudson JI, Lipinski JF, Frankenberg FR, Grochocinsky VJ, Kupfer DJ (1988) Electroencephalographic sleep in mania. Arch Gen Psychiatry 45:267–273

Insel TR, Gillin C, Moore A, Wallace BM, Loewenstein RJ, Murphy DL (1982) The sleep of patients with obsessive-compulsive disorder. Arch Gen Psychiatr 39:1372–1377

Janowsky DS, El-Yousef MK, Davis JM, Sekerke HJ (1972) A cholinergic-adrenergic hypothesis of mania and depression. Lancet II:632–635

Joffe RT, Swinson RP (1988) Total sleep deprivation in patients with obsessive-compulsive disorder. Acta Psychiatr Scand 77:483–487

Jus K, Bouchard M, Jus AK, Villeneuve A, Lachance R (1973) Sleep EEG studies in untreated long-term schizophrenic patients. Arch Gen Psychiatry 29:386–390

Kales A, Scharf MB, Kales J (1978) Rebound insomnia: A new chemical syndrome. Science 201:1039–1041

Kales A, Caldwell AB, Soldatos CR, Bixler EO, Kales JD (1983) Psychobehavioral correlates of insomnia, II: Pattern specifity and consistency with the Minnesota Multiphasic Personality Inventory. Psychosom Med 45:341–356

Kammen DP van, Kammen WB van, Peters J, Goetz K, Neylan T (1988) Decreased slow-wave sleep and enlarged lateral ventricles in schizophrenia. Neuropsychopharmacology 1:265–271

Kampenaers CH, Kerkhofs M, Linkowski P, Mendlewicz J (1988) EEG sleep in young schizophrenic patients. In: Smirne S, Franceschi M, Ferini-Strambi L (eds) Sleep in medical and neuropsychiatric disorders. Masson, Milano, pp 185–192

Katz JL, Kupferberg A, Pollack CP, Walsh BT, Zumoff B, Weiner H (1984) Is there a relationship between eating disorder and affective disorder? New evidence from sleep recordings. Am J Psychiatry 141:753

Kay D, Eisenstein R, Jasinski D (1969) Morphine effects on human REM state, waking state and NREM sleep. Psychopharmacologia 14/5:404–416

Kerkhofs M, Kampenaers C, Linkowski P, der Maetelaer V, Mendlewicz J (1988) Multivariate study of sleep EEG in depression. Acta Psychiatr Scand 77:463–468

Keshavan MS, Reynolds CF, Ganguli R, Brar JS, Houck PR, Kupfer DJ (1990) EEG sleep in familial subgroups of schizophrenia. Sleep Res 19:330

Khazan N, Weeks JR, Schroeder LA (1967) Electroencephalographic, electromyographic and behavioral correlates during a cycle of self-maintained morphine addiction in the rat. J Pharmacol Exp Ther 155:521–531

Knowles JB, Cairns J, McLean AW, Delva N, Letemendia FJ, Prowse A, Waldron J (1986) The sleep of remitted bipolar depressives: Comparison with sex and age-matched controls. Can J Psychiatry 31:295–298

Kramer M, Schoen LS, Kinney L (1984) The dream experience in dream-disturbed Vietnam veterans. In: Kolk BA van der (ed) Posttraumatic stress disorder: psychological and biological sequelae. American Psychiatric Press, Washington

Krieg JC, Bardeleben U von, Hermle J, Holsboer F, Lauer CJ, Pollmächer T (1990) Psychometric polysomnographic, and neuroendocrine measures in subjects at high risk for psychiatric disorders: preliminary results. Neuropsychobiology 23:57–67

Kuhs H, Tölle R (1986) Schlafentzug (Wachtherapie) als Antidepressivum. Fortschr Neurol Psychiat 54:341–355

Kupfer DJ (1983) Application of the sleep EEg in affective disorders. In: Davis JM, Maas JW (eds) The affective disorders. American Psychiatric Press, Washington/DC

Kupfer DJ, Wyatt RJ, Scott J, Snyder F (1970) Sleep disturbances in acute schizophrenic patients. Am J Psychiatry 126:1213–1223

Kupfer DJ, Foster FG, Reich L (1976) EEG sleep changes as predictors in depression. Am J Psychiatry 133:622–626

Kupfer DJ, Brondy D, Cable PA, Spiker DG (1980) EEG sleep and affective psychosis. J Affective Disord 2:17–25

Kupfer DJ, Ulrich RF, Coble PA et al (1984) Application of automated REM and slow wave sleep analysis. II: testing the assumptions of the two-process model of sleep regulation in normal and depressed subjects. Psychiatry Res 13:355–343

Kupfer DJ, Reynolds CF, Grochocinski VJ, Ulrich RF, McEachran AB (1986a) Aspects of short REM latency in affective states: A revisit. Psychiatry Res 17:49–59

Kupfer DJ, Reynolds CF, Ulrich RF, Grochocinski VJ (1986b) Comparison of automated REM and slow wave sleep analysis in young and middle-aged depressed subjects. Biol Psychiatry 21:189–200

Kupfer DJ, Frank E, McEachran AB, Grochocinski VJ (1990) Delta sleep ratio: A biological correlate of early recurrence in unipolar affective disorder. Arch Gen Psychiatry 47:1100

Lacey JH, Crisp AH, Kalucy RS, Hartmann MK, Chen CN (1975) Weight gain and the sleeping electroencephalogram: Study of 10 patients with anorexia nervosa. Br Med J 4:556

Lairy G, Barte H, Goldsteinas L et al. (1965) Sommeil de nuit des malades mentaux, in le sommeil de nuit normal et pathologique. Etudes electroencephalographiques. Masson, Paris, pp 353–381

Lauer CJ, Zulley J, Krieg JC, Riemann D, Berger M (1988) EEG sleep and the cholinergic REM induction test in anorexic and bulimic patients. Psychiatry Res 26:171–181

Lauer CJ, Riemann D, Wiegand M, Berger M (1989) Altersabhängige Veränderungen in der Schlafstruktur depressiver Patienten. In: Saleta B (Hrsg) Biologische Psychiatrie, 2. Drei-Länder-Symposium, Innsbruck, Sept. 1988. Thieme, Stuttgart, S 380–385

Lavie P, Kaminer H (1989) Holocaust survivors' coping with bereavement as reflected in sleep and dreaming: forty years later. Vortrag in Jerusalem: Biological aspects of non-psychotic disorders. Abstract 147, Sci Proceed WFSBP, Jerusalem

Levy AB, Dixon KN, Schmidt HS (1987) REM and delta sleep in anorexia nervosa and bulimia. Psychiatry Res 20:189

Lewis SA, Oswald I, Evans J et al. (1970) Heroin and human sleep. Electroencephalogr Clin Neurophysiol 28:374–381

Linkowski P, Kerkhofs M, Rielaert C, Mendlewicz J (1986) Sleep during mania in manic-depressive males. Eur Arch Psychiatr Neurol Sci 235:339–341

Loosen P, Ackenheil M, Athen D et al. (1974) Schlafentzugsbehandlung endogener Depression. Arzneimittelforsch 24:1075–1077

Maggini C, Guazelli M, Pieri M, Lattanzi L, Ciapparelli A, Massimetti G, Ross G (1986) REM latency in psychiatric disorders: Polygraphic study on major depression, bipolar disorder, manic and schizophrenic disorder. New Trends Exp Clin Psychiatry 2:93–101

McCarley RW (1982) REM sleep and depression: common neurobiological control mechanisms. Am J Psychiatry 139:565–570

McNamara E, Reynolds CF, Soloff PH et al. (1984) EEG sleep evaluation of depression in borderline patients. Am J Psychiatry 141:182–186

Mellmann TA, Uhde TW (1989) Electroencephalographic sleep in panic disorder. Arch Gen Psychiatry 46:178–184

Mendelson WB, Sack DA, James SP et al. (1987) Frequency analysis of the sleep EEG in depresison. Psychiatry Res 21:89–94

Naylor MW, Shain BN, Shipley JE (1990) REM latency in psychotically depressed adolescents. Biol Psychiatry 28:161–164

Neil JF, Merikangas JR, Foster FG, Merikangas KR, Spiker DG, Kupfer DJ (1980) Waking and all-night sleep EEGs in anorexia nervosa. Clin Electroencephalogr 11:9–15

Nurnberger J, Beretti W, Soncrant TT, Sack D, Gershon ES (1987) Cholinergic REM sleep induction in bipolar affective disorder. Vortrag: 5th International Congress of Sleep Research, Copenhagen

Oswald I (1973) Drug research and human sleep. Annu Rev Pharmacol 13:243–252

Papousek M (1975) Chronobiologische Aspekte der Zyklothymie. Fortschr Neurol Psychiat 43:381–440

Porkny AD (1978) Sleep disturbances, alcohol and alcoholism. A review. In: Williams RL, Karacan I (eds) Sleep disorders. Diagnosis and treatment. Wiley, New York, pp 389–402

Prinz PN, Roehrs TA, Vitaliano PP, Linnoila M, Weitzman ED (1980) Effect of alcohol on sleep and nighttime plasma growth hormone and cortisol concentrations. J Clin Endocrinol Metab 51:759–764

Pugnetti L, Colombo A, Cazullo C, Leccardi G, Sicuro F, Scarone F (1982) Daytime sleep patterns of primary depressives: A morning nap study. Psychiatry Res 7:287–298

Rechtschaffen A, Maron L (1964) The effect of amphetamine on the sleep cycle. Electroencephalogr Clin Neurophysiol 16:438–445

Reich L, Weiss BL, Coble P, McPartland P, Kupfer DJ (1975) Sleep disturbance in schizophrenia. Arch Gen Psychiatry 32:51–55

Reynolds CF, Kupfer DJ (1987) Sleep research in affective illness: state of the art circa 1987. Sleep 10:199–215

Reynolds CF, Shaw DH, Newton TF (1983) EEG sleep in outpatients with general anxiety: A preliminary comparison with depressed outpatients. Psychiatry Res 8:81

Reynolds CF, Schloff PH, Kupfer DJ (1986) REM latency and family psychiatric history in borderline personality. In: Shagass C, Josiassen RC, Bridger W (eds) Biological Psychiatry 1985. Elsevier, Amsterdam, pp 569–570

Riemann D, Berger M (1989) EEG sleep in depression and in remission and the REM sleep response to the cholinergic agonist RS 86. Neuropsyopharmacology 2:145–152

Riemann D, Berger M (1990a) Sleep-EEG data as it relates to the cholinergic-aminergic imbalance hypothesis of depression. Clin Neurophysiology 13:273–274

Riemann D, Berger M (1990b) The effects of total sleep deprivation and subsequent treatment with clomipramine on depressive symptoms and sleep electroencephalography in patients with a major depressive disorder. Acta Psychiat Scand 81:24–31

Riemann D, Joy D, Höchli D, Lauer C, Zulley J, Berger M (1988) Influence of the cholinergic agonist RS 86 on normal sleep. Sex and age effects. Psychiatry Res 24:137–147

Riemann D, Wiegand M, Zulley J, Lauer C, Schreiber W, Berger M (1988) The effect of the occurrence REM sleep during morning naps on mood after sleep deprivation in patients with MDD. In: Horne J (ed) Sleep 88. Fischer, Stuttgart, pp 230–232

Riemann D, Gann H, Hohagen F, Olbrich R, Fleckenstein P, Berger M (1990a) REM sleep in depression anxiety disorders and schizophrenia. The influence of cholinergic stimulation with RS 86. In: Horne J (ed) Sleep 90. Fischer, Stuttgart, pp 235–237

Riemann D, Hohagen F, Fleckenstein P, Olbrich R, Berger M (1990b) Schlaf und Schizophrenie: Der Einfluß cholinerger Stimulation mit RS 86 auf die Schlafstruktur schizophrener Patienten im Vergleich zu gesunden Kontrollpersonen, depressiven Patienten und Patienten mit Angsterkrankungen. In: Möller HJ, Pelzer E (Hrsg) Neuere Ansätze zur Diagnostik und Therapie schizophrener Minussymptomatik. Springer, Berlin Heidelberg New York Tokyo

Riemann D, Wiegand M, Berger M (1990c) Are there predictors for sleep deprivation response? Biol Psychiatry 29:707–710

Riemann D, Wiegand M, Berger M (1991a) Are there predictors for sleep deprivation response in depressed patients? Biol Psychiatry 29:707–710

Riemann D, Hohagen F, Lauer C, Berger M (1991b) Longterm evolution of sleep in depression. In: Smirne S, Franceschi M, Ferini-Strambi L (eds) Sleep and aging. Masson, Paris, pp 195–204

Rodin J, McAvay G, Timko C (1988) A longitudinal study of depressed mood and sleep disturbances in elderly adults. J Gerontol 43:45–53

Rosen J, Reynolds CF, Yeager AL, Hoack PR, Horwitz LF (1991) Sleep disturbances in survivors of the nazi holocaust. Am J Psychiatry 148:62–66

Ross RJ, Ball WA, Sullivan KA, Caroff SN (1989) Sleep disturbances as the hallmark of posttraumatic stress disorder. Am J Psychiatry 146:697–707

Roy-Byrne PR, Uhde TW, Post RM (1984) Antidepressant effects of one night's sleep deprivation: Clinical and theoretical implications. In: Post RM, Ballenger JC (eds) Neurobiology of the mood disorders. Williams & Williams, Baltimore, pp 817–835

Rush AJ, Ermann MK, Giles DE, Schlesser MA, Carpenter G, Vasavada N, Roffwarg HP (1986) Polysomnographic findings in recently drugfree and clinically remitted depressed patients. Arch Gen Psychiatry 43:878–884

Scheyen JD van (1984) Slaapdeprivatiebehandeling. Tijdschrift Psychiatr 26:27–41 (Holländisch)

Schulz H, Tetzlaff W (1982) Distribution of REM latencies after sleep interruption in depressive patients and control subjects. Biol Psychiatry 17:1367–1376

Schulz H, Trojan B (1979) A comparison of eye-movement density in normal subjects and in depressed patients before and after remission. Sleep Res 8:49

Schulz H, Lund R, Cording C, Dirlich G (1979) Bimodal distribution of REM sleep latencies in depression. Biol Psychiatry 14:595–600

Sitaram N, Wyatt RJ, Dawson S, Gillin JC (1976) REM sleep induction by physostigmine infusion during sleep. Science 191:1281–1283

Sitaram N, Nurnberger JI, Gershon ES, Gillin JC (1980) Faster cholinergic REM sleep induction in euthymic patients with primary affective illness. Science 208:200–202

Sitaram N, Moore AM, Vanskiver C, Blendy J, Nurnberger JI, Gershon ES, Gillin JC (1981) Hypersensitive cholinergic function in primary affective illness. In: Pepeu G, Ladinsky H (eds) Cholinergic mechanisms. Raven Press, New York

Sitaram N, Nurnberger JI, Gershon ES, Gillin JC (1982) Cholinergic regulation of mood and REM sleep: a potential model and marker for vulnerability to depression. Am J Psychiatry 139:571–576

Souêtre E, Candito M, Salvati E, Pringuey D, Chambon P, Darcourt G (1986) 24-hour profile of plasma norepinephrine in affective disorders. Neuropsychobiology 16:1–8

Souêtre E, Salvati E, Belugou JL et al. (1989) Circadian rhythms in depression and recovery: Evidence for blunted amplitude as the main chronobiological abnormality. Psychiatry Res 28:263–278

Steiger A, Bardeleben U von, Herth T, Holsboer F (1989) Sleep-EEG and nocturnal secretion of cortisol and growth hormone in male patients with endogenous depression before treatment and after recovery. J Affective Disord 16:189–195

Steiger A, Bardeleben U von, Holzmann R, Holsboer F (1990) Sleep-EEG in patients with delusional subtype of major depression, in comparison to incapacitating depression. In: 10th Congress of the European Sleep Research Society, Strassbourg, May 1990. Abstracts, p 536

Tandon R, Greden JF (1989) Cholinergic hyperactivity and negative schizophrenic symptoms. A model of cholinergic/dopaminergic interactions in schizophrenia. Arch Gen Psychiatry 46:745–753

Tandon R, Shipley J, Eiser AS, Greden JF (1988) Association between abnormal REM sleep and negative symptoms in schizophrenia. Psychiatry Res 27:359–361

Thase ME, Kupfer DJ, Spiker DG (1984) Electroencephalographic sleep in secondary depression: A revisit. Biol Psychiatry 19:805–814

Thase ME, Kupfer DJ, Ulrich RF (1986) Electroencephalographic sleep in psychotic depression. Arch Gen Psychiatry 43:886–893

Uhde TW, Roy-Byrne P, Gillin C, Mendelson WB, Boulenger JP, Vittone BJ, Post RM (1984) The sleep of patients with panic disorder: A preliminary report. Psychiatry Res 12:251–259

Vollrath M, Wicki W, Angst J (1989) The Zürich Study. Eur Arch Psychiatr Neurol Sci 239:113–124

Wagmann A, Allen R (1975) Effects of alcohol ingestion and abstinence on slow wave sleep of alcoholics. In: Gross MM (ed) Alcohol intoxication and withdrawal, Vol II. Plenum Press, New York, pp 453–466

Walsh BT, Goetz R, Roose SP, Fingeroth S, Glassman AH (1985) EEG-monitored sleep in anorexia nervosa and bulimia. Biol Psychiatry 20:947–956

Walsleben J, Robinson D, Lemmis C, Hackshaw R, Norman R, Alviv J (1990) Polysomnographic aspects of obsessive compulsive disorder. Sleep Res 19:177

Watson R (1989) Drug abuse other than alcoholism. In: Kryger MH, Roth T, Dement WC (eds) Principles and practise of sleep medicine. Saunders, Philadelphia, pp 426–427

Weddington WW, Brown BS, Haertzen CA, Cone EJ, Dax EM, Herning RI, Michaelson BS (1990) Changes in mood, craving, and sleep during short-term abstinence reported by male cocaine addicts. Arch Gen Psychiatry 47:861–868

Wehr TA, Wirz-Justice A (1981) Internal coincidence model for sleep deprivation and depression. In: Sleep 1980, 5th Eur Congr Sleep Res Amsterdam 1980. Karger, Basel, pp 26–33

Wehr TA, Wirz-Justice A, Goodwin FK (1979) Phase advance of the circadian sleep-wake cycle as an antidepressant. Science 296:710–713

Weiler MA, Buchsbaum MS, Gillin JC, Tafalla R, Bunney W jr (1990)Explorations in the relationship of dream sleep to schizophrenia using positron emission tomography. Neuropsychobiology 23:109–118

Wiegand M, Riemann D, Schreiber W, Lauer C, Berger M (1991) Reversal of antidepressant sleep deprivation effects by daytime naps. In: Emrich H, Wiegand M (eds) Integratic biological psychiatry. Springer, Berlin Heidelberg New York Tokyo

Wu JC, Bunney WE (1990) The biological basis of an antidepressant response to sleep deprivation and relapse: review and hypothesis. Am J Psychiatry 147:14–21

Zarcone V, Azumi K, Dement WC et al. (1975) REM phase deprivation and schizophrenia II. Arch Gen Psychiatry 32:1431–1436

Zarcone VP, Benson KL, Berger PA (1987) Abnormal rapid eye movement latencies in schizophrenia. Arch Gen Psychiatry 44:45–48

Zerssen D von (1985) What is wrong with circadian clocks in depression? In: Halaris A (ed) Chronobiology and neuropsychiatric disorders. Elsevier, Amsterdam, pp 159–179

Die Narkolepsien und andere Formen der Hypersomnie

F. Hohagen und E. Schönbrunn

1 Die Narkolepsie

1.1 Einleitung

Obwohl sich erste Beschreibungen in der Literatur über Narkolepsie-Patienten schon im 18. Jahrhundert finden lassen (Oliver 1704), wurde das klinische Bild der Narkolepsie vor allem in der zweiten Hälfte des 19. Jahrhunderts genauer charakterisiert (Caffé 1862; Fischer 1878; Westphal 1877). In seiner Monographie „De la narcolepsie" prägte Gélineau 1880 den Namen Narkolepsie (von *ναρκοσισ* = Schläfrigkeit, *λαμβάνειν* = ergreifen), worunter er ein Krankheitsbild beschrieb, das sich durch kurze imperative Einschlafattacken und „asthasias" oder plötzliche Stürze charakterisierte. Gélineau trennte die Narkolepsie differentialdiagnostisch von den Epilepsien, wobei spätere Autoren immer wieder fälschlicherweise annahmen, daß es einen Zusammenhang zwischen Epilepsie und Narkolepsie gäbe (Comelade et al. 1961; Rabending u. Schmidt 1961). Erst ein halbes Jahrhundert nach der Monographie von Gélineau wurde dann die klassische „Tetrade" beschrieben, die das Vorbild der Narkolepsie charakterisiert: imperative Einschlafattacken, Kataplexie, hypnagoge Halluzinationen und Schlaflähmung (Daniels 1934).

Stand bis zu diesem Zeitpunkt die klinische Beschreibung des narkoleptischen Syndroms im Vordergrund, so erbrachte die Einführung der Elektroenzephalographie in die klinische Forschung neue Erkenntnisse über die Pathophysiologie der Erkrankung. Kurz nach der Entdeckung des REM-Schlafes durch Aserinski u. Kleitman (1953) berichteten Yoss u. Daly (1957) sowie Vogel (1960) darüber, daß bei Narkolepsie-Patienten, verglichen mit gesunden Probanden, die erste REM-Schlaf-Phase deutlich früher auftritt, meist direkt nach dem Einschlafen. Die sog. „Sleep-onset"-REM-Phasen konnten als charakteristischste Schlaf-EEG-Veränderung bei Narkolepsie-Patienten in vielen Untersuchungen repliziert werden.

In den 80er Jahren waren es neue Erkenntnisse auf dem Gebiet der Humangenetik, die der Narkolepsie-Forschung neue Impulse gaben. Honda et al. (1983a, b) berichteten über einen engen Zusammenhang zwischen dem HLA-System und der Narkolepsie. Alle von ihnen untersuchten Narkolepsie-Patienten wiesen das HLA-DR2 auf, das normalerweise in der Bevölkerung in

25–30% vorliegt. Mit dieser engen Assoziation zwischen Narkolepsie und humanen Leukozyten-Antigenen (HLA) ergeben sich neue Fragestellungen zum Verständnis der Pathogenese dieser Erkrankung.

1.2 Epidemiologie und Verlauf (Tabelle 1)

1.2.1 Prävalenz

Die genaue Prävalenz des narkoleptischen Syndroms in der Allgemeinbevölkerung kann nur geschätzt werden, da methodisch einwandfreie epidemiologische Studien nicht existieren. Dement gibt die Häufigkeit für San Francisco und Los Angeles mit 5 Erkrankungen auf 10000 Einwohner an (Dement et al. 1972, 1973), während Parkes die Häufigkeit in Großbritannien auf 4 Fälle pro 10000 (Parkes 1985) und Roth auf 2–3 Fälle pro 10000 Einwohner schätzt (Roth 1957). Während die meisten Autoren darin übereinstimmen, daß Frauen und Männer gleich häufig betroffen sind, gibt Guilleminault (1989) ein leichtes Überwiegen der Männer an.

1.2.2 Erstmanifestation

Die ersten klinischen Symptome der Narkolepsie treten typischerweise zum Zeitpunkt der Pubertät oder kurz danach mit einem Erkrankungsgipfel um das 25. Lebensjahr auf (Parkes 1985). Aber auch vor der Pubertät kann sich die Narkolepsie manifestieren. Roth (1957) und Guilleminault u. Anders (1976) berichteten, daß 15–20% ihrer Patienten die ersten narkoleptischen Symptome vor dem 10. bzw. 11. Lebensjahr zeigten. Die Erstmanifestation der Erkrankung nach dem 50. Lebensjahr ist mit 5% sehr selten (Parkes 1985).

1.2.3 Krankheitsauslösende Faktoren

Meist lassen sich keine auslösenden Faktoren vor Erkrankungsbeginn feststellen. Einige wenige Patienten geben abrupte Veränderungen des Schlaf-Wach-Zyklus, psychologischen Streß, unspezifische Infektionserkrankungen oder Schädel-Hirn-Traumen an (Parkes 1985).

Tabelle 1. Epidemiologie und Verlauf der Narkolepsie

– Prävalenz:	2–5 : 10000
– Geschlechtsverteilung:	50 : 50
– Erstmanifestation:	Pubertät bis 25. Lebensjahr
– Verlauf:	chronisch

1.2.4 Verlauf

Der Verlauf der Erkrankung ist in der Regel chronisch, wobei Exazerbationen und Remissionen vorkommen. Meist beginnt die Erkrankung mit erhöhter Tagesschläfrigkeit und imperativen Einschlafattacken, lediglich in 8% mit Kataplexien (Billiard et al. 1983). Häufig kommt es unter dem Einfluß psychischer Belastungen zu einer Verschlechterung der klinischen Symptomatik und zu einer Besserung des klinischen Bildes, wenn die psychischen Belastungen wegfallen.

Narkolepsie beginnt selten abrupt, sondern meist allmählich. Es dauert in der Regel Jahre, bis sich das für den jeweiligen Patienten charakteristische Vollbild der Erkrankung entwickelt hat. Narkolepsie kann in ihrer monosymptomatischen Form bestehenbleiben, wobei man von einer „evolving narcolepsy" spricht, wenn in der Schlafpolygraphie oder im multiplen Schlaflatenztests „Sleep-onset"-REM-Phasen nachweisbar sind (Montplaisir et al. 1988). Hat sich die Erkrankung einmal ausgebildet, zeigt die Symptomkonstellation meist einen stabilen Verlauf (Roth 1957). Untersuchungen an größeren Patientengruppen (Prüll 1963; Yoss u. Daly 1957; Billiard et al. 1983) fanden keinen Patienten mit kompletter Spontanremission, obwohl partielle Remissionen für einen kürzeren Zeitraum vorkommen können (Parkes 1985). Vor allem die Kataplexien werden mit dem Alter seltener oder können sogar sistieren (Parkes 1985; Meier-Ewert 1989). Die Lebenserwartung wird durch die narkoleptische Erkrankung nicht beeinträchtigt.

1.2.5 Symptomkombination

Die meisten Untersuchungen an größeren Gruppen von Narkolepsie-Patienten fanden, daß zusätzlich in 2/3 der Fälle Kataplexien, in ca. 1/3 der Fälle hypnagoge Halluzinationen und in ca. 1/4 der Fälle Schlaflähmung vorlagen. Die klassische Symptomtetrade von Einschlafattacken, Kataplexie, hypnagogen Halluzinationen und Schlaflähmung fand sich in ca. 10% (Yoss u. Daly 1957; Roth 1957; Wolfenden 1969).

1.3 Klinisches Erscheinungsbild (Tabelle 2)

1.3.1 Narkoleptische Einschlafattacken

Hauptsymptom der Erkrankung sind imperative Einschlafattacken, gegen die sich der Patient meist nicht zur Wehr setzen kann. Meist treten sie zumindest zu Beginn in monotonen Situationen auf. Im weiteren Verlauf, bei einigen Patienten aber schon zu Beginn der Erkrankung, ereignen sie sich während Tätigkeiten, bei denen normalerweise Schläfrigkeit nicht auftritt. So kommt es vor,

Tabelle 2. Symptomatik der Narkolepsie

„Tetrade"	– Erhöhte Tagesmüdigkeit und Einschlafattacken – Kataplexie – Hypnagoge Halluzinationen – Schlaflähmung
	– Automatische Handlungen – Gestörter Nachtschlaf

daß Narkolepsie-Patienten beim Essen, während eines Gespräches oder beim Sport einschlafen. Ca. 1/5 der Patienten wird von der Einschlafattacke ohne Prodromalerscheinungen überrascht, lediglich die Hälfte der Patienten bemerkt, daß eine Einschlafattacke droht (Rüther et al. 1972).

Die Attacken ereignen sich meist mehrmals während eines Tages und dauern einige Minuten bis maximal 1 h an. Die Patienten sind jederzeit erweckbar und fühlen sich in der Regel direkt nach dem Aufwachen ausgeruht und munter. Nach dem Nickerchen sind sie üblicherweise für einige Zeit vor weiteren Einschlafattacken geschützt („refraktäre Periode"). In der polygraphischen Schlafabteilung zeigt sich am häufigsten sowohl REM- als auch Non-REM-Schlaf, häufig auch nur REM-Schlaf und selten reiner Non-REM-Schlaf (Dement et al. 1966; Roth u. Bruhova 1969).

Neben den imperativen Einschlafattacken klagen viele Patienten über eine lang andauernde, quälende Müdigkeit, die vereinzelt sogar im Vordergrund der Beschwerden steht. Dieses kontinuierliche Müdigkeitsgefühl kann das Wohlbefinden, die berufliche Arbeitsleistung sowie Gedächtnis und andere kognitive Funktionen erheblich beeinträchtigen (Guilleminault 1989a).

1.3.2 Kataplexien

Unter einer Kataplexie versteht man den plötzlichen, meist bilateralen Tonusverlust der quergestreiften Muskulatur, der vorwiegend durch unerwartete starke Gemütsbewegungen ausgelöst wird. Lachen beim Hören von Witzen, Ärger, Überraschung oder Trauer können typischerweise kataplektische Anfälle auslösen. Die Kataplexie dauert Sekundenbruchteile bis einige Sekunden. In extrem seltenen Fällen, z.B. nach Absetzen REM-Schlaf-unterdrückender Medikation, kann die Kataplexie Minuten bis Stunden oder sogar Tage im Sinne eines Status cataplecticus anhalten.

Typischerweise ist während des kataplektischen Anfalls das Bewußtsein vollständig erhalten, und der Patient kann die Geschehnisse in seiner Umwelt uneingeschränkt registrieren. Man unterscheidet partielle Kataplexien von kompletten Kataplexien. Bei den partiellen Kataplexien sind lediglich einzelne Muskelgruppen betroffen. So sinkt beispielsweise der Unterkiefer für Sekunden herab und macht eine weitere Artikulation unmöglich, die Gesichtszüge erschlaffen oder die „Knie werden weich". Bei kompletten Kataplexien ist die gesamte quergestreifte Muskulatur erfaßt, und der Patient sackt in sich zusammen. Schon früh wurde beschrieben, daß während einer Kataplexie unwillkürliche Muskelzuckungen auftreten können (Westphal 1877). Während der Kataplexie sind die Muskeleigenreflexe und der H-Reflex als Ausdruck der kompletten Inhibition der spinalen Vorderhornzellen erloschen, die Augenbeweglichkeit jedoch erhalten (Guilleminault 1989a).

Obwohl die Kataplexie in der Regel bilateral auftritt, wurden unilaterale oder fokale Kataplexien beschrieben (Roth 1957; Wilson 1928).

Nach Parkes (1985) ereignen sich Kataplexien häufig in einem Zustand von Hypovigilanz und sind dann Ausdruck eines plötzlichen Vigilanzanstieges. Hat man die Gelegenheit, während einer kataplektischen Attacke eine polygraphische EEG-Ableitung durchzuführen, so werden meist REM-Schlaf-typische EEG-Muster aufgezeichnet, und das Stadium uneingeschränkter Vigilanz kann von einer REM-Schlaf-Episode abgelöst werden (Guilleminault 1976; Hishikawa et al. 1965).

1.3.3 Schlaflähmung

Die Schlaflähmung oder Schlafparalyse ereignet sich meist in Einschlaf-, seltener in Aufwachsituationen. Während dieses Zustandes ist der Patient vollständig gelähmt und kann sich für Sekunden bis Minuten überhaupt nicht bewegen. Die Augenbeweglichkeit ist allerdings auch während der Schlaflähmung erhalten, daß Bewußtsein ist ungestört. Schlaflähmungen werden häufig von meist beängstigenden hypnagogen Halluzinationen begleitet.

Schlaflähmungen treten wesentlich seltener auf als Kataplexien. Meist wird berichtet, daß es nur gelegentlich in Wochenabständen zu schlafparalytischen Zuständen kommt, sehr selten treten Schlaflähmungen jede Nacht auf.

Pathophysiologisch kann die Schlaflähmung ähnlich wie die Kataplexie als partielles REM-Schlaf-Phänomen verstanden werden. Bei beiden Zuständen kommt es zu einer Hemmung der spinalen Vorderhornzellen, wie wir sie auch im REM-Schlaf registrieren können. Beide REM-Schlaf-assoziierten Symptome sind somit Ausdruck der zugrundeliegenden REM-Schlaf-Disinhibition.

1.3.4 Hypnagoge Halluzinationen

Hierbei handelt es sich um Trugwahrnehmungen, die vor allem in Einschlaf-, seltener in Aufwachsituationen und sehr selten tagsüber aus dem Wachzustand heraus auftreten. Meist handelt es sich um lebhafte visuelle Halluzinationen, aber auch akustische Halluzinationen treten häufig auf. Die optischen Trugwahrnehmungen können elementarer Natur sein, d.h. der Patient sieht farbige Kreise, Teile von Objekten etc., sehr häufig sind sie jedoch komplexer Natur. Die Patienten berichten dann, Personen oder Tiere wahrgenommen zu haben, sehen teilweise sich selbst durch den Raum gehen oder berichten über Levitationsphänomene. Während recht häufig visuelle, aber auch akustische Halluzinationen vorkommen, treten Trugwahrnehmungen auf anderen sensorischen Gebieten sehr selten auf.

Die hypnagogen Halluzinationen dauern meist einige Minuten an. In der polygraphischen EEG-Ableitung kann man häufig Anzeichen von REM-Schlaf aufzeichnen (Parkes 1985). Es handelt sich somit um Traumäquivalente des REM-Schlafs und wie bei der Schlaflähmung und Kataplexie ebenfalls um ein partielles REM-Schlaf-Phänomen als Ausdruck der zugrundeliegenden REM-Schlaf-Regulationsstörung.

1.3.5 Automatische Handlungen

Viele Narkolepsie-Patienten berichten über unsinnige Handlungen, die im Stadium verminderter Vigilanz ausgeführt werden. In diesen Zuständen ist die motorische Funktion noch präsent, während die Kontrolle durch das Bewußtsein schon eingeschränkt ist. Häufig treten diese automatischen Handlungen in monotonen Arbeitssituationen wie Schreibtischtätigkeit auf, in denen die Patienten sinnlose Sätze niederschreiben. Daß solche Zustände nicht ungefährlich sind, belegt das Beispiel einer unserer Patientinnen, die im Rahmen einer solchen automatischen Handlung mit ihrem PKW ohne Kontrolle des Bewußtseins in die Innenstadt ihres Heimatortes fuhr oder das eines Metzgers, der seiner Tätigkeit im Halbschlaf weiter nachging. Gewöhnlich besteht für den Zeitpunkt der automatischen Handlung eine komplette oder mindestens partielle Amnesie.

Die polygraphische Schlafableitung zeigt während automatischer Handlungen Mikroschlafepisoden mit Non-REM- und häufig auch REM-Schlaf (Parkes 1985).

1.3.6 Gestörter Nachtschlaf

Zu Beginn der Narkolepsie ist der Nachtschlaf meist noch intakt. Im weiteren Verlauf der Erkrankung kommt es fast regelhaft zu einer Insomnie. Bei der Auswertung von Schlafpolygrammen narkoleptischer Patienten fallen häufig pathologische REM-Schlaf-Muster auf. Die Muskeltonuserschlaffung ist häufig inkomplett und die Dichte phasischer Muskelkontraktionen erhöht (Übersicht bei Meier-Ewert 1989). Nicht selten findet man bei Narkolepsie-Patienten auch einen hohen Alpha-Anteil im Sinne eines sog. „Alpha-REM".

1.4 Befunde und Hypothesen zur Pathogenese der Narkolepsie

1.4.1 Polysomnographische Befunde

Das Polysomnogramm von Narkolepsie-Patienten zeigt im Vergleich zu Gesunden eine verkürzte Schlaflatenz, eine Zunahme von Schlafstadium 1 und eine Abnahme von Schlafstadium 3 und 4 sowie häufige Körperbewegungen und eine von der Norm abweichende Periodizität der REM-Non-REM-Zyklen mit häufigen Wachphasen und fragmentiertem Schlafprofil (Yoss u. Daly 1957; Vogel 1960; Montplaisir 1976; Richardson et al. 1978). Der für das Verständnis der Pathogenese wichtigste Befund dürften jedoch die „Sleep-onset"-REM-Phasen sein, die sowohl in der nächtlichen Polysomnographie als auch im multiplen Schlaflatenz-Test nachgewiesen werden können (Yoss u. Daly 1957; Vogel 1960; Mitler et al. 1979) und die Ausdruck der REM-Schlaf-Disinhibition in der Narkolepsie sind (Abb. 1).

Die über 24 h registrierte Gesamtschlafzeit ist bei Narkolepsie-Patienten im Vergleich zu altersparallelisierten Kontrollpersonen etwas erhöht (Billiard et al. 1983). Während kontinuierlicher 24-h-EEG-Registrierung zeigen Narkolepsie-Patienten, verglichen mit gesunden Kontrollen, häufige Tagesnickerchen mit kurzen Einschlaflatenzen und ebenfalls erhöhter Gesamtschlafzeit (Hishikawa et al. 1968). Im multiplen Schlaflatenz-Test liegt die Einschlaflatenz von Narkolepsie-Patienten in der Regel zwischen 2 und 5 min, während gesunde Probanden 10 min oder länger zum Einschlafen benötigen oder Schlaf gar nicht erreicht wird (Richardson et al. 1978). Im MWT (Maintainance of Wakefulness Test) fällt es Narkolepsie-Patienten schwer, gemäß den Instruktionen wachzubleiben. Sie zeigen ebenso wie im MSLT während der Schlafperioden häufig REM-Schlaf-Phasen (Browman et al. 1983).

Im Schlafpolygramm finden sich außerdem häufig nächtliche periodische Bewegungsstörungen (Myoklonien) (Rosa et al. 1979) und nicht so selten obstruktive, zentrale oder gemischte Schlaf-Apnoe-Episoden (Rosa et al. 1979; Guilleminault u. Dement 1977).

1.4.2 Zerebrale Durchblutung

Bei Untersuchungen mit der ^{133}Xe-Inhalationsmethode zeigen Gesunde im Non-REM-Stadium 1 und 2 deutlich verminderte Durchblutungswerte verglichen mit dem Wachzustand. Bei Narkolepsie-Patienten können dagegen in diesem Stadium von der Norm abweichende Durchblutungsanstiege gemessen werden, die durch Behandlung mit Methylphenidat gedrosselt werden konnten. Auch die im Wachzustand gemessene verminderte Durchblutung des Hirnstammes bei Narkolepsie-Patienten konnte durch diese Behandlung normalisiert werden (Sakai et al. 1979; Meyer et al. 1980). Die Minderdurchblutung des Hirnstammes im Wachzustand kann Ausdruck einer Hirnstammfunktionsstörung sein. Nach Meier-Ewert kann dieser Befund unter Behandlung mit Me-

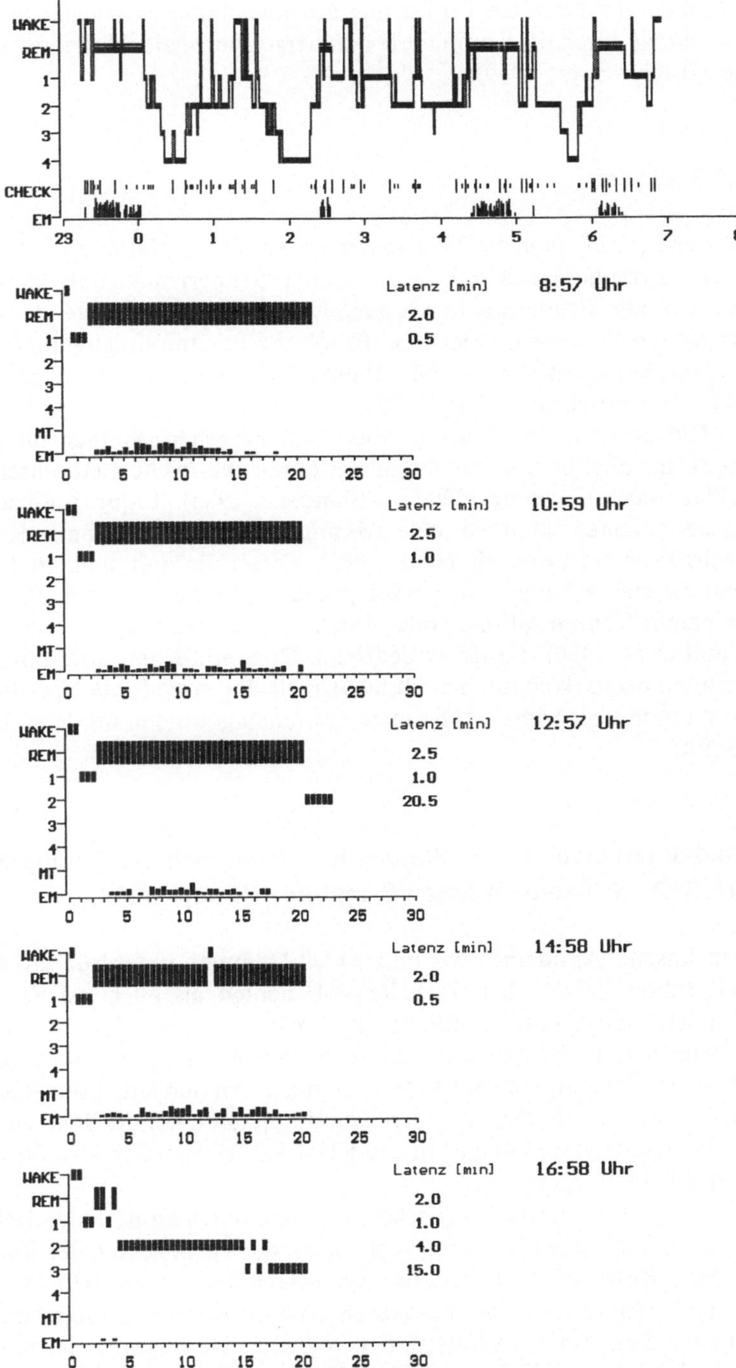

Abb. 1. Schlafprofil und Multipler Schlaflatenztest einer Narkolepsie-Patientin (19 Jahre); *wake* wach, *REM* REM-Schlaf, *1–4* Non-REM-Schlaf, *Check* Körperbewegungen, *EM* Augenbewegungen, *MT* länger andauernde Körperbewegungen

thylphenidat durch die Entleerung der Katecholaminspeicher im Hirnstamm und damit durch die verminderte adrenerge neuronale Aktivierung erklärt werden (Meier-Ewert 1989).

1.4.3 Liquor

Rennert (1956) fand in 25% seiner untersuchten Narkolepsie-Patienten eine leichte Lymphozytose im Liquor. Roth (1957) berichtete über leichte Lymphozytosen oder Erhöhung des Gesamteiweißes in einem Viertel der von ihm untersuchten Patienten. Über eine Erhöhung der Immunglobulinkonzentration und das Vorliegen oligoklonaler Banden bei einer Minderheit von Narkolepsie-Patienten berichtet Parkes (1985).

Die Befunde zur Konzentration von biogenen Aminen im Liquor sind meist uneinheitlich, was nicht zuletzt durch zahlreiche methodische Probleme erklärt werden könnte (Thal u. Sharpless 1983). Liquorstudien an Narkolepsie-Patienten konnten eine Verminderung der Dopamin-Konzentration nachweisen (Montplaisir et al. 1982). Dieser Befund steht in Einklang mit Liquoruntersuchungen an narkoleptischen Hunden, die ebenfalls erniedrigte Dopamin-Konzentrationen oder erniedrigte Dopamin-„turn over" nachwiesen (Faull et al. 1986). Neben erniedrigten Dopamin-Konzentrationen im Liquor konnten bei narkoleptischen Hunden auch eine erniedrigte Noradrenalin-Aktivität sowie erniedrigte 5 HT-Konzentrationen gefunden werden (Guilleminault 1989a).

1.4.4 Pharmakologische Studien im Tierversuch zur Pathophysiologie der REM-Schlaf-assoziierten Symptome (Kataplexie)

Trizyklische Antidepressiva und MAO-Hemmer unterdrücken REM-Schlaf und führen sowohl bei Narkolepsie-Patienten als auch bei narkoleptischen Hunderassen zu einer deutlichen Reduktion der Kataplexien. Da viele dieser Substanzen ausgeprägte anticholinerge Nebenwirkungen haben, stellt sich die Frage, ob die antikataplektische Wirkung durch den anticholinergen Effekt erklärt werden kann. Das Auftreten von Kataplexien könnte dann als Überaktivität des cholinergen Systems in den REM-Schlaf-regulierenden Hirnstammzentren erklärt werden.

Zahlreiche pharmakologische Untersuchungen an narkoleptischen Hunderassen haben wesentlich zum Verständnis der Pathogenese der Kataplexie und anderer REM-Schlaf-assoziierter Symptome beigetragen (Übersicht s. Guilleminault 1989a). Der Cholinesterasehemmer Physostigmin führt dosisabhängig zu einer Zunahme von Kataplexien, während Neostigmin, das nicht die Blut-Hirn-Schranke durchdringt, keinen Effekt zeigt. Der REM-Schlaf- und Kataplexie- unterdrückende Effekt von Protriptylin kann durch Physostigmin aufgehoben werden.

Auch die Gabe des muskarinischen Agonisten Arecholin führt zu einer Zunahme der Kataplexien, während die Stimulation nikotinischer Rezeptoren keinen Effekt zeigt. Eine Blockierung zentraler Muskarinrezeptoren durch Atropinsulfat und Scopolamin führte zu einer Abnahme der Kataplexien. Damit konnte die zentrale Rolle muskarinischer Rezeptoren im zentralen Nervensystem für die Pathogenese der Kataplexie belegt werden (Übersicht bei Guilleminault 1989a).

Aus tierexperimentellen Untersuchungen von Hobson und McCarley zur Non-REM-REM-Schlaf-Regulation wissen wir, daß die elektrophysiologische Entladung cholinerger Neuronengruppen zu REM-Schlaf führt, während die elektrophysiologische Aktivität aminerger Neuronengruppen REM-Schlaf unterdrückt (Hobson et al. 1975). Damit stellt sich die Frage, ob eine Überaktivität des cholinergen Systems oder eine Schwächung des aminergen Systems für die Entwicklung der Kataplexien und anderer REM-Schlaf-assoziierter Symptome in der Narkolepsie verantwortlich ist. Die Gabe von Nisoxetine, einem spezifischen Noradrenalin-Reuptake-Hemmer, führte bei narkoleptischen Hunden zu einer deutlichen Abnahme der Kataplexien, die darauffolgende Gabe von Physostigmin konnte den Effekt wieder aufheben. Der alpha-adrenerge Rezeptor-Agonist Clonidin zeigte ebenfalls einen deutlichen kataplexie-unterdrückenden Effekt. Prazosin, ein potenter $Alpha_1$-Rezeptorblocker, führte bei narkoleptischen Hunden zu einer Zunahme von Kataplexien. Dies ist von klinischer Bedeutung, da Prazosin in der Behandlung der Hypertonie angewandt wird und Mitteilungen vorliegen, daß die Behandlung der Hypertonie mit Prazosin bei Narkolepsie-Patienten zu einer deutlichen Verschlechterung der Symptomatik führt (Guilleminault 1989a). Die Untersuchungen mit $Alpha_1$-Agonisten und -Antagonisten konnten zeigen, daß der $Alpha_1$-Rezeptor ebenfalls eine zentrale Rolle in der Pathophysiologie der Kataplexie spielt. Die REM-Schlaf-Disinhibition und damit die Entwicklung REM-Schlaf-assoziierter Symptome wird aus dem Zusammenspiel zwischen $Alpha_1$-Rezeptoren und muskarinischen Rezeptoren verständlich. Eine Stimulierung REM-Schlaf-induzierender muskarinischer Rezeptoren kann ebenso wie eine Blockierung REM-Schlaf-unterdrückender $Alpha_1$-Rezeptoren zu einer Vermehrung von REM-Schlaf und damit zu einer Zunahme von Kataplexien führen (Guilleminault 1989a). Damit stehen diese Befunde in Einklang mit dem reziproken Interaktionsmodell von Hobson et al. (1975) zur Non-REM-REM-Schlaf-Regulation.

1.4.5 Neuroanatomische Befunde

Wegen der Seltenheit des Krankheitsbildes liegen systematische hirnpathologische Untersuchungen bei Narkolepsie-Patienten nicht vor. An Gehirnen von Patienten, die an einer symptomatischen Narkolepsie bei Enzephalitis, Hirnstammtumor oder nach Schädel-Hirn-Traumen litten, zeigten sich Destruktionen im Bereich des Thalamus, Hypothalamus, in der Nachbarschaft des III. Ventrikels und in einzelnen Hirnstammbereichen (Pohl 1966; Castaigne u. Escourolle 1967; Anderson u. Salmon 1977; Stahl et al. 1980).

Hirngewebsanalysen an narkoleptischen Hunden ergaben als übereinstimmendsten Befund eine Erhöhung von Dopamin und DOPAC in fast allen Gehirnregionen, verglichen mit normalen Kontrollhunden (Übersicht bei Guilleminault 1989a). Dieser Befund scheint auf eine verminderte Dopaminfreisetzung („dopamine release effect") hinzuweisen. Rezeptorstudien an denselben Hunden konnten eine Proliferation muskarinischer cholinerger Rezeptoren im Hirnstamm mit Vermehrung vorwiegend der M_2-Rezeptoren sowie eine Vermehrung postsynaptischer dopaminerger D_2-Rezeptoren nachweisen. Letzteres könnte durch die verminderte Dopaminfreisetzung als Kompensationsmechanismus bedingt sein.

1.4.6 Genetische und immunologische Befunde

Berichte über familiäre Formen der Narkolepsie reichen bis in das 19. Jahrhundert (Westphal 1877). Größere Übersichtsarbeiten bestätigen das Vorkommen familiärer Narkolepsien (Krabbe u. Magnussen 1942; Roth 1962; Yoss u. Daly 1960). In einer Untersuchung an Erstgradangehörigen von 50 Narkolepsie-Patienten fanden Kessler et al. (1974) in 18% das gleiche Krankheitsbild und in 34% vermehrte Tagesmüdigkeit. Bei einer größeren Gruppe von 232 Narkolepsie Patienten stellten Honda et al. (1983b) unter den Erstgradangehörigen in 6% ebenfalls eine Narkolepsie und in 24% erhöhte Tagesmüdigkeit fest. Diese Untersuchungsergebnisse sowie das Vorliegen narkoleptischer Hunderassen belegen, daß genetische Aspekte eine wichtige Rolle für die Narkolepsie-Entstehung spielen können.

Die Entdeckung eines engen Zusammenhanges zwischen Typ-2-Antigenen des HLA-Systems (HLA-DR2) und der Narkolepsie eröffnete neue Aspekte, die genetische Grundlage der Erkrankung zu verstehen (Honda et al. 1983a). Während das HLA-DR2 in 25–30% der Normalbevölkerung vorkommt, kann es in über 99% der Narkolepsie-Patienten nachgewiesen werden (Langdon et al. 1984; Juji et al. 1984; Seignalet u. Billiard 1984; Billiard u. Seignalet 1985; Poirier et al. 1986; Langdon et al. 1986; Neeley et al. 1986). Bislang gibt es nur wenige Mitteilungen über zweifelsfrei diagnostizierte Narkolepsie-Patienten, die kein HLA-DR2 aufweisen (Andreas-Zietz et al. 1985; Guilleminault u. Grumet 1986; Mueller-Eckhardt et al. 1986). Damit stellt die Narkolepsie die Erkrankung mit der stärksten Bindung an das HLA-System dar. Dies ist für weitere Forschungsstrategien von großer Relevanz, da eine Assoziation zwischen humanen Leukozytenantigenen und Autoimmunerkrankungen vermutet wird. Denkbar wäre, daß die Exposition des Immunsystems mit einer Noxe (z. B. Virus etc.) vor dem Hintergrund einer spezifischen genetischen Disposition zu einer Schädigung der Non-REM-REM-Schlaf-Zentren führen könnte. Dies ist bislang allerdings eine unbestätigte Hypothese, die Gegenstand intensiver Forschung ist.

1.4.7 Zusammenfassende Hypothese zur Pathogenese der Narkolepsie

Faßt man die geschilderten Befunde zusammen, so erscheint eine Störung der Non-REM-REM-Schlaf-Regulation als Grundlage der Narkolepsie am wahrscheinlichsten. Der polygraphische Befund von „Sleep-onset"-REM-Phasen in der Nachtableitung sowie im Multiplen Schlaflatenztest, der Nachweis pathologischer REM-Schlafmuster im Schlaf-EEG von Narkolepsie-Patienten, die Registrierung von REM-Schlaf-Phänomenen während Kataplexie, hypnagogen Halluzinationen und Schlaflähmungen weisen auf eine REM-Schlaf-Regulationsstörung hin. In Einklang mit dieser Annahme stehen die tierexperimentellen Befunde, daß muskarinische Agonisten und Physostigmin zu einer Zunahme der Kataplexien führen, während muskarinische Antagonisten und anticholinerge Substanzen eine Abnahme der Kataplexien bewirken. Der Nachweis vermehrter Muskarin-Rezeptoren vom Typ M_2 im Hirnstamm spricht für eine Störung cholinerger Neurone in der REM-Schlaf-Regulation, wobei das Zusammenspiel mit anderen Neurotransmittersystemen berücksichtigt werden muß. Dafür sprechen Untersuchungsergebnisse mit Alpha$_1$-Rezeptor-Antagonisten, die im Tierexperiment zum vermehrten Auftreten von Kataplexien führten. Die Interaktion des cholinergen REM-Schlaf-stimulierenden Effekts mit dem adrenergen REM-Schlaf-inhibierenden System scheint bei der Narkolepsie gestört. Dadurch kann die Abgrenzung zwischen Wachzustand, Non-REM- und REM-Schlaf nicht aufrechterhalten werden. Dies spiegelt sich elektrophysiologisch in einer Vermischung von REM- und Non-REM-Schlafmuster wider: z. B. REM-Atonie im Non-REM-Schlaf (Montplaisir 1976), Episoden von intermediärem Schlaf (de Barros-Ferreira u. Lairy 1976) oder Einschüben von Mikroschlaf in das Wachbewußtsein.

Diese Funktionsstörungen scheinen sich nur vor dem Hintergrund einer speziellen genetischen Konstellation manifestieren zu können, die direkt oder indirekt an das HLA-DR2-Gen gekoppelt zu sein scheint. Ob autoimmunologische Prozesse eine Rolle spielen, kann zur Zeit noch nicht beantwortet werden.

1.5 Diagnostik der Narkolepsie (Tabelle 3)

Neben der genauen klinischen Anamnese, inklusive Familienanamnese, sind eine Reihe von Zusatzuntersuchungen notwendig, um die Diagnose Narkolepsie zu sichern.

Tabelle 3. Diagnostik der Narkolepsie

- Klinische Anamnese und Familienanamnese
- Schlaftagebuch
- Polysomnographie
- MSLT (ggf. MWT)
- HLA-DR-2

1.5.1 Polysomnographie

Die Polysomnographie gibt Informationen über eine Störung des Schlafprofils und dient zum Nachweis von „Sleep-onset"-REM-Phasen. Die Nachtschlafableitung dient außerdem zum Ausschluß eines Schlaf-Apnoe-Syndroms oder nächtlicher periodischer Bewegungsstörungen.

1.5.2 Vigilanzmessung

Auf subjektiver Ebene kann die Vigilanz mit einem Schlaftagebuch, in das der Patient die Einschlafattacken und andere Narkolepsie-Symptome protokolliert, sowie mit visuellen Analogskalen (Ott et al. 1985) protokolliert werden.

Auf objektiver Ebene kann die Vigilanz mit Hilfe einer polygraphischen 24stündigen EEG-Ableitung erfaßt werden. Dies kann mit Hilfe einer telemetrischen EEG-Ableitung oder mit dem mobilen Langzeit-EEG erfolgen (Volk et al. 1983). Die polygraphische 24-h-EEG-Ableitung erfaßt zuverlässig sämtliche Vigilanzschwankungen und Einschlafattacken und erlaubt somit eine wirklichkeitsgetreue Registrierung der erhöhten Tagesmüdigkeit im Alltag von Narkolepsie-Patienten.

Als weniger aufwendiges Verfahren hat sich der Multiple Schlaflatenztest bewährt (Carskadon u. Dement 1982). Unter standardisierten Bedingungen wird der Patient aufgefordert, alle 2 h einzuschlafen (genauere Beschreibung vgl. Kapitel Pollmächer und Lauer, S. 1 ff.). Der Multiple Schlaflatenztest mißt zum einen die Fähigkeit des Patienten, innerhalb kurzer Zeit einzuschlafen und damit die erhöhte Tagesmüdigkeit, zum anderen werden aber auch „Sleep-onset"-REM-Phasen erfaßt, die die Narkolepsie-Diagnose sichern. Während gesunde Probanden in der Regel über 10 min benötigen, um einzuschlafen oder ganz wach bleiben, schlafen Narkolepsie-Patienten in der Regel nach 2–4 min ein.

Eine weitere bewährte Methode zur Messung der Vigilanz stellt der Multiple Maintainance of Wakefulness-Test dar (Mitler et al. 1982). In Analogie zum Multiplen Schlaflatenztest wird der Patient aufgefordert, im 2-h-Rhythmus bei standardisierten monotonen Untersuchungsbedingungen wach zu bleiben. Während gesunden Probanden dies in der Regel mühelos gelingt, können sich Narkolepsie-Patienten nicht gegen das Einschlafen wehren. Während der MSLT die Tendenz zum Einschlafen mißt, registriert der MWT die Fähigkeit wach zu bleiben. Beide Testverfahren messen somit ergänzend beide Aspekte der Vigilanz.

Neben diesen gebräuchlichsten Verfahren zur Messung erhöhter Tagesmüdigkeit werden weitere Methoden zur Vigilanzmessung empfohlen: der visuelle Vigilanztest nach Quatember und Maly (Wiener Testsystem), bei dem die Probanden an einem Bildschirm einem springenden Punkt folgen müssen und immer dann registrieren sollen, wenn der Punkt zwei Einheiten überspringt. Dieses Verfahren prüft die Daueraufmerksamkeitsleistung und hat sich bei der Differenzierung von Gesunden und Narkolepsie-Patienten bewährt (Meier-Ewert u. Wismans 1984).

Zur Vigilanzmessung kann auch die Pupillometrie (Yoss et al. 1969), die Messung akustisch evozierter Potentiale (Hakkinen u. Fruhstorfer 1967), die Messung sakkadischer Augenbewegungen (Schafler 1984) und die Messung der Flimmerverschmelzungsfrequenz (Levander u. Sachs 1985) verwandt werden.

1.5.3 HLA-DR2-Bestimmung

Zur Narkolepsie-Diagnostik muß das HLA-DR2 bestimmt werden, da 99,5% aller Narkolepsie-Patienten diesen HLA-Faktor aufweisen (Andreas-Zietz et al. 1985; Mueller-Eckhardt et al. 1986). Fällt die HLA-DR2-Bestimmung positiv aus, so spricht dies nicht unbedingt für das Vorliegen einer Narkolepsie, da 25–30% der Allgemeinbevölkerung ebenfalls HLA-DR2 positiv sind. Ein negativer Befund stellt die Narkolepsie-Diagnose jedoch ernsthaft in Zweifel und sollte zu einer genauesten Überprüfung Anlaß geben.

1.6 Differentialdiagnose

Die Differentialdiagnose erhöhter Tagesmüdigkeit wird im Abschluß in diesem Kapitel noch eingehend dargestellt. Differentialdiagnostische Merkmale, die eine Differenzierung der Erkrankungen erlauben, werden dort besprochen. Tabelle 4 gibt eine Übersicht über Erkrankungen, die differentialdiagnostisch berücksichtigt werden müssen.

1.7 Therapie der Narkolepsie

1.7.1 Nichtmedikamentöse Behandlung

Unabhängig davon, ob man sich zu einer medikamentösen Behandlung der Narkolepsie entschließt, sollten mit dem Patienten einige Verhaltensmaßregeln

Tabelle 4. Differentialdiagnose erhöhter Tagesmüdigkeit

- Narkolepsie
- Idiopathische ZNS-Hypersomnie
- Schlaf-Apnoe-Syndrom
- Periodische Hypersomnien
- Kleine-Levin-Syndrom
- Hypersomnien bei psychiatrischen Erkrankungen
- Neurotisch bedingte Hypersomnien
- Chronic-fatigue-syndrom
- Symptomatische Insomnien bei allgemein-körperlichen und neurologischen Erkrankungen
- Toxisch bedingte Hypersomnien
- Hypersomnien bei Störungen des Schlaf-Wach-Rhythmus

besprochen werden, die ihm den Umgang mit seiner Erkrankung erleichtern. Narkolepsie-Patienten sollten in regelmäßigen Abständen kurze Nickerchen einlegen, da sie nach einer Ruhepause in der Regel für einige Zeit gegen erneute Einschlafattacken geschützt sind. Dies macht u. U. die Mitarbeit eines Sozialarbeiters notwendig, um die Arbeitsplatzsituation entsprechend der Erkrankung zu gestalten. Regelmäßige abendliche Zubettgehzeiten sollten eingehalten werden, um eine Rhythmisierung des Schlaf-Wach-Rhythmus zu fördern. Berufliche Tätigkeit mit Nachtschicht wirkt sich erfahrungsgemäß nachteilig auf die Krankheitsausprägung aus. Das Lebensumfeld des Patienten sollte möglichst stabil gehalten werden, da psychische Probleme wie Partnerschaftskonflikte, Arbeitsplatzprobleme oder Erkrankung von Familienangehörigen häufig zu einer ganz entscheidenden Verschlechterung des Krankheitsbildes führen.

1.7.2 Medikamentöse Behandlung (Tabelle 5)

1.7.2.1 REM-Schlaf-assoziierte Symptome

Trizyklische Antidepressiva. Bei der Behandlung der REM-Schlaf-assoziierten Symptome Kataplexie, hypnagoge Halluzination und Schlaflähmung werden in erster Linie trizyklische Antidepressiva eingesetzt, die zuverlässig und lang andauernd den REM-Schlaf unterdrücken. In Deutschland ist Mittel erster Wahl Clomipramin, es können jedoch auch Imipramin, Desmethylimipramin und Protriptylin (Handelsname Concordin, Bezug nur über Auslandsapotheke möglich) eingesetzt werden.

Mit Hilfe trizyklischer Antidepressiva können die REM-Schlaf-assoziierten Symptome günstig beeinflußt werden. Ob es im Laufe der Behandlung zu einer Toleranzentwicklung kommt, wird kontrovers beurteilt. Die möglichen Nebenwirkungen trizyklischer Antidepressiva müssen beachtet werden, insbesondere die anticholinerge Wirkung. Regelmäßige Blutbild- und Leberwertkontrollen sind erforderlich. Unter Clomipraminbehandlung wird besonders häufig von

Tabelle 5. Medikamentöse Therapie REM-Schlaf-assoziierter Symptome

a) *Trizyklische Antidepressiva*
- Clomipramin   (Anafranil)
- Imipramin   (Tofranil)
- Desmethylimipramin   (Pertofran)
- Protriptylin   (Concordine – über Auslandsapotheke)

b) *MAO-Hemmer*
- Tranylcypromin   (Parnate)
- Selegilin   (Movergan)
- Brofaromin   (noch nicht im Handel erhältlich)
- Moclobemid   (Aurorix)

c) *Gamma-Hydroxy-Buttersäure*

Männern über Impotenz geklagt, die sich nach Absetzen des Medikamentes wieder zurückbildet.

Monoaminoxidasehemmer. Unter den nichtselektiven Monoaminoxidasehemmern der ersten Generation wurde Tranylcypromin zur Behandlung der Narkolepsie eingesetzt. MAO-Hemmer besitzen einen vigilanzsteigernden Effekt und unterdrücken REM-Schlaf. Wegen der Gefahr einer hypertensiven Krise nach thyraminhaltiger Nahrung ist eine entsprechende Diät erforderlich. Bei Kombination mit anderen Medikamenten ist auf mögliche Wechselwirkungen zu achten (Narkotika, Vasokonstriktoren, Ephedrin, Amphetamine, Petidin etc.).

In den letzten Jahren wurden selektive und reversible MAO-A- und MAO-B-Hemmer entwickelt, die sich im Stadium der wissenschaftlichen Untersuchung an Narkolepsie-Patienten befinden. Vorteil dieser selektiven und reversiblen MAO-Hemmer ist, daß die thyraminarme Diät nicht mehr eingehalten werden muß, da Thyramin über die jeweils nichtblockierte Monoaminoxidase abgebaut werden kann. Brofaromin, ein neuentwickelter reversibler und selektiver MAO-A-Hemmer zeigte in einer klinischen Studie an 18 Narkolepsie-Patienten einen statistisch signifikanten vigilanzsteigernden Effekt sowie eine deutliche Unterdrückung der REM-Schlaf-assoziierten Symptomatik (Hohagen et al., Publ. in Vorb.).

Selegilin, ein spezifischer MAO-B-Hemmer, wirkte in einer klinischen Studie ebenfalls vigilanzsteigernd, wobei für diese Wirkung die Metabolisierung von Selegilin in Amphetamin und Methylamphetamin verantwortlich gemacht wird (Schachter u. Parkes 1979; Roselaar et al. 1987). Obwohl die ersten Ergebnisse vielversprechend sind, müssen weitere klinische Studien abgewartet werden, um die Rolle der neu entwickelten selektiven und reversiblen MAO-Hemmer für die Narkolepsiebehandlung beurteilen zu können.

Gamma-Hydroxy-Buttersäure. Gamma-Hydroxy-Buttersäure wirkt sich nach ersten klinischen Untersuchungen (Broughton u. Mamelak 1980; Mamelak et al. 1986) günstig auf die REM-Schlaf-assoziierte Symptomatik und auf den gestörten Nachtschlaf von Narkolepsie-Patienten aus. Im Gegensatz zu anderen antikataplektisch wirksamen Substanzen erhöht Gamma-Hydroxy-Buttersäure Azetylcholin am synaptischen Spalt und führt zu einer REM-Schlaf-Vermehrung im Nachtschlaf. Als Nebenwirkungen können Schlafwandeln, Akkomodationsstörungen, Schwindel, Libidovermehrung, Restless-legs-Syndrom und Verwirrtheitszustände auftreten sowie selten eine paradoxe Wirkung mit Induktion von Kataplexien und hypnagogen Halluzinationen (Meier-Ewert 1989).

1.7.2.2 Einschlafattacken und erhöhte Tagesmüdigkeit (Tabelle 6)

Psychostimulanzien. Am häufigsten werden Psychostimulanzien zur Behandlung erhöhter Tagesmüdigkeit und Einschlafattacken eingesetzt. Amphetamine wurden erstmals von Princemetal u. Bloomberg (1935) zur Behandlung von Narkolepsie-Patienten vorgeschlagen. Amphetamin besitzt eine kurze Halb-

Tabelle 6. Medikamentöse Behandlung erhöhter Tagesmüdigkeit und Einschlafattacken

a) *Psychostimulanzien*
  - Methylphenidat   (Ritalin BtmG)
  - Pemolin   (Tradon)
  - Mazindol   (Teronac)
  - Fenetyllin   (Captagon BtmG)
  - Metamphetamin   (Pervitin BtmG)
  - Amphetamin   (Benzedrin)

b) *MAO-Hemmer*
  - Tranycypromin   (Parnate)
  - Selegilin   (Movergan)
  - Brofaromin   (noch nicht im Handel erhältlich)
  - Moclobemid   (Aurorix)

wertszeit von 2–4 h. Neben Amphetamin werden Methylphenidat, Pemolin, Mazindol, Fenetyllin und Metamphetamin zur Behandlung der erhöhten Tagesmüdigkeit angewandt. Eine Reihe dieser Substanzen untersteht dem Betäubungsmittelgesetz. Der Einsatz von Psychostimulanzien kann zu erheblichen Nebenwirkungen wir Tachykardie, Herzrhythmusstörungen, Erregungszuständen, Angina pectoris, Schlafstörungen und bei Überdosierung zur Psychose-Entwicklung führen. Ein weiterer Nachteil der Narkolepsie-Behandlung mit Stimulanzien besteht in der relativ schnellen Toleranzentwicklung mit nachfolgendem Wirkverlust, weswegen Medikamentenpausen („drug holiday") eingelegt werden müssen.

MAO-Hemmer. MAO-Hemmer besitzen einen antriebssteigernden Effekt, der sie ebenfalls zur Behandlung erhöhter Tagesmüdigkeit geeignet macht. Insbesondere die reversiblen und selektiven MAO-A- und MAO-B-Hemmer dürften eine Bereicherung der Narkolepsie-Behandlung darstellen (s. oben).

1.7.2.3 Gestörter Nachtschlaf

Im fortgeschrittenen Verlauf der Narkolepsie besteht fast regelmäßig eine ausgeprägte Störung des Nachtschlafes, die im Einzelfall eine medikamentöse Behandlung erforderlich machen kann. Als Hypnotika können Opipramol, Trimipramin und Dipipamperon als schlafinduzierende Medikamente, die nicht REM-Schlaf unterdrücken, damit während des Tages kein REM-Rebound auftritt, gegeben werden. Gamma-Hydroxy-Buttersäure verbessert ebenfalls den Nachtschlaf. Wegen der kurzen Halbwertszeit muß gegebenenfalls die Einnahme nachts wiederholt werden. Bei der Gabe von Benzodiazepinen ist auf die Möglichkeit von Toleranzentwicklung, Medikamentenabhängigkeit und Rebound-Insomnie zu achten.

2 Die idiopathische ZNS-Hypersomnie

2.1 Epidemiologie

Die idiopathische ZNS-Hypersomnie ist nach dem Schlaf-Apnoe-Syndrom und der Narkolepsie die häufigste Ursache erhöhter Tagesmüdigkeit (Roth 1980; Coleman 1982). Roth (1980) beschreibt 177 Fälle und schätzt eine Prävalenz von drei bis sechs pro 10000 Einwohnern. Auch wenn diese Zahl recht hoch gegriffen erscheint, so ist dennoch davon auszugehen, daß die Erkrankung häufiger ist als allgemein angenommen und oft übersehen wird. Männliches und weibliches Geschlecht sind gleich häufig betroffen. Die Erkrankung manifestiert sich in etwa der Hälfte der Fälle vor dem 20. Lebensjahr (Roth 1980).

2.2 Klinische Symptomatik (Tabelle 7)

Das Leitsymptom der idiopathischen ZNS-Hypersomnie ist eine ständig vorhandene erhöhte Tagesmüdigkeit. Die Patienten können diese Tagesschläfrigkeit zwar willentlich – z. B. während der Arbeitszeit – überwinden, sobald sie sich jedoch in eine Ruhesituation begeben, schlafen sie rasch ein. Die Tagesschlafepisoden dauern zwischen 30 min und mehreren Stunden, werden vom Patienten jedoch als wenig erholsam erlebt. Ihren Nachtschlaf beschreiben die Patienten als außerordentlich tief und zumeist traumlos. Bleibt die Hypersomnie das einzige Symptom des Patienten, so spricht man nach Roth (1980) von einer *monosymptomatischen Form* der Erkrankung.

Bei den *polysymptomatischen Formen* ist das morgendliche Erwachen regelmäßig erschwert. Die Patienten verwenden mehrere Wecker oder müssen von Angehörigen wachgerüttelt werden, um rechtzeitig zum Arbeitsplatz zu gelangen. Häufig setzen sie dem Wecken einigen Widerstand entgegen. Oft besteht nach dem Aufstehen eine ausgeprägte und prolongierte Schlaftrunkenheit (vgl. Abschn. 4.1).

Während des Tages können sog. „automatic behavior" vorkommen. Dies sind Zustände, in denen die Patienten wie abwesend wirken und gleichsam au-

Tabelle 7. Diagnosekriterien der idiopathischen ZNS-Hypersomnien. (Modifiziert nach Baker et al. 1986)

- Eindeutige Anamnese mit erhöhter Tagesmüdigkeit
- Konstantes Beschwerdebild
- Verkürzte Einschlaflatenz im MSLT
- Keine Kataplexien, Schlaflähmung oder hypnagoge Halluzinationen in der Anamnese
- Keine Sleep-onset-REM-Phänomene in der Nachtschlafpolygraphie oder im MSLT
- Ausschluß eines Schlaf-Apnoe-Syndroms

tomatisch Handlungsabläufe ausführen, die im Kontext der Situation unsinnig erscheinen. Die polysymptomatischen idiopathischen ZNS-Hypersomnien sind im Verhältnis 3:2 häufiger als die monosymptomatischen Formen (Roth et al. 1972; Roth 1978, 1980; Parkes 1985; Meier-Ewert 1989; Guilleminault 1989b; Schönbrunn et al. 1989, 1991).

2.3 Polysomnographie

Polysomnographische Nachtschlafableitungen bei Patienten mit idiopathischer ZNS-Hypersomnie ergaben bis auf die kurze Einschlaflatenz und die bei den polysymptomatischen Formen verlängerte Schlafdauer einen normalen Befund. Die Schlafstruktur, insbesondere die Verteilung der REM-Phasen im Verlauf der Nacht, unterscheidet sich nicht wesentlich von der gesunder Probanden, jedoch deutlich von dem gestörten Schlafprofil der Narkolepsie-Patienten.

Im *Multiplen Schlaf-Latenz-Test* (MSLT) ergibt sich eine verkürzte Einschlaflatenz, wobei ein Wert unter 5 min, wie er bei Narkoleptikern mit ihrem imperativen Schlafbedürfnis gefunden wird (Richardson et al 1978), nicht von allen Patienten erreicht wird (Schönbrunn et al. 1989, 1991). Werden die Patienten nicht geweckt, so können die Tagesschlafepisoden mehr als 1 h, gelegentlich auch mehrere Stunden anhalten. Erst dann tritt auch REM-Schlaf auf; die REM-Latenz von im Mittel 90 min ist also im Gegensatz zur Narkolepsie nicht verkürzt. Der typische polysomnographische Befund der idiopathischen ZNS-Hypersomnie besteht also in der Kombination verkürzter Einschlaflatenzen und zumeist verlängerter Schlafdauer bei normalen REM-Latenzen und unauffälliger Schlafstruktur (Baker et al. 1986). Um diese Charakteristika zu erfassen, sind Modifikationen der üblichen Ableitbedingungen der Polysomnographie erforderlich: Der Patient soll bei der Nachtschlafableitung am Morgen

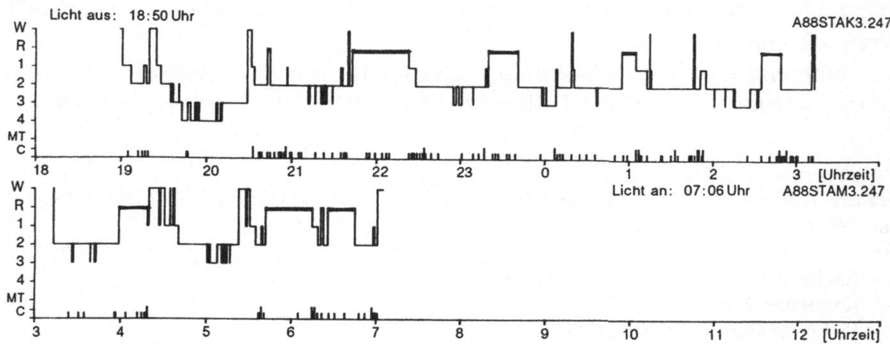

Abb. 2. Schlafprofil eines Patienten mit idiopathischer ZNS-Hypersomnie. Beachte die Verlängerung der Schlafperiode und das Auftreten von Tiefschlaf noch in den Morgenstunden. (Nach Schönbrunn et al. 1991)

nicht geweckt werden, sondern spontan erwachen. Zusätzlich zu einem MSLT in üblicher Technik (Richardson et al. 1978; Carskadon et al. 1986) sollte auch eine Tagesschlafregistrierung ohne Limitierung der Schlafzeit durchgeführt werden (Abb. 2). Bei den meisten Patienten ist mit diesen Modifikationen der polysomnographischen Technik eine zuverlässige Differenzierung zwischen Narkolepsie und idiopathischer ZNS-Hypersomnie möglich (s. auch Abschn. 2.5).

2.4 Ätiologie

Die Ursache der idiopathischen ZNS-Hypersomnie ist weitgehend unbekannt. Einer genetischen Disposition kommt jedoch eine erhebliche Bedeutung zu, da in bis zu 39% der Fälle ein familiäres Auftreten nachgewiesen werden konnte (Nevsimalova-Bruhova u. Roth 1972; Honda et al. 1983b). In genetischer Hinsicht besteht eine gewisse Assoziation zur Narkolepsie: Bei Narkoleptikern finden sich häufig Angehörige mit idiopathischer ZNS-Hypersomnie, die umgekehrte Relation wurde jedoch nicht beobachtet (Hondo et al. 1983b). Im HLA-System fand sich bei Patienten mit idiopathischer ZNS-Hypersomnie ein gehäuftes Auftreten der Antigene Cw2 und DR5. Die Befunde hinsichtlich des HLA-DR2 sind widersprüchlich (Honda et al. 1986; Poirier et al. 1986). Als Pathomechanismus der Erkrankung wird ein relatives Übergewicht des Non-REM-Systems gegenüber den Systemen der Wach-Regulation, in erster Linie der Formatio reticularis, angenommen, dem auf der Ebene der Transmittersysteme eine Insuffizienz noradrenerger Neuronenpopulationen entsprechen könnte (Faull et al. 1986). Es handelt sich also bei der idiopathischen ZNS-Hypersomnie um das Gegenstück der primären Insomnie, der vermutlich ein relatives Übergewicht der vigilanzsteigernden Systeme zugrunde liegt. Übereinstimmung herrscht darüber, daß es sich um eine organische und nicht um eine psychosomatische Erkrankung handelt.

2.5 Differentialdiagnose (Tabelle 8)

Die wichtigste Differentialdiagnose der idiopathischen ZNS-Hypersomnie ist die *Narkolepsie,* da eine familiäre Häufung und ein Beginn der Symptomatik im jugendlichen Lebensalter bei beiden Erkrankungen beobachtet wird. Die klinische Symptomatik der Narkolepsie unterscheidet sich jedoch durch imperative, kurze und erfrischende Einschlafattacken sowie den gestörten Nachtschlaf von dem Beschwerdebild der idiopathischen ZNS-Hypersomnie. Im Verlauf der Erkrankung treten in der Regel hypnagoge Halluzinationen, Kataplexien oder Schlaflähmungen auf, die nicht zum Krankheitsbild der idiopathischen ZNS-Hypersomnie gehören. Hingegen sind die verlängerte Schlafzeit, das erschwerte morgendliche Erwachen und die ausgeprägte Schlaftrunkenheit

Tabelle 8. Differentialdiagnose: idiopathische ZNS-Hypersomnie versus Narkolepsie. (Modifiziert nach Roth 1980; aus Schönbrunn et al. 1991)

	Idiopathische ZNS-Hypersomnie	Narkolepsie
Geschlechtsverteilung	gleich	gleich
Manifestationsalter	15 – 30 J.	15 – 30 J.
Einschlafattacken	wenig imperativ, lang, kaum erholsam	imperativ, kurz, erfrischend
Nachtschlaf	tief, verlängert, traumlos	gestört, traumreich
Morgendliches Erwachen	erschwert, Schlaftrunkenheit	normal
Kataplexien, hypnagoge Halluzinationen, Schlaflähmung	fehlend	im Langzeitverlauf fast immer auftretend

der polysymptomatischen Formen nicht typisch für eine Narkolepsie. In der Polysomnographie finden sich bei der Narkolepsie Sleep-onset-REM-Perioden in der Nachtschlafpolygraphie oder im MSLT. Auch die HLA-Typisierung kann hilfreich sein: Ein fehlendes HLA-DR2-Antigen schließt eine Narkolepsie weitgehend aus, ein positiver Befund läßt die Differentialdiagnose jedoch offen.

Als weitaus häufigste Ursache einer Hypersomnie ist naturgemäß auch eine *Schlaf-Apnoe-Erkrankung* auszuschließen, die jedoch oft bereits durch die klinische Symptomatik, in Zweifelsfällen durch eine Mitregistrierung der Atmung in der Polysomnographie abgegrenzt werden kann.

Die idiopathische ZNS-Hypersomnie muß ferner von *periodischen Hypersomnien* unterschieden werden, bei denen ebenfalls verlängerte Schlafzeiten, Schlaftrunkenheit und zumeist jugendliches Erkrankungsalter beobachtet werden. Entscheidend für die Differenzierung ist der klinische Verlauf: Bei den periodischen Hypersomnien kommt es zu einer Vollremission im Intervall, während die idiopathische ZNS-Hypersomnie keine Spontanremission zeigt (Guilleminault 1989 b).

Auch die atypischen *endogenen Depressionen* mit Hypersomnie können durch die Tendenz zur Spontanremission im Intervall in den meisten Fällen bereits klinisch abgegrenzt werden. Zudem finden sich in der Polysomnographie häufig verkürzte REM-Latenzen sowie ein gestörtes Schlafprofil (Kupfer u. Foster 1978; Reynolds et al. 1982).

Schwierig abzugrenzen sind *neurotisch bedingte Hypersomnien,* bei denen die erhöhte Tagesschläfrigkeit ein Konversionssymptom darstellt oder einem Vermeidungs- und Rückzugsverhalten entspricht. Da in diesen Fällen die Hypersomnie nur subjektiv, jedoch nicht objektiv besteht, können normale Befunde in der Nachtschlafpolygraphie und im MSLT Klärung bringen.

Abzugrenzen ist ferner das sog. *Chronic-fatigue-Syndrom,* das ebenfalls mit einer chronischen Müdigkeit verbunden ist. Hierbei handelt es sich jedoch in erster Linie um eine erhöhte Erschöpfbarkeit, weniger um eine Hypersomnie im eigentlichen Sinne. Ferner werden bei dem Fatigue-Syndrom in aller Regel weitere Beschwerden angegeben: in 80% finden sich Muskelschmerzen und Kopfschmerzen, ferner Arthralgien, Depressionen, Tinnitus, Parästhesien,

Tabelle 9. Wichtige Differentialdiagnosen der idiopathischen ZNS-Hypersomnie (Modifiziert nach Schönbrunn et al. 1991)

- Narkolepsie
- Schlaf-Apnoe-Syndrom
- Hypersomnien bei periodischen nächtlichen Myoklonien und/oder Restless-legs-Syndrom
- Periodische Hypersomnien
- Alkohol- und Drogenmißbrauch
- Hypersomnische endogene Depression
- Endokrine Störungen (Hypothyreose, M. Addison)
- Chronic-fatigue-Syndrom

Pharyngitis und Lymphadenopathien. Gelegentlich werden auch immunologische Auffälligkeiten im T4/T8-System beobachtet. Auch wenn Polysomnographien bisher nicht bekannt sind, so dürften dennoch eine verlängerte Schlafzeit sowie eine verkürzte Einschlaflatenz im MSLT eindeutig für die Diagnose einer idiopathischen ZNS-Hypersomnie sprechen (Nix 1990).

Ferner kann eine große Zahl *allgemein-körperlicher* und *neurologischer Erkrankungen* ebenso wie die Zufuhr *exogener Substanzen* eine erhöhte Tagesmüdigkeit und Erschöpfbarkeit hervorrufen. Hier treten dann jedoch in der Regel noch andere Symptome hinzu (vgl. hierzu auch Abschn. 4.5!) (Tabelle 9).

2.6 Therapie und Verlauf

Die idiopathische ZNS-Hypersomnie stellt eine ernstzunehmende Erkrankung dar, die zu erheblichen sozialen Problemen, insbesondere dem Verlust des Arbeitsplatzes führen kann. Am Beginn der Therapie stehen schlafhygienische Maßnahmen, wie regelmäßige Zeiten des Aufstehens und Zubettgehens, die Vermeidung von Schlafentzug, sedierenden Pharmaka, Nikotin und Alkohol. Die Beachtung dieser Regeln kann jedoch lediglich einer akuten Exazerbation der Hypersomnie vorbeugen. Am Beginn der Behandlung sollte der Versuch mit selektiven MAO-Hemmern stehen, für die vigilanzsteigernde Effekte nachgewiesen werden konnten (Aldrich 1990; Hohagen et al., Publ. in Vorb.).

Bei unzureichendem Effekt müssen Stimulanzien eingesetzt werden. Man gibt 2 – 4 mg Mazindol oder 20 – 60 mg Pemolin. Beide Substanzen sind ohne BTM-Rezept erhältlich. Als Ultima ratio gilt Methylphenidat, das einschleichend bis zu einer Maximaldosis von 60 mg auf mehrere Dosen verteilt gegeben werden kann (Roth et al. 1972; Roth 1980; Meier-Ewert 1989; Guilleminault 1989b). Durch Gabe einer abendlichen Dosis oder einer Morgendosis ca. eine halbe Stunde vor dem Aufstehen kann die morgendliche Schlaftrunkenheit bekämpft werden (Roth et al. 1972; Roth 1980).

Die Gefahren der Langzeitapplikation von Stimulanzien, insbesondere Toleranz- und Abhängigkeitsentwicklung, müssen jedoch beachtet werden. Daher sollte eine intermittierende Therapie angestrebt werden.

Die Symptome der idiopathischen ZNS-Hypersomnie bestehen in der Regel lebenslang. Kataplexien oder Schlaflähmungen treten auch im Langzeitverlauf nicht auf, was die nosologische Eigenständigkeit der Erkrankung gegenüber der Narkolepsie unterstreicht.

3 Periodische Hypersomnie

3.1 Vorbemerkungen zur Terminologie

1925 beschrieb Kleine fünf Fälle von periodischer Hypersomnie, denen er vier weitere Beobachtungen aus der Literatur hinzufügte.

Nur zwei der Patienten zeigten das Symptom der Polyphagie (Kleine 1925). 1929 berichtete Levin über die Kombination von periodischer Hypersomnie und gesteigerter Nahrungsaufnahme bei einem jungen Mann, die er 1936 als nosologische Entität herausstellte. 1942 prägten Critchley und Hofmann den Begriff Kleine-Levin-Syndrom. Als charakteristisch für das Syndrom gilt das periodische Auftreten von Hypersomnie, Polyphagie und Verhaltensauffälligkeiten bei jungen Männern mit einem beschwerdefreien Intervall (Critchley 1962). In den folgenden Jahrzehnten wurde eine große Zahl von Varianten dieses Syndroms mitgeteilt (z. B. Auftreten bei Frauen, oder im höheren Lebensalter), die nicht die klassischen Kriterien erfüllten, von den Autoren jedoch unter dem Begriff des Kleine-Levin-Syndroms subsumiert wurden. Unter Berücksichtigung der historischen Entwicklung scheint es sinnvoll, den Begriff der periodischen Hypersomnie nach Kleine (1925) als Oberbegriff zu verwenden. Der Terminus Kleine-Levin-Syndrom sollte den Fällen vorbehalten bleiben, die die genannten Kriterien von Critchley (1962) erfüllen. Andere Formen periodischer Hypersomnien sind als Varianten des Kleine-Levin-Syndroms zu bezeichnen und stellen keine eigene nosologische Entität dar. Dies gilt auch für die menstruationsgebundene Hypersomnie (Kleine 1925; Lhermitte u. Dubois 1941; Lhermitte et al. 1943; Billiard et al. 1975; Sachs et al. 1982) (Tabellen 10 und 11).

3.2 Epidemiologie

Periodische Hypersomnien sind seltene Erkrankungen. Roth fand unter 620 Patienten mit erhöhter Tagesschläfrigkeit nur fünf Fälle, darunger einen Patienten mit einem klassischen Kleine-Levin-Syndrom. Die genaue Prävalenz der Erkrankung ist nicht bekannt. Das Erkrankungsalter liegt zumeist im 2. Lebensjahrzent, Männer sind häufiger als Frauen betroffen. Das Geschlechtsverhältnis wird mit 4 : 1 bis 4 : 3 zugunsten des männlichen Geschlechts angegeben (Billiard 1981; Roth 1980; Parkes 1985).

Tabelle 10. Einteilung der periodischen Hypersomnien

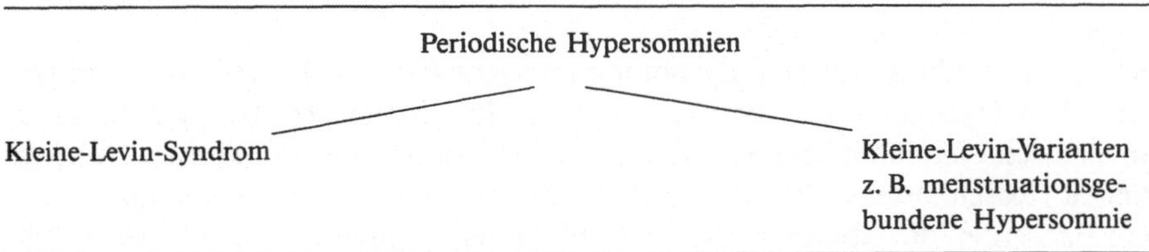

Tabelle 11. Diagnosekriterien des Kleine-Levin-Syndroms. (Nach Critchley 1962)

- Periodische Hypersomnie
- Polyphagie
- Verhaltensauffälligkeiten
- Auftreten bei jungen Männern

3.3 Klinisches Bild

Leitsymptome der Erkrankung sind rezidivierende Perioden erhöhter Tages-schläfrigkeit. Die Patienten schlafen weitaus mehr als sonst üblich. Sie erwa-chen jedoch spontan, um die Toilette aufzusuchen oder Nahrung zu sich zu nehmen. Häufiger als monosymptomatische Formen, deren einziges Symptom die Hypersomnie ist, sind polysymptomatische Erkrankungen, bei denen ver-schiedene Begleitsymptome, zumeist psychopathologischer Art, auftreten (Roth 1980). Am häufigsten werden Lethargie und Antriebslosigkeit bei gleich-zeitiger Irritabilität gegenüber exogenen Stimuli beschrieben. Ferner können sozialer Rückzug und Depressionen, aber auch Unruhe, sexuelle Enthemmung, Verwirrtheit oder Hallzuinationen beobachtet werden. Eine erhöhte Nahrungs-aufnahme, die nach Critchley (1962) Charakteristika einer Zwangssymptoma-tik aufweist, ist ein häufiges, aber nicht obligat assoziiertes Symptom. Die all-gemein-körperliche und neurologische Untersuchung der Patienten ist unauf-fällig oder ergibt uncharakteristische Befunde wie Bradykardie, Dysarthrie, all-gemeine Hyporeflexie oder Hyperhidrosis (Kleine 1925; Critchley 1962; ASDC 1979; Billiard 1981; Orlosky 1982). Die Symptomatik hält im Mittel eine Wo-che, selten auch bis zu wenigen Wochen an und remittiert dann vollständig. Ge-legentlich wird eine Nachschwankung mit Insomnie, leichter Antriebssteige-rung und subeuphorischer Stimmung beobachtet (Kleine 1925; Maxion u. Ja-cobi 1970; Billiard 1981). Für die Erkrankungsphase besteht in der Regel eine partielle oder komplette Amnesie. Im Intervall sind die Patienten beschwerde-frei und zeigen keine körperlichen oder psychopathologischen Auffälligkeiten. Die Dauer des Intervalls beträgt im Mittel 6 Monate (Critchley 1962), schwankt jedoch zwischen wenigen Wochen und Jahren.

3.4 Polysomnographie

Es liegen nur relativ wenige polysomnographische Befunde bei Patienten mit periodischen Hypersomnien vor. Gesichert ist, daß es sich bei der Symptomatik um eine echte Zunahme der Schlafdauer, also nicht um eine Pseudohypersomnie handelt (Rosenkötter u. Wende 1955). Ansonsten sind die Ergebnisse uneinheitlich: Es werden die Abnahme des Tiefschlafanteils (Maxion u. Jacobi 1970; Billiard et al. 1975), ein gestörtes Schlafmuster mit häufigen Körperbewegungen und Weckreaktionen (Lavie et al. 1979) oder verkürzte REM-Latenzen (Lavie et al. 1979; Reynolds et al. 1984) mitgeteilt. Auch hinsichtlich der Nachtschlaf-Polygraphie im Intervall gibt es widersprüchliche Ergebnisse: Es werden sowohl unauffällige Befunde (Billiard et al. 1975) als auch leichte Normabweichungen beschrieben (Maxion u. Jacobi 1970; Lavie et al. 1979). Einen für periodische Hypersomnien pathognomonischen Polysomnographiebefund gibt es also nicht.

3.5 Ätiologie

Die Ursache der periodischen Hypersomnien ist unbekannt. Es werden Dysregulationen in Zentren des Hypothalamus, des Frontalhirns, des Hirnstamms, der Hypophyse oder des limbischen System diskutiert (Kleine 1925; Rosenkötter u. Wende 1955; Critchley 1962; Roth 1980; Orlosky 1982; Parkes 1985; Billiard 1989). Diese Annahmen beruhen jedoch lediglich auf Analogieschlüssen zu anderen Krankheitsbildern und sind daher für die periodischen Hypersomnien nicht hinreichend belegt. Biochemische Untersuchungen des Liquors während der Krankheitsperiode ergaben durch Veränderungen der Spiegel der Homovanillinmandelsäure (HVA) und der 5-Hydroxyindolessigsäure Hinweise auf Störungen im dopaminergen und serotonergen System, obwohl die Ergebnisse nicht einheitlich sind (Billiard et al. 1975; Sachs et al. 1982). Auch eine Psychogenese der Symptomatik wurde diskutiert (Pai 1950; Bonkalo 1968), erscheint jedoch aufgrund des scheinbar eigengesetzlichen Verlaufs und des beschwerdefreien Intervalls wenig wahrscheinlich (Kleine 1925; Critchley 1962; Roth 1980).

3.6 Varianten periodischer Hypersomnien

Wie bereits angedeutet, können periodische Hypersomnien mit einer Vielzahl von Symptomen, in erster Linie Verhaltensauffälligkeiten, assoziiert sein. Besonders häufig wird eine Kombination der Hypersomnie mit Polyphagie und anderen Verhaltensstörungen bei jungen Männern beobachtet und als Kleine-Levin-Syndrom im engeren Sinne bezeichnet (Critchley 1962).

Eine weitere Variante stellt eine zeitliche Bindung der Symptomatik an die Menstruation bei zumeist jungen Frauen dar. Diese *menstruations-assoziierte periodische Hypersomnie* wurde bereits von Kleine (1925) beobachtet und später auch von einer Reihe anderer Autoren beschrieben (Lhermitte u. Dubois 1941; Lhermitte et al. 1943; Billiard et al. 1975; Sachs et al. 1982). Die Hypersomnie kann hierbei mit jeder Periode (Billiard et al. 1975; Sachs et al. 1982) oder auch nur inkonstant auftreten (Kleine 1925). Abgesehen von dem besonderen Verlauf und den daraus resultierenden therapeutischen Implikationen bestehen keine Unterschiede zu den anderen Formen periodischer Hypersomnien.

3.7 Differentialdiagnose

Entscheidend für die Diagnose einer periodischen Hypersomnie ist der charakteristische Verlauf mit beschwerdefreien Intervallen, der in der Regel bereits eine Abgrenzung gegenüber häufigeren Ursachen einer Hypersomnie wie *Narkolepsie, Schlaf-Apnoe-Syndrom* oder *idiopathischer ZNS-Hypersomnie* erlaubt. Erhebliche Schwierigkeiten können sich in der Abgrenzung gegenüber der *hypersomnischen endogenen Depression* ergeben, da auch periodische Hypersomnien mit depressiven Verstimmungen verbunden sein können. Andererseits sollen 10–20% aller endogenen Depressionen nicht mit einer Insomnie, sondern mit einer erhöhten Tagesmüdigkeit einhergehen (Michaelis u. Hofmann 1973; Reynolds et al. 1982; Garvey u. Mungas 1984). Eine schwere depressive Symptomatik mit Anhedonie und Tagesschwankungen, Vegetativ- und Vitalsymptomatik, eine familiäre Belastung mit Zyklothymie oder manischen Phasen in der Vorgeschichte sprechen für das Vorliegen einer affektiven Erkrankung. Die Polysomnographie kann zur Differenzierung nur wenig beitragen, da bei einigen Fällen periodischer Hypersomnien ähnlich wie bei endogenen Depressionen Verkürzungen der REM-Latenz beschrieben sind (Lavie et al. 1979; Reynolds 1984).

Neurotisch bedingte Pseudohypersomnien unterscheiden sich durch die auffällige Primärpersönlichkeit und normale Befunde im Polysomnogramm sowie im MSLT von den periodischen Hypersomnien. Auch ein episodischer Verlauf wird hier nicht beobachtet. Letzteres gilt auch für das sog. Chronic-fatigue-Syndrom (s. hierzu auch Abschn. 2.5!).

3.8 Therapie und Verlauf

Zur Behandlung der Hypersomnie werden Stimulanzien (Galinek 1962; Duffy u. Davison 1968; Roth 1980) empfohlen, deren Wirkung jedoch umstritten ist (Billiard et al. 1975; Meier-Ewert 1989). Angesichts der nur begrenzten Wirksamkeit dieser Medikation, der Suchtgefährdung und der zumeist nur kurzen Dauer der Hypersomnie steht im Vordergrund der Behandlung eine Periodenprophylaxe, die mit Lithium durchgeführt wird (Ogura et al. 1976; Abe 1977). Sie erfolgt nach den gleichen Richtlinien wie in der Behandlung der Zyklothymie. Bei menstruations-assoziierten periodischen Hypersomnien besteht die

Phasenprophylaxe in der Gabe oraler Kontrazeptiva (Billiard et al. 1975; Sachs et al. 1982).

Die Prognose periodischer Hypersomnien quoad sanationem wurde zunächst als günstig beurteilt (Kleine 1925; Critchley 1962; Orlosky 1982). Langzeitbeobachtungen in jüngerer Zeit ergaben jedoch, daß ein völliges Sistieren der hypersomnischen Perioden eher selten ist (Roth 1980; Billiard 1981, 1989).

4 Andere Hypersomnien

4.1 Schlaftrunkenheit

Schlaftrunkenheit ist ein Zustand, in dem die Betroffenen komplexe motorische Handlungsabläufe ausführen können, jedoch verlangsamt sind und auf Umweltreize nicht adäquat reagieren. Gelegentlich werden Impulsdurchbrüche mit aggressiven Handlungen beobachtet. Das Zustandsbild ähnelt dem Somnambulismus, tritt jedoch nicht aus dem Tiefschlaf heraus auf, sondern nach dem Aufstehen am Morgen. Als Ursache wird eine inkomplette Arousal-Reaktion vermutet.

Schlaftrunkenheit kommt bei plötzlichem Erwecken aus dem Tiefschlaf auch bei Gesunden vor. Ferner kann es assoziiert mit anderen Hypersomnien, vor allem dem Schlaf-Apnoe-Syndrom und der idiopathischen ZNS-Hypersomnie, auftreten. Selten wird die Symptomatik aber auch spontan und als isoliertes Symptom beobachtet (Roth et al. 1972; ASDC 1979; Roth 1980).

4.2 Syndrom der „insuffizienten Wachheit"

Roth und andere Autoren beschrieben ein Syndrom der „insuffizienten Wachheit" (insufficiency of wakefulness/subwakefulness syndrome). Die Patienten klagen über eine konstant erhöhte Tagesmüdigkeit; imperative Einschlafattacken treten jedoch nicht auf. Leichtere Formen von Depressionen, Angst oder Neurasthenie sollen häufig in Verbindung mit dieser Symptomatik auftreten. Im Tages-EEG finden sich oft Subvigilanzzustände. Die Abgrenzung gegenüber der idiopathischen ZNS-Hypersomnie, vor allem deren monosymptomatischer Form, erscheint unscharf (ASDC 1979; Roth 1980; Meier-Ewert 1989).

4.3 Periodische nächtliche Myoklonien
sowie Restless-legs-Syndrom

In seltenen Fällen kann bei periodischen Myoklonien oder einem Restless-legs-Syndrom, die normalerweise zu Insomnien führen, durch den chronisch gestörten Nachtschlaf eine Hypersomnie im Vordergrund des klinischen Bildes stehen. Es sollte jedoch bedacht werden, daß periodische nächtliche Myoklonien im höheren Lebensalter bei bis zu 58% der Gesunden beobachtet werden (Dickel u. Mosko 1990). Daher sind sie nur dann als Ursache einer Störung des Schlaf-Wach-Rhythmus anzusehen, wenn sie regelmäßig zu Arousal-Reaktionen führen. Coleman (1982) nimmt erst ab einem Arousal-Index von 5 (= Anzahl der Weckreaktionen als Folge der Myoklonien pro Stunde) periodische Myoklonien als Ursache einer Schlaf/Wach-Störung an (ASDC 1979; Kales 1982; Coleman 1982, 1982a; Coleman et al. 1982; Lugaresi et al. 1986).

4.4 Chronischer Schlafentzug

Auch chronischer Schlafentzug, z. B. durch berufliche Belastungen, Schichtarbeit oder nächtliche Betreuung von Kleinkindern, kann Ursache einer Hypersomnie sein.

Bei etwa 5% der Patienten, die wegen der Angabe einer erhöhten Tagesschläfrigkeit polysomnographisch untersucht werden, läßt sich die Symptomatik nicht objektivieren (Coleman 1982a).

4.5 Symptomatische (sekundäre organische) Hypersomnien

In vielen Fällen sind Hypersomnien nicht Störungen sui generis, sondern Begleitsymptom internistischer, neurologischer oder psychiatrischer Erkrankungen. Die Zentren der Schlaf-Wach-Regulation sind in diesen Fällen nicht der primäre oder alleinige Angriffspunkt der Noxe, sondern sie werden im Rahmen von Erkrankungen geschädigt, die größere Anteile des ZNS oder andere Ogansysteme mitbefallen. Diese Hypersomnien werden als symptomatische oder sekundäre organische Hypersomnien bezeichnet (Roth 1980; Schönbrunn 1989).

4.5.1 Neurologische Ursachen (Tabelle 12)

Unter den neurologischen Ursachen symptomatischer Hypersomnien sind es am häufigsten Enzephalitiden, insbesondere die Encephalitis lethargica Economo und die Trypanosomen Enzephalitis, die zu einer erhöhten Tagesschläfrigkeit führen. Hypersomnien nach Schädel-Hirn-Traumata werden oft in der

Tabelle 12. Neurologische Ursachen symptomatischer Hypersomnien. (Nach Roth 1978; Schönbrunn et al. 1989)

- Encephalitis lethargica Economo
- Trypanosomen-Enzephalitis
- Wernicke-Enzephalopathie
- Zustand nach Schädel-Hirn-Trauma
- Bilateraler paramedianer Thalamusinfarkt
- Hirntumoren (v. a. dienzephal, frontal)
- Hydrocephalus aresorptivus

Rückbildungsphase nach einem initialen Koma beobachtet. Das Wiederauftreten einer normalen Schlafstruktur spricht in diesen Fällen für eine gute allgemeine Prognose. Länger anhaltende posttraumatische Hypersomnien sind z. T. auf Schlaf-Apnoe-Syndrome zurückzuführen; andere Krankheitsbilder gleichen der idiopathischen ZNS-Hypersomnie. Ferner können vor allem dienzephale oder frontale Raumforderungen, ein Hydrocephalus aresorptivus, bilaterale, paramediane Thalamusinfarkte, eine Wernicke-Enzephalopathie oder zerebrovaskuläre Erkrankungen Ursache einer erhöhten Tagemüdigkeit sein (Roth 1978, 1980; Guilleminault et al. 1983; Parkes 1985; Schönbrunn 1989).

Alle *allgemein-körperlichen Erkrankungen,* die zu einer erheblichen Beeinträchtigung des Allgemeinbefindens führen, können mit einer erhöhten Tagesmüdigkeit verbunden sein. Besonders hervorzuheben sind die Hypothyreose, der M. Addison, konsumierende Erkrankungen und chronische Infektionen.

Auch *exogene Noxen* wie Alkohol oder Hypnotika können bei chronischer Einnahme das Bild einer Hypersomnie hervorrufen. Ebenso kann der Entzug von Stimulanzien Ursache einer Rebound-Hypersomnie sein.

Über Hypersomnien bei psychiatrischen Erkrankungen und schlafbezogenen Atmungsstörungen unterrichten die Kapitel von Berger sowie von Peter in diesem Buch.

Literatur

Abe K (1977) Lithium prophylaxis of periodic hypersomnia. Br J Psychiatry 130:312–313

Aldrich MS (1990) Narcolepsy. N Engl J Med 323:389–394

Anderson M, Salmon MV (1977) Symptomatic cataplexy. J Neurol Neurosurg Psychiatry 40:186–191

Andreas-Zietz A, Keller E, Scholz S, Albert ED, Rotz B, Nevismalova S, Sonka K (1985) DR2-negative nacrolepsy. Lancet II:684–685

Aserinski E, Kleitman N (1953) Regularly occurring periods of eye motility. Science 118:273–274

Association of Sleep Disorders Centers (ASDC) (1979) Diagnostic classification of sleep and arousal disorders. Sleep 2:1–37

Baker TL, Guilleminault C, Nino-Murcia C, Dement WC (1986) Comparative polysomnographic study of narcolepsy and idiopathic central nervous system hypersomnia. Sleep 9:232–242

Barros-Ferreira M de Lairy GC (1976) Ambiguous sleep. In: Guilleminault C, Dement WC, Passouant P (eds) Narcolepsy. Spectrum, New York

Billiard M (1989) The Kleine-Levin-Syndrom. In: Kryger MH, Roth T, Dement WC (eds) Principles and practice of sleep medicine. Saunders, Philadelephia, pp 377–378

Billiard M (1981) The Kleine-Levin-Syndrom. In: Koella WP (ed) Sleep 1980. Karger, Basel, pp 124–127

Billiard M, Seignalet J (1985) Extraordinary associations between HLA-DR2 and narcolepsy. Lancet II:226–227

Billiard M, Guilleminault C, Dement WC (1975) A menstruation-linked periodic hypersomnia. Neurology 25:436–443

Billiard M, Besset A, Cadhilhac J (1983) The clinical and polygraphic development of narcolepsy. In: Guilleminault C, Lugaresi E (eds) Sleep wake disorders. Raven Press, New York

Bonkalo A (1968) Hypersomnia. Br J Psychiatry 114:69–75

Broughton R, Mamelak M (1980) Effect of nocturnal gamma-hydroxybutyrate on sleep/waking patterns in narcolepsy-cataplexy. Can J Neurol Sci 7:23–31

Browman CP, Gujayarty KS, Sampson MG, Mitler MM (1983) REM sleep episodes during the maintanance of wakefulness test in patients with sleep apnoea syndrome and patients with narcolepsy. Sleep 6:23–28

Caffé (1862) Maladie du sommeil. J Connaiss Med Pharm 29:323

Carskadon MA, Dement WC (1982) The multiple sleep latenca test: What does it measure? Sleep 5:67–72

Carskadon MA, Dement WC, Mitler MM, Roth T, Westbrook PR, Keenan S (1986) Guidelines for the multiple sleep latency test (MSLT): A standard measure of sleepness. Sleep 9:519–524

Castaigne P, Escourolle R (1967) Etude topographique de lésions anatomiques dans les hypersomnies. Rev Neurol (Paris) 116:547–594

Coleman RM (1982) Periodic movements in sleep (nocturnal myoclonus) and restless syndrome. In: Guilleminault C (ed) Sleeping and waking disorders – Indications and techniques. Addison–Wesley, Menlo Park, CA, pp 265–295

Coleman RM, Roffwarg HP, Kennedy SJ et al. (1982a) Sleep-wake disorders based on a polysomnographic diagnosis – a national cooperative study. JAMA 247:997–1003

Comelade P, Cadilhac J, Passouant P (1961) Temporal epilepsy and narcoleptic seizures. Rev Neurol (Paris) 104:252–245

Critchley M (1962) Periodic hypersomnia and megaphagia in adolescent males. Brain 85:627–656

Daniels L (1934) Narcolepsy. Medicine 13:1–122

Dement WC, Rechtschaffen A, Gulevich G (1966) The nature of the narcoleptic sleep attack. Neurology (Minneap) 16:18–33

Dement WC, Zarcone V, Varner et al (1972) The prevalence of narcolepsy. Sleep Res 1:148

Dement WC, Carskadon MA, Ley R (1973) The prevalence of nacrolepsy. Sleep Res 2:147

Dickel MJ, Mosko SS (1990) Morbidity cut-offs for sleep-apnea and periodic movements in predicting subjective complaints in seniors. Sleen 13:155–166

Duffy JPF, Davison K (1968) A female case of the Kleine-Levin-Syndrome. Br J Psychiatry 114:77–84

Faull KF, Thiemann S, King RJ, Guilleminault C (1986) Monamine interaction in narcolepsy and hypersomnia. A preliminary report. Sleep 9:246–249

Fischer F (1878) Epileptoide Schlafzustände. Arch Psychiatr Nervenkr 8:203

Gallinek A (1962) The Kleine-Levin Syndrome: hypersomnia, bulimia and abnormal mental states. World Nerol 3:235–241

Garvey MJ, Mungas GD (1984) Hypersomnia in major depressive disorders. J Affective Disord 6:283–286

Gélineau JB (1880) De la nacrolepsie. Gaz Hop (Paris) 53:626–628, 635–637

Guilleminault C (1976) Cataplexy. In: Guilleminault C, Dement WC, Passouant P (eds) Narcolepsy. Spectrum, New York, pp 125–143

Guilleminault C (1989a) Narcolepsy syndrome. In: Kryger MH, Roth T, Dement WC (eds) Principles and practice of sleep medicine. Saunders, Philadelphia, pp 338–346

Guilleminault C (1989b) Idiopathic central nervous system hypersomnia. In: Kryger MH, Roth T, Dement WC (eds) Principles and practice of sleep medicine. Saunders, Philadelphia, pp 347–350

Guilleminault C, Anders TF (1976) Sleep disorders in children. Adv Pediat 22:155–174

Guilleminault C, Dement WC (1977) 235 cases of excessive daytime sleepiness. J Neurol Sci 31:13–27

Guilleminault C, Grumet C (1986) HLA-DR2 in narcolepsy. Not all narcoleptic-cataplectic patients are DR2. Hum Immunol 17:12

Guilleminault C, Faull KF, Miles L, van den Hoed J (1983) Posttraumatic excessive daytime sleepiness: a review of 20 patients. Neurology 33:1584–1589

Hakkinen V, Fruhstorfer H (1967) Correlation between spontaneous acitvity and auditory evoked respones in the human EEG. Acta Neurol Scand 43:106–161

Hishikawa Y, Sumitsuji N, Matsumoto K, Kaneko Z (1965) H-reflex and EMG of the mental and hypoid muscles during sleep, with special reference to narcolepsy. Electroencephalogr Clin Neurophysiol 18:487–492

Hishikawa Y, Nan'no H, Tachibana M, Furuya E, Koida M, Kaneko Z (1968) The nature of sleep attack and other symptoms of narcolepsy. Electroencephalogr Clin Neurophysiol 24:1–10

Hobson JA, McCarley RW, Wyzinski PW (1975) Sleep cycle oscillations: Reciprocal discharge by two brain stem neuronal groups. Science 189:55

Hohagen F, Meyer G, Menche A, Riemann D, Meier-Ewert KH, Volk S, Berger M (1992) Treatment of narcolepsy-cataplexy syndrome with brofaromine, a selective and reversible MAO-A-inhibitor. (Publ. in Vorb.)

Honda Y, Asaka A, Tanaka Y, Juji T (1983a) Discrimination of narcoleptic patients by using genetic markers and HLA (abstract). Sleep Res 12:254

Honda Y, Asaka AA, Tanimura M, Furusho T (1983b) A genetic study of narcolepsy and excessive daytime sleepiness in 308 families with a narcolepsy of hypersomnia proband. In: Guilleminault C, Lugaresi E (eds) Sleep/wake disorders: Natural history epidemiology and long term evolution. Raven Press, New York, pp 187–199

Honda Y, Juji T, Matsuki K et al. (1986) HLA-DR2 and DW2 in narcolepsy and in other disorders of excessive somnolence without cataplexy. Sleep 9:133–142

Juji T, Satake M, Honda Y, Doi Y (1984) HLA-antigens in Japanese patients with narcolepsy — all the patients were DR2 positive. Tissue Antigens 24:316–319

Kales A, Bixler E, Soldatos KR, Vela-Bueno A, Caldwell AB, Cadieux RJ (1982) Biopsychobehavioral correlates of insomnia, part 1: Role of sleep apnea and nocturnal myoclonus. Psychosomatics 23:589–596

Kessler S, Guilleminault C, Dement WC (1974) A family study of 50 REM narcoleptics. Arch Neurol Scand 50:503–512

Kleine W (1925) Periodische Schlafsucht. Monatsschr Psychiat Neurol 57:285–319

Kupfer DJ, Foster FG (1978) EEG sleep and depresison. In: Williams RL, Karacan J (eds) Sleep disorders — diagnosis and treatment. Wiley, New York, pp 163–203

Krabbe F, Magnussen G (1942) Familial narcolepsy. Acta Psychiat Neurol 17:149–173

Langdon N, Welch KI, Dam MC (1984) Genetic markers in narcolepsy. Lancet II:1178–1180

Langdon N, Lock C, Welsh K (1986) Immune factors in narcolepsy. Sleep 9:143–148

Lavie P, Gadoth N, Gordon CR, Goldhammer G, Bechar M (1979) Sleep patterns in Kleine-Levin-Syndrome. Electroencephalogr Clin Neurophysiol 47:369–371

Levander S, Sachs S (1985) Vigilance performance and autonomic function in narcolepsy: Effects of central stimulants. Psychophysiology 22:24–30

Levin M (1929) Narcolepsy (Gelineau's syndrome) and other varieties of morbid somnolence. Arch Neurol Psychiatry 22:1172–1200

Levin M (1936) Periodic somnolence and morbid hunger: a new syndrome. Brain 59:494–504

Lhermite J, Dubois E (1941) Crises d'hypersomnie prolongée rhythmées par les règles chez une jeune fille. Rev Neurol 73:608

Lhermitte J, Hecaen J, Bineau L (1943) Un nouveau cas d'hypersomnie prolongée rhythmée par les règles. Rev Neurol 75:299

Lugaresi E, Cirignotta F, Coccagna G, Montagna P (1986) Nocturnal myoclonus and restless legs syndrome. Fahn S et al. (eds) Advances in neurology, vol 43: Raven Press, New York, pp 295–307

Mamelak M, Scharf MB, Woods M (1986) Treatment of narcolepsy with gamma-hydroxybutyrate. A review of clinical and sleep laboratory findings. Sleep 9:285–289

Maxion H, Jacobi P (1970) Klinische und polyphysiographische Untersuchungen bei periodischer Schlafsucht. Dtsch Z Nervenheilkd 197:192–202

Meier-Ewert K, Wismans L (1984) Vigilanzleistungen bei behandelten und unbehandelten Narkolepsiepatienten. In: Kugler J, Leutner V (Hrsg) Vigilanz, ihre Bestimmung und Beeinflussung. Hoffmann-La Roche, Grenzach-Wyhlen

Meier-Ewert KH (1989) Tagesschläfrigkeit: Ursachen, Differentialdiagnose, Therapie. In: Neundörfer B, Schimey K, Soyka D (Hrsg) Praktische Neurologie. Edition Medizin VCH, Weinheim

Meyer JS, Sakai F, Karacan I, Derman S, Yamamoto M (1980) Sleep apnoea, narcolepsy and dreaming. Regional cerebral haemodynamics. Ann Neurol 7:479–485

Michaelis R, Hofmann R (1973) Zur Phänomenologie und Ätiopathogenese der Hypersomnien bei endogenen-phasischen Depressionen. In: Jovanovic UJ (Hrsg) The nature of sleep. Fischer, Stuttgart, pp 190–192

Mitler MM, van den Hoed J, Carskadon MA, Richardson G, Park R, Guilleminault C, Dement WC (1979) REM sleep episodes during the multiple sleep latency test in narcoleptic patients. Electroencephalogr Clin Neurophysiol 46:479–481

Mitler MM, Gujavarty S, Browman CP (1982) Maintainance of wakefulness tests: A polysomnographic technique for evaluating treatment efficiacy in patients with excessive somnolence. Electroencephalogr Clin Neurophysiol 53:658–681

Montplaisir J (1976) Disturbed nocturnal sleep. In: Guilleminault C, Dement WC, Pasouant P (eds) Narcolepsy. Spectrum, New York, pp 43–56

Montplaisir J (1976) Disturbed night sleep. In: Guilleminault C, Dement WC, Passouant P (eds) Narcolepsy. Spectrum, New York, pp 43–56

Montplaisir J, de Champlain J, Young SN (1982) Narcolepsy and idiopathic hypersomnia: Biogenic amines and related compounds in CSF. Neurology 32:1299–1302

Montplaisir J, Poirier G, Lebrun A, Decary F (1988) HLA-antigen in various forms of hypersomnia. In: Koella WP, Obal F, Schulz H, Visser P (eds) Sleep 1986. Fischer, Stuttgart, pp 407–408

Mueller-Eckhardt G, Meier-Ewert K, Schendel DJ, Reinecker FB, Multhoff G, Mueller-Eckhardt C (1986) HLA and narcolepsy in a German population. Tissue Antigens 28:163–169

Neely SE, Rosenberg AS, Spire JP (1986) HLA antigens in narcolepsie (Abstract). Neurology 36:299

Nevsimalova-Bruhova S, Roth B (1972) Heredofamilial aspects of narcolepsy and hypersomnia. Arch Suisses Neurol Neurochir Psychiat 110:45–54

Nix WA (1990) Das Chronic-fatigue-Syndrom – Ein neues Krankheitsbild? Nervenarzt 61:390–396

Ogura C, Okuma T, Nakazawa K, Kishimoto A (1976) Treatment of periodic somnolence with lithium carbonate. Arch Neurol 33:143

Oliver W (1704) Philosophical transactions. London: 24, No. 304, 2177

Orlosky MJ (1982) The Kleine-Levin-Syndrome: a review. Psychosomatics 23:609–621

Ott H, Bischoff RC, Oswald I et al. (1985) Review of sleep induction and hangover effects with visual analogue scales. In: Kubicki S, Herrmann WE (eds) Methods of sleep research. Fischer, Stuttgart, pp 75–91

Pai MN (1950) Hypersomnia syndromes. Br Med J 1:522–524

Parkes JD (1985) Sleep and its disorders. Saunderes, Philadelphia

Pohl Ö (1966) Ein Beitrag zur Pathologie der symptomatischen Narkolepsie. Dtsch Z Nervenheilkd 189:211–217

Poirier G, Montplaisier J, Decary F (1986) HLA antigens in narcolepsy and idiopathic central nervous system hypersomnolence. Sleep 9:153–158

Pressman MR, Spielman AJ, Pollack CP, Weitzman ED (1982) Long latency auditory evoked responses during sleep deprivation and in narcolepsy. Sleep 5:147–156

Princemetal M, Bloomberg W (1935) The use of benzedrine for treatment of narcolepsy. JAMA 105:2051–2054

Prüll G (1963) Katamnestische Erhebungen und therapeutische Erfahrungen bei Narkolepsiekranken. Nervenarzt 34:480–484

Rabending G, Schmidt G (1961) Narcolepsy with subclinical spasmodic wave paroxysms in the EEG. Psychiat Neurol Med Psychol (Lpz) 13:456–459

Rennert H (1956) Die Narkolepsie. Monatsschr Psychiat Neurol 132:155–172
Reynolds CF, Coble PA, Kupfer DJ, Shaw DH (1982) Depressive patients and the sleep laboratory. In:´Guilleminault C (ed) Sleeping and waking disorders – Indications and techniques. Addison–Wesley, Menlo Park/CA, pp 245–264
Reynolds CF, Kupfer CJ, Christiansen CL, Auchenbach RC, Brenner RP, Sewitch DE, Taska LS, Coble PA (1984) Multiple sleep latency test findings in Kleine-Levin-Syndrome. J Nerv Ment Dis 172:41–44
Richardson GS, Carskadon MA, Flaag W, van den Hoed J, Dement WC, Mitler MK (1978) Excessive daytime sleepiness in man: multiple sleep latency measurement in narcoleptic and control subjects. Electroencephalogr Clin Neurophysiol 45:621–627
Riemann D, Joy D, Höchli D, Lauer C, Zulley J, Berger M (1987) Influence of the cholinergic agonist RS 86 on normal sleep. Sex and age effects. Psychiatry Res 24:137–147
Rosa R, Kramer M, Foright P (1979) Narcolepsy: symptom frequency in associated disorders. Sleep Res 8:213
Roselaar SE, Langdon N, Lock CB, Jenner P, Parkes JD (1987) Selegiline in narcolepsy. Sleep 10:491–495
Rosenkötter L, Wende S (1955) EEG-Befunde beim Kleine-Levin-Syndrom. Monatsschr Psychiat Neurol 130:107–122
Roth B (1957) Narcolepsy and hypersomnia from the aspect of physiology of sleep (Státni zdravotnické nakladatelstvi) Prague, 331
Roth B (1962) Narkolepsie und Hypersomnie vom Standpunkt der Physiologie des Schlafes. VEB Volk u. Gesundheit, Berlin, S 428
Roth B (1978) Narcolepsy and hypersomnia. In: Williams RL, Karacan J (eds) Sleep disorders – diagnosis and treatment. Wiley, New York, pp 29–59
Roth B (1980) Narcolepsy and hypersomnia. Karger, Basel
Roth B, Bruhova S (1969) Dreams in narcolepsy, hypersomnia and dissociated sleep disorders. Exp Med Surg 27:187–209
Roth B, Nevismalova S, Rechtschaffen A (1972) Hypersomnia with „sleep drunkeness". Arch Gen Psychiatry 26:456–462
Roth B, Nevismalova S, Sonka K et al. (1988) A study of the occurrence of HLA DR2 in 124 narcoleptics: Clinical aspects. Arch Suiss Neurol Psychiatry 130:41–51
Rüther E, Meier-Ewert K, Gallitz A (1972) Zur Symptomatologie des narkoleptischen Syndroms. Nervenarzt 43:640–643
Sachs C, Persson HE, Hagenfeld K (1982) Menstruation-related periodic hypersomnia: A case study with sucessful treatment. Neurology 32:1376–1379
Sakai F, Meyer JS, Karacan I, Yamaguchi F, Yamamoto M (1979) Narcolepsy. Regional cerebral blood flow during sleep and wakefulness. Neurology 29:61–67
Schachter M, Parkes JD (1979) Deprenyl in narcolepsy. Lancet I:831
Schafler KD (1984) Der okulodynamische Test (ODT) als Untersuchungsinstrument für pharmakologisch induzierte Vigilanzänderungen. In: Kugler J, Leutner V (Hrsg) Vigilanz. Ihre Bestimmung und Beeinflussung. Hoffmann-La Roche, Basel
Schönbrunn E, Hohagen F, Berger M (1989) Hypersomnie: Klassifikation und Diagnostik. Münch Med Wochenschr 131:579–583
Schönbrunn E, Riemann D, Berger M (1991) Diagnose und Differentialdiagnose der idiopathischen ZNS-Hypersomnie. Aktuel Neurol 18:100–104
Seignalet J, Billiard M (1984) Possible associations between HLA-B7 and narcolepsy. Tissue Antigens 23:188–189
Shouse MN (1989) Epilepsy and seizures during sleep. In: Kryger MH, Roth T, Dement WC (eds) Principles and practice of sleep medicine. Saunders, Philadelphia, pp 364–376
Sitaram N, Moore AM, Gillin JC (1978) Experimental acceleration and slowing of REM Sleep ultradian rhythm by cholinergic agonist and antagonist. Nature 274:490
Stahl SM, Layzer RB, Aminoff MJ, Townsend JJ, Feldon S (1980) Continuous cataplexy in a patient with a midbrain tumor: The limp man syndrome. Neurology (NY) 30:1115–1118
Thal LJ, Sharpless NS (1983) Narcoelpsy and hypersomnia (letter). Neurology 33:1394
Vogel G (1960) Studies in the psychophysology of dreams III. The dream of narcolepsy. Arch Gen Psychiatry 3:421–425

Volk S, Simon O, Schulz H, Hansert E, Wilde-Frenze J (1983) The structure of wakefulness and its relationship to daytime sleep in narcoleptic patients. Electroencephalogr Clin Neurophysiol 57:119–128

Westphal C (1877) Eigenthümliche mit Einschlafen verbundene Anfälle. Arch Psychiatr Nervenkr 7:631–635, 681

Wilson SAK (1928) The narcolepsies. Brain 51:63–109

Wolfenden WH (1969) Narcolepsy. Bull Post Grad Comm Med Univ Sidney 25:64–68

Yoss RE, Daly DD (1957) Criteria for the diagnosis of the narcoleptic syndrome. Proc Mayo Clin 32:320–328

Yoss RE, Daly DD (1960) Hereditary aspects of narcolepsy. Trans Am Neurol Assoc 85:239–240

Yoss RE, Mayer NJ, Ogle KN (1969) The pupillogram and narcolepsy. Neurology 19:921–928

Die Parasomnien

D. Riemann

1 Einleitung

Zu den Parasomnien zählen Phänomene wie das Schlafwandeln (Somnambulismus), der Pavor nocturnus, die nächtliche Enuresis, Alpträume oder auch das Zähneknirschen (Bruxismus) im Schlaf. Wie aus dieser vorläufigen Aufzählung ersichtlich, handelt es sich dabei um eine heterogene Klasse von Störungen mit wahrscheinlich vielfältigen Ursachen.

Im DSM-III-R, dem diagnostischen und statistischen Manual der Amerikanischen Psychiatrischen Vereinigung (dt. Version: Wittchen et al. 1989) wird folgende Definition der Parasomnien gegeben:

„Hauptmerkmal dieser Störungen ist ein abnormes Ereignis, das entweder während des Schlafs oder an der Schwelle zwischen Wachsein und Schlaf auftritt. Als Hauptbeschwerde wird dieses Ereignis, nicht seine Auswirkungen auf Schlaf oder Wachsein genannt."

Erläuternd wird ausgeführt, daß z. B. sowohl die Schlafapnoe als auch Angstträume während des Schlafs auftreten, die Apnoe jedoch als Dyssomnie kategorisiert wird, da das Hauptsymptom der Patienten, die darunter leiden, die mangelnde Erholsamkeit des Nachtschlafs und die daraus resultierende Tagesmüdigkeit ist. Hingegen werden Angstträume als Parasomnie klassifiziert, da vor allem über die Träume und die resultierenden Ängste geklagt wird und weniger über eine Beeinträchtigung des Schlafs.

Die Klassifikation der ASDC (Association of Sleep Disorders Centers 1979) geht in ihrer Definition weiter als die DSM-III-R-Einteilung, indem unter Parasomnien klinisch relevante Symptome verstanden werden, die nicht per se als Störungen der für Schlafen und Wachen verantwortlichen Prozesse angesehen werden. Vielmehr werden Parasomnien als

„...unerwünschte körperliche Phänomene, die entweder ausschließlich im Schlaf auftreten (z. B. Schlafwandeln) oder durch Schlaf verschlechtert werden (z. B. Asthma)"

verstanden.

Parkes (1985) gibt die unter Schlafforschern am breitesten akzeptierte Definition, indem er Parasomnien als Ereignisse bezeichnet, die im Schlaf auftreten, nichtepileptischer Ursache und in der Regel gewöhnlicher oder sogar universeller Natur sind, wie etwa Alpträume. Andere Parasomnien hingegen sind äußerst selten, wie etwa die Jactatio capitis nocturna. Parasomnien können durch ihre Dramatik imponieren, sind jedoch selten lebensgefährlich. Fast alle Parasomnien treten häufiger bei Kindern als bei Erwachsenen auf. Daraus resultieren Überschneidungen mit dem Kapitel Schmidt (s. S. 357 ff.). Für die Differentialdiagnose der Parasomnien ist zudem, wie Parkes (1985) schon erwähnt, die Abgrenzung von neurologischen Erkrankungen wichtig. Diesbezüglich wird an entsprechender Stelle auf das Kapitel Clarenbach verwiesen (s. S. 329 ff.).

2 Klassifikation der Parasomnien

In Tabelle 1 findet sich eine Gegenüberstellung der Untergliederung der Parasomnien wie sie im DSM-III-R und in der ASDC-Nosologie vorgenommen wird.

Tabelle 1. Klassifikation der Parasomnien

A) ASDC-Nosologie	B) DSM-III-R-Klassifikation
Dysfunktionen in Verbindung mit Schlaf, Schlafstadien oder partiellem Erwachen	Abnorme Ereignisse, die während des Schlafs oder an der Schwelle zwischen Wachsein und Schlaf auftreten
– Schlafwandeln (Somnambulismus)	– Schlafstörung mit Angstträumen (Alpträume)
– Pavor nocturnus (Incubus)	– Pavor nocturnus
– Schlafabhängige Enuresis	– Schlafwandeln
– Angsttraumanfälle (Alpträume)	– Nicht näher bezeichnete Parasomnien
– Schlafabhängige epileptische Anfälle	
– Schlafabhängiger Bruxismus	
– Schlafabhängiges Kopfwackeln (Jactatio capitis nocturna)	
– Familäre Schlafparalyse	
– Hemmung der penilen Tumeszenz im Schlaf	
– Schlafabhängige schmerzhafte Erektionen	
– Schlafabhängige Kopfschmerzen und chronische paroxysmale Hemikranie	
– Schlafabhängiges pathologisches Schlucksyndrom	
– Schlafabhängiges Asthma	
– Schlafabhängige kardiovaskuläre Symptome	
– Schlafabhängiger gastro-ösophagealer Reflux	
– Schlafabhängige Hämolyse	
– Asymptomatische polysomnographische Befunde	
– Nicht näher spezifizierte Parasomnien	

Deutlich wird, daß die DSM-III-R-Unterteilung weitaus weniger umfangreich als das Schema der ASDC ist. Im Rahmen des vorliegenden Buches scheint es sinnvoll, die wichtigsten der Parasomnien zu behandeln, die im ASDC-Schema aufgeführt sind. Ausgeschlossen davon sind jedoch Störungen, die an anderer Stelle dieses Buches bereits erwähnt werden. Darunter fallen die schlafabhängigen epileptischen Anfälle, die schlafabhängigen Kopfschmerzen und die chronische paroxysmale Hemikranie (s. Kapitel Clarenbach, S. 329 ff.). Störungen, wie das pathologische Schlucksyndrom, nächtliches Asthma, schlafabhängige kardiovaskuläre Symptome, der gastro-ösophageale Reflux als auch die schlafabhängige Hämolyse werden in den Kapiteln Peter et al. (s. S. 268 ff.) und Rühle (s. S. 243 ff.) abgehandelt. Die familiäre Schlafparalyse wird aufgrund der engen Verwandtschaft zur Narkolepsie im Kapitel Hohagen und Schönbrunn (S. 166 ff.) behandelt. Nicht berücksichtigt werden Parasomnien wie die Hemmung der penilen Tumeszenz im Schlaf und schlafabhängige schmerzhafte Erektionen. Bezüglich der ersten Störung wird auf die einschlägige Literatur zur Impotenzdiagnostik verwiesen (z. B. Benkert 1977). Die schlafabhängigen schmerzhaften Erektionen sind eine so seltene Erkrankung, daß an dieser Stelle auf eine Darstellung verzichtet werden kann. Auch die Darstellung der Restkategorien wie „asymptomatische polysomnographische Befunde" und „nicht näher spezifizierte Parasomnien" unterbleibt, da es sich um klinisch nichtrelevante Störungen handelt. Zusätzlich aufgenommen wurde das Schenck-Syndrom, eine Parasomnie, die kürzlich erstmalig beschrieben wurde (Schenck et al. 1986).

2.1 Schlafwandeln (Somnambulismus)

Symptomatik. Die sprichwörtliche Sicherheit des Schlafwandlers ist ein Mythos, der durch kontrollierte Untersuchungen von Schlafwandlern im Schlaflabor nicht gestützt wird. In der Regel tritt das Schlafwandeln im ersten Drittel der Nacht während des Tiefschlafs auf, meist beginnend mit einem Aufsetzen des Betroffenen im Bett. Es kommt zu wiederholten, sinnlosen Bewegungen. Die Augen sind weit geöffnet, der Schlafwandler ist in der Lage, ihm vertrauten Objekten auszuweichen. Bestimmte Handlungen können ausgeführt werden, etwa zur Toilette gehen, Drehen an den Türknäufen, manchmal werden Worte, z. T. auch ganze Sätze (in der Regel jedoch unverständlich) geäußert. Komplexe Verhaltensweisen, wie etwa das Verlassen des Hauses oder auch das Ausführen von Tätigkeiten, wie etwa Essen kochen, sind äußerst selten. Wie schon erwähnt, ist der Schlafwandler alles andere als sicher in seinen Verhaltensweisen, Selbstverletzungen sowie auch Verletzungen anderer durch Schlafwandler werden in der Literatur berichtet. Schmidt referierte schon 1943 über einige Fälle von Gewalttaten, die offensichtlich von Schlafwandlern begangen wurden. Auch aus neuerer Zeit liegen Fallberichte (Oswald u. Evans 1985; Gottlieb et al. 1986) vor, in denen zweifelsfrei gezeigt werden konnte, daß Schlafwandler körperliche Gewalttaten verübten, für deren Folgen sie vor Gericht freigespro-

chen wurden, da keinerlei Motiv für die verübten Verbrechen vorlag und Nicht-
zurechnungsfähigkeit für die Taten angenommen wurde. Solche spektakulären
Handlungen während des Schlafwandelns sind jedoch extrem rar, in der Regel
gefährdet der Schlafwandler mehr sich selbst als andere. Die meisten somnambulistischen Episoden dauern in der Regel wenige Sekunden bis zu ein paar
Minuten, länger andauernde Episoden sind selten. Meist besteht Amnesie für
die Zeit des Schlafwandelns, manchmal schildern Schlafwandler am Morgen
das Gefühl nicht gut geschlafen zu haben.

Äußere Reize, wie etwa das Ansprechen, werden vom Schlafwandler nicht
wahrgenommen, der Augenkontakt wird vermieden. Oft ist es möglich, den
Schlafwandler behutsam in das Bett zurückzuführen. Wird der Schlafwandler
geweckt, ist er meist für einige Minuten desorientiert. Wie schon erwähnt, besteht Amnesie für diese Episoden, Traumberichte aus dem Schlafwandeln sind
meist fragmentarisch oder können nicht wiedergegeben werden. Dies ist nicht
verwunderlich, da das Schlafwandeln entgegengesetzt zur früher angenomme-
nen Meinung keineswegs das Ausagieren stattfindender Träume darstellt.
Schon erste laborexperimentelle Studien (Jacobsen et al. 1965; Kales et al.
1966) belegten eindeutig, daß das Schlafwandeln kein Phänomen des REM-
Schlafs ist, sondern fast ausschließlich während der Tiefschlafstadien des Non-
REM-Schlafs, die im ersten Nachtdrittel vorherrschen, auftreten. Meist geht
den somnambulistischen Episoden ein starker Anstieg des Muskeltonus, be-
gleitet von hochamplitudiger langsam welliger EEG-Aktivität (1 – 3 Hz), vor-
aus, die über einen Zeitraum von 10 – 30 s anhält. Längere somnambulistische
Episoden mit Aufstehen und Umhergehen zeigen meist eine Abflachung des
EEGs mit Frequenzbeschleunigung, wobei das EEG dann in der Regel noch als
Schlafstadium klassifizierbar ist.

Häufigkeit und Verlauf. Das Schlafwandeln ist primär eine Erkrankung des
Kindes- und Jugendalters. Etwa die Hälfte aller davon Betroffenen beginnen
mit dem Schlafwandeln zwischen dem 4. und 6. Lebensjahr. Die Einschätzungen zur Häufigkeit des Schlafwandelns variieren stark. Angeblich zeigen 15%
aller 5- bis 12jährigen einmal in dieser Zeit mindestens eine somnambulistische
Episode und etwa zwischen 3 – 6% mehrere Episoden des Schlafwandelns, mit
einem leichten Überwiegen des männlichen Geschlechts (Bakwin 1970). Bei
den meisten schlafwandelnden Kindern verliert sich diese Gewohnheit bis zum
15. Lebensjahr (Cirignotta et al. 1983). Im Erwachsenenalter ist das Auftreten
somnambulistischer Episoden seltener, es wird geschätzt, daß etwa 2,5% der
Erwachsenenpopulation diese Störung gelegentlich aufweisen (Bixler et al.
1979).

Differentialdiagnose. Vorrangig muß das Schlafwandeln von phänomenologisch ähnlichen Verhaltensweisen, die durch nächtliche Anfallsleiden bedingt
sind, abgegrenzt werden (s. auch Kapitel Clarenbach, S. 329ff.). Die Unterscheidung von im Schlaf auftretenden psychomotorischen Anfällen kann Probleme bereiten. Im Gegensatz zu somnambulistischen Episoden sind psychomotorische Anfälle im Schlaf jedoch von kürzerer Dauer, und häufig von an-

deren Automatismen (Kauen, Schmecken, Lecken usw.) begleitet. Auch das Erleben konstanter fremdartiger körperlicher Mißempfindungen (z. B. Geruchs- oder Geschmackswahrnehmung) im Sinne einer elementaren Aura am Beginn der Symptomatik kann auf einen komplex-partiellen Anfall hinweisen. Bei komplexen Auren mit halluzinatorischen Erlebnissen kann die Abgrenzung gegenüber Trauminhalten schwierig sein. Ferner spricht das gesicherte Auftreten von epileptischen Anfällen tagsüber, der Nachweis epilepsietypischer Aktivität oder eines Herdbefundes im Wach-EEG ebenso für das Vorliegen psychomotorischer Anfälle wie der Nachweis von strukturellen, temporal lokalisierten Veränderungen in den bildgebenden Verfahren (CCT, NMR). Da bei komplex-partiellen Anfällen das interiktale EEG häufig keine oder nur uncharakteristische Veränderungen zeigt, ist eine Ableitung während des Schlafs nach Schlafentzug im Rahmen der Differentialdiagnostik des Somnambulismus grundsätzlich indiziert. Im Zweifelsfall können Langzeit-EEG-Ableitungen und Nachtschlaf-Polygraphie zur Sicherung der Differentialdiagnose erforderlich sein. Ex juvantibus kann auch das Ansprechen der Symptomatik auf eine antiepileptische Therapie (z. B. mit Carbamazepin, s. Pedley u. Guilleminault 1977) als Hinweis auf ein Anfallsleiden gewertet werden. Auch vom Schenck-Syndrom, einer kürzlich erstmalig beschriebenen Parasomnie, müssen somnambulistische Episoden abgegrenzt werden (s. S. 216).

Differentialdiagnostisch wichtig erscheint noch die Abgrenzung von sog. „Fugue"-Zuständen, Episoden nächtlicher Verwirrtheit bei älteren Patienten und auch von Fällen extremer Schlaftrunkenheit bei nächtlichem Erwachen (Hauri 1982). Fugue-Zustände sind dadurch abgrenzbar, daß sie auch tagsüber auftreten, komplexe Verhaltensweisen zielgerichteter Art erlauben und von sehr langer Dauer (bis zu mehreren Stunden) sein können. Diese Zustände treten zudem selten bei Kindern auf, die Betroffenen haben keine familiäre Belastung für Schlafwandeln und weisen oft erhebliche psychopathologische Auffälligkeiten auf (Parkes 1985). Nächtliche Verwirrtheitszustände bei älteren Patienten treten im Gegensatz zum Schlafwandeln, das auf das erste Nachtdrittel begrenzt ist, zufällig verteilt über die ganze Nacht auf. Oft erlaubt hier allein das Ersterkrankungsalter die sichere Abgrenzung vom Somnambulismus, da dieser fast immer erstmalig im Kindesalter auftritt. Zustände extremer Schlaftrunkenheit treten meist gegen Morgen auf und sind oft von aggressiven Verhaltensweisen begleitet, so daß auch hier die Abgrenzung vom Schlafwandeln leicht fällt.

Ätiologie. Von Broughton (1968) wird angenommen, daß es sich beim Schlafwandeln und anderen Parasomnien (Pavor nocturnus, Enuresis) um eine Störung des Arousalprozesses handelt. Dabei komme es aus dem Tiefschlaf zu einer unvollständigen Weckreaktion, die sich im Ausführen somnambulistischer Handlungen äußere, ohne daß der Schläfer dabei vollständig wach werde. Die Ursache des unvollständigen Erwachens liege in einer Unreife des Zentralnervensystems, die meist mit dem Eintritt der Pubertät sistiert. Keinesfalls handelt es sich, wie früher angenommen, um das Ausagieren von Träumen. Schlafwandeln im Kindes- und Jugendalter ist in der Regel nicht von nennenswerter Psychopathologie begleitet, so daß es ungerechtfertigt erscheint, den Somnambulismus als neurotisches Symptom aufzufassen (Kales et al. 1967). Die Annahme einer genetischen Komponente für das Schlafwandeln wird durch vorliegende Daten gestützt. Patienten mit Somnambulismus weisen in ihrer Verwandtschaft überzufällig häufig (zu 80%) ebenfalls Betroffene auf, die an Schlafwandeln oder Pavor nocturnus leiden (Kales et al. 1980a). Beim Schlafwandeln im Kindes- und Jugendalter ist zudem ein vermehrtes Auftreten somnambulistischer Episoden nach Übermüdung, Streß und emotionalen Belastungen bekannt.

Psychopathologische Faktoren werden jedoch für das Auftreten des Somnambulismus im Erwachsenenalter angenommen. Kales et al. (1980b) verglichen Patienten, die während der Kindheit schlafgewandelt hatten mit altersentsprechenden Patienten, die auch im Erwachsenenalter noch somnambulistische Episoden aufwiesen, bezüglich psychopathologischer Kriterien. Während diejenigen, deren Schlafwandeln sistiert hatte, völlig normale Persönlichkeitsprofile aufwiesen, zeichneten sich die erwachsenen Schlafwandler durch aggressive Verhaltensmuster mit geringer Frustrationstoleranz aus. Diese Patienten tendierten dazu, bei Frustrationen aller Art sehr schnell mit nach außen gerichteter Aggression zu reagieren.

Auch bestimmte Pharmaka scheinen somnambulistische Episoden induzieren zu können. Charney et al. (1979) berichteten über 10 psychiatrische Patienten, bei denen unter einer Kombination von Lithium und Neuroleptika somnambulistische Episoden auftraten, die eindeutig von epileptischen Episoden abgegrenzt werden konnten. Zudem hatte keiner der Patienten früher diese Störung aufgewiesen. Da die Episoden nur bei der Kombination von Lithium und Neuroleptika auftraten und bei Neuroleptikareduktion wieder verschwanden, schlußfolgerten die Autoren, daß die aufgetretenen somnambulistischen Episoden eventuell durch einen synergistischen Effekt von Lithium und Neuroleptika verursacht wurden. Huapaya (1979) beschrieb 7 weitere Patienten, bei denen das Schlafwandeln erstmalig nach Einnahme von Neuroleptika, Barbituraten, Antidepressiva und auch Antihistaminika auftrat.

Therapie. Schlafwandeln in der Kindheit ist in der Regel harmlos, sistiert spätestens in der Pubertät und bedarf meist keiner speziellen Therapie. Maßnahmen sollten in erster Linie auf die Sicherheit des Kindes abzielen, z. B. Absicherung von Fenstern und Türen, um größere Risiken durch Stürze zu vermeiden. Psychotherapeutische Ansätze sind im Kindesalter selten angezeigt, da meist keine nennenswerte Psychopathologie vorliegt. Bei häufigem Schlafwandeln (mehrmals wöchentlich) haben sich verhaltenstherapeutische Techniken bewährt. Clement (1970) beschreibt die erfolgreiche Therapie eines 8jährigen Schlafwandlers durch vollständiges Erwecken beim Auftreten somnambulistischer Episoden. Nach Ansicht dieses Autors führt die konsequente Ausführung dieser Prozedur dazu, daß nach einigen Tagen eine Koppelung im Sinne des assoziativen Lernens zwischen Auftreten der somnambulistischen Episoden und Aufwachen eintritt, was zur Unterbrechung des Schlafwandelns führt. Darüber hinaus empfehlen sich einfache Maßnahmen zur Schlafhygiene.

Schlafentzug, unregelmäßige Schlafenszeiten und alle anderen Faktoren, die ein vermehrtes Auftreten von Tiefschlaf bewirken, sollten vermieden werden, da Tiefschlafzunahme somnambulistische Episoden fördert. Steht das Schlafwandeln bei Kindern in deutlichem Zusammenhang mit Belastungen des Tages, sollten zusammen mit den Eltern Möglichkeiten der besseren Bewältigung dieser Belastungen erarbeitet werden. Auch hypnotische Verfahren haben sich bei einigen Fällen bewährt (Reid et al. 1981). Die medikamentöse Behandlung beinhaltet die Gabe von Diazepam (Reid u. Gutnik 1980), Imipramin, Stimulanzien als auch Antikonvulsiva (Pedley u. Guilleminault 1977). Die Wirkung dieser Pharmaka wird ihrem den Tiefschlaf reduzierenden Effekt zugeschrieben. Allerdings ist die Wirksamkeit auf somnambulistische Episoden nur auf einige Patienten begrenzt. Aufgrund der bei erwachsenen Schlafwandlern meist ausgeprägten Psychopathologie empfiehlt sich die psychotherapeutische Behandlung dieser Patientengruppe, wobei die Kombination mit pharmakologischen Interventionen am erfolgversprechendsten ist.

2.2 Enuresis nocturna

Symptomatik. Auch die nächtliche Enuresis, d. h. das unwillkürliche Einnässen während der Nacht ist primär eine Parasomnie, die im Kindes- und Jugendalter häufig auftritt und selten bis ins Erwachsenenalter persistiert. In der Regel wird die Kontrolle der Blasenfunktion mit dem 3. Lebensjahr erreicht. Da dieser Zeitpunkt jedoch interindividuell erheblich variiert, spricht man von klinisch auffälligem nächtlichen Einnässen erst beim Auftreten nach dem 5. Lebensjahr. Das Einnässen tritt zufällig verteilt über die Nacht, selten jedoch im REM-Schlaf auf. Oft beginnen die Episoden während der Stadien 3 und 4 sowie während leichterer Schlafstadien im Übergang zum Erwachen. Oft geht der enuretischen Episode eine Körperbewegung voraus, während mit Beginn des Wasserlassens die Körperhaltung ruhig ist. Kinder sind in diesem Zustand schwer zu wecken, meist sind sie noch für einige Minuten verwirrt und desorientiert. Unterschieden werden muß zwischen primärer Enuresis, d. h. die Blasenkontrolle wurde nie richtig erlernt und sekundärer Enuresis, d. h. Episoden nächtlichen Einnässens treten auf, nachdem ein Kind schon 6 Monate oder länger sauber war.

Häufigkeit und Verlauf. 15% aller 7jährigen nässen etwa einmal pro Woche ein und 7% mehr als einmal. Im 10. Lebensjahr sind dies noch 3%, mit 14 Jahren nur noch ca. 1%. Männliche Patienten überwiegen im Verhältnis 2:1 (Rutter et al. 1973). Im Erwachsenenalter ist die Störung selten, genaue Zahlen zur Häufigkeit liegen nicht vor. Die kindliche Enuresis findet meist in der Pubertät ein Ende.

Differentialdiagnose. Die idiopathische (sowohl primäre als auch sekundäre) Enuresis muß von der symptomatischen Enuresis, die eine feststellbare organische Ursache hat, abgegrenzt werden. Die symptomatische Enuresis kann folgende Ursachen haben: Erkrankungen des Urogenitaltraktes (nach Infektionen der Urethra oder der Blase), kongenitale Mißbildungen als auch zu kleine Blase; zudem renale, metabolische als auch endokrine Erkrankungen, die erhöhten Harndrang bewirken. Abgegrenzt werden muß die Enuresis auch von der Harninkontinenz als Folge nächtlicher epileptischer Anfälle. In diesem Fall treten die enuretischen Episoden während des Anfalls auf. Patienten mit nächtlichen Anfällen können zudem auch tagsüber Anfälle sowie Anfallsbereitschaft im klinischen EEG oder auch im Schlafentzugs-EEG aufweisen. Allerdings können Kinder mit Anfallsleiden auch zusätzlich nichtepileptisch bedingte enuretische Episoden aufweisen, so daß es sich um koexistierende Erkrankungen handeln kann. Hier ist zur Diagnostik eine Ganznachtpolysomnographie mit genauer Registrierung des Auftretens der Episoden des Einnässens vonnöten, eventuell auch eine Langzeit-EEG-Registrierung.

Ätiologie. Anders als das Schlafwandeln und der Pavor nocturnus wird die nächtliche Enuresis nicht allein als Folge einer Störung des Arousalprozesses gesehen. Kinder mit nächtlichem Einnässen weisen zwar erhöhte Tiefschlafanteile auf (Mikkelsen et al. 1980), ebenso wie dies bei den beiden anderen oben erwähnten Parasomnien der Fall ist. Zudem haben Kinder mit Enuresis eine erhöhte Inzidenz für Somnambulismus und Pavor nocturnus (ASDC 1979). Im Gegensatz zu diesen Parasomnien scheint die Enuresis jedoch nicht exklusiv während der ersten Tiefschlafphasen aufzutreten, sondern ist zufällig über die Nacht verteilt (Mikkelsen et al. 1980). Zystometrische Studien von Gastaut u. Broughton (1965) zeigten, daß Kinder mit Enuresis eine Besonderheit der Blasenphysiologie aufwiesen. So hatten diese einen erhöhten Blasendruck mit einer Verringerung der Blasengröße im Vergleich zur Norm. Broughton (1980) nimmt eine multifaktorielle Genese der Enuresis mit erhöhter Blasenkontraktilität, kleinem Blasenvolumen, erhöhter renaler Ausscheidung, tiefem Schlaf und einer Störung des Arousalprozesses an.

Immer wieder diskutiert werden in der Literatur psychische Ursachen für das Auftreten des nächtlichen Einnässens, wie etwa Ablehnung durch die Eltern, oder andere schwerwiegende emotionale Probleme. Im Kindesalter scheint jedoch keine einheitliche Psychopathologie vorzuliegen, wobei jedoch häufig sekundäre Probleme auftreten, die durch falschen Umgang der Eltern mit dem Kind nach Auftreten der Problematik entstehen können. Ungünstige soziale Umstände sowie Hospitalisierung als auch Institutionalisierung von Kindern stellen zudem fördernde Bedingungen für die Enuresis dar.

Im Erwachsenenalter stellt das nächtliche Einnässen fast immer den Hinweis auf psychopathologische Auffälligkeit dar.

Therapie. Vor dem Einsatz verhaltenstherapeutischer und medikamentöser Verfahren sollte dem Patienten und seinen Eltern klargemacht werden, daß es sich bei der Störung um ein behandelbares Problem handelt und versucht werden, die damit einhergehende Scham abzubauen. Aus dem verhaltenstherapeutischen Inventar hat sich die Konditionierungsmethode mit Hilfe einer nässeempfindlichen Matratze und eines daran gekoppelten Weckers bewährt. Die Matratze löst bei Einnässen ein Wecksignal aus. Werry (1966) beschreibt in einer Übersichtsarbeit eine etwa 75%ige Erfolgsrate dieses Verfahrens. DeLeon u. Sacks (1972) konnten zeigen, daß die Erfolge auch über einen 4-Jahreszeitraum stabil blieben. Zusätzliche psychotherapeutische Maßnahmen sollten darauf abzielen, bestehende primäre oder sekundäre emotionale Probleme zu verarbeiten. Die medikamentöse Therapie besteht aus der Gabe von Imipramin, dessen Wirksamkeit gut dokumentiert ist (Mikkelsen et al. 1980; Rapoport et al. 1980). Auf Grund der nicht unerheblichen Nebenwirkungen und möglicher weiterer Risiken sollte eine Behandlung mit Imipramin jedoch nur in Ausnahmefällen und kurzfristig erfolgen.

2.3 Pavor nocturnus

Symptomatik. Synonym mit dem Begriff Pavor nocturnus wird in der englischen Literatur der Ausdruck „sleep terror" gebraucht. Synonyma im deutschsprachigen Raum sind Nachtmar, nächtliches Aufschrecken oder auch Inkubus (für das Auftreten dieses Phänomens beim Erwachsenen). Genau wie das Schlafwandeln ist der Pavor nocturnus eine Störung, die häufig im Kindesalter und selten beim Erwachsenen auftritt. Attacken des Pavor nocturnus treten fast ausschließlich im ersten Nachtdrittel, zeitlich eng korreliert mit dem Hauptanteil des Tiefschlafs, auf (Fisher et al. 1970, 1973). Die Episoden beginnen in der Regel mit einem lauten, angstbesetzten Schrei. Danach zeigen die Betroffenen Anzeichen massivster Angst, die bis zur Panik reichen kann. Es kommt zum Aufsitzen im Bett, perseverierenden und aufgeregt wirkenden Verhaltensweisen. Der Gesichtsausdruck ist verängstigt, Anzeichen extremer autonomer Aktivation und Mydriasis, Schwitzen, Piloarrektion, beschleunigte Atmung und Pulsfrequenz (bis zu 160 Schlägen pro Minute) begleiten die Attacke. Ein Kind in diesem Zustand reagiert nicht auf Zuspruch oder Trost, bis sich die Erregung im Laufe von 5 – 10 min von selber legt. Elaborierte Traumberichte können in der Regel nicht wiedergegeben werden. Meist besteht Erinnerung an ein visuelles Bild als auch eine intensive Atmosphäre der Bedrohung und Angst. Am Morgen besteht fast immer Amnesie für diese Episoden. Erwachsene berichten nach Pavor-nocturnus-Episoden oft Zustände des Gelähmtseins, der Hilflosigkeit, des Herzrasens und das Gefühl, die Atmung sei erschwert.

Pavor nocturnus tritt aus den Tiefschlafstadien 3 und 4 auf, die Attacken sind um so schwerer, je mehr vorhergehende Zeit im Tiefschlaf verbracht wurde (Fisher et al. 1970). Vor den Episoden zeigt das EEG hochamplitudige Delta-Wellen, Herzschlag und Atmung sind verlangsamt. Einhergehend mit dem Schrei des Erwachens steigt die Herzfrequenz um das 2- bis 4fache an, und das EEG zeigt einen Alpha-Rhythmus.

Häufigkeit und Verlauf. In der Regel tritt der Pavor nocturnus erstmalig zwischen dem 6. und 15. Lebensjahr auf, das Erstvorkommen nach dem 30. Lebensjahr ist sehr selten. Etwa 3% aller Kinder unter 15 Jahren zeigen einmal eine Episode; befragt man Erwachsene, so scheint die Zahl für ein einmaliges Auftreten erheblich höher zu liegen; gesichert ist, daß etwa 6% aller Erwachsenen regelmäßig Episoden des Pavor nocturnus aufzuweisen scheinen. Pavor nocturnus tritt häufiger bei Männern als bei Frauen auf (4:1) (Kramer 1979). Bei Kindern sistieren die Episoden oft von selbst, im Erwachsenenalter stellen sie meist den Hinweis auf eine zugrundeliegende Psychopathologie dar, die der Behandlung bedarf.

Differentialdiagnose. Wichtig ist die Abgrenzung des Pavor nocturnus von im REM-Schlaf auftretenden Alpträumen. Diese treten im Gegensatz zum Pavor nocturnus fast immer im letzten Nachtdrittel auf, der Betroffene ist in der Lage, einen detaillierten, ausführlichen Traumbericht wiederzugeben, wobei es sich in der Regel um Verfolgungsträume handelt. Die autonome Aktivierung ist weitaus geringer, es tritt höchstens eine leichte Pulsfrequenzbeschleunigung auf, die Betroffenen schreien meist nicht und sind sofort nach dem Erwachen voll orientiert. Auch erschreckende hypnagoge Halluzinationen, die beim Einschlafen depressiver Patienten und bei Narkoleptikern, die oft direkt nach dem Einschlafen in REM-Schlaf geraten, auftreten können, müssen vom Pavor nocturnus abgegrenzt werden. Ebenso wie beim Somnambulismus muß ein Anfallsleiden ausgeschlossen werden, um die sichere Diagnose eines Pavor nocturnus stellen zu können, wozu sich die Durchführung eines Routine-EEG und eines Schlafentzugs-EEG mit anschließender Schlafableitung empfiehlt. Wichtig ist zudem die Abklärung, ob die Episoden durch Schlafapnoen ausgelöst werden, da dies Einfluß auf die Behandlung hat (Durchführung einer Gesamtnachtpolysomnographie mit Atmungsdiagnostik). Als weitere Differentialdiagnose müssen nächtliche Panikattacken abgegrenzt werden. Patienten mit nächtlichen Panikattacken zeigen im Gegensatz zu Pavor-Patienten die Symptomatik auch tagsüber (s. Kapitel Steiger und Berger, S. 140 ff.).

Ätiologie. Ebenso wie das Schlafwandeln tritt der Pavor nocturnus in zeitlich enger Verknüpfung mit dem Tiefschlaf auf. So wird momentan davon ausgegangen, daß es sich entsprechend der Hypothese von Broughton (1968) auch beim Pavor nocturnus um eine Störung des Arousal-Prozesses aus dem Tiefschlaf handelt. Dafür spricht die häufige Verknüpfung von Pavor nocturnus und Somnambulismus sowie die Tatsache, daß Patienten mit Somnambulismus eine gehäufte familiäre Belastung für Schlafwandeln und Pavor nocturnus aufweisen (Kales et al. 1980a). Die psychoanalytische Hypothese, daß es sich bei Episoden des Pavor nocturnus um Versuche handelt, vergangene Traumen durch ihr Wiedererleben unter Kontrolle zu bringen, wird durch vorliegende Daten nicht gestützt (Fisher et al. 1970). Allein die Tatsache, daß in der Regel keine Traumberichte wiedergegeben werden können, daß nach Abklingen der akuten Symptomatik schnell Beruhigung eintritt und am nächsten Morgen Amnesie für die Episoden besteht, spricht gegen eine primär psychologische

Verursachung des Pavor nocturnus. Zudem bedeutet das Auftreten dieser Episoden hauptsächlich während des Tiefschlafs, daß den Attacken kaum oder nur wenig kognitive Aktivität vorausgeht, da in den Tiefschlafstadien 3 und 4 in der Regel fast nie Traumaktivität auftritt (vgl. Snyder u. Scott 1972). Momentan am sinnvollsten scheint es, für das Auftreten des Pavor nocturnus ein Wechselspiel biologischer und psychologischer Faktoren anzunehmen: einerseits eine wie auch für den Somnambulismus postulierte Unreife des Zentralnervensystems, die zum Auftreten nur unvollständiger Weckepisoden führt, andererseits aber auch das Vorliegen emotionaler Belastungen. Bei Kindern ist das Auftreten solcher Episoden in der Regel nicht mit psychopathologischen Auffälligkeiten oder ängstlichen Persönlichkeitscharakteristika verknüpft. Der Verlauf ist in der Regel selbstlimitiert, mit Beginn der Pubertät sistieren die Attacken. Irreguläre Schlafenszeiten sowie auch vorhergehender Schlafentzug können das Auftreten solcher Episoden begünstigen. Manchmal können sich sekundäre Probleme ergeben, die aus der Besorgnis der Eltern über das Kind resultieren, oder auch aus der Vermeidung von Aktivitäten wie der Teilnahme an Schulfahrten.

Treten Pavor-nocturnus-Episoden beim Erwachsenen auf, sind sie häufig mit psychopathologischen Auffälligkeiten verknüpft und deuten auf Agitiertheit, extreme Ängstlichkeit und Aggressionshemmung hin. Zudem ist das Auftreten der Attacken verknüpft mit belastenden Lebensereignissen (Kramer 1979).

Ein Bericht liegt vor (Flemenbaum 1976), der gehäufte Episoden des Pavor nocturnus als mögliche Folge abendlicher Neuroleptika- und/oder trizyklischer Antidepressivagabe beschreibt.

Therapie. Da gelegentliche Episoden des Pavor nocturnus im Kindesalter harmlos sind und auch nicht mit psychopathologischen Auffälligkeiten verknüft sind, ist eine Behandlung nicht notwendig. Treten die Episoden jedoch häufiger auf, sind es meist die Eltern, die darüber so besorgt sind, daß sie eine Behandlungsmöglichkeit suchen. Die Eltern sollten über die Harmlosigkeit des Phänomens aufgeklärt werden, flankierend empfehlen sich Maßnahmen wie Etablierung fester Schlafenszeiten, auch das Wiederaufnehmen des Mittagschlafs, um den Tiefschlafdruck am Abend zu reduzieren (Hauri 1982). Sollten sich Hinweise auf eine erhöhte Ängstlichkeit des Kindes tagsüber ergeben, empfiehlt es sich, diese zusammen mit den Eltern des Kindes im Rahmen einer psychotherapeutischen Behandlung anzugehen. Die medikamentöse Behandlung sollte die Ausnahme sein und ist nur dann (auch nur kurzfristig) indiziert, wenn ein Kind z. B. ins Schullandheim fährt, und die Eltern befürchten, daß aufgrund der nächtlichen Episoden Komplikationen eintreten könnten. Gute Erfolge wurden für Diazepam berichtet (Fisher et al. 1973), die Gabe sollte jedoch nur nach vorhergehendem Ausschluß einer Schlafapnoe erfolgen.

Die Kopplung des Pavor nocturnus mit psychopathologischen Auffälligkeiten im Erwachsenenalter legt eine psychotherapeutische Behandlung nahe. Im Vordergrund sollte die Behandlung der zugrundeliegenden neurotischen Erkrankung oder Persönlichkeitsstörung stehen. Die zusätzliche pharmakologi-

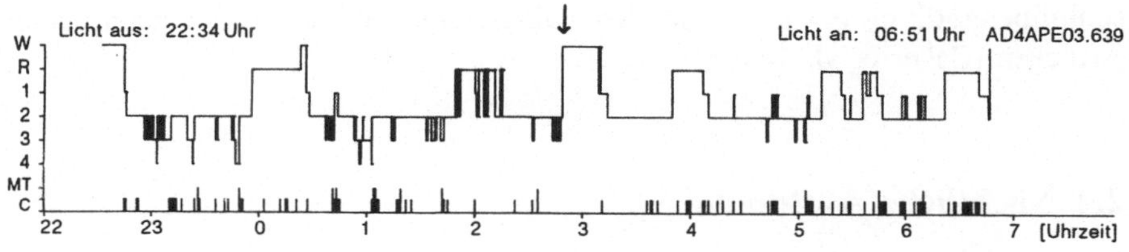

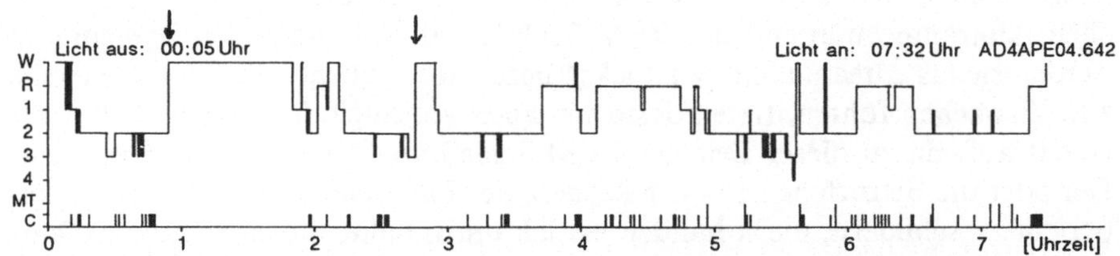

Abb. 1. Schlafprofile eines erwachsenen Patienten mit Pavor nocturnus. Die Pfeile kennzeichnen das Auftreten solcher Episoden (*W* Wach, *R* REM, *1–4* Stadium 1–4, *MT* Movement Times, *C* kurze Körperbewegungen)

sche Behandlung beinhaltet die Gabe von Diazepam (Fisher et al. 1973) oder Imipramin (Beitman u. Carlin 1979), wobei als deren Wirkmechanismus die Tiefschlafsuppression angenommen wird. Bezüglich der möglichen Risiken der Benzodiazepingabe wird auf das Kapitel Borbély verwiesen (s. S. 120ff.).

Die Abb. 1 zeigt das Schlafprofil eines Patienten mit Pavor nocturnus und somnambulistischen Episoden, den wir in unserer Klinik untersuchten und behandelten.

In den beiden dargestellten Nächten traten Pavor-nocturnus-Episoden mit Aufschrecken, autonomer Erregung und starkem Angsteffekt auf. Die Abb. 2 zeigt einen Kurvenausschnitt, wobei deutlich wird, daß das Aufschrecken direkt aus dem Tiefschlaf erfolgt.

Die Behandlung dieses erwachsenen Patienten wurde mit einem tiefschlafsupprimierenden MAO-Hemmer initiiert. Die verhaltenstherapeutische An-

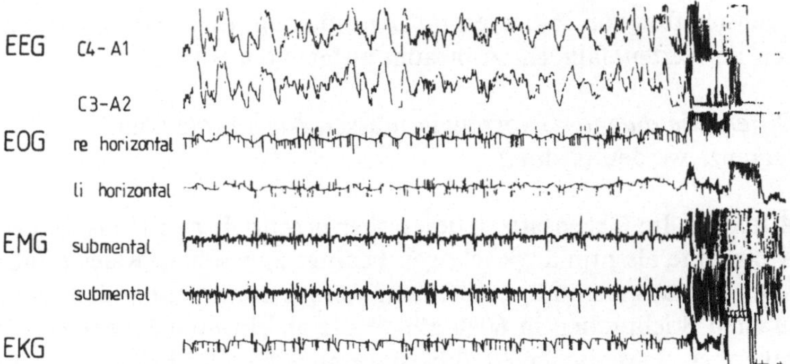

Abb. 2. Kurvenausschnitt einer Pavor-Episode. Papiergeschwindigkeit = 10 mm/s

schlußbehandlung bewirkte eine fast vollständige Reduktion der nächtlichen Attacken (Ecker et al. 1991).

2.4 Nächtliche Alpträume

Symptomatik. Wie schon beim Pavor nocturnus erwähnt, treten die nächtlichen Alpträume während des REM-Schlafs auf. Im englischen Sprachraum werden sie als „dream anxiety attacks" bezeichnet. Nächtliche Alpträume, die zum Erwachen führen, treten deswegen auch vorrangig im letzten Drittel der Nacht auf, da zu dieser Zeit der REM-Schlafanteil sein Maximum erreicht. Der oder die Betroffene ist in der Regel in der Lage, einen detaillierten Traumbericht zu schildern, meist handelt es sich um Inhalte, die eine vitale Gefährdung beinhalten. So treten gehäuft Themen wie verfolgt, bedroht zu werden, auf. Begleitend treten starke Affekte der Angst auf, die jedoch nie das Ausmaß an Panik wie beim Pavor nocturnus erreichen. Alpträume werden häufig durch eine abrupte motorische Bewegung beendet, die dann mit dem Erwachen einhergeht. Es kann zu einer Aktivierung des autonomen Nervensystems kommen, die jedoch bei weitem nicht so ausgeprägt ist wie beim Pavor nocturnus. Nach dem Alptraum ist der Betroffene sofort voll orientiert und nimmt die Umgebung klar wahr.

Häufigkeit und Verlauf. Alpträume sind ein universelles Phänomen, von dem jeder Mensch einmal im Leben betroffen ist. Für häufiger davon Betroffene gibt Kramer (1979) ein Geschlechterverhältnis von 1:3 (männlich:weiblich) an. Im Gegensatz zum Pavor nocturnus liegt das mittlere Ersterkrankungsalter bei ca. 19 Jahren. Alpträume bei Kindern sistieren oft von selbst, während Alpträume im Erwachsenenalter eher einen chronischen Verlauf zeigen. Bixler et al. (1979) geben als Ergebnis einer großen epidemiologischen Untersuchung an, daß etwa 5% der befragten Erwachsenen öfter unter Alpträumen leiden. Schwierig ist es, die Krankheitswertigkeit von Alpträumen einzuschätzen, da es sich, wie bereits erwähnt, um ein universelles Phänomen handelt. Kales et al. (1980c) verlangten als Einschlußkriterien für eine Studie zu Persönlichkeitseigenschaften von Patienten mit Alpträumen, daß mindestens einmal monatlich im letzten Jahr ein Alptraum aufgetreten war.

Differentialdiagnose. Vorrangig müssen Alpträume vom Pavor nocturnus abgegrenzt werden (s. dort).

Ätiologie. Im Gegensatz zu den bisher beschriebenen Parasomnien werden die Alpträume als primär psychogen bedingt angesehen. Kales et al. (1980c) beschrieben das erstmalige Auftreten von Alpträumen bei den von ihnen untersuchten Stichproben in 60% aller Fälle an ein unangenehmes Lebensereignis gekoppelt. Psychischer Streß bewirkte in 90% aller Fälle ein gehäuftes Auftreten der Alpträume. Für das Kindesalter wird angenommen, daß die nächtlichen Alpträume Ausdruck innerpsychischer Konflikte und Ängste sind (Mack 1965; Schoenberger 1946), wobei der Durchbruch dieser Ängste im Traum die noch nicht gelungene Verarbeitung signalisiere. Gestützt wird diese Annahme dadurch, daß in vielen Untersuchungen belegt werden konnte, daß belastende Tagesereignisse häufig als Tagesreste in die Träume eingehen und zudem von unangenehmen Affekten begleitet sind (Überblick bei Lauer et al. 1987). Ohne eine spezielle Funktion für Träume annehmen zu müssen, wie etwa die Wunscherfüllungstheorie Freuds (1900) oder auch neuere Theorien, die eine problemlösende, adaptive Signifikanz von Träumen postulieren (Überblick bei Dallett 1973), scheint es plausibel, daß nächtliche Alpträume mit massiven Affekten der Angst Ausdruck belastender Lebenssituationen oder nichtverarbeiteter Konflikte sind.

Im Erwachsenenalter stellt das gehäufte Auftreten von Alpträumen zudem immer den Hinweis auf das Vorliegen einer schwerwiegenden Psychopathologie dar. Die Studien zu Persönlichkeitscharakteristika von Personen, die an häufigen Alpträumen litten (Hersen 1971; Kales et al. 1980c; Hartmann et al. 1981) kamen zu folgenden Ergebnissen: Im Vergleich zu nichtbetroffenen Kontrollgruppen wiesen die Probanden gehäuft Schlafstörungen sowie zusätzliche Probleme wie Pavor nocturnus und Somnambulismus auf. Familienmitglieder der Betroffenen zeigten ein erhöhteres Ausmaß an psychiatrischen Erkrankungen. Bezüglich Fragebogencharakteristika im MMPI waren fast alle klinisch relevanten Skalen gegenüber der Norm deutlich erhöht. Patienten mit häufigen Alpträumen wurden als mißtrauisch, emotional unsicher und schizoid beschrieben, ohne jedoch manifest psychotisch zu sein. Hartmann nimmt einen Zusammenhang zwischen häufigem Auftreten von Alpträumen und der Vulnerabilität für Schizophrenie an (Hartmann et al. 1981). Seiner Meinung nach bedeutet das häufige Auftreten von Alpträumen im Erwachsenenalter, daß Bewältigungs- und Abwehrmechanismen nur insuffizient entwickelt wurden. Eine relativ homogene Gruppe von Patienten mit Alpträumen stellen die Patienten mit einer posttraumatischen Streßerkrankung (s. DSM-III-R) dar. Dabei handelt es sich um eine Störung, die als Folge eines traumatischen Ereignisses, z. B. Konzentrationslagerhaft, Kampfhandlungen im Krieg, Naturkatastrophen auftritt, die sich u. a. in Alpträumen, die das traumatische Ereignis aufgreifen, widerspiegelt. Hier scheinen die immer wiederkehrenden Alpträume ganz deutlich die Nichtverarbeitung eines realen Traumas widerzuspiegeln (Kramer et al. 1983; Lavie u. Kaminer 1989).

Neben den bereits angeführten Versuchen können Alpträume auch als Folge des Absetzens REM-Schlaf-unterdrückender Substanzen und des daraus resultierenden REM-Rebounds entstehen. Das gilt für den Alkoholentzug (Pokorny 1979), das Absetzen trizyklischer Antidepressiva sowie auch MAO-Hemmer (Oswald 1969; Le Gassicke et al. 1965; Wyatt et al. 1971). Ebenso sind quälende Alpträume bei Vergiftungen mit Insektiziden, die die Cholinesterase hemmen, bekannt (Gershon u. Shaw 1961).

Therapie. Das einmalige Auftreten eines Alptraums beim Kind oder Erwachsenen stellt keinen Grund zur Besorgnis dar. Das gehäufte Auftreten (mindestens einmal wöchentlich über einen längeren Zeitraum) sollte jedoch zum Anlaß genommen werden, psychotherapeutische Hilfe aufzusuchen. In der Regel stellten häufige Alpträume den Hinweis auf eine Konfliktsituation dar, deren Auflösung im Rahmen einer Psychotherapie angestrebt werden sollte. Da, wie schon erwähnt, häufige Alpträume beim Erwachsenen immer mit einer auffälligen Psychopathologie verknüpft sind, ist bei dieser Patientengruppe eine psychotherapeutische Behandlung indiziert, die auf die zugrunde liegenden psychodynamischen Konflikte abzielt. Die zusätzliche Gabe von REM-Schlaf-unterdrückenden Antidepressiva kann helfen, die quälenden Alpträume unmittelbar zu unterdrücken.

2.5 Bruxismus

Symptomatik. Unter Bruxismus wird das nächtliche Zähneknirschen verstanden, das primär in den leichteren Schlafstadien auftritt. Dabei kommt es zu einem rhythmischen Muster der Aktivität der Massetermuskulatur, die zu einem starken Aufeinanderpressen der oberen und unteren Zahnreihen führt. Ein Zusammenhang mit epilepsietypischen EEG-Frequenzen besteht nicht, die Betroffenen sind sich in der Regel des Zähneknirschens nicht bewußt und werden selten dadurch geweckt. Am Morgen bemerken viele der Betroffenen Kieferschmerzen, meist ist es der Bettpartner, der die Ursache dafür zuerst registriert, da das nächtliche Zähneknirschen im Gegensatz zum Zähneknirschen tagsüber, das leise vonstatten geht, von lauten Geräuschen begleitet ist. Ausgeprägte Formen des nächtlichen Zähneknirschens können zu erheblichen Zahn- und Kieferdeformationen führen.

Häufigkeit und Verlauf. Neueren Studien zufolge (Glaros 1981) ist das Zähneknirschen ein relativ häufiges Symptom: in einer Zufallsstichprobe von mehr als 1000 Personen berichteten etwa 20% das gegenwärtige Vorkommen von Zähneknirschen. Von diesen wiesen etwa 63% das Symptom ausschließlich tagsüber auf, 16% nur nächtliches Zähneknirschen und die verbleibenden 21% sowohl tags als auch nachts. Ein leichtes Überwiegen des weiblichen Geschlechts für das nächtliche Zähneknirschen wurde festgestellt. Das nächtliche Zähneknirschen kann sowohl einen vorübergehenden als auch einen chronischen Verlauf zeigen, genaue Zahlen hierzu liegen nicht vor.

Differentialdiagnose. In der Regel bereitet das Erkennen des nächtlichen Zähneknirschens keine Probleme. Patienten mit Anfallsleiden, bei denen es in der Nacht zu erhöhter Masseteraktivität und damit verbundenen Zahndeformationen kommt, zeigen meist Anfallsbereitschaft im klinischen EEG, Harninkontinenz u. a. dafür typische Symptome (Durchführung eines Wach-EEG, evtl. auch Schlafentzugs-EEG).

Ätiologie. Auch für den nächtlichen Bruxismus wird die Hypothese einer Störung des Arousalprozesses vorgeschlagen, da auch hier eine motorische Entäußerung während des Schlafs auftritt, die nicht zu vollständigem Erwachen führt (ASDC 1979). Olkinuora (1969) nimmt an, daß okklusive Deformationen eine Rolle beim Zustandekommen des nächtlichen Zähneknirschens spielen. Studien zur Genetik des nächtlichen Bruxismus sind uneinheitlich und konnten bisher keinen eindeutigen erblichen Einfluß nachweisen (Glaros 1981). Die Häufigkeit des nächtlichen Zähneknirschens scheint nicht in dem Ausmaß wie das Zähneknirschen während des Tages mit Streßfaktoren positiv zu korrelieren.

Therapie. In der Regel wird der Zahnarzt mit den Folgen schwerwiegenden nächtlichen Zähneknirschens konfrontiert. Mechanische Hilfen tragen zur Verhütung der Zahnabnutzung bei und haben sich in solchen Fällen als wirksamer Schutz bewährt (Solbergh u. Rugh 1972). Weitere therapeutische Möglichkeiten beinhalten Entspannungsverfahren sowie andere Techniken zur Streßreduktion und Streßbewältigung, die positive Auswirkungen auf das nächtliche Zähneknirschen haben sollen (Glaros u. Rao 1977).

2.6 Jactatio capitis nocturna

Symptomatik. Unter Jactatio capitis nocturna versteht man rhythmische Vor- und Zurückbewegungen des Kopfes, selten auch des ganzen Körpers, die gewöhnlicherweise schon vor dem Schlaf auftreten oder auch noch während des Einschlafprozesses und kurze Zeit darüber hinaus anhalten. Diese Störung tritt fast ausschließlich im Kindesalter auf.

Häufigkeit und Verlauf. Zahlen zur Häufigkeit dieser sehr seltenen Störung liegen nicht vor. Der Verlauf ist in der Regel selbstlimitierend.

Differentialdiagnose. Ausschluß schlafabhängiger epileptischer Anfälle.

Ätiologie. Die Ursache dieser Störung ist bislang unbekannt. Ein gehäuftes Auftreten der Jactatio capitis nocturna scheint bei Kindern mit unterdurchschnittlichem IQ zu bestehen (Evans 1961). Allerdings wurde diese Störung auch bei ansonsten vollkommen unauffälligen Kindern beschrieben (Watanabe et al. 1980).

Therapie. Die Behandlung dieser Störung ist bisher unbefriedigend. Medikamentöse Therapieversuche (z. B. mit Oxazepam) bewirken zwar eine Reduktion der Episoden, es entwickelt sich jedoch rasch eine Toleranz (Watanabe et al. 1980).

2.7 Schenck-Syndrom („REM sleep behaviour disorder", RSBD)

Symptomatik. Diese Parasomnie wurde vor kurzem erstmalig beschrieben (Schenck et al. 1986). Bei dieser Erkrankung kommt es zum Aussetzen der normalerweise während des REM-Schlafs vorherrschenden Muskelatonie und begleitend zum motorischen Ausagieren von Träumen. Die Störung tritt ausschließlich während des REM-Schlafs auf und kann zu Selbstverletzungen und Verletzungen anderer führen.

Häufigkeit und Verlauf. Es handelt sich um ein sehr seltenes Krankheitsbild, genaue Zahlen zur Häufigkeit liegen deshalb nicht vor. Der Verlauf ist abhängig von der zugrundeliegenden Erkrankung, die meist neurologischer Art ist (s. Ätiologie).

Differentialdiagnose. Das Schenck-Syndrom muß von Pavor nocturnus, Somnambulismus und nächtlichen epileptischen Anfällen abgegrenzt werden. Die Diagnose kann nur nach Ganznachtpolysomnographie mit Dokumentation der fehlenden Suppression des Muskeltonus im REM-Schlaf während des Auftretens von Attacken gestellt werden.

Ätiologie. Vier der fünf von Schenck et al. (1986) beschriebenen Patienten wiesen erhebliche neuropathologische Auffälligkeiten nichtepileptischer Natur auf. Darunter war ein Patient mit Guillain-Barré-Syndrom, ein Patient mit einer Subarachnoidalblutung, ein Patient mit einer olivoponto-zerebellären degenerativen Erkrankung sowie ein Patient mit einer atypischen Demenz. Schenck et al. (1986) nehmen an, daß die jeweilige Erkrankung Läsionen der Nervenbahnen bedingte, die normalerweise für die Muskelatonie während des REM-Schlafes verantwortlich ist.

Therapie. Die von Schenck et al. (1986) untersuchten Patienten sprachen gut auf die Therapie mit Clonazepam oder Desipramin an, wobei als Wirkmechanismus die herbeigeführte REM-Schlafsuppression angenommen wurde.

Literatur

ASDC (Association of Sleep Disorders Centers) (1979) Diagnostic classification of sleep and arousal disorders. Sleep 2:1–137
Bakwin H (1970) Sleep-walking in twins. Lancet II:4–447
Beitman BD, Carlin AS (1979) Night terrors treated with imipramine. Am J Psychiatry 136:1087–1088
Benkert O (1977) Sexuelle Impotenz. Neuroendokrinologische und pharmakotherapeutische Untersuchungen. Springer, Berlin Heidelberg New York
Bixler EO, Kales A, Soldatos CR, Kales JD, Healey S (1979) Prevalence of sleep disorders in the Los Angeles metropolitan area. Am J Psychiatry 136:1257–1262

Brouthton R (1968) Sleep disorders: Disorders of arousal? Science 159:1070–1078

Broughton R (1980) Childhood sleep walking, sleep terrors and enuresis nocturna: Their pathophysiology and differentiation from nocturnal epileptic seizures. In: Sleep 1978. Karger, Basel, pp 103–111

Charney DS, Kales A, Soldatos CR, Nelson JC (1979) Somnambulistic-like episodes secondary to combined lithium-neuroleptic treatment. Br J Psychiatry 135:418–424

Cirignotta F, Zucconi M, Mondini S, Lenzi PL, Lugaresi E (1983) Enuresis, sleep walking and nightmares: An epidemiological survey in the Republic of San Marino. In: Guilleminault C, Lugaresi E (eds) Sleep/wake disorders: Natural history, epidemiology and long-term evolution. Raven Press, New York, pp 237–241

Clement PW (1970) Elimination of sleepwalking in a seven-year-old boy. J Consult Clin Psychol 34:22–26

Dallett J (1973) Theories of dream function. Psychol Bull 79:408–416

DeLeon G, Sacks S (1972) Conditioning functional enuresis. J Consult Clin Psychol 39:299–300

DSM-III-R (Diagnostic and Statistic Manual of the American Psychiatric Association) dt. Version (1989) Wittchen HU, Saß H, Zaudig M, Koehler K (Hrsg) Beltz, Weinheim

Ecker W, Riemann D, Hohagen F, Maus E, Berger M (1991) Verhaltenstherapie bei einem erwachsenen Patienten mit Pavor nocturnus und Schlafwandeln in Verbindung mit fremdgefährlichen Handlungen: Eine Therapieverlaufsskizze. Verhaltensmodifikation und Verhaltensmedizin 12:329–349

Evans J (1961) Rocking at night. J Child Psychol Psychiatry 2:71–85

Fisher C, Byrne J, Edwards A, Kahn E (1970) A psychophysiological study of nightmares. J Am Psychoanal Assoc 18:747–782

Fisher C, Kahn E, Edwards A, Davis DM (1973) A psychophysiological study of nightmares and night terrors. Arch Gen Psychiatry 28:252–259

Flemenbaum A (1976) Pavor nocturnus: A complication of single daily tricyclic or neuroleptic dosage. Am J Psychiatry 133:570–572

Freud S (1900) Die Traumdeutung. GW, Bd II. Fischer, Frankfurt am Main (1972)

Gastaut H, Broughton R (1965) A clinical and polygraphic study of episodic phenomena during sleep. Rec Adv Biol Psychiatry 7:197–221

Gershon S, Shaw FH (1961) Psychotic sequelae of chronic exposure to organophosphorous insecticides. Lancet I:1371–1374

Glaros AG (1981) Incidence of diurnal and nocturnal bruxism. J Prosthet Dent 45:545–549

Glaros AG, Rao SM (1977) Bruxism: A critical review. Psychol Bull 84:767–778

Gottlieb P, Christensen O, Kramp P (1986) On serious violence during sleep-walking. Br J Psychiatry 148:120–121

Hartmann E, Russ D, Van der Kolk B, Falke R, Oldfield M (1981) A preliminary study of the personality of the nightmare sufferer: relationship to schizophrenia and creativity? Am J Psychiatry 138:794–797

Hauri P (1982) The sleep disorders. Current Concepts, Kalamazoo

Hersen M (1971) Personality characteristics of nightmare sufferers. J Nerv Ment Dis 153:27–31

Huapaya LVM (1979) Seven cases of somnambulism induced by drugs. Am J Psychiatry 136:985–986

Jacobson A, Kales A, Lehmann D (1965) Somnambulism: All-night electroencephalographic studies. Science 148:975–977

Kales A, Jacobson A, Paulson MJ, Kales JD, Walter RD (1966) Somnambulism: Psychophysiological correlates. Arch Gen Psychiatry 14:586–594

Kales A, Jacobson A, Kales JD, Kun T, Weissbach R (1967) All-night EEG sleep measurements in young adults. Psychonom Sci 7:67–68

Kales A, Soldatos CR, Bixler EO, Ladda RL, Charney DS, Weber G, Schweitzer PK (1980a) Hereditary factors in sleepwalking and night terrors. Br J Psychiatry 137:111–118

Kales A, Soldatos CR, Caldwell AB, Charney DS, Kales JD, Markel D, Cadieux R (1980b) Nightmares: Clinical characteristics and personality patterns. Am J Psychiatry 137:1197–1201

Kales A, Soldatos CR, Caldwell AB, Kales JD, Humphrey FJ, Charney DS, Schweitzer PK (1980c) Somnambulism: Clinical characteristics and personality patterns. Arch Gen Psychiatry 37:1406–1410

Kramer M (1979) Dream disturbances. Psychiatr Ann 9:366–376

Kramer M, Schoen LS, Kinney L (1983) Manifest dream content of post-traumatic stress disorder veterans with NREM disturbed dreams. Sleep Res 12:195

Lauer C, Riemann D, Lund R, Berger M (1987) Shortened REM latency: A consequence of psychological strain. Psychophysiology 24:263–271

Lavie P, Kaminer P (1989) Holocaust survivors coping with bereavement as reflected in sleep and dreaming forty years later. Paper presented at the Regional Congress of the World Federation of Societies of Biological Psychiatry, Jerusalem 1989

Le Gassicke J, Ashcroft GW, Eccleston D, Evans JI (1965) The clinical state, sleep and amine metabolism of a tranylcypromine addict. Br J Psychiatry 111:357–364

Mack JE (1965) Nightmares, conflict, and ego development in childhood. Int J Psychoanal 46:403–428

Mikkelsen EJ, Rapoport JL, Nee L, Gruneman C, Mendelson W, Gillin JC (1980) Childhood Enuresis I. Sleep patterns and psychopathology. Arch Gen Psychiatry 37:1139–1144

Olkinuora M (1969) Bruxism, a review of the literature on, and a discussion of studies of bruxism and its psychogenesis and some new psychological hypotheses. Suom Hammastaak Toim 65:312–331

Oswald I (1969) Human brain protein, drugs and dreams. Nature 223:893–897

Oswald I, Evans J (1985) On serious violence during sleep-walking. Br J Psychiatry 147:688–691

Parkes D (1985) Sleep and its disorders. WB Saunders, Philadelphia, pp 187–240

Pedley T, Guilleminault C (1977) Episodic nocturnal wanderings responsive to anticonvulsant drug therapy. Ann Neurol 2:30–35

Pokorny AD (1979) Sleep disturbance, alcohol and alcoholism: A review. In: Williams RL, Karacan J (eds) Sleep disorders. Diagnosis and treatment. Wiley & Sons, New York, pp 233–260

Rapoport JL, Mikkelsen EJ, Zavadil A, Nee L, Gruneman C, Mendelson W, Gillin JC (1980) Childhood enuresis. II. Psychopathology, tricyclic concentration in plasma and antienuretic effect. Arch Gen Psychiatry 37:1146–1152

Reid WH, Gutnik BD (1980) Treatment of intractable sleep walking. Psychiatr J Univ Ottawa 5:86–88

Reid WH, Ahmed I, Levie CA (1981) Treatment of sleep walking. A controlled study. Am J Psychother 35:27–37

Rutter M, Jule W, Graham P (1973) Enuresis and behavioral deviance: Some epidemiological considerations. In: Kolvin J, MacKeith R, Meadows R (eds) Bladder control and enuresis. Lippincott, Philadelphia, pp 137–147

Schenck CH, Bundlie SR, Ettinger MG, Mahowald MW (1986) Chronic behavioral disorders of human REM sleep. A new category of parasomnias. Sleep 9:293–308

Schmidt G (1943) Die Verbrechen in der Schlaftrunkenheit. Z Ges Neurol Psychiat 176:208–254

Schoenberger S (1946) A clinical contribution to the analysis of the nightmare syndrome. Psychoanal Rev 33:44–70

Snyder F, Scott J (1972) The psychophysiology of sleep. In: Greenfield NS, Sternbach RA (eds) Handbook of psychophysiology. Holt, New York, pp 645–708

Solbergh WK, Rugh JD (1972) The use of biofeedback devices in the treatment of bruxism. J Sci Dent Assoc 40:825

Watanabe D, Walsh JK, Kramer M (1980) Jactatio capitis nocturna: A case report. Sleep Res 9:231

Werry JS (1966) The conditioning treatment of enuresis. Am J Psychiatry 123:226–229

Wyatt RJ, Fram DH, Kupfer DJ, Snyder F (1971) Total prolonged drug-induced REM sleep suppression in anxious-depressed patients. Arch Gen Psychiatry 24:145–155

Schlafstörungen bei Verschiebungen des Schlaf-Wach-Zyklus

P. Knauth und J. Rutenfranz †

1 Das zirkadiane System

Alle biologischen Systeme weisen eine zeitliche Organisation auf. Die Periodendauer rhythmischer Funktionen beim Menschen reicht von nur 10^{-3} s bis hin zu mehreren Jahren (Hildebrandt 1967). Viele dieser Rhythmen haben ihren Ursprung im menschlichen Organismus selbst und werden „endogene Rhythmen" genannt. Die folgenden vier Frequenzen sind, wobei ihnen endogene Komponenten zugrunde liegen, zusätzlich mit periodischen Vorgängen in der Umwelt korreliert (Aschoff 1966): ca. 12 h (Gezeiten), ca. 24 h (Tageszeiten), ca. 29 Tage (Lunar-Periodik) und ca. 1 Jahr (Jahreszeiten).

Von diesen vier Frequenzen wurde die Tagesrhythmik bisher am häufigsten untersucht. Halberg (1959) hat für die Tagesrhythmen den Begriff „Zirkadianrhythmen", abgeleitet aus dem lateinischen „circa diem", vorgeschlagen und später den Periodenbereich auf 24 ± 4 h beschränkt (Halberg et al. 1977). Beim Menschen sind Zirkadianrhythmen im Herz-Kreislauf-System ebenso anzutreffen wie in der Wärmeregulation, dem vegetativen oder dem endokrinen System. Für mehr als hundert Meßgrößen von Organen und Funktionen gibt es Mitteilungen über eine 24-h-Periodik.

Nach Aschoff (1955) beruht die Zirkadianrhythmik auf einer angeborenen Komponente, die bei Ausschluß aller äußeren Steuerfaktoren als „Eigenfrequenz" nachgewiesen werden kann. Diese endogene biologische Periodik wird durch periodische Umweltfaktoren, die *Zeitgeber* (Aschoff 1954) oder Synchronizer (Halberg u. Visscher 1954) genannt werden, auf eine 24-h-Periodik synchronisiert.

Die Abläufe aller Funktionen sind offensichtlich so organisiert, daß die Organfunktionen während des Tages mehr auf „äußere Leistung" und während der Nacht auf „Erholung" geschaltet sind. Die Alltagserfahrung, daß die Nacht günstiger für den Schlaf als der Tag ist, wird durch eine Reihe wissenschaftlicher Studien bestätigt. Lavie (1986) fand z. B. in Laborversuchen eine bimodale Verteilung der Schläfrigkeit über die Tageszeiten, mit einem Hauptmaximum in der Nacht und einem Nebenmaximum am Nachmittag. Nach seinen Untersuchungen hat jeder Mensch ein „Schlaftor" (sleep gate), d. h. eine Tageszeit, nach der der Übergang vom Wachen zum Schlafen leicht fällt. Dieses Schlaftor war für die einzelnen Versuchspersonen relativ stabil, variierte aber innerhalb der Gruppe zwischen 21.00 und 04.00 Uhr.

In anderen Studien wurde nachgewiesen, daß auch die Schlafdauer von der Uhrzeit des Schlafbeginns abhängig ist (Foret u. Lantin 1972; Akerstedt u. Gillberg 1981; Knauth u. Rutenfranz 1981). So war der Schlaf im Durchschnitt wesentlich kürzer, wenn er im Laufe des Tages begonnen wurde, und deutlich länger bei einem Schlafbeginn am Abend.

Unterschiede zwischen der Struktur des Nacht- und des Tagschlafes werden im nächsten Abschnitt behandelt.

Bei Abweichungen von der üblichen Dauer und zeitlichen Abfolge von Aktivitäts- und Schlafphasen, z. B. bei Nachtarbeit und Zeitzonenflügen, bleibt das zirkadiane Ordnungsgefüge nicht stabil. Wenn dann verschiedene biologische Rhythmen innerhalb eines Organismus zeitweilig ihre Phasenbeziehung untereinander ändern, spricht man von „interner Dissoziation". Davon zu unterscheiden ist die „interne Desynchronisation", bei der verschiedene biologische Rhythmen oder Komponenten eines Rhythmus innerhalb eines Organismus mit verschiedenen Perioden ablaufen (Aschoff u. Wever 1976).

Während sich das zirkadiane System im Anschluß an Zeitzonenflüge vollständig an die neue Ortszeit anpassen kann, ist eine komplette Anpassung an Nachtarbeit i. allg. nicht möglich (außer bei extremen Abendtypen, Moog 1988).

Für die Mehrzahl der Tiere scheint der Hell-Dunkel-Wechsel der stärkste Zeitgeber zu sein, während für den Menschen die Information über die Uhrzeit und das Erleben des zeitabhängigen Sozialverhaltens seiner Mitmenschen von besonderer Bedeutung zu sein scheinen (Aschoff 1978; Knauth et al. 1981a). Die sozialen Zeitgeber sind nur nach Zeitzonenflügen, nicht jedoch bei Nachtarbeit, bei der der Schichtarbeiter gegen den Rhythmus seiner Umwelt lebt, verschoben, wodurch die in beiden Fällen unterschiedlichen Anpassungsprozesse erklärt werden können.

In neuerer Zeit gibt es eine Reihe von Untersuchungen, die zeigen, daß sehr helles Licht (>2500 lx) auch beim Menschen als Zeitgeber wirken kann, d. h. Phasenverschiebungen der Zirkadianrhythmik physiologischer Funktionen verursachen kann (Übersicht bei Minors u. Waterhouse 1990). Da allerdings der Mechanismus der Lichtwirkung noch nicht völlig geklärt ist, und da bisher noch keine kontrollierten Feldstudien mit Schichtarbeitern vorliegen, sind für diese Personengruppe noch keine Empfehlungen ableitbar.

Sicher ist dagegen, daß ein Leben gegen die „innere Uhr", d. h. gegen die körpereigenen Rhythmen, zu Schlafstörungen führen kann. Dies gilt für Schichtarbeit — vor allem Nachtarbeit — ebenso wie für Flugreisen in östliche oder westliche Richtung mit Zeitzonenüberquerungen.

2 Schichtarbeit

Unter „Schichtarbeit" soll Arbeit zu wechselnder Tageszeit (z. B. Früh-, Spät- und Nachtschicht) oder Arbeit zu konstant ungewöhnlicher Tageszeit (z. B. Dauernachtschicht) verstanden werden.

Nach einer Stichprobenerhebung des statistischen Amtes der Europäischen Gemeinschaft arbeiteten 1975 in der Bundesrepublik Deutschland 18,7% der abhängig beschäftigten Männer und 10,1% der Frauen in regelmäßiger Schichtarbeit (Preiser 1980). Regelmäßig nachts, d. h. in der Zeit zwischen 22.00 und 6.00 Uhr müssen 7,7% der männlichen und 2,3% der weiblichen Arbeitnehmer arbeiten. Der Anteil der Schichtarbeiter entwickelte sich in verschiedenen Branchen sehr unterschiedlich. So nahm der Anteil der Beschäftigten im Mehrschichtbetrieb der Chemischen Industrie von 1984 (35,3%) bis 1989 (56,6%) um 21,3% zu, während in der Branche „Druckerei und Vervielfältigung" der Schichtarbeiteranteil im gleichen Zeitraum von 41,8% auf 34,0% sank (Vogler-Ludwig 1990).

Durch die Verschiebung der Phasenlage von Arbeit und Schlaf sind besonders Nachtarbeiter gezwungen, während einer Aktivitätsphase des Organismus zu schlafen. Wie aus Abb. 1 zu ersehen ist, führt diese Belastung nicht bei jedem Betroffenen zu Schlafstörungen. Erst durch die Kombination des Risikofaktors Nachtarbeit mit zusätzlichen negativen Ausprägungen, sog. „intervenierenden Faktoren", erhöht sich die Wahrscheinlichkeit für Schlafstörungen. Vergleicht man z. B. zwei gleich alte Nachtschwestern, die nach dem gleichen Schichtsystem arbeiten, so können in einem Fall die intervenierenden Faktoren „verheiratet, keine Kinder, ruhige Wohnlage" lauten und im anderen Fall „ledig, Kleinkind zu versorgen, Wohnung an verkehrsreicher Straße". Im zweiten Fall ist wahrscheinlich mit einer stärkeren Schlafverkürzung und Beeinträchtigung der Schlafqualität zu rechnen.

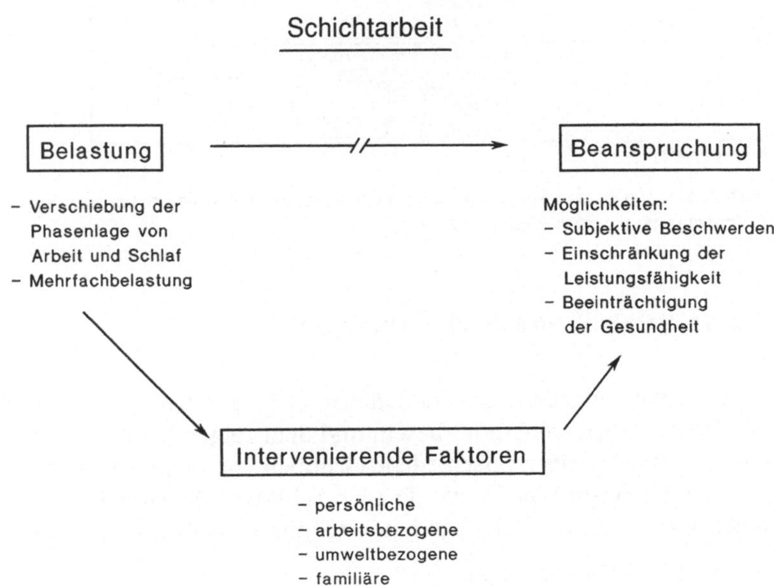

Abb. 1. Belastungs-Beanspruchungs-Modell für Schichtarbeit. (Nach Colquhoun u. Rutenfranz 1980)

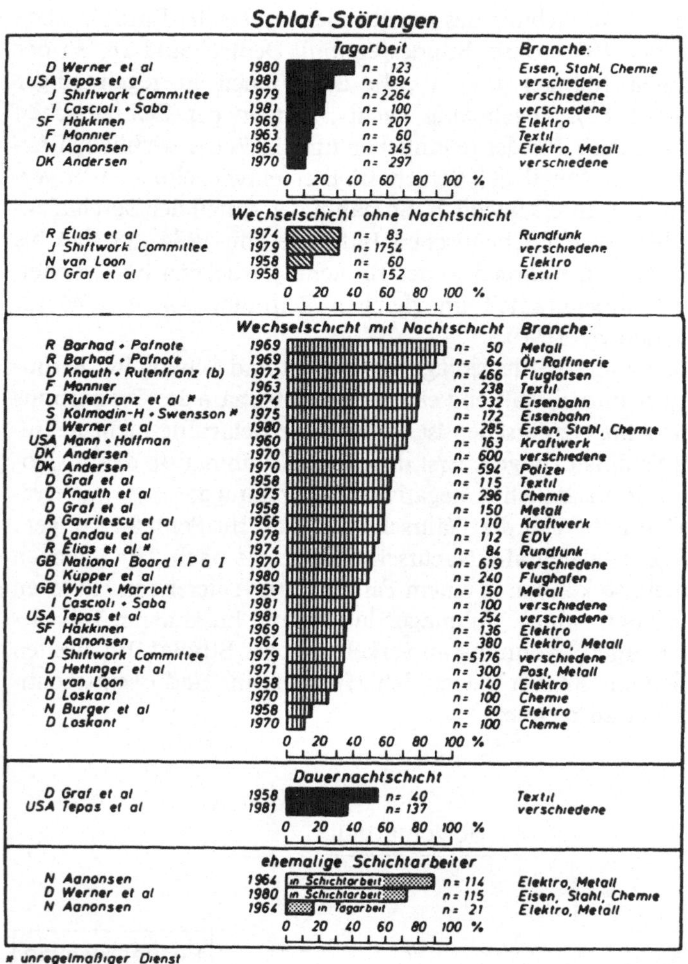

Abb. 2. Häufigkeit von Schlafstörungen in Abhängigkeit von der Arbeitszeitorganisation. (Nach Rutenfranz et al. 1980; Knauth 1983)

2.1 Häufigkeit von Schlafstörungen

Trotz großer interindividueller Unterschiede in bezug auf Beanspruchungen bei Schichtarbeit werden in diesem und dem folgenden Abschnitt einige statistische Angaben über verschiedene Gruppen von Schichtarbeitern präsentiert.

In zahlreichen Studien wurde nach Schlafstörungen bei Tag- und Nachtarbeitern gefragt. Aus der Zusammenstellung in Abb. 2 ist zu ersehen, daß

- ca. 10–40% der Tagarbeiter,
- ca. 5–30% der Schichtarbeiter ohne Nachtschicht,
- ca. 10–95% der Schichtarbeiter mit Nachtschicht,

- ca. 35–55% der Dauernachtschichtarbeiter und
- ca. 70–90% der ehemaligen Schichtarbeiter (vor dem Wechsel zur Tagarbeit)

über Schlafstörungen klagten. Ein Teil der letzten Gruppe konnte nach dem Wechsel aus der Schichtarbeit noch einmal befragt werden, und die Häufigkeit der Schlafstörungen reduzierte sich auf weniger als 20%. Die Häufigkeitsangaben in Abb. 2 variieren sehr stark, da sie auf unterschiedlichen Befragungsmethoden beruhen, und die Gruppen sich in bezug auf Schichtsysteme, Arbeitsbelastungen, Altersverteilung, Wohn- und andere Umweltbedingungen unterscheiden. Trotz dieser methodischen Einschränkung ist als allgemeine Tendenz oder beim Vergleich verschiedener Untersuchungen jeweils derselben Autoren erkennbar, daß große Häufigkeiten der Schlafstörungen vor allem in Zusammenhang mit Nachtschichten vorkommen. Interessant ist auch die geringe Häufigkeit von Schlafstörungen in den Studien von Burger et al. (1958) sowie Loskant (1980), die darauf zurückzuführen ist, daß eine gute betriebsärztliche Überwachung stattgefunden hat, die die Selbstselektion von Schichtarbeitern mit großen Schlafproblemen durch Umsetzung in den Tagdienst unterstützte.

Wie in Abb. 1 dargestellt, kann sich das Vorhandensein ungünstiger intervenierender Faktoren negativ auf die Beanspruchung auswirken. So fanden Foret et al. (1981) sowohl Bosch u. DeLange (1987) mehr Schlafprobleme bei älteren Schichtarbeitern. Verheiratete Krankenschwestern hatten weniger Schlafprobleme als ihre ledigen Kolleginnen (Bosch u. DeLange 1987). Bosch u. DeLange nehmen an, daß dieser Befund dadurch zu erklären sei, daß bei verheirateten Krankenschwestern am Wochenende zusätzliche Schlafperioden vorkommen, während die ledigen (und jüngeren) Krankenschwestern diese Zeit lieber für soziale Aktivitäten nutzen würden.

Beschwerden über Schlafstörungen können sich sowohl auf die Schlafdauer als auch auf die Schlafqualität beziehen.

2.2 Schlafdauer von Schichtarbeitern

Nach unserer Auswertung von nahezu 10000 Tagesprotokollen, die von 1230 Schichtarbeitern ausgefüllt worden waren, ergaben sich die in Abb. 3 dargestellten Ergebnisse. Im Durchschnitt betrug der Tagschlaf zwischen zwei Nachtschichten 6 h und 3 min. Die Streuung der Werte war jedoch beträchtlich, wie aus Abb. 4 zu ersehen ist. In einigen Fällen war der Tagschlaf zwischen den Nachtschichten sogar deutlich kürzer als 6 h, oder es wurde ganz auf ihn verzichtet, wodurch sehr lange Wachperioden entstehen können.

Der kürzeste Hauptschlaf wurde im Zusammenhang mit Nachtschichten gefunden (Abb. 3). Vor der ersten Nachtschicht versuchen nur wenige Schichtarbeiter mit 8-h-Schichten vorzuschlafen, während das bei 12-h-Schichtarbeitern häufiger vorkam (Nachreiner et al. 1975). Wenn Nachtschichten einzeln in den Schichtplan eingestreut sind, kann das Defizit des Tagschlafes in der fol-

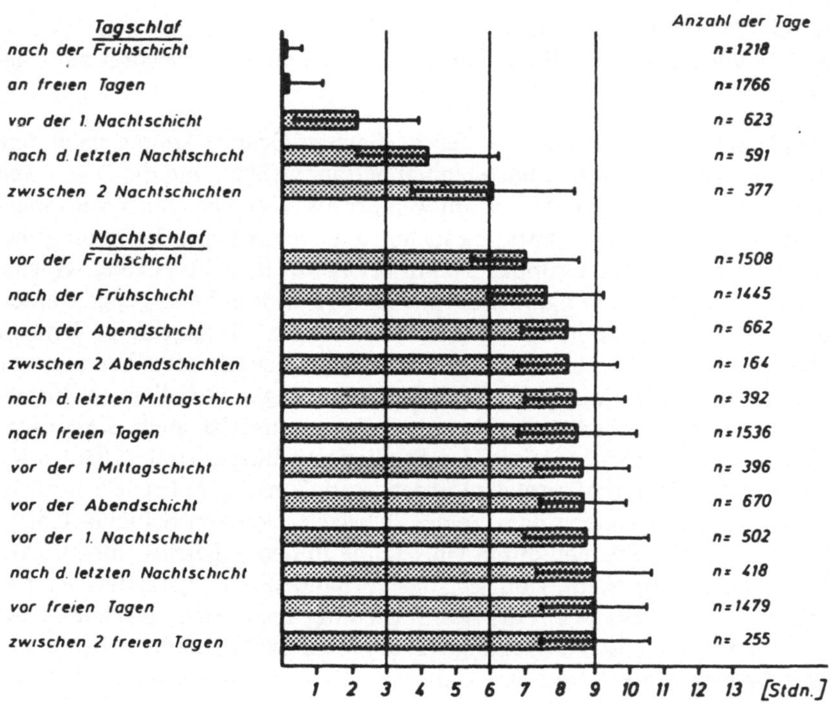

Abb. 3. Schlafdauer in Abhängigkeit vom Schichttyp; Tagesprotokolle von 1230 Schichtarbeitern. (Nach Knauth et al. 1980)

genden Nacht kompensiert werden (es sei denn, eine Frühschicht verkürzt diesen Nachtschlaf). Liegen dagegen viele Nachtschichten hintereinander, kann es zu einer Akkumulation von Schlafdefiziten kommen, da die Anpassung des Körpers an die Nachtarbeit in der Regel unvollständig bleibt. Nach der letzten Nachtschicht schliefen die Befragten im Durchschnitt tagsüber nur etwa 4 h, da sie in der folgenden Nacht in der Regel ausschlafen konnten (9 h).

Auch der Schlaf vor Frühschichten kann reduziert sein. Dies ist um so wahrscheinlicher, je früher die Frühschicht beginnt und je länger die Wegezeit ist (Hak u. Kampmann 1981).

Die Diskrepanz zwischen Schlafbedürfnis und tatsächlichen Schlafeinzelzeiten bei der Schichtarbeit von Triebfahrzeugführern der Deutschen Bundesbahn wird in Abb. 5 verdeutlicht.

Zusätzlich ist die Abhängigkeit der Schlafdauer von der Uhrzeit des Schlafbeginns in Abb. 6 dargestellt. Diese deutliche Abhängigkeit von der Tageszeit wurde auch in anderen Studien gefunden (Foret u. Lantin 1972; Akerstedt u. Gillberg 1981).

Der Einfluß intervenierender Faktoren wird deutlich, wenn man den Schlaf von Schichtarbeitern mit und ohne Kinder im Haushalt vergleicht. Anderson

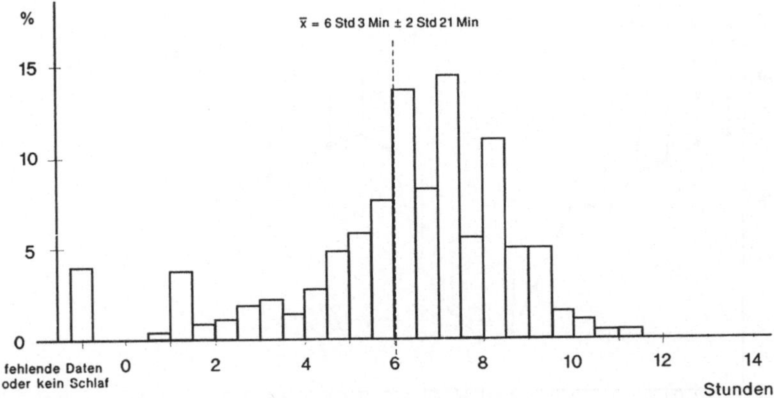

Abb. 4. Häufigkeitsverteilung der Tagschlaf-Dauer zwischen zwei Nachtschichten: 377 Tage. (Nach Knauth et al. 1980)

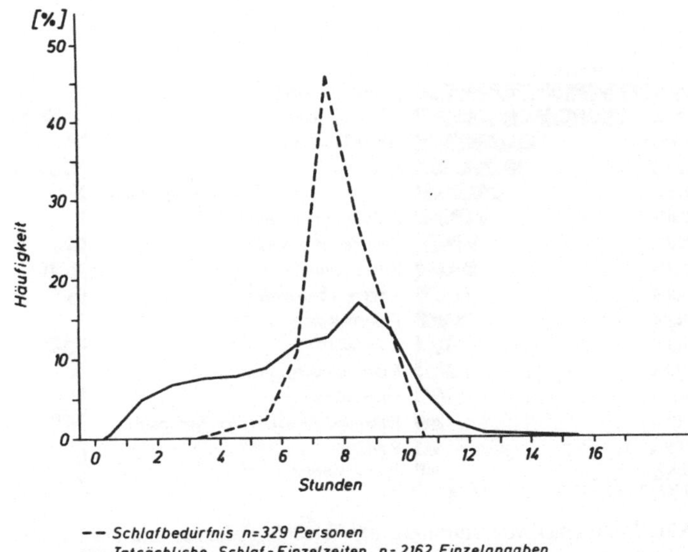

Abb. 5. Häufigkeitsverteilungen der Schlafeinzelzeiten und des Schlafbedürfnisses von 329 Lokführern der Deutschen Bundesbahn. (Nach Rutenfranz et al. 1974)

u. Bremer (1987) fanden, daß 70% der Schichtarbeiter ohne Kinder relativ lang schliefen, während es 22% bei den Schichtarbeitern mit Kindern waren. Estryn-Behar et al. (1978), die 120 Frauen mit Dauernachtarbeit befragten, ermittelten die folgenden Gesamtschlafzeiten nach Nachtschichten:

— bei Frauen ohne Kinder   6h 31'
— bei Frauen mit Kindern   5h 30'
— bei Frauen mit Kleinstkindern   4h 55'.

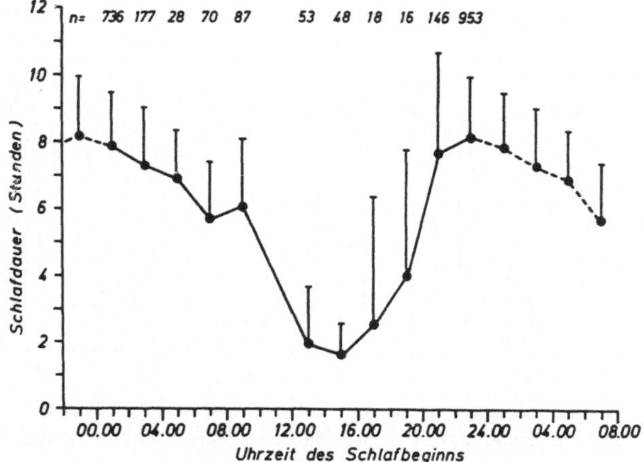

Abb. 6. Schlafdauer ($\bar{x} \pm$ SD) von 304 Schichtarbeitern in Abhängigkeit von der Uhrzeit des Schlafbeginns: n = Anzahl der ausgewerteten Tage. (Nach Knauth u. Rutenfranz 1981)

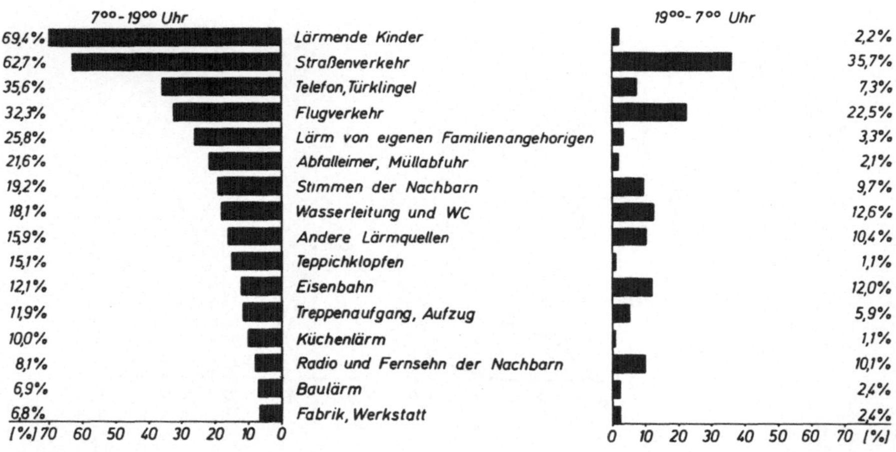

Abb. 7. Ursachen von Störungen des Tagschlafes (*links*) und des Nachtschlafes (*rechts*) bei 808 Schichtarbeitern, deren Schlaf oft durch Lärm gestört wurde. (Nach Knauth 1975)

Innerhalb der letzten Gruppe war der Tagschlaf bei 50% der Frauen in wenigstens 2 Schlafperioden gesplittet ("transient insomna"; Nicholson 1986; Walsh et al. 1983).

Nicht nur die eigenen Kinder, sondern auch der Lärm anderer Kinder kann den Tagschlaf nach der Nachtschicht beeinträchtigen. In Abb. 7 wurde in der Kategorie "lärmende Kinder" nicht nach eigenen und fremden Kindern unterschieden. Auffällig in dieser Abbildung sind erstens die größere Häufigkeit von Schlafstörungen während des Tagschlafes (*links*) im Vergleich zum Nachtschlaf (*rechts*) sowie der hohe Prozentsatz von Störungen durch Kinder- und

Verkehrslärm im Tagschlaf. Möglicherweise wirkt sich der Lärm stärker auf die Schlafqualität als auf die Schlafdauer aus (Knauth et al. 1980b).

2.3 Schlafqualität von Schichtarbeitern

Elektroenzephalographische Studien an kleinen Gruppen von erfahrenen oder unerfahrenen Schichtarbeitern ergaben z. T. widersprüchliche Ergebnisse, die z. B. auf unterschiedliche Tätigkeiten, Familienstand, Alter, Schlafverhalten, Schichterfahrung oder Länge der Nachtschichtperiode zurückzuführen sind. In einer Übersicht über verschiedene Studien ergaben sich die folgenden Übereinstimmungen in bezug auf den Vergleich zwischen „normalem" Nachtschlaf und Tagschlaf nach Nachtschichten (Knauth 1983):

– Der Tagschlaf war signifikant kürzer als der normale Nachtschlaf.
– Im Durchschnitt ergab sich eine kürzere REM-Latenz, d. h. kürzere Dauer vom Schlafbeginn bis zur ersten REM-Periode sowie mehr REM-Schlaf in der ersten Hälfte des Tagschlafes.
– Die Gesamtdauer des REM-Stadiums war dagegen im Tagschlaf verkürzt.
– Für die Non-REM-REM-Rhythmik ergaben sich keine signifikanten Unterschiede zwischen Tag- und Nachtschlaf in bezug auf Amplitude und Periode.
– Die Gesamtdauer des Stadiums 2 war im Tagschlaf verkürzt.
– Die Gesamtdauer bzw. der Gesamtanteil des Tiefschlafes waren im Vergleich zum Nachtschlaf unverändert.

Es ist also festzustellen, daß der Tagschlaf nicht nur ein „verschobener Nachtschlaf" ist. Hierfür gibt es vor allem drei Gründe: Erstens können sich die physiologischen Zirkadianrhythmen auch bei mehreren hintereinanderliegenden Nachtschichten offenbar nicht vollständig an die neue Zeitstruktur anpassen (Knauth 1983). Dadurch bleibt der Körper tagsüber weitgehend auf „Leistung" und nachts eher auf „Erholung" geschaltet. Zweitens sind die Umgebungsgeräusche i. allg. während des Tagschlafes lauter als während des üblichen Nachtschlafes (Abb. 7). In einigen Fällen unterbrechen Schichtarbeiter ihren Tagschlaf nach Nachtschichten, um gemeinsam mit der Familie das Mittagessen einzunehmen.

Zwischen den Beschwerden über Lärmstörungen während des Tagschlafes und neurovegetativen bzw. gastrointestinalen Beschwerden besteht möglicherweise eine Beziehung. Ein Kollektiv von Polizeibeamten mit Wechselschichtarbeit wurde in zwei Untergruppen geteilt: eine Gruppe gab an, nie oder nur manchmal im Tagschlaf durch Lärm gestört zu werden, während sich die zweite Gruppe häufig oder immer gestört fühlte. Die zweite Gruppe beklagte sich auch signifikant (p < 0,001) häufiger über verschiedene neurovegetative (Abb. 8) und gastrointestinale Probleme (Abb. 9).

Da man annehmen könnte, daß bei mehreren hintereinanderliegenden Nachtschichten und zunehmender Ermüdung der Schlaf „effektiver" wird,

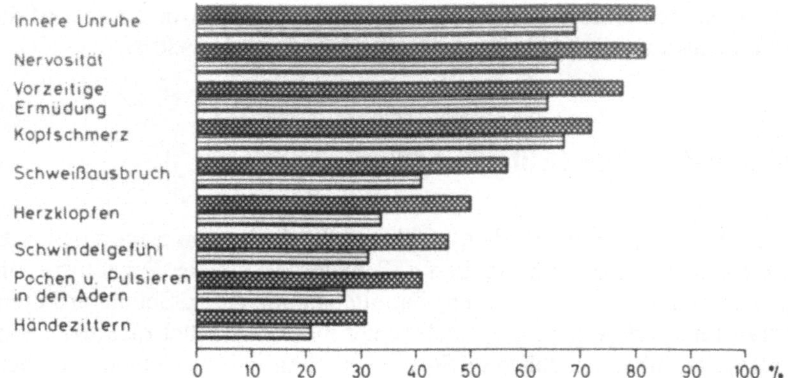

Abb. 8. Häufigkeiten verschiedener neurovegetativer Beschwerden in zwei Kollektiven von Polizeibeamten mit unterschiedlicher Störung des Tagschlafes nach Nachtschichten durch Lärm. (Nach Knauth 1983)

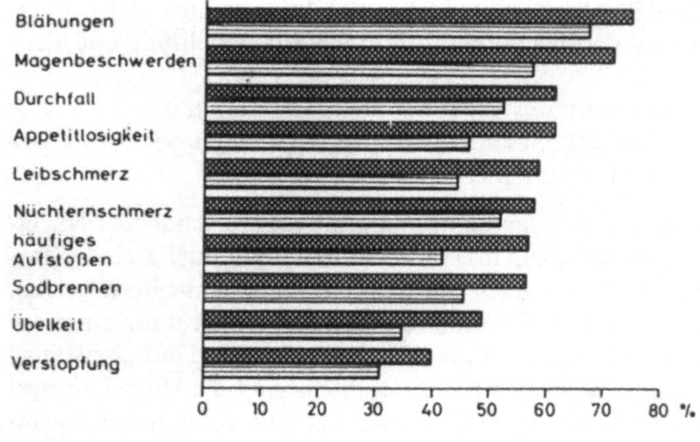

Abb. 9. Häufigkeiten verschiedener gastrointestinaler Beschwerden in zwei Kollektiven von Polizeibeamten mit unterschiedlicher Störung des Tagschlafes nach Nachtschichten durch Lärm. (Nach Knauth 1983)

wurden elektroenzephalographische Schlafstudien bei Polizeibeamten durchgeführt, deren Dienstpläne regelmäßig Nachtschichtwochen enthielten (Kiesswetter et al. 1985). Im Vergleich zum Nachtschlaf war jedoch der REM-Schlaf sowohl nach der ersten als auch nach der letzten Nachtschicht reduziert. Die subjektive Beurteilung der Schlafqualität war für den Tagschlaf nach der letzten Nachtschicht deutlich schlechter als vorher. Nur der Tiefschlaf (Stadium 3 und 4) nahm vom Tagschlaf nach der ersten Nachtschicht zum Tagschlaf am Ende der Nachtschichtwoche zu.

2.4 Kompensatorische Maßnahmen gegen Schlafprobleme bei Schichtarbeit

Wenn Lärm den Tagschlaf von Nachtschichtarbeitern stört, sind Lärmdämmungsmaßnahmen für den Schlafraum sinnvoll, wie sie von einigen Arbeitgebern in Werkswohnungen durchgeführt bzw. in Privatwohnungen bezuschußt wurden. Da jedoch im Hochsommer ein geschlossenes Doppelfenster unzumutbar und ein geöffnetes Doppelfenster sinnlos ist, sollten nach amerikanischen Vorschlägen kleine Klimaanlagen im Schlafzimmer installiert werden (Community Health Network 1984). Durch den monotonen Dauergeräuschpegel soll außerdem informationshaltiger Lärm von außerhalb des Schlafzimmers maskiert werden.

Bei der Erstuntersuchung vor Aufnahme der Schichtarbeit sowie bei regelmäßigen Kontrolluntersuchungen sollte auch nach den Wohnbedingungen und eventuellen Schlafproblemen gefragt werden. Ein berufsgenossenschaftlicher Grundsatz zur arbeitsmedizinischen Vorsorgeuntersuchung bei Nachtschichtarbeit wurde als Entwurfsfassung veröffentlicht (Arbeitsmed. Sozialmed. Präventivmed. 21, S. 216–220, 1986). Danach bestehen dauernde gesundheitliche Bedenken bei „Personen mit

— Zustand nach Magen-Darm-Resektion,
— chronischen Ulkuserkrankungen des Magens und des Zwölffingerdarmes,
— chronischer Gastritis (endoskopisch gesichert),
— chronischen Lebererkrankungen,
— Diabetes mellitus (mit erheblichen Schwankungen der Blutzuckerwerte),
— Schilddrüsenfunktionsstörung,
— Epilepsie,
— Psychosen,
— nicht behebbaren chronischen Schlafstörungen,
— organischen Herz- und Kreislaufleiden von Krankheitswert,
— Lungenfunktionsstörungen mit Krankheitswert,
— Hemeralopie stärkeren Ausmaßes und erheblicher nicht kompensierbarer Sehschwäche,
— Alkohol-, Suchtmittel-, Medikamentenabhängigkeit."

Eine wichtige Maßnahme zur Reduzierung von Schlafproblemen stellt die Schichtplangestaltung dar. Während im Laufe einer Nachtschichtwoche mit einer Akkumulation von Schlafdefiziten zu rechnen ist, kann nach einzeln eingestreuten Nachtschichten der schlechte und zu kurze Tagschlaf durch den sofort folgenden Nachtschlaf ausgeglichen werden. Diese Empfehlung wird durch Untersuchungen von Schichtarbeitern, die von wöchentlichem Schichtwechsel auf kürzer rotierte Schichtsysteme umstellten (Knauth u. Schmidt 1985; Williamson u. Sanderson 1986; Knauth u. Schönfelder 1990) unterstrichen. Diese Schichtarbeiter hatten nach der Umstellung weniger Schlafprobleme.

Aus arbeitsphysiologischer Sicht wären einzelne Nachtschichten erstrebenswert, da bei diesen kurzen Nachtschichtperioden die geringsten Reentrainment- und Dissoziationsprozesse physiologischer Funktionen beobachtet wurden (Knauth 1983). Allerdings müssen auch soziale Gesichtspunkte bei der Schichtplangestaltung, z. B. die Forderung nach geblockten freien Wochenenden, berücksichtigt werden. Bei den derzeitigen tariflichen Wochenarbeitszeiten lassen sich beide Forderungen nicht gleichzeitig erfüllen. Als Kompromiß werden daher maximal drei hintereinanderliegende Nachtschichten empfohlen. Aber auch eine Umstellung von vorher sieben zusammenhängenden Nachtschichten auf nachher zwei Blöcke von drei und vier Nachtschichten ist als Schritt in die richtige Richtung und somit als relativ günstig zu beurteilen.

Auch die Rotationsrichtung ist von Bedeutung. Die Reihenfolge erst Frühschicht, dann Spätschicht und danach Nachtschicht wird „Vorwärtswechsel", und die Aufeinanderfolge Nacht-, Spät- und Frühschicht wird „Rückwärtswechsel" genannt. In zwei kontrollierten Feldstudien mit kontinuierlicher Schichtarbeit sprach sich die Mehrheit der Schichtarbeiter für den Vorwärtswechsel aus, nachdem die Schichtarbeiter beide Rotationsrichtungen kennengelernt hatten (Landen et al. 1981; Czeisler et al. 1982).

Ein früher Frühschichtbeginn in Kombination mit langen Wegezeiten wirkt i. allg. schlafverkürzend. Daher erscheint es sinnvoller, die Frühschicht nicht zu früh beginnen zu lassen (weitere Einzelheiten zur Schichtplangestaltung s. Knauth 1983; Rutenfranz u. Knauth 1987; Knauth 1989).

Da es „*die*" ideale Schlafstrategie für Wechselschichtarbeiter nicht gibt, sollte jeder Betroffene verschiedene Verhaltensweisen ausprobieren und die für ihn beste auswählen. In den USA gibt es Versuche mit Schichtarbeiter-Selbsthilfegruppen unter fachkundiger Leitung. Die Schichtarbeiter erhalten hier Informationen über günstige Schlafeinteilungen, einschlafförderndes Verhalten und Schlafbedarf. In diesen Gruppen werden verschiedene Schlafstrategien besprochen, die dann wochenweise ausprobiert werden, z. B. nur Schlaf am Vormittag nach der Nachtschicht, geteilter Schlaf vormittags und nachmittags oder nur Schlaf am Nachmittag. In methodisch gut kontrollierten Untersuchungen wurden keine signifikanten Unterschiede in bezug auf die Schlafqualität zwischen Vormittags- und Nachmittagsschlaf nach Nachtschichten gefunden (Knauth et al. 1981c). Daher muß jeder Schichtarbeiter selbst herausfinden, welche Schlafstrategie ihm am besten bekommt.

3 Transmeridianflüge (Jet-lag)

Bei längeren Reisen in östliche oder westliche Richtung kommt es zu Zeitzonenüberquerungen. Im Gegensatz zu langsamen Zug- oder Schiffsreisen trifft

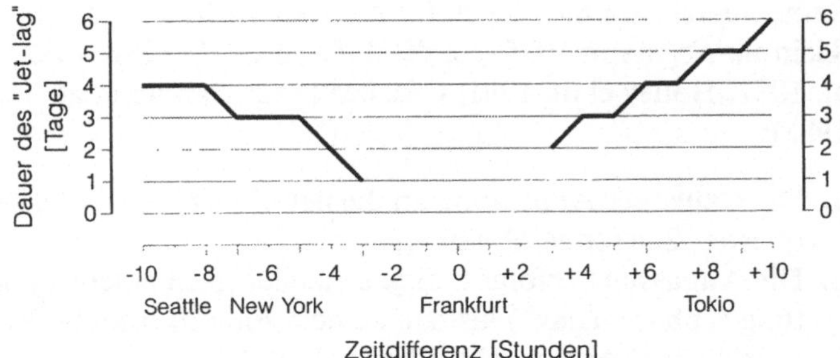

Abb. 10. Durchschnittliche Dauer des „Jet-lag" in Abhängigkeit von der Anzahl der überflogenen Zeitzonen (työ ja ihminen 1, 4–5, 1990)

man bei Flügen, wie z. B. von Frankfurt nach New York, schon nach kurzer Reisezeit auf ein neues Zeitsystem, das in diesem Beispiel um 6 h gegenüber der vertrauten Zeitstruktur verschoben ist. Der Körper benötigt eine gewisse Zeit, um sich an die neue Zeitstruktur anzupassen. In dieser Zwischenphase wird häufig ein Phänomen beobachtet, das man „Jet-lag" nennt: es kann z. B. durch eine Minderung der Leistung, durch Schlaf- oder Appetitstörungen, Beschwerden im gastrointestinalen Bereich oder allgemeines Unwohlsein gekennzeichnet sein (Klein u. Wegmann 1975a, b, 1980; Holley et al. 1981; Graeber 1982). Eine deutliche Zunahme der Ermüdung wird jedoch nicht nur nach langen Transmeridianflügen, sondern auch nach längeren Nord-Süd-Flügen beobachtet.

Aus Abb. 10 ist zu ersehen, daß mit einer durchschnittlichen Dauer des „Jet-lag" von 3 Tagen im Anschluß an einen Flug von Frankfurt nach New York zu rechnen ist. Die Abb. 10 basiert auf den Ergebnissen zahlreicher Untersuchungen von Flugbegleitern, die eine finnische Arbeitsgruppe (Härmä, Suvanto, Ilmarinen und Partinen) durchgeführt hat. Wenn allerdings innerhalb einer Woche vor Flugbeginn bereits ein weiterer Zeitzonenflug stattfand, ist mit längeren Anpassungszeiten zu rechnen. So dauerten z. B. die De- und Resynchronisation zirkadianer Rhythmen (Mundtemperatur, Wachheit und visuelle Suchleistung) bei einem Flug über zehn Zeitzonen von Helsinki nach Los Angeles und dem entsprechenden Rückflug nach 4 Tagen Aufenthalt in den USA von 40 Stewardessen im Durchschnitt 9 Tage (Suvanto et al. 1991). Die aus Abb. 10 ersichtliche längere Anpassungsdauer nach Flügen in östliche Richtung im Vergleich zu Flügen in westliche Richtung läßt sich folgendermaßen erklären (Minors u. Waterhose 1981): Da die Freilaufperiodik bei den meisten Menschen größer als 24 h ist (Wever 1979), entspricht eine Verlängerung des Tages (Flug nach Westen) eher der endogenen Rhythmik als eine Verkürzung des Tages (Flug nach Osten).

Da viele Belastungsfaktoren in der Praxis zusammenspielen (z. B. Anzahl der überflogenen Zeitzonen, Flugrichtung, vorhergehende Zeitzonenüberquerungen, Nachtflüge, in mehreren Tagen akkumulierte Arbeitsstunden), gibt es einige widersprüchliche Untersuchungsergebnisse. Dennoch sind auch eine

Reihe übereinstimmender Befunde veröffentlicht worden (Aschoff et al. 1975; Klein u. Wegmann 1975a, b, 1980; Desir et al. 1981, 1982; Fevre-Montagne et al. 1981; Holley et al. 1981; Graeber 1982; Gander et al. 1985; Goldstein et al. 1983):

a) Die Dauer der Anpassung an die neue Zeitzone ist von der Anzahl der überquerten Zeitzonen abhängig.
b) Die Anpassung erfolgt i. allg. schneller nach einem Flug in westliche Richtung („phase delay") als nach einem Flug in östliche Richtung („phase advance") bei sonst vergleichbaren Randbedingungen.
c) Die relative Flugrichtung (von zu Hause weg oder heimwärts) und die Abflugzeit (Tag versus Nacht) hatten in den meisten Studien nur minimale Auswirkungen auf den Prozeß der Anpassung.
d) Zirkadiane Rhythmen verschiedener Funktionen passen sich unterschiedlich schnell an.
c) Je stärker die Zeitgeber in der neuen Zeitzone sind, desto schneller erfolgt die Anpassung.

3.1 Schlaf in Abhängigkeit von der Flugrichtung (Ost/West)

An einer internationalen Studie nahmen 56 Piloten, Co-Piloten oder Flugingenieure von 4 Luftfahrtgesellschaften teil (Graeber 1986a, b). Vor und nach Flügen auf den Strecken Tokio-San Francisco-Frankfurt wurden elektroenzephalographische Schlafuntersuchungen durchgeführt. Den meisten Crew-Mitgliedern gelang es, genügend Schlaf in der Umstellungsphase zu bekommen: entweder durch effektiven Schlaf zu ausgewählten Zeiten oder durch weniger effektiven Schlaf, aber längere Ruhezeiten im Bett als üblich. Obwohl der Schlaf in den neuen Zeitzonen nicht substantiell schlechter war als in den Vergleichsnächten vor den Transmeridianflügen, ergaben sich wenige signifikante Unterschiede (Dement et al. 1986). Vielleicht das wichtigste Ergebnis war die reduzierte Schlafeffizienz (Schlafdauer/Registrierdauer×100) in der Gruppe, die von San Francisco nach London geflogen war. Dieser Befund stützt die Annahme, daß Flüge in östliche Richtung eher eine Schlafzerstückelung verursachen als Flüge in westliche Richtung. Eine signifikante Zunahme der Schlafstadien 3 und 4, wie sie im zweiten Nachtschlaf in Tokio (im Vergleich zum Basisschlaf in San Francisco) gefunden wurde, ergab sich nicht für den Schlaf nach Flügen in östliche Richtung.

Im Anschluß an *Flüge nach Westen* gingen fast alle Personen bald nach der Ankunft zu Bett (Abb. 11). Die Schlafqualität des ersten Nachtschlafes schien i. allg. relativ gut zu sein, abgesehen von verstärkten Wachphasen in der zweiten Nachthälfte. Im Vergleich zum Vergleichsschlaf vor dem Flug schliefen die Besatzungsmitglieder i. allg. schneller ein, schliefen aber etwa gleich lang. Einige Personen hatten sogar eine bessere Schlafqualität. Im Laufe des nächsten Tages nahm die Schläfrigkeit zu. Im zweiten Nachtschlaf deutete sich eine gewisse An-

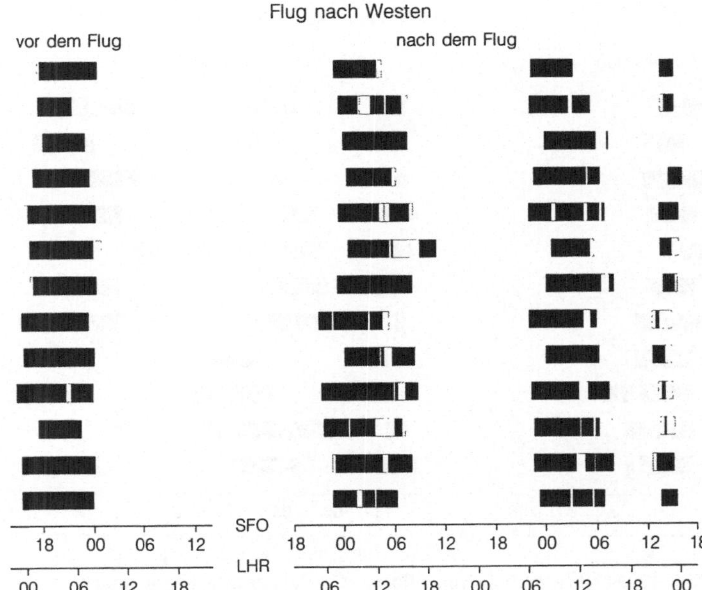

Abb. 11. Schlafverteilung von Piloten, Co-Piloten und Flugingenieuren vor und nach Flügen in westliche Richtung, d. h. von Frankfurt (LHR) nach San Francisco (SFO) (nach Graeber 1986a), *Balken* Zeit im Bett; *schwarzer Balken* Schlaf; *X-Achse* lokale Uhrzeit

passung an die neue Ortszeit an, da gegen Morgen ein weniger häufiges Aufwachen beobachtet wurde. Die meisten Crew-Mitglieder versuchten, die während des folgenden Tages wieder zunehmende Schläfrigkeit durch einen Kurzschlaf tagsüber auszugleichen, um auf den folgenden Dienst vorbereitet zu sein.

Wie aus Abb. 12 zu ersehen ist, waren das Schlafverhalten nach *Flügen in östliche Richtung* variabler und die Schlafperioden zerstückelter als nach Flügen in westliche Richtung. Die Fragmentierung der Schlafperioden wirkt sich auch auf die Schläfrigkeit am nächsten Tag aus. Die meisten Besatzungsmitglieder gingen nach der Ankunft so bald wie möglich zu Bett. Sie schliefen zwar schneller ein, der Schlaf war jedoch nach langen Nachtflügen kürzer als in der Vergleichsnacht vor dem Flug. Das spontane Aufwachen fand meist zu einer Zeit statt, die den frühen Morgenstunden ihrer Heimatzeit entsprach. Bei dem Beginn des folgenden Hauptschlafes wurden sehr starke interindividuelle Unterschiede beobachtet. Allgemein war die Schlafdauer kürzer als am Vergleichstag, und der Schlaf wurde als subjektiv schlechter beurteilt.

In einer größeren finnischen Studie wurden 339 weibliche und männliche Flugbegleiter vor und nach Transmeridianflügen untersucht (Suvanto et al. 1990). Während die subjektive Schlafqualität – wie erwartet – von der Flugrichtung und der Anzahl der überflogenen Zeitzonen abhängig war, galt dies nicht für die Schlaflänge. Die Dauer des Schlafes war jedoch mehr als 1 h länger nach Flügen zum Heimatflughafen als nach Flügen zu auswärtigen Zielen in westliche oder östliche Richtung.

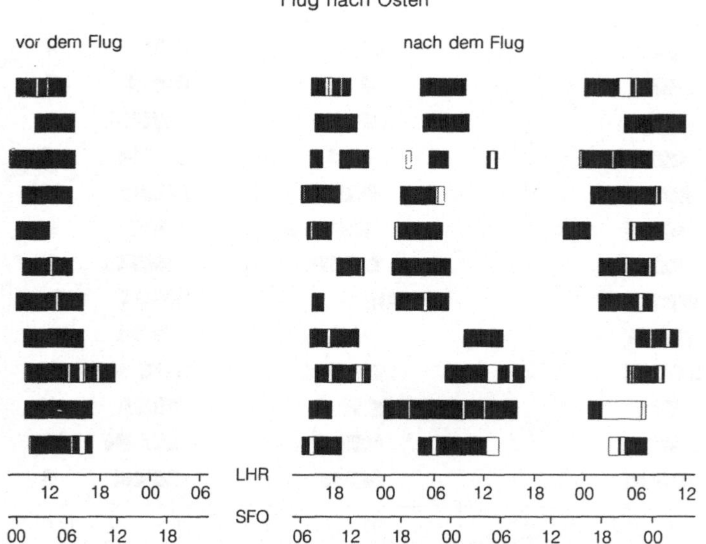

Abb. 12. Schlafverteilung von Piloten, Co-Piloten und Flugingenieuren vor und nach Flügen in östliche Richtung, d. h. von San Francisco (SFO) nach Frankfurt (LHR) (nach Graeber 1986a), *Balken* Zeit im Bett; *schwarzer Balken* Schlaf; *X-Achse* lokale Uhrzeit

3.2 Interindividuelle Unterschiede

Obwohl insgesamt keine sehr ernstzunehmenden Schlafprobleme beobachtet wurden, hatten einige Individuen mehr Schwierigkeiten als ihre Kollegen (Graeber 1986a).

Interindividuelle Unterschiede in bezug auf das Ausmaß der subjektiven Anpassungsprobleme konnten in der finnischen Untersuchung von Flugbegleitern z. T. durch Effekte des Alters und des Neurotizismus erklärt werden (Suvanto u. Ilmarinen 1987). Der Effekt des Alters auf Jet-lag-Probleme war sowohl nach Flügen in westliche als auch nach Flügen in östliche Richtung stärker als der des Neurotizismus.

Auch bei den elektroenzephalographischen Studien mit Flugkapitänen, Co-Piloten und Flugingenieuren wurden deutliche Alterseinflüsse beobachtet (Dement et al. 1986). Im Referenzschlaf der zusammengefaßten Untersuchungsgruppe war das Alter signifikant (p < 0,05) korreliert mit einer Zunahme der Aufwachhäufigkeit pro Schlafstunde (r = 0,21), mehr Stadium-1-Schlaf (r = 0,21) und weniger Prozentanteilen an Stadium-3- und -4-Schlaf (r = 0,19). Nach Graeber (1986a) hatten vor allem Crew-Mitglieder über 50 Jahre eine geringere Gesamtschlafdauer und eine schlechtere Schlafqualität. Bei der subjektiven Beurteilung der Schlafqualität wurde dagegen kein signifikanter Alterseffekt gefunden (Dement et al. 1986).

Bei der Auswertung einer Untergruppe wurde auch nach Morgen- und Abendtypen unterschieden. Morgentypen schienen nach dem Flug tagsüber geringfügig schläfriger zu sein als Abendtypen (Sasaki et al. 1986).

Nach einer Längsschnittuntersuchung von 50 Stewardessen über 6 Jahre kam Cameron (1969) zu den folgenden Schlußfolgerungen:

– Bei etwa einem Viertel der Frauen kann mit Störungen der Menstruation im ersten Jahr als Flugstewardeß gerechnet werden.
– Diese Verschlechterung ist nur temporär und bei zunehmender Flugerfahrung nicht mehr zu beobachten.

3.3 Kompensatorische Maßnahmen gegen negative Auswirkungen von Transmeridianflügen

Je nachdem, wann eine hohe Leistung erbracht werden soll, z. B. während des Fluges von der Flugbesatzung oder im Anschluß an den Flug von einem Geschäftsmann oder Künstler und abhängig von der geplanten Aufenthaltsdauer, sind unterschiedliche Verhaltensweisen und Maßnahmen sinnvoll.
Für Flugbesatzungen werden z. B. folgende Maßnahmen empfohlen:

– Auswahlverfahren in bezug auf die Anpassungsfähigkeit des zirkadianen Systems (theoretische Überlegung von Klein u. Wegmann 1975 b).
– Reduzierung der Flüge auf transmeridianen Routen etwa ab 45–50 Jahren (Klein u. Wegmann 1975 b). Diese Maßnahme ist für Piloten kaum durchführbar.
– Berechnung der notwendigen Ruhepausen in den Dienstplänen nach Formeln, die z. B. die Anzahl der überquerten Zeitzonen, die Dauer der aktuellen und vorherigen Arbeitsperioden sowie die Abflugzeit berücksichtigen (z. B. Wegmann et al. 1985).
– Zwischen Flug nach Westen und Rückflug bei Nacht nach Osten Kurzschlaf vor dem erneuten Dienstbeginn (Graeber 1986 a).
– Nach Flug in östliche Richtung nur kurz schlafen und dann mit dem nächsten Schlafbeginn warten, bis ortsübliche Zeit erreicht wurde (Graeber 1986 a).

Flugpassagiere haben grundsätzlich die Wahl zwischen den folgenden Alternativen (Minors u. Waterhouse 1981):

a) Akzeptieren, daß eine Anpassung nicht stattgefunden hat und überlegen, wann die Leistung nach alter und neuer Zeit am besten sein würde. So ist z. B. eine geschäftliche Verabredung nach einem Flug in westliche Richtung am Morgen (neue Zeit) akzeptabel, da dies dem Nachmittag (alte Zeit) entspricht. Dagegen sollte ein Geschäftstermin am Abend vermieden werden, da er in die gewohnte Schlafzeit fallen würde. Analog sind geschäftliche Treffen am Abend in der neuen Zeitzone nach Flügen in östliche Richtung günstiger als am Morgen.
b) Versuch, die Anpassung zu beschleunigen. Aufgrund der Ergebnisse der finnischen Untersuchungen von Flugbegleitern wurden die folgenden Empfehlungen zur Verminderung des „Jet-lag" zusammengestellt (työ ja ihminen, 1, S.4–5, 1990):

- Verschiebungen der Schlaf- und Wachzeiten vor dem Flug können nützlich sein. Zwei Tage vor Flügen in westliche Richtung sollten die Schlaf- und Wachzeiten um 1−2 h auf spätere Zeiten verschoben werden. Bei Flügen in östliche Richtung sollten die Schlaf- und Wachzeiten um 1−2 h auf frühere Zeiten verschoben werden. Vermeiden Sie Schlafdefizite vor dem Flug.
- Verstellen Sie die Uhrzeit bereits im Flugzeug und versuchen Sie, Ihre Lebensweise auf die neue Ortszeit einzustellen: Schlafen Sie in der „Nacht", und bleiben Sie am „Tage" wach.
- Eine kohlenhydratreiche Nahrung fördert das Einschlafen, und proteinhaltige Nahrung unterstützt das Wachsein. Trinken Sie während des Fluges viel Säfte und Limonade, aber vermeiden Sie Alkohol, viel Kaffee und Rauchen. Nehmen Sie keine Schlaftabletten im Flugzeug ein.
- Folgen Sie am Ankunftsort dem lokalen Lebensrhythmus. Falls Sie wegen der Schläfrigkeit einen Kurzschlaf benötigen, schlafen Sie maximal 2 h zwischen 12.00 und 17.00 Uhr.
- Halten Sie sich soviel wie möglich im Sonnenlicht auf. Nach Flügen in westliche Richtung fördern Abendlicht und nach Flügen in östliche Richtung Morgenlicht die Anpassung. Nach Flügen in östliche Richtung bleiben Sie morgens nicht zu lange im Bett.
- Leichte körperliche Bewegung 3−4 h vor dem Zubettgehen erleichtert das Einschlafen.
- Gute Lüftung, Gehörschutz und ein kleiner Imbiß bei untypischem Hungergefühl vermindern Schlafstörungen.
- Frühere Versuche, die Resynchronisationsgeschwindigkeit mit Medikamenten, sog. „Chronobiotics", zu manipulieren, waren nicht erfolgreich (Christie et al. 1970; Simpson et al. 1973). Neuere Pilotversuche mit Melatonin ergaben erste positive Ergebnisse (Arendt et al. 1986). Es ist allerdings wegen der begrenzten Datenbasis noch nicht möglich, Empfehlungen auszusprechen.

c) Versuch, Rhythmussynchronisation nach alter Zeit aufrechtzuerhalten, z. B. durch Schlaf zur alten Schlafzeit, wenn der Aufenthalt am Ankunftsort nur ein oder zwei Tage beträgt.

4 „Delayed sleep phase syndrome", „advanced sleep phase syndrome" und „non-24-h sleep-wake syndrome"

Schichtarbeiter werden vor allem durch die Nachtschicht zu einem Leben gegen den Rhythmus der sozialen Umwelt gezwungen. Zeitzonenflieger müssen sich nach der Phasenverschiebung der Zeitgeber an eine neue Zeitstruktur der Umwelt anpassen. Es gibt allerdings auch Personen, deren zirkadianes System trotz unveränderter Lage der Zeitgeber von der Zeitstruktur ihrer Mitmenschen abweicht. So haben Patienten mit dem *„delayed sleep phase syndrome"* (*DSPS*) Probleme, morgens aufzuwachen und an normalen sozialen Aktivitäten teilzunehmen (Weitzman et al. 1981). Viele dieser Patienten sind Jugendliche. Pelayo et al. (1988) fanden das DSPS in mehr als 7% der von ihnen untersuchten Jugendlichen. Mit Hilfe von Schlafprotokollen wurden die folgenden typischen Ergebnisse gefunden (Wagner 1990):

- Zeitpunkt des Schlafbeginns wesentlich später als die soziale Norm, selten vor 2.00 Uhr,
- Variationen des Zubettgehens (z. B. früherer Zeitpunkt) haben kaum Einfluß auf den Schlafbeginn,
- nach Schlafbeginn selten Aufwachen innerhalb des Schlafes,
- langer Schlaf (9–14 h) an Wochenenden sowie
- Kurzschlaf (2–5 h) an Schul- und Arbeitstagen.

An Arbeits- bzw. Schultagen klagen diese Patienten daher vor allem über Schläfrigkeit am späten Morgen und frühen Nachmittag.

Bei elektroenzephalographischen Studien fielen vor allem die lange Schlaflatenz (i. allg. 30 min) auf, die auch bei Schlafperioden z. B. von 4.00 bis 12.00 Uhr beobachtet wurde. Die übrige Schlafstruktur entsprach der Altersklasse.

In Patienten mit dem DSPS scheint das zirkadiane System relativ zur Uhrzeit nach hinten verschoben („phase delay") zu sein (Weitzman et al. 1981). In schwierigen Fällen empfiehlt sich daher eine kontinuierliche Registrierung der Körpertemperatur über mehrere 24-h-Perioden zur Bestimmung der Phasenlage des Minimums der Tagesrhythmik (Wagner et al. 1986).

Zur Behandlung des DSPS wurden unterschiedliche Methoden eingesetzt. Czeisler et al. (1981) haben die Zeiten des Zubettgehens und Aufstehens ihrer Patienten progressiv jeden Tag um 3 h nach hinten verschoben („chronotherapy"). Dadurch lebt der Patient so lange in 27 h-Tagen, bis die erwünschte Schlafzeit erreicht wird. Danach muß sich der Patient strikt an die neuen Zeiten halten.

Der umgekehrte Weg, d. h. eine Vorverlegung des Schlafbeginns in kleinen Schritten (z. B. um 0,5–1 h) würde der endogenen Rhythmik, die bei den meisten Menschen länger als 24 h ist, widersprechen.

Allerdings haben Thorpy et al. (1988) erfolgreiche Versuche mit einer Kombination aus Schlafentzug und Phasenvorverlegung durchgeführt. Auf eine Wochenendnacht mit vollständigem Schlafentzug folgte in der zweiten Nacht eine Vorverschiebung der Zeiten für das Zubettgehen und Aufstehen um 90 min. Diese Prozedur wurde an den folgenden Wochenenden so lange wiederholt, bis die gewünschte Schlafzeit erreicht war.

Alle diese Methoden verlangen natürlich eine hohe Kooperationsbereitschaft der Patienten. Einige Patienten konnten mit dem Zeitgeber „helles Licht" (>2500 lx) am frühen Morgen mit einer Expositionszeit von 2–4 h erfolgreich behandelt werden (Joseph-Vanderpool et al. 1988; Czeisler et al. 1989). Diese Methode bedarf jedoch noch weiterer Untersuchungen.

Das *„advanced sleep phase syndrome"* (*ASPS*) scheint seltener vorzukommen als das DSPS (Kamei et al. 1979; Wagner 1990). Bei Patienten mit dem

ASPS beginnt der Schlaf in der Regel schon zwischen 18.00 und 20.00 Uhr, aber nicht später als 21.00 Uhr. Entsprechend früher wachen diese Patienten zwischen 1.00 und 3.00 Uhr, aber nicht später als 5.00 Uhr auf. Wenn ASPS-Patienten versuchen, abends länger wachzubleiben, besteht die Gefahr, daß sie bei sozialen Veranstaltungen oder sogar am Steuer ihres Autos einschlafen.

Einer der wenigen ASPS-Patienten, über die in der Literatur berichtet wurde, konnte mit einer progressiven Phasenverschiebung des Schlafes um 3 h pro Tag auf jeweils frühere Uhrzeiten („phase advance") erfolgreich behandelt werden (Moldofsky et al. 1986).

Czeisler et al. (1989) haben vorgeschlagen, ältere Patienten, die am Morgen früh aufwachen, mit hellem Licht am Abend zu behandeln. Sie berichten von einer 68jährigen Frau, die seit über 5 Jahren über frühes Erwachen (04.00−05.00 Uhr) und außergewöhnliche Schläfrigkeit am Abend (20.00 bis 21.00 Uhr) klagte. Eine jeweils 5stündige Lichtexposition an drei hintereinanderliegenden Abenden führte zu einer Verschiebung der Zirkadianrhythmik ihrer Körpertemperatur um 2 h nach hinten. Dadurch konnte sie bis 23.00 Uhr wach bleiben und bis 7.00 Uhr schlafen.

Bei Patienten mit dem *„non-24-h sleep-wake syndrome"* verschieben sich die Zeiten des Schlafbeginns und des Aufwachens jeden Tag relativ gleichmäßig um 1−2 h nach hinten, obwohl diese Patienten den üblichen Zeitgebern ausgesetzt sind. Dieses Schlaf-Wach-Verhalten ist vergleichbar mit dem von Versuchspersonen, die unter Ausschluß von Zeitgebern − z. B. in Bunkerversuchen − lebten und bei denen eine sog. „freilaufende Periodik" registriert wurde (Wever 1979).

Patienten mit dem „non-24-h sleep-wake syndrome" leben offensichtlich in etwa nach einer 25-h-Uhr und nicht nach den sozialen oder Licht-Zeitgebern in ihrer Umwelt. Die Mehrheit der Patienten, über die in der Literatur berichtet wurde, waren blind (Miles et al. 1973; Weber et al. 1980; Okawa et al. 1987). Allerdings liegen keine statistischen Angaben über die Häufigkeit des „non-24-h sleep-wake syndrome" bei Blinden vor. Da sich die Schlafperioden regelmäßig nach hinten verschieben, stimmen sie nur jeweils einige Tage mit den Schlafzeiten der Umwelt überein. Die fortdauernde Phasenverschiebung macht in den folgenden Tagen den Nachtschlaf schwierig bis unmöglich, und der Patient hat große Probleme, tagsüber wachzubleiben. Manche Patienten versuchen daher, in dieser Phase des Schlaf-Wach-Zyklus den Schlaf in einer Nacht und an dem darauffolgenden Tag vollständig ausfallen zu lassen. Anderen Patienten konnte durch eine strikte Tageseinteilung geholfen werden (Wagner 1990).

Die wenigen vorliegenden Studien, in denen über eine erfolgreiche Behandlung mit Vitamin B_{12} und Licht berichtet wurde, sind methodisch nicht akzeptabel (Kamgar-Parsi et al. 1983; Sugita et al. 1987).

Die vorstehenden Ausführungen sollen verdeutlichen, daß ein Leben gegen die „innere Uhr" bei Nachtarbeitern, bei Personen, die Zeitzonen überfliegen, und bei bestimmten Patienten zu Schlafbeeinträchtigungen führen können. Kompensatorische Maßnahmen müssen auf die jeweilige Ursache der Störungen und auf den Einzelfall abgestimmt werden.

Literatur

Akerstedt T, Gillberg M (1981) Sleep disturbances and shiftwork. In: Reinberg A, Vieux N, Andlauer P (eds) Night and shift work. Biological and social aspects. Pergamon Press, Oxford, pp 127–137

Anderson RM, Bremer DA (1987) Sleep duration at home and sleepiness on the job in rotating twelve-hour shift workers. Hum Factors 29:477–481

Arendt J, Aldhous M, Marks V (1986) Alleviation of jet lag by melatonin: preliminary results of controlled double blind trial. Br Med J 292:1170

Aschoff J (1954) Zeitgeber der tierischen Tagesperiodik. Naturwissenschaften 41:49–56

Aschoff J (1955) Exogene und endogene Komponenten der 24-Stunden-Periodik bei Tier und Mensch. Naturwissenschaften 42:569–575

Aschoff J (1966) Physiologie biologischer Rhythmen. Ärztl Prax 18:1569, 1593–1597

Aschoff J (1978) Features of circadian rhythms relevant for the design of shift schedules. Ergonomics 21:739–754

Aschoff J, Wever R (1976) Human circadian rhythms: A multioscillatory system. Fed Proc 35:2326–2332

Aschoff J, Hoffmann K, Pohl H, Wever R (1975) Reentrainment of circadian rhythms after phase shifts of the Zeitgeber. Chronobiologia 2:23–78

Bosch LHM, DeLange WAM (1987) Shift work in health care. Ergonomics 30:773–791

Burger GCE, van Alphen de Veer MR, Groot Wesseldijk AT, van der Graaf MHK, Doornbosch A (1958) Human problems in shift work. Proceedings of the XII. International Congress on Occupational Health, Helsinki 1.–6.7.1957, Vol III, Helsinki 1958, pp 126–128

Cameron RG (1969) Effect of flying on the menstrual functions of air hostesses. Aerospace Med 40:1020–1023

Christie GA, Moore-Robinson M, Gullett CC, Bergin KG (1970) Project Pegasus: Some physiological effects of travel across time zones. Clin Trials J 7:45–55

Colquhoun WP, Rutenfranz J (eds) (1980) Studies of shiftwork. Taylor & Francis, London

Community Health Network (1984) Shiftwork: How to cope. Claremont, NH 1984

Cuthbert BN, Graeber RC, Sing HC, Schneider RJ (1979) Rapid transmeridian deployment. II. Effects of age and countermeasures under field conditions. Chronobiologia 6:80–101

Czeisler CA, Kronauer RE, Johnson MP, Allan JS, Johnson TS, Dumont M (1989) Action of light on the human circadian pacemaker: Treatment of patients with circadian rhythm sleep disorders. In: Horne J (ed) Sleep' 88. G. Fischer, Stuttgart, pp 42–47

Czeisler CA, Moore-Ede MC, Coleman RM (1982) Rotating shift work schedules that disrupt sleep are improved by applying circadian principles. Science 217 (4558):460–463

Czeisler CA, Richardson GS, Coleman RM et al. (1981) Chronotherapy: Resetting the circadian clock of patients with delayed sleep phase insomnia. Sleep 4:1–21

Dement WC, Seidel WF, Cohen SA, Bliwise NG, Carskadon MA (1986) Sleep and wakefulness in aircrew before and after transoceanic flights. Aviat Space Environ Med 57 (Suppl 12):B14–28

Desir D, Van Cauter E, Fang VS et al. (1981) Effects of "jet-lag" on hormonal patterns. I. Procedures, variations in total plasma proteins, and disruption of adrenocorticotropin-cortisol periodicity. J Clin Endocrinol Metab 52:628–641

Desir D, Van Cauter E, L'Hermite M et al. (1982) Effects of "jet-lag" on hormonal patterns. III. Demonstration of an intrinsic circadian rhythmicity in plasma prolactin. J Clin Endocrinol Metab 55:849–857

Ehret CF, Scanlon LW (1983) Overcoming jet-lag. Berkeley Books, New York

Estryn-Behar M, Gadbois C, Vaichere E (1978) Effets du travail de nuit en équipes fixes sur une population féminine. Résultats d'une enquête dans le secteur hospitalier. Arch Mal Prof 39:531–535

Evans JI (1970) The effect on sleep of travel across time zones. Clin Trials J 7:64–75

Evans JI, Christie GA, Lewis SA, Daly J, Moore-Robinson M (1972) Sleep and time zone changes. Arch Neurol 26:36–48

Fevre-Montagne M, Van Cauter E, Refetoff S, Desir D, Touniaire J, Copinschi G (1981) Effects of "jet-lag" on hormonal patterns. II. Adaptation of melatonin circadian periodicity. J Clin Endocrinol Metab 52:642−649

Foret J, Bensimon G, Benoit O, Vieux N (1981) Quality of sleep as a function of age and shift work. In: Reinberg A, Vieux N, Andlauer P (eds) Night and shift work. Biological and social aspects. Pergamon Press, Oxford, pp 149−154

Foret J, Lantin G (1972) The sleep of train drivers: an example of the effects of irregular work schedules on sleep. In: Colquhoun WP (ed) Aspects of human efficiency. Engl Univ Press, London, pp 273−282

Gander PH, Myhre G, Graeber RC, Andersen HT, Lauber JK (1985) Crew factors in flight operations: I. Effects of 9-hour time-zone changes on fatigue and the circadian rhythms of sleep/wake and core temperature. NASA Technical Memorandum 88197. Ames Research Center Moffett Field, California 94035, December 1985

Goldstein J, Van Cauter E, Desir D, Noel P, Spire J-P, Retoff S, Copinschi G (1983) Effects of "jet-lag" on hormonal patterns. IV. Time shifts increase growth hormone release. J Clin Endocrinol Metab 56:433−440

Graeber RC (1982) Alterations in performance following rapid transmeridian flight. In: Brown FM, Graeber RC (eds) Rhythmic aspects of behavior. Lawrence Erlbaum, Hillsdale (New Jersey)

Graeber RC (1986a) Crew factors in flight operations. IV. Sleep and wakefulness in international aircrews. NASA Technical Memorandum 88231 Ames Research Center Moffett Field, California 94035, February 1986

Graeber RC (ed) (1986b) Sleep and wakefulness in international aircrews. A cooperative study. Aviat Space Environ Med 57 (Suppl 12):B1−B64

Graeber RC, Cuthbert BN, Sing HC, Schneider RJ, Sessions GR (1979) Rapid transmeridian deployment. I. Use of chronobiologic countermeasures to hasten time zone adjustment in soldiers. Chronobiologia 6:102

Graeber RC, Foushee HC, Gander PH, Noga GW (1985) Circadian rhythmicity and fatigue in flight operations. J Univ Occupat Environ Health (Japan) 7 (Suppl):122−130

Hak A, Kampman R (1981) Working irregular hours: Complaints and state of fitness of railway personnel. In: Reinberg A, Vieux N, Andlauer P (eds) Night and shift work. Biological and social aspects. Pergamon Press, Oxford, pp 229−236

Halberg F (1959) Physiologic 24-hour periodicity; general and procedural considerations with reference to the adrenal cycle. Z Vitamin Horm Fermentforsch 10:225−296

Halberg F, Visscher MB (1954) Some physiologic effects of lighting. Proc 1st Intern Photobiol Congr (4th Intern Light Congr). Amsterdam 1954, pp 396−398

Halberg F, Carandente F, Cornelissen G, Katinas GS (1977) Glossary of chronobiology. Chronobiologia 4 (Suppl 1)

Herrmann H (1982) Bedeutung und Bewertung der Nachtarbeit − Gedanken der Erstellung eines Berufsgenossenschaftlichen Grundsatzes. In: Fliedner TM (Hrsg) Kombinierte Belastungen am Arbeitsplatz. Gentner, Stuttgart, S 61−70

Hildebrandt G (1967) Die Koordination rhythmischer Funktionen beim Menschen. In: Verhandlungen der Deutschen Gesellschaft für Medizin, 73. Kongreß. J.F. Bergmann, München, S 921−941

Holley DC, Winget CM, DeRoschia CM (1981) Effects of circadian rhythm phase alteration on physiological and psychological variables: Implications to pilot performance. NASA Technical memorandum 81277 Ames Research Center Moffett Field, California 94035, 1981

Joseph-Vanderpool JR, Kelly KG, Schulz PM, Allen R, Souêtre E, Rosenthal NE (1988) Delayed sleep phase syndrome revisited: Preliminary effects of light and triazolam. Sleep Res 17:381

Kamei R, Hughes L, Miles L, Dement W (1979) Advanced-sleep phase syndrome studied in a time isolation facility. Chronobiologia 6:115

Kamgar-Parsi B, Wehr TA, Gillin JC (1983) Successful treatment of human non-24-hour sleep-wake syndrome. Sleep 6:257−264

Kiesswetter E, Knauth P, Schwarzenau P, Rutenfranz J (1985) Daytime sleep adjustment of shift-workers. In: Koella WP, Rüther E, Schulz H (eds) Sleep 84. G. Fischer, Stuttgart, pp 273−275

Klein KE, Wegmann HM (1975a) Das Verhalten des menschlichen Organismus beim Zeitzonenflug. 1. Die zirkadiane Rhythmik und ihre Desynchronisation. Fortschr Med 93:1407−1414

Klein KE, Wegmann HM (1975b) Das Verhalten des menschlichen Organismus beim Zeitzonenflug. 2. Die Folgen der Desynchronisation. Fortschr Med 93:1497–1502

Klein KE, Wegmann HM (1980) Significance of circadian rhythms in aerospace operations. Technical Editing and Reproduction Ltd., London AGARDograph, vol 247, 1980

Klein KE, Wegmann HM, Athanassenas G, Hohlweck H, Kuklinski P (1976) Air operations and circadian performance rhythms. Aviat Space Environ Med 47:221–230

Knauth P (1975) Kriterien für die Beurteilung verschiedener Schichtwechselformen. Dissertation, Darmstadt 1975

Knauth P (1983) Ergonomische Beiträge zu Sicherheitsaspekten der Arbeitszeitorganisation. Fortschr-Ber VDI-Z, Reihe 17, Nr 18. VDI-Verlag, Düsseldorf 1983

Knauth P (1989) Organisatorische Maßnahmen für Schichtarbeit. In: Konietzko J, Dupuis H (Hrsg) Handbuch der Arbeitsmedizin, Bd 2. Ecomed Verlag, Landsberg

Knauth P, Rutenfranz J (1981) Duration of sleep related to the type of shift work. In: Reinberg A, Vieux N, Andlauer P (eds) Night and shift work. Biological and social aspects. Pergamon Press, Oxford, pp 161–168

Knauth P, Schmidt K-H (1985) Beschleunigung der Schichtrotation und Ausweitung der regulären Betriebszeit auf das Wochenende. Eine Feldstudie bei Dreischichtarbeitern. Z Arbeitswiss 39 (11):226–230

Knauth P, Schönfelder E (1990) Effects of a new shift system on the social life of shiftworkers. In: Costa G, Cesana G, Kogi K, Wedderburn A (eds) Shiftwork: health, sleep and performance. Peter Lang, Frankfurt/M, pp 537–545

Knauth P, Emde E, Rutenfranz J, Kiesswetter E, Smith P (1981a) Re-entrainment of body temperature in field studies of shiftwork. Int Arch Occup Environ Health 49:137–149

Knauth P, Kiesswetter E, Bruder S, Romberg HP, Rutenfranz J (1981b) Day sleep during the morning and during the afternoon between experimental night shifts. In: Koella WP (ed) Sleep 1980. Vth European Congress on Sleep Research, Amsterdam 2–5 September 1980. Karger, pp 198–202

Knauth P, Landau K, Dröge C, Schwitteck M, Widynski M, Rutenfranz J (1980a) Duration of sleep depending on the type of shift work. Int Arch Occup Environ Health 46:167–177

Knauth P, Rutenfranz J, Schulz H, Bruder S, Romberg HP, Decostger F, Kiesswetter E (1980b) Experimental shift work studies of permanent night, and rapidly rotating, shift systems. II. Behaviour of various characteristics of sleep. Int Arch Occup Environ Health 46:111–125

Landen RO, Vikström AO, Öberg B (1981) Ordingspoliser i Stockholm. Delrapport III. I Intervention – Sociala och psykologiska reaktioner pa förändrade arbetstider. Rapporter fran Laboratoriet för Klinsk Stressforskning, Karolinska Institutet, Nr. 126, Stockholm 1981

Lavie P (1986) Ultrashort sleep-waking schedule. III. 'Gates' and 'forbidden zones' for sleep. Electroencephalogr Clin Neurophysiol 63:414–425

Loskant H (1980) Arbeitsmedizinische Vorsorgeuntersuchungen bei Arbeitern in Wechselschicht. In: Brenner W, Rutenfranz J, Baumgartner E, Haider M (Hrsg) Arbeitsbedingte Gesundheitsschäden – Fiktion oder Wirklichkeit? Bericht über die 20. Jahrestagung der Deutschen Gesellschaft für Arbeitsmedizin e. V., Innsbruck, 27.–30.4.1980. Gentner, Stuttgart, S 149–155

Maasen A, Meers A, Verhaegen P (1980) Quantitative and qualitative aspects of sleep in young self-selected four-shift workers. Int Arch Occupat Environ Health 45:81–86

Miles LE, Raynol DM, Wilson MA (1973) Blind man living in normal society has circadian rhythms of 24.9 hours. Science 198:421–423

Minors DS, Waterhouse JM (1981) Circadian rhythms and the human. Wright PSG, Bristol

Minors DS, Waterhouse JM (1990) The influence of light on the entrainment of the circadian system: an introduction. In: Costa G, Cesana G, Kogi K, Wedderburn A (eds) Shiftwork: health, sleep and performance. Peter Lang, Frankfurt/M, pp 235–240

Moog R (1988) Die individuelle circadiane Phasenlage – ein Prädiktor der Nacht- und Schichtarbeitstoleranz. Dissertation, Marburg/Lahn 1988

Moldofsky H, Musisi S, Phillipson EA (1986) Treatment of a case of advanced sleep phase syndrome by phase advance chronotherapy. Sleep 9:61–65

Nachreiner F, Frielingsdorf R, Romahn R et al. (1975) Schichtarbeit bei kontinuierlicher Produktion. Arbeitssoziologische, sozialpsychologische, arbeitspsychologische und arbeitsmedizinische Aspekte. Forschungsbericht der Bundesanstalt für Arbeitsschutz und Unfallforschung Dortmund, Nr 141. Westdeutscher Verlag, Opladen

Nicholson AN (1986) Transient insomnia and rapidly eliminated hypnotics. Sleep 9:317−323

Okawa M, Nanami T, Wada S et al. (1987) Four congenitally blind children with circadian sleep-wake rhythm disorder. Sleep 10:101−110

Pelayo RP, Thorpy MJ, Glovinsky P (1988) Prevalence of delayed sleep phase syndrome among adolescents. Sleep Res 17:392

Preiser K (1980) Statistik der Schichtarbeit. Bundesanstalt für Arbeitsschutz und Unfallforschung (Hrsg). Wirtschaftsverlag Nordwest, Dortmund

Rutenfranz J, Knauth P (1987) Schichtarbeit und Nachtarbeit. Probleme − Formen − Empfehlungen. Herausgegeben vom Bayerischen Staatsministerium für Arbeit und Sozialordnung, 2. Aufl. München 1987

Rutenfranz J, Knauth P, Angersbach D (1980) Arbeitsmedizinische Feststellungen zu Befindlichkeitsstörungen und Erkrankungen bei Schichtarbeit. Arbeitsmed Sozialmed Präventivmed 15(2):32−40

Rutenfranz J, Knauth P, Hildebrandt G, Rohmert W (1974) Nacht- und Schichtarbeit von Triebfahrzeugführern. 1. Mitt.: Untersuchungen über die tägliche Arbeitszeit und die übrige Tagesaufteilung. Int Arch Arbeitsmed 32:243−259

Sasaki M, Kurosaki Y, Mori A, Endo S (1986) Patterns of sleep-wakefulness before and after transmeridian flight in commercial airline pilots. Aviat Space Environ Med 57 (Suppl 12):B29−B42

Simpson HM, Bellamy M, Bohlen J, Halberg F (1973) Double blind trial of a possible chronobiotic (Quiadon). Int J Chronobiol 1:287−311

Sugita Y, Ishikawa H, Mikami A et al. (1987) Successful treatment for a patient with hypernychthemeral syndrome. Sleep Res 16:642

Suvanto S, Ilmarinen J (1987) Flight attendants' individual characteristics related to desynchronosis after transmeridian flights. Sleep Res 16:644

Suvanto S, Härmä M, Ilmarinen J, Partinen M (1991) The effect of 10-hour time zone changes on flight attendants' circadian rhythms of body temperature, alertness and visual search. Ergonomics (in press)

Suvanto S, Partinen M, Härmä M, Ilmarinen J (1990) Flight attendants' desynchronosis after rapid time zone changes. Aviat Space Environ Med 61:543−547

Thorpy MJ, Korman E, Spielman AJ, Glovinsky PB (1988) Delayed sleep phase syndrome in adolescents. J Adolesc Health Care 9:22−27

Vogler-Ludwig K (1990) Betriebszeit der Produktionsanlagen. IFO-Schnelldienst 1/2:3−8

Wagner DR (1990) Circadian rhythm sleep disorders. In: Thorpy MJ (ed) Handbook of sleep disorders. Marcel Dekker, New York, pp 493−527

Wagner DR, Moline ML, Pollak CP, Czeisler CA (1986) Entrained sleep and temperature rhythms in delayed sleep phase syndrome. Sleep Res 15:179

Walsh JK, Bertelson AD, Schweitzer PK (eds) (1983) Clinical aspects of sleep disorders. Deaconess Hospital, St. Louis

Weber AL, Cary MS, Connor N et al. (1980) Human non-24-hour sleep-walk cycles in an everyday environment. Sleep 2:347−354

Wegmann HM, Hasenclever S, Michel C, Trumbach S (1985) Models to predict operational loads of flight schedules. Aviat Space Environ Med 56:27−32

Weitzman ED, Czeisler CA, Coleman RM et al. (1981) Delayed sleep phase syndrome, a chronobiological disorder with sleep-onset insomnia. Arch Gen Psychiatry 38:737−746

Wever RA (1979) The circadian system of man. Springer, Berlin Heidelberg New York

Wever RA (1985) Use of light to treat jet lag: differential effects of normal and bright artificial light on human circadian rhythms. Ann NY Acad Sci 282−304

Williamson AM, Sanderson JW (1986) Changing the speed of shift rotation: a field study. Ergonomics 29:1085−1096

Internistische Erkrankungen und Schlafstörungen

K.-H. Rühle

1.1 Einleitung

Internistische Erkrankungen, wie z. B. Asthma bronchiale, chronisch obstruktive Bronchitis oder koronare Herzerkrankung, können zu erheblichen Störungen der Schlafqualität des Patienten führen. Bei Asthma bronchiale z. B. kommt es zu häufigen Weckreaktionen durch die Zunahme der bronchialen Obstruktion im Rahmen der zirkadianen Rhythmik. Der Schlaf wird fragmentiert, und der prozentuale Anteil des Schlafstadium 1 steigt an.

Da auf der anderen Seite im Schlaf wichtige Regulationsprozesse verändert sind, kann sich dieser mit seinen einzelnen Schlafstadien negativ auf wichtige Organfunktionen auswirken. Dies gilt insbesondere für den REM-Schlaf, in dem wir bei vorbestehender Lungenerkrankung, wie z. B. Lungenemphysem mit pulmonaler Gasaustauschstörung und Lungenfibrose mit Diffusionsstörungen, schwergradige Sauerstoffmangelzustände im arteriellen Blut nachweisen können. Außer zu Atemregulationsstörungen kann Schlaf zu hypotonen und hypertonen Kreislaufregulationsstörungen mit entsprechenden kardialen und zerebralen Auswirkungen führen. Da in den letzten Jahren vor allem die Entwicklung nichtinvasiver, quantitativer Methoden zur Erfassung von Atmungs- und Herz-Kreislauf-Parametern während des Schlafes große Fortschritte gemacht hat, wird im folgenden Kapitel vor allem auf diese Untersuchungen abgehoben. Weitere Abschnitte über endokrinologische und immunologische Erkrankungen schließen sich an, wobei aus diesen Fachgebieten relativ wenige Meßdaten vorliegen. Das Kapitel schließt mit der Besprechung von Nebenwirkungen der aus dem internistischen Repertoire stammenden Medikamente, die die Schlafdauer und/oder Schlafqualität beeinträchtigen.

1.2 Normale Atmung

Im Schlaf sinkt die alveoläre Ventilation ab. Der pCO_2 übersteigt aber den Normalwert bis 45 mmHg nicht. Vor allem das Atemzugvolumen fällt geringfügig um etwa 10–15% bei praktisch konstanter Atemfrequenz ab. Die Atemmittellage wird geringfügig abgesenkt, und der Anteil der Thoraxbewegung am

Atemzugvolumen steigt um etwa 50% an. Zu Beginn des Schlafes, aber auch
im REM-Schlaf, entwickeln sich einige zentrale Apnoephasen, die aber bei
jüngeren Männern 30 pro 7 h Nachtschlaf nicht überschreiten. Nur selten
kommt es zu einem Absinken der Sauerstoffsättigung um mehr als 4%. Im
Schlaf ist die Reaktion auf verminderte inspiratorische O_2-Konzentrationen
(Hypoxieantwort) abgeschwächt. Vor allem im REM-Schlaf ist diese auf 40%
des Wachzustandes reduziert. Die Antwort auf ansteigende CO_2-Konzentra-
tionen ist ebenfalls gedämpft. Im Non-REM-Schlaf liegt diese bei etwa 50%,
im REM-Schlaf bei etwa 70% im Vergleich zum Wachzustand.

Hämodynamik: Im Tiefschlafstadium 3/4 fällt der Mitteldruck im Groß-
kreislauf geringfügig um etwa 10 mmHg ab.

Im REM-Schlaf dagegen finden wir eine leichte Druckerhöhung von derselben Größenordnung.

Die Herzfrequenz fällt im Schlafstadium 3/4 um etwa 4 Schläge/min ab
und steigt im REM-Schlaf um etwa 10/min an. Vor allem in den frühen Morgenstunden überwiegt das parasympathische Nervensystem, und die Herzfrequenz fällt weiter um 5–7 Schläge/min ab.

Der systolische Pulmonalisdruck steigt im Schlaf geringfügig um bis zu
5 mmHg an.

1.3 Asthma bronchiale

1.3.1 Pathophysiologie

Asthma bronchiale wird definiert als anfallsweise auftretende Atemnot auf
dem Boden eines hyperreagiblen Bronchialsystems. Der Atemwegswiderstand
bei Patienten mit allergischem (extrinsic) und nichtallergischem (intrinsic)
Asthma bronchiale steigt in der Nacht im Rahmen der zirkadianen Rhythmik
an und erreicht seine höchsten Werte zwischen 2 und 6 Uhr morgens. Die Bedeutung dieses Phänomens zeigt sich vor allem dadurch, daß die Patienten
während einer akuten Verschlechterung, z. B. bei einem Infekt, nächtliche
Atemstillstände entwickeln können. Hetzel et al. (1977) fanden in einer retro-
spektiven Studie an 9 Patienten mit Asthma bronchiale 3 Todesfälle infolge
nächtlichen Atemstillstandes. Auch Cochrane u. Clark (1975) registrieren eine
Häufung von Todesfällen in der Zeit zwischen 24 und 8 Uhr. Neben der Obstruktion durch Kontraktion der glatten Muskulatur, Schleimhautödem und
Sekretretention, die zur schweren Hypoxämie führen kann, wird als weitere Ursache der tödlichen Komplikationen infolge Asthma bronchiale eine verminderte Weckreaktion diskutiert. Die Patienten sind an die Zunahme der Obstruktion adaptiert und zeigen eine abgeschwächte Weckreaktion – auch bei
schwerster Obstruktion. Bei Gesunden konnte festgestellt werden, daß bei akutem Verschluß der Atemwege eine Weckreaktion im Schlafstadium 3/4 und im
Schlafstadium 2 etwa 9 s beträgt. Im REM-Schlaf ist diese Weckreaktion mit
etwa 6 s etwas verkürzt. Die Patienten mit Asthma bronchiale, die das Schlaf-

stadium 3 und 4 erreichen, wachen dagegen erst etwa 30 s nach experimentellem Verschluß der Luftwege mittels einer dicht sitzenden Maske auf.

1.3.2 Schlaf und Asthma bronchiale

Die in der Nacht zunehmende Obstruktion sowie die akut auftretenden obstruktiven Attacken führen zu einer Veränderung der Schlafqualität und zu häufigen Wachphasen. Nach übereinstimmenden Untersuchungen ist die Gesamtschlafzeit von Asthmakranken vor allem in der Phase der akuten Obstruktion deutlich reduziert. Die Wachzeit nach Schlafbeginn ist bei Asthmatikern um das Dreifache erhöht. Sie weisen eine geringere Schlafeffizienz mit etwa 75% gegenüber etwa 95% einer Kontrollgruppe auf.

Erst neuerdings konnte untersucht werden, ob der Schlaf als solcher die nächtliche Bronchokonstriktion fördert oder auslöst. Die meisten Untersuchungen, die diese Zusammenhänge klären wollten, sind uneindeutig, da durch Wecken der Patienten zur Messung der Atemwegsobstruktion mittels von der Mitarbeit abhängiger Atemmanöver der Schlaf unterbrochen wird und damit die exakten Verhältnisse während des Schlafes nicht festgestellt werden können. Klärung erbrachte die kontinuierliche Messung des Atemwiderstandes (Bellia et al. 1989). Dessen Anstieg erreicht seinen Höhepunkt um 3.30 Uhr, um bis 6.30 Uhr gering abzufallen. Der Widerstandsanstieg beträgt bei den Asthmatikern etwa das Vierfache des initialen Wertes (im Vergleich dazu kommt es lediglich zu einem doppelten Anstieg des Atemwegswiderstandes bei Gesunden bei insgesamt geringerem Ausgangswert). Die höchsten Werte werden während der Schlafstadien 3 und 4 erreicht; im REM-Schlaf dagegen liegen die Werte deutlich tiefer.

Dies ist ein überrraschender Befund, der die Gefährlichkeit des Tiefschlafes bei Asthmatikern zeigt. Während in anderen Untersuchungen asthmatische Attacken lediglich dann erfaßt wurden, wenn die Patienten infolge Atemnot erwachten, konnten diese von Bellia et al. (1989) anhand des Atemwegswiderstandes definiert werden. Steigt der Wert um mehr als das Doppelte gegenüber dem Ausgangswert an, wird eine Episode mit Bronchokonstriktion angenommen. Die Zeitdauer dieser Attacken betrifft etwa 50% des Schlafstadiums 1–2 und etwa 80% des Schlafstadiums 3/4 sowie 50% des REM-Schlafes. Sie dauern wesentlich länger im Non-REM- im Vergleich zum REM-Schlaf und variieren in ihrer Länge zwischen 5 und 30 min. Der Beginn der Atemwegswiderstandserhöhung kann keinem bestimmten Schlafstadium zugeordnet werden. Da die Atemwegsobstruktion die Schlafstadienwechsel überdauert, erreicht die Attacke ihr Maximum häufig im Schlafstadium 3/4 und nicht während der Weckphasen oder im Schlafstadium 1/2. Auch der Rückgang der Atemwegsobstruktion kann keinem bestimmten Schlafstadium direkt zugeordnet werden.

Die Atemwegswiderstände, die mit Weckreaktionen einhergehen, zeigen einen deutlich höheren Wert im Tiefschlafstadium 3/4, während im REM-Schlaf die Weckreaktionen bei geringeren Werten im Vergleich zum Schlafstadium 1/2 auftreten. In vielen Fällen kommt es zu keiner Weckreaktion, sondern es wird lediglich das Schlafstadium geändert.

Damit ist die tiefste Schlafphase und nicht der REM-Schlaf die gefährlichste Zeit für den Asthmakranken, da sich als Folge der schweren Obstruktion
ohne Weckreaktion schwere kardiale Rhythmusstörungen und Hypoxämie mit
Todesfolge ergeben können. Auch die evtl. lebensrettende antiobstruktive Therapie mit Inhalation oder Gabe von Theophyllinpräparaten kann dann zu spät
kommen. Diese Erkenntnisse haben praktische Konsequenzen, und es sollte
überlegt werden, ob eine medikamentöse Modifikation von Tiefschlafphasen
oder ein besseres Monitoring die Gefährdung der Patienten reduzieren könnte.

Wird das EMG während einer Asthmaattacke im Schlaf registriert, findet
sich zuerst eine phasische inspiratorische Aktivität von Zwerchfell und externen Interkostalmuskeln sowie des M. sternocleidomastoideus. Bei Zunahme
der Obstruktion steigt die phasische Aktivität während der späten Exspiration
an, bis sie schließlich die gesamte Exspiration umfaßt. Diese Veränderung
kann im Non-REM- und REM-Schlaf beobachtet werden. Als Folge davon fallen Atemmittellage und funktionelle Residualkapazität (FRC) ab (Ballard et al.
1989), und zwar im REM-Schlaf gegenüber dem Wachzustand um etwa 1 l. Die
Änderung der FRC führt zu einer Erhöhung des Atemwiderstandes speziell in
dieser Schlafphase. Der REM-Schlaf induziert eine verminderte Aktivität der
Interkostalmuskulatur als wichtige Ursache einer Hypoventilation im REM-
Schlaf. Im Non-REM-Schlaf verstärkt eine Zunahme der Obstruktion die
EMG-Aktivität des Zwerchfells und der Atemhilfsmuskulatur. Im REM-Schlaf
vermindert eine Obstruktion das Thoraxvolumen, da das thorakale Komparti-
ment durch den reduzierten Tonus der Interkostalmuskulatur nicht stabilisiert
wird.

Während der akuten Asthmaattacke führt die Kontraktion der interkosta-
len und akzessorischen Muskulatur zu einer paradoxen abdominellen Bewegung. Kommt es zu einer zusätzlichen Aktivierung der abdominellen Muskulatur, verschwindet diese paradoxe Atmung. Das bedeutet eine Optimierung der
Ventilation, u.a. deshalb, weil eine Verlängerung des Zwerchfells die Effizienz
der Zwerchfellkontraktion steigern kann. Zusätzlich wird elastische Energie
entwickelt, die bei der nächsten Inspiration ein größeres Atemzugvolumen erlaubt.

1.3.3 Therapie

Antiobstruktive Therapie, z.B. mit Theophyllin (Plasmaspiegel zwischen 10
und 20 mg/l), verlängert die Gesamtschlafzeit. Die initial verminderte Gesamtschlafzeit wird um 1 h verlängert. Die Zeit der Wachphasen in der Nacht fällt
um etwa 50% ab und die Schlafeffizienz wird durch Besserung der Obstruktion um 10–20% verbessert (Montplaisir et al. 1982; Tabelle 1).

Obwohl Theophyllin die Schlafzeit und die Schlafqualität beim Gesunden
vermindert, überwiegt bei Asthmakranken der positive Einfluß einer solchen
Therapie und führt zu einer deutlichen Verbesserung der Schlafqualität und
des Schlafprofils. Häufig ist der gestörte Schlaf das erste Warnzeichen einer
Verschlechterung der Situation eines Patienten mit Asthma bronchiale und

Tabelle 1. Asthma und Schlaf. (Nach Montplaisir et al. 1982)

	vor Therapie	Normal	Therapie
Schlaf-Effizienz	76,5	92,8	89,9%
Gesamt-Schlaf-Zeit	360	414	467 min
Wachzeit nach Schlafbeginn	108,7	31,5	53,8 min

sollte zu einer Modifikation des therapeutischen Procedere führen. Regelmäßiges Wecken scheint keinen Einfluß auf den Verlauf der Atemwegsobstruktion bei Asthmakranken zu besitzen. Wurden Patienten (Hetzel 1979) nachts geweckt und zur körperlichen Aktivität angehalten, ändern sich im Vergleich zu einer Kontrollnacht die Peak-flow-Werte nicht. Auch Wecken − während der Zeit der maximalen Obstruktion bestimmt − brachte keine Veränderung der Atemwegsobstruktion.

Durch Wachhalten der Patienten über den Zeitpunkt der maximalen Obstruktion hinweg gelingt es nicht, die Verengung der Atemwege zu beeinflussen. Diese Untersuchungen unterstreichen erneut, daß eher die zirkadiane Rhytmik und nicht der Schlaf als Hauptfaktor der zunehmenden Verengung der Atemwege beim Asthmatiker angesehen werden muß.

Zusammenfassend kann gesagt werden, daß die verschiedenen Schlafstadien die Atemmechanik in unterschiedlichem Maße beeinflussen. Insbesondere der REM-Schlaf führt zu einer veränderten Atmung, die bei Asthma bis zur paradoxen Bewegung von Thorax und Abdomen führen kann. Die Verminderung der funktionellen Residualkapazität im REM-Schlaf führt zu einer Erhöhung des Atemwegswiderstandes. Die höchsten Werte werden allerdings im Non-REM-Schlaf (Stadium 3/4) erreicht, und da die Weckreaktion durch eine Widerstandserhöhung in diesem Schlafstadium besonders abgeschwächt ist, wachen die Patienten im Vergleich zu den Schlafstadien 1, 2 und REM wesentlich seltener auf. Er stellt damit die gefährlichste Schlafphase für den Asthmatiker dar.

1.4 Chronisch-obstruktive Bronchitis

1.4.1 Pathophysiologie

Häufige Entzündungen der Bronchien im Rahmen einer chronischen Bronchitis führen zu einer Verminderung der elastischen Retraktionskräfte der Lunge. Die Zerstörung der Alveolarsepten reduziert die gasaustauschende Oberfläche der Lunge. Jede Störung der Atemregulation kann aufgrund der verminderten atemmechanischen und gasaustauschenden Leistungsfähigkeit zu Hypoxämie mit den daraus resultierenden Konsequenzen führen. Während des REM-

Schlafes ist die Sensitivität der Chemorezeptoren, die im Glomus caroticum und im Hirnstamm liegen, erheblich reduziert. Die reduzierte Reaktion auf Hypoxie führt dazu, daß die Atemantwort im REM-Schlaf im Vergleich zum Non-REM-Schlaf um etwa 40% abfällt (Douglas et al. 1982). Die ventilatorische Antwort auf Hyperkapnie ist ebenfalls eine Funktion der verschiedenen Schlafstadien (White et al. 1982). Gegenüber dem Wachzustand fällt sie um etwa 70% im REM-Schlaf ab. Hinzu kommt die Verminderung der tonischen Aktivität der Interkostalmuskulatur, die eine Verminderung der Atemmittellage nach sich zieht. Bei älteren Patienten läßt sich zusätzlich eine partielle oder komplette Obstruktion der oropharyngealen Strukturen im REM-Schlaf erkennen. Patienten mit ausgeprägter peripherer Obstruktion und damit erhöhter Kollapsneigung der Bronchien entwickeln deshalb schwergradige Hypoxämien im REM-Schlaf. Überwacht man kontinuierlich die arterielle Sauerstoffsättigung bei Patienten mit chronisch obstruktiver Lungenerkrankung (COLD), treten die gravierendsten Hypoxämien im REM-Schlaf mit durchschnittlich 10% Verminderung gegenüber dem Ausgangswert im Wachzustand auf (Fleetham u. Kryger 1981).

Die nächtliche Hypoxie zieht aufgrund des alveolo-vaskulären Reflexes eine Druckerhöhung im kleinen Kreislauf nach sich, wobei eine direkte Korrelation zwischen der Hypoxämie und dem Anstieg des Druckes in der Pulmonalarterie besteht. Als Ursache der Druckerhöhung im kleinen Kreislauf finden wir drei Ursachen: alveoläre Hypoxie mit konsekutivem alveolo-vaskulären Reflex, eine Erhöhung des Herzminutenvolumens und eine Veränderung der linksventrikulären Funktion mit Erhöhung des enddiastolischen Druckes (Boysen et al. 1979).

Das Absinken des arteriellen Sauerstoffdruckes führt häufig zu kardialen Rhythmusstörungen. Fällt dieser unter etwa 40 mm Hg, findet man bei obstruktiver Ventilationsstörung praktisch immer ventrikuläre Extrasystolen während der Nacht (Sideris et al. 1975; Holford u. Mithoefer 1973).

Bei fast allen Patienten können ventrikuläre Extrasystolen (VES) im Langzeit-EKG während des Schlafes registriert werden. Vor allem während der Zeit mit den ausgeprägtesten Hypoxämien (überwiegend REM-Schlaf) finden sich etwa doppelt so viele VES im Vergleich zu dem Zeitraum, in dem der Sauerstoffpartialdruck im Bereich des Ausgangswertes liegt (Rühle et al. 1983).

Während der nächtlichen Hypoxämien erreicht der geschätzte myokardiale Blutdurchfluß Werte, die der Maximalbelastung während des Tages entsprechen (Shepard et al. 1984).

1.4.2 Schlaf und chronisch-obstruktive Bronchitis

Während bei den Patienten mit schwerer Hypoxämie die Chemosensitivität im REM-Schlaf besonders beeinträchtigt erscheint, gibt es eine zweite Gruppe, die eine wesentlich geringfügigere Veränderung der Atemregulation im Schlaf aufweist. Beim Vergleich einer Gruppe von Patienten mit respiratorischer Globalinsuffizienz (blue-bloater) mit einer Patientengruppe mit einer normalen alveolären Ventilation, aber erniedrigtem Sauerstoffpartialdruck (pink puffer) findet sich eine verlängerte Schlaflatenz in der Gruppe der Pink-puffer- mit etwa 1 h im Vergleich zu 30 min bei der Blue-bloater-Gruppe. Beide Gruppen zeigen im Vergleich zu einer gesunden Kontrollgruppe eine Tendenz zu längerer Schlaflatenz mit vermehrten Wachphasen, reduziertem Tiefschlaf und weniger REM-Schlaf. Der Schlaf in beiden Gruppen wurde wesentlich häufiger durch Wachphasen unterbrochen; die Zeitdauer von nicht unterbrochenem Schlaf liegt bei den Normalpersonen doppelt so hoch im Vergleich zu der Pink-puffer-Gruppe.

Die Patienten, die eine höhere Anzahl von hypoxämischen Episoden aufwiesen, entwickeln ein besseres Schlafprofil mit häufigeren Tiefschlafstadien 3 und 4. Patienten vom Pink-puffer-Typ verbringen mehr Schlafzeit im oberflächlichen Schlafstadium 1 im Vergleich zu den Patienten mit gestörter Atemregulation (Blue-bloater-Typ).

Je tiefer die Schlafstadien absinken und je mehr REM-Schlaf sich entwickelt, desto ausgeprägter sind die Hypoxämien im arteriellen Blut. Eine verminderte Schlafqualität ist demnach mit einer geringeren Hypoxämie vergesellschaftet. Der Blue-bloater-Patient dagegen vermindert seine hyperkapnische Antwort auch im REM-Schlaf, so daß die günstigere Schlafarchitektur mit einer verminderten Oxygenation im arteriellen Blut erkauft wird. Neben der Hypoxämie als Ursache der gestörten Schlafarchitektur kommen die Medikation mit Theophyllin und Beta$_2$-Sympathikomimetika und der schlechte Allgemeinzustand im Rahmen der Grunderkrankung in Frage. Auch durch Husten wird der Schlaf unterbrochen.

1.4.3 Therapie

Durch die Insufflation von Sauerstoff während der Nacht und insbesondere während des REM-Schlafes können die nächtlichen Hypoxämien praktisch weitgehend beseitigt werden. Auch die Schlafqualität wird durch die Verbesserung der Oxygenation angehoben. Unter O_2-Insufflation kommt es zu einer wesentlichen Verlängerung der Tiefschlafstadien 3 und 4 um etwa eine halbe Stunde. Auch der REM-Schlaf wird etwas verlängert (Calverley et al. 1982). Diese Aussage bezieht sich auf die übliche O_2-Flußrate von 2 l/min über eine Nasenbrille. Wird die O_2-Insufflationsrate verdoppelt, werden die Gesamtschlafzeit, die Tiefschlafstadien und die REM-Schlafdauer weiter erhöht (Abb. 1 u. 2). Die Häufigkeit von Weckreaktionen wird durch Sauerstoffgabe nicht modifiziert. Die Weckreaktionen sind demnach nicht Folge der Hypoxämie, sondern ein Begleitphänomen im Rahmen der Hypoventilation. Evtl. ist der Auslöser der Weckreaktion die begleitende Hyperkapnie mit Azidose, die einen wesentlich stärkeren Stimulus der Weckreaktion darstellt. Nur schwere Hypoxie bei einer arteriellen Sauerstoffsättigung unter 70% führt zu einer Weckreaktion. Durch Stimulation der Chemorezeptoren (z. B. mit Almitrin 100 mg/Tag) kann die nächtliche Hypoxämie bei Patienten mit COLD beeinflußt werden. Die mittlere Sauerstoffsättigung steigt um etwa 8%, die Anzahl

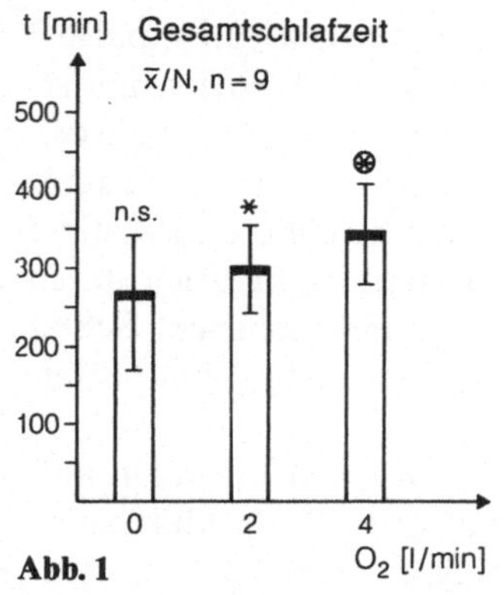

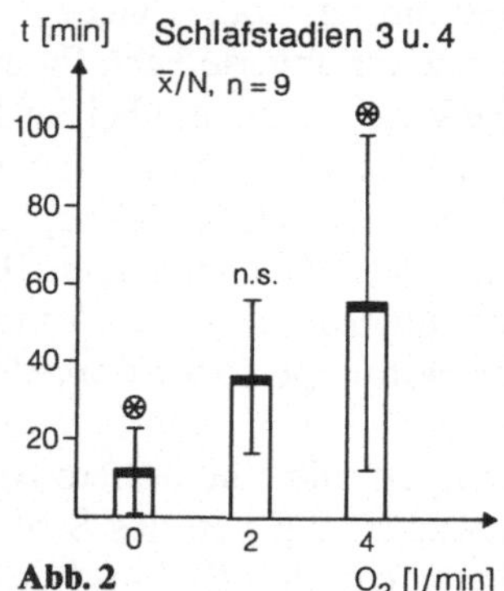

Abb. 1. Gesamtschlafzeit unter Luftatmung 2 l/min und 4 l/min Sauerstoffatmung über eine Nasensonde bei 9 Patienten mit chronisch obstruktiver Ventilationsstörung. Signifikante Zunahme der Gesamtschlafzeit unter 4 l/min O_2

Abb. 2. Dauer der Schlafstadien 3 und 4 in Minuten unter Luftatmung 2 l/min und 4 l/min O_2 bei 9 Patienten mit chronisch obstruktiver Ventilationsstörung. Signifikanter Anstieg der Schlafstadiendauer 3/4 unter 4 l/min O_2 im Vergleich zur Luftatmung

der nächtlichen hypoxämischen Episoden mit einem Abfall der Sauerstoffsättigung von mehr als 10% geht deutlich zurück. Trotz dieser Zunahme der Sauerstoffsättigung verbesserte sich die Schlafqualität nicht, so daß ein gegensinniger Effekt auf die Schlafqualität diskutiert werden muß.

1.5 Lungenfibrose

1.5.1 Pathophysiologie

Interstitiell verlaufende entzündliche Prozesse lösen eine zunehmende Fibrosierung des Lungenparenchyms mit verminderter Dehnbarkeit aus. Funktionell entsteht eine Restriktion mit reduzierten Lungenvolumina und eine Diffusionsstörung mit einem pO_2-Abfall unter körperlicher Belastung.

Der verminderte Atemantrieb während des REM-Schlafes führt bei Patienten mit Lungenfibrose zu episodischer Hypoventilation mit Hypoxämie. Diese dürfte u.a. auf die geringen Lungenvolumina, die zusätzlich durch die Hypotonie der Interkostalmuskulatur im REM-Schlaf vermindert werden, und auf die damit verminderten Sauerstoffvorräte der Lunge zurückzuführen sein.

Bei geringerem Lungenvolumen als Folge der Restriktion bilden sich leicht Lungenareale, die vom Gasaustausch ausgeschaltet sind; damit entstehen Ventilationsverteilungsstörungen (Bye et al. 1984). Bei den meisten Patienten mit idiopathischer Lungenfibrose liegt die O_2-Sättigung während einem Drittel der Gesamtschlafzeit unter 90%. Auch im Schlaf liegt die Atemfrequenz im pathologischen Bereich.

Tabelle 2. Schlaf und interstitielle Lungenfibrose. (Nach Perez-Padilla et al. 1985)

	Lu-Fibrose	normal
Schlaf-Effizienz	$0,72 \pm 0,06$	$0,79 \pm 0,03$
Schlaf-Stadium 1	$34 \pm 7\%$	$13 \pm 2\%$
Schlaf-Stadium 3/4	$1,9 \pm 1,5\%$	$2,3 \pm 0,7\%$
REM	$12 \pm 3\%$	$20 \pm 1\%$
Schlaf-Fragmente	14 ± 3	7 ± 1

1.5.2 Schlaf und Lungenfibrose

Die Schlafeffizienz ist nur geringfügig gegenüber einem Normalkollektiv verringert. Die Architektur des Schlafes ist dagegen erheblich verändert. So liegt die Dauer des REM-Schlafes bei 50% der Norm. Der leichte Schlaf (Schlafstadium 1) ist mit 30% der Gesamtschlafzeit vermehrt. Der Schlaf wird durch Weckreaktionen gegenüber Gesunden doppelt so oft unterbrochen und auch die Schlafstadienwechsel pro Stunde liegen in der Fibrosegruppe doppelt so hoch (Perez-Padilla et al. 1985; Tabelle 2).

1.5.3 Therapie

Die Therapie der interstitiellen Lungenfibrose mit ausgeprägter Hypoxämie beinhaltet häufig die Gabe von Sauerstoff. Allerdings gibt es keine Studie, die ihren Effekt auf die Schlafqualität überprüft hätte. Eine Gefährdung des Patienten durch eine Abnahme der alveolären Ventilation ist aufgrund des erhöhten Atemantriebs bei dieser Patientengruppe auch während des Schlafes nicht zu erwarten.

2 Kyphoskoliose

2.1 Pathophysiologie

Brustkorbdeformierungen mit dosal konvexer Krümmung der Brustwirbelsäule und seitlicher Krümmung der Körperachse führen zu einer Reduktion des Thoraxvolumens und zu komplexen atemmechanischen Störungen (Tabelle 3).

Die Hypoventilation, ausgelöst durch die Hypopnoe vorwiegend im REM-Schlaf, ist die wichtigste Atemstörung während des Schlafes von Patienten mit Kyphoskoliose (Sawicka et al. 1987). Als wichtigste Ursache der hypopnoischen Episoden muß eine verminderte Aktivität der Inspirationsmuskulatur angesehen werden. Da das Zwerchfell bei Kyphoskoliose einen deutlich

Tabelle 3. Kyphoskoliose und Schlafhypoxie-Ursachen

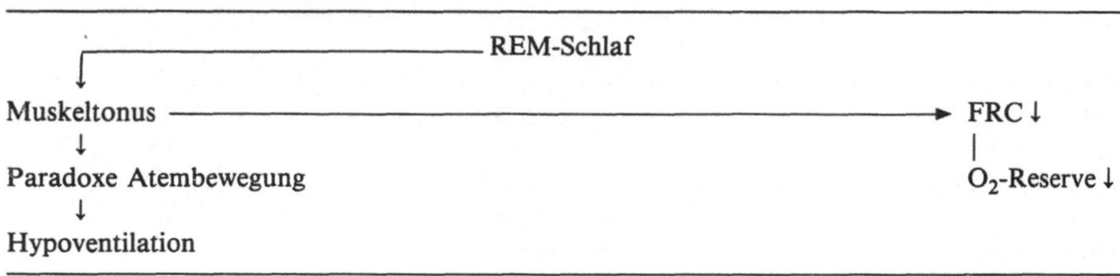

schlechteren Wirkungsgrad besitzt, ist vor allem die Aktivität der akzessorischen Atemmuskulatur erforderlich, um eine adäquate Ventilation im REM-Schlaf zu gewährleisten. Neben der ungünstigen mechanischen Position des Zwerchfells kommt bei Patienten mit neurologischen Erkrankungen wie Poliomyelitis auch die Schwäche des Zwerchfells hinzu. Da auch die akzessorische Muskulatur im REM-Schlaf in ihrer Aktivität deutlich vermindert ist, kann durch erhöhte Zwerchfellaktivität die Ventilation nicht gesteigert werden. Dies zeigen Messungen der EMG-Aktivität des M. stenocleidomastoideus, wo vor allem während verminderter Thoraxwandexkursionen insbesondere während des REM-Schlafes die Aktivität reduziert wird. Da die Patienten eine verminderte funktionelle Residualkapazität und damit einen verminderten Sauerstoffvorrat in der Lunge aufweisen, können sich bei Ventilations-/Perfusions-Inhomogenitäten ausgeprägte Hypoxämie und Hyperkapnie entwickeln.

2.2 Schlaf und Kyphoskoliose

Der Schlaf bei Patienten mit Kyphoskoliose wird durch die Erkrankung häufig beeinträchtigt. Die Patienten klagen über exzessive Tagesmüdigkeit und morgendliche Kopfschmerzen. Die meisten Patienten entwickeln lediglich während der Nacht eine Hyperkapnie. Bei schweren Formen kann es zu einer auch tagsüber auftretenden respiratorischen Azidose kommen. Die während des Schlafes auftretenden Atemregulationsstörungen führen zu Hypoxie, Hyperkapnie und damit respiratorischer Azidose, die eine Druckerhöhung im großen und kleinen Kreislauf auslöst. Die über längere Zeit bestehende Druckerhöhung induziert ein Cor pulmonale und im weiteren Verlauf der Erkrankung eine Rechtsherzinsuffizienz. Meistens ist die Gesamtschlafzeit verkürzt. Die Wachstadien und Stadium 1 sind auf Kosten von Stadium 2 und Stadium REM verlängert. Auch Apnoephasen sowie Cheyne-Stokessche-Atmung werden häufig beobachtet (Mezon et al. 1980; Guilleminault et al. 1981).

Im REM-Schlaf treten die häufigsten Atemstörungen mit der ausgeprägtesten O₂-Entsättigung auf. Diejenigen Patienten, die am meisten über Schlafprobleme klagen, zeigen auch den höchsten Apnoe- und Hypopnoe-Index. Während des REM-Schlafes treten sowohl obstruktive als auch zentrale Apnoen auf.

Zusammengefaßt entwickeln praktisch alle Patienten mit schwerer Kyphosskóliose im Schlaf und speziell im REM-Schlaf Hypopnoen und im ausgeprägtesten Fall Apnoephasen. Die Ursache dürfte hauptsächlich der verminderten Zwerchfellbewegung in diesem kritischen Schlafstadium zuzuschreiben sein.

2.3 Therapie

Die therapeutischen Möglichkeiten zentrieren sich insbesondere auf eine nächtliche Beatmung, z. B. über eine nasale Maske (Hoeppner et al. 1984).

Unter mechanischer Ventilation von Patienten mit respiratorischer Azidose während der Nacht normalisiert sich die alveoläre Ventilation auch während des Tages. Es ist deshalb anzunehmen, daß durch die Besserung der Muskelschwäche während der Nacht auch ein länger anhaltender Effekt, ähnlich wie er bei restriktiven Erkrankungen beschrieben wird, zu verzeichnen ist. Medikamentöse Therapie mit Steigerung des Atemantriebes durch Senkung des Bikarbonats mit Azetazolamid führt manchmal zu einer Verminderung der Apnoen und zu einer verbesserten nächtlichen Sättigung sowie zu einer Normalisierung der pulmonal-arteriellen Drücke (George u. Kryger 1987). Unter Sauerstofftherapie kann bei Patienten mit Kyphoskoliose eine kontinuierliche Zunahme der transkutan gemessenen pCO_2-Werte im Sinne einer zunehmenden alveolären Hypoventilation während des Schlafes beobachtet werden. Stimulation der Chemorezeptoren mit z. B. Almitrin verhindert einen weiteren Anstieg des pCO_2.

3 Herzerkrankungen

3.1 Angina pectoris

Als Ursache der nächtlichen Angina-pectoris-Anfälle bei Patienten mit koronarer Herzerkrankung wird u. a. der REM-Schlaf verantwortlich gemacht. Andere Faktoren wie Linksherzinsuffizienz als Folge des erhöhten venösen Rückflusses während des Schlafes und Spasmen der Koronararterien (Prinzmetal-Angina) werden ebenfalls diskutiert. Bei Patienten mit nächtlicher Angina-pectoris-Anamnese wird im Langzeit-EKG eine Häufung signifikanter ST-Streckensenkungen im REM-Schlaf gefunden. Als Ursache wird eine alveoläre Hyperventilation mit Erniedrigung des pCO_2 und konsekutiver Konstriktion der Koronararterien mit reduziertem koronaren Blutdurchfluß vermutet (Nowlin et al. 1965; Murao et al. 1972). Die Anzahl der Episoden kann während der Nacht zunehmen, um zwischen 4 und 6 Uhr morgens zu kulminieren.

Eine weitere Gefahr für den Patienten mit Angina pectoris besteht darin, daß der REM-Schlaf eine Blutdruckerhöhung auslösen kann. Diese wiederum führt zu entsprechenden ST-Streckenveränderungen mit Angina-pectoris-Symptomatik und Unterbrechung des Schlafes (Roughgarden et al. 1966).

3.2 Kardiale Rhythmusstörungen

Im Non-REM-Schlaf kommt es durch Überwiegen der Aktivität des parasympathischen Nervensystems vor allem in den frühen Morgenstunden zu einer Minderung der Herzfrequenz. Damit können Arrhythmien begünstigt werden. Auf der anderen Seite fällt der Blutdruck im Non-REM-Schlaf ab. Damit vermindert sich die Herzarbeit, die im Schlaf auch durch den verminderten Metabolismus reduziert wird. Demnach verbessert sich zumindest im Non-REM-Schlaf die Relation zwischen Versorgung und Bedarf des koronaren Blutflusses.

In mehr als zwei Dritteln der Fälle gehen deshalb die ventrikulären Extrasystolen während des Schlafes gegenüber der Messung während des Tages zurück. Die supraventrikulären Extrasystolen mit supraventrikulärer Tachykardie nehmen dagegen in der Nacht zu. Eine sichere Erklärung für dieses Phänomen gibt es zur Zeit nicht (Lown et al. 1973; Lester et al. 1969).

Nur im REM-Schlaf finden wir eine Zunahme der ventrikulären Extrasystolen. In einem besonders kritischen Zustand befinden sich Patienten nach einem akutem Herzinfarkt. Bei etwa 20% der Patienten wird eine Zunahme der schon bestehenden, tagsüber gemessenen kardialen Arrhythmien, bei wenigen Patienten ventrikuläre Extrasystolen nur während des Schlafes beobachtet (Lown et al. 1973).

Um zu exakteren Aussagen zu kommen, ist es sicher erforderlich, bei zukünftigen Untersuchungen die Patientengruppen noch genauer hinsichtlich ihrer Grunderkrankung und ihrer Schlafstadien zu charakterisieren.

3.3 Herzinsuffizienz

3.3.1 Pathophysiologie

Patienten mit Herzinsuffizienz infolge Koronarsklerose, Herzinfarkt oder Kardiomyopathie entwickeln nächtliche Atemrhythmusstörungen mit konsekutiven Schlafstörungen. Die häufigste Atemstörung ist die Cheyne-Stokessche (CSR) oder periodische Atmung. Bei der periodischen Atmung handelt es sich um ein zyklisches Atemmuster mit zu- und abnehmender Atemamplitude, gefolgt von einer Apnoe oder Hypopnoe (Rees u. Clark 1979; De Olazabal et al. 1982; Findley et al. 1985; Dark et al. 1987). Die Periodizität der Herzfrequenz, der Sauerstoffsättigung und der Atmung verhält sich identisch, d. h. es besteht ein enger Zusammenhang zwischen Hypoxie und kardialen Rhythmusstörungen. Auf der anderen Seite könnte für dieses Phänomen auch die Reduktion des Parasympathikotonus oder die Zunahme des sympathischen Antriebs für die Rhythmizität von Atmung und Herzfrequenz als ursächlicher Faktor verantwortlich gemacht werden.

Der Schweregrad der zentralen Apnoe bei Linksherzinsuffizienz korrelierte mit der Kreislaufzeit, d.h. mit der Zeit, die das Blut benötigt, um von der Lunge die Chemorezeptoren im Sinus caroticus zu erreichen (Bradley et al. 1989).

3.3.2 Schlaf und Herzinsuffizienz

Bei etwa 50% der Patienten liegt die Schlaflatenz mit etwa 30 min bis zum Einschlafen im pathologischen Bereich. Die Gesamtschlafzeit ist in allen Fällen deutlich verkürzt. Die Häufigkeit der Schlafstadienwechsel ist im Vergleich zu Normalpersonen deutlich erhöht.

Die Schlafstadien 3/4 sind vermindert, und es überwiegen die Schlafstadien 1 und 2.

Die Schlafstadienwechsel finden vor allem in den Stadien 1 und 2 statt und werden durch Atemereignisse ausgelöst. Sie folgen vor allem der hyperpnoischen Phase der Cheyne-Stokesschen-Atmung. Die Gesamtschlafzeit korreliert mit der Dauer der Cheyne-Stokesschen-Atmung (CSR) (Hanly et al. 1989).

Auffallend ist die prozentual geringere Dauer der CSR während des REM-Schlafes. Dieser Befund paßt zu der Beobachtung, daß die Chemosensitivität während dieser Phase hinsichtlich Hypoxie und Hyperkapnieantwort am deutlichsten vermindert ist. Während die Weckreaktion bei der obstruktiven Schlafapnoe einen sinnvollen Mechanismus darstellt, um die Obstruktion der oberen Atemwege zu beenden, wachen die Patienten mit chronischer Herzinsuffizienz erst nach Beendigung der Apnoe/Hypopnoe auf, wahrscheinlich als Folge der konsekutiven Hyperventilation.

Infolge dieser häufigen Weckreaktionen entwickeln die Patienten eine deutliche Tagesmüdigkeit, manche klagen zusätzlich über Schlaflosigkeit.

Zusammenfassend erscheint es wichtig, Patienten auch mit kompensierter Herzinsuffizienz hinsichtlich der Schlafqualität genauer zu untersuchen und zu befragen und evtl. eine Messung mit Erfassung der Schlafstadien, der Atmung und der Oxygenation durchzuführen.

3.3.3 Therapie

Neuere Untersuchungen haben gezeigt, daß Sauerstofftherapie und nasale CPAP-Therapie (s. Kapitel Peter et al., S. 268 ff.) die Dauer der CSR deutlich reduziert und die Schlafqualität durch Verminderung der Weckreaktionen deutlich verbessert wird.

Bei nachgewiesener Cheyne-Stokes-Atmung kann ein Versuch mit nasaler kontinuierlicher positiver Überdruckatmung (nCPAP) unternommen werden.

Nach vorliegenden Untersuchungen verringert sich unter der nCPAP-Therapie der Apnoeindex, die Schlafstadien 3/4 werden verlängert, auch die REM-Schlafdauer verdoppelt sich. Die linksventrikuläre Funktion verbessert sich mit einer Zunahme der Ejektionsfraktion. Vermindert werden auch die Weckreaktionen, die auf ein Drittel des Ausgangswertes abfallen können (Takasaki et al. 1989).

4 Zerebralsklerose und Infarkt

Nächtliche Schlafstörungen als Folge von Atempausen treten gehäuft bei Patienten mit Zerebralsklerose bzw. Infarkt auf (Partinen u. Palomäki 1985). Bei Männern mit gesichertem Gehirninfarkt besteht ein deutlicher Bezug zur Vorgeschichte mit gewohnheitsmäßigem Schnarchen. Zwei Drittel der Patienten schnarchen zeitweise, häufig oder immer, im Vergleich zu einer Kontrollgruppe, bei der lediglich ein Drittel dieses Symptom aufweist. Deshalb kann ein Zusammenhang zwischen Schnarchen und dem Auftreten von schweren Gefäßveränderungen als Folge des dabei zu beobachtenden Hypertonus vermutet werden. Ein Drittel der Patienten mit Zerebralinfarkt weisen anamnestisch nächtliche Atempausen auf. Bei etwa 10% wird klinisch ein obstruktives Schlafapnoe-Syndrom verdächtigt.

5 Chronische Nierenerkrankungen

Ein relativ hoher Prozentsatz von Patienten unter chronischer Hämodialyse leidet an exzessiver Tagesmüdigkeit, häufigen nächtlichen Weckreaktionen und unruhigem Schlaf. Bei etwa einem Drittel der Patienten liegt ein Schlafapnoe-Syndrom vor (Millman et al. 1985). Als Ursache für die obstruktive Schlafapnoc kommen neben strukturellen Abnormalitäten in den oberen Luftwegen eine zentrale oder eine hormonale Störung in Frage. Als wichtigste Ursache muß eine instabile Atemregulation diskutiert werden. Niereninsuffizienz führt zu einem gestörten Säure-Basen-Haushalt, da während und nach der Dialyse ein osmotisches Ungleichgewicht entsteht. Bei den Patienten besteht eine Korrelation zwischen dem Grad der Niereninsuffizienz und dem Apnoe/Hypopnoe-Index. Eine weitere Ursache ist die häufig bestehende Anämie, die ein vermehrtes Ansprechen der Chemorezeptoren auf hypoxische Reize auslöst und damit zu einer Instabilität der Respiration führen kann.

6 Endokrinologische Erkrankungen

6.1 Diabetes mellitus

6.1.1 Pathophysiologie

Bei schweren Stoffwechselstörungen im Rahmen eines Diabetes mellitus entwickelt sich eine autonome Polyneuropathie, die mit folgenden einfachen klinischen Tests vermutet bzw. diagnostiziert werden kann: Am stehenden Patienten werden während 5 min Blutdruck und Puls überwacht. Ein Abfall des systolischen Druckes um mehr als 20 mm Hg oder des diastolischen Druckes von mehr als 15 mm Hg ist pathologisch. Parallel zu diesem Befund findet sich eine fehlende Pulsfrequenzerhöhung.

Einfluß der Atmung auf die Herzfrequenz: Während maximaler In- und Exspiration entwickelt sich beim Gesunden unter Valsalva- (erhöhter exspiratorischer Druck) bzw. Müller-Manövern (erhöhter inspiratorischer Druck) eine Schwankung der Herzfrequenz. Eine verminderte Variation der Herzfrequenz von weniger als 10% ist pathologisch.

Patienten mit ausgeprägteren Insuffizienzzeichen des autonomen Nervensystems entwickeln Symptome wie Impotenz, vermindertes oder aufgehobenes Schwitzen, Abnahme des Durstgefühles, Inkontinenz (Guilleminault et al. 1977, Page u. Watkins 1978). Es gibt mehrere Berichte über Herz/Atem-Stillstände bei jungen Diabetikern mit schwerer autonomer Neuropathie. Häufige Ursache dieser Komplikationen sind vorausgegangene Eingriffe in Narkose, Medikamentengabe oder Bronchopneumonien. Es ist bekannt, daß bei diesen Patienten die Herzfrequenz und das Atemminutenvolumen unter Hypoxie nicht ansteigt. Dieses Phänomen kann auch unter Vagusblockade gesehen werden. Ähnlich wie bei der familären Dysautonomie können Synkopen, Krämpfe, Bradykardie und Blutdruckabfall unter Hypoxie beobachtet werden, während erhöhte inspiratorische O_2-Konzentrationen längere Apnoephasen auslösen können. Es kann sich danach ein Circulus vitiosus ausbilden mit Hypoxie, Hypotension, vermindertem zerebralen Blutfluß mit erneuter Verschlechterung der Sauerstoffversorgung des Gehirns (Srinivasan u. Sanders 1978; Rees et al. 1981).

6.1.2 Schlaf und Diabetes mellitus

Auch im Schlaf können bei Diabetikern mit autonomer Neuropathie vermehrt Störungen der Atemregulation mit gehäuften Atemstillständen auftreten (Rees et al. 1981). Kardiale Arrhythmien werden während dieser Ereignisse nicht beobachtet. Das verminderte Ansprechen der Herzfrequenz auf die Apnoeereignisse dürfte bradykarde Perioden während langer Apnoephasen verhindern. Die Patienten zeigen keine Tagesmüdigkeit oder pulmonale Hypertension.

Als Ursache der Regulationsstörung wird eine Reduktion der Chemorezep-
torensensitivität oder eine verminderte vagale Reaktion mit konsekutiver Störung von Atemreflexen diskutiert; alternativ wird eine vaskuläre Schädigung in
den respiratorischen Zentren vermutet. Histologische Studien dazu sind nicht
bekannt. Allerdings wird vermutet, daß bei einem ähnlichen Syndrom, dem
Shy-Darger-Syndrom, Läsionen im Hirnstamm für Atemregulationsstörungen
verantwortlich sind.

Weiter sollte daran gedacht werden, daß wiederholte nächtliche Apnoephasen mit Hypoxämien diabetische Komplikationen verstärken und damit die
Prognose dieser Patienten mitbeeinflussen könnten (Ewing et al. 1976). Patienten mit Diabetes mellitus mit gestörter autonomer Funktion weisen eine um etwa 50% reduzierte Lebenserwartung im Gegensatz zu Patienten mit Diabetes
mellitus und normaler autonomer Regulation auf (Guilleminault et al. 1981;
Mondini u. Guilleminault 1985). Atemantwortkurven, während des Tages gemessen, können die nächtlichen Atemregulationsstörungen nicht prognostizie-
ren. Die Patienten zeigen keine Tagesmüdigkeit oder Atemprobleme während
des Tages.

Zusammenfassend kann gesagt werden, daß Diabetes mellitus speziell mit
nachgewiesener autonomer Dysfunktion und Polyneuropathie einen Risikofaktor für Atemregulationsstörungen im Schlaf darstellt. Die genauen Beziehungen zwischen Stellgröße und Stellglied in dem mehrfach rückgekoppelten
System zwischen Atmung und Kreislauf ist nicht bekannt. Vor allem der Schlaf
stellt für diese Patienten ein Gefährdungspotential dar, das erst durch größere
Longitudinalstudien weiter geklärt werden kann. Die Gefährdung der Patienten ist dann gravierend, wenn bei bestehenden Störungen durch zusätzliche
Gabe von atemdepressorischen Medikamenten und zentral dämpfende Maßnahmen der Regelkreis weiter entkoppelt wird.

6.2 Hypothyreose

Die Stoffwechselstörungen im Rahmen der Hypothyreose induzieren eine Vergrößerung von Skelettmuskeln, u.a. des M. genioglossus. Die kontraktilen Eigenschaften der Muskulatur sind pathologisch verändert mit verlangsamter,
aber verlängerter Kontraktion. Die damit gestörte Steuerung der phasisch ablaufenden Inspiration kann zu einer oropharyngealen Obstruktion führen.

In der Literatur wird über eine Reihe von Einzelfällen mit Myxödem und
obstruktivem Schlafapnoe-Syndrom berichtet (Wilson u. Bedell 1960; Massumi u. Winnacker 1964; Duron et al. 1972; Tamamoto et al. 1977; Skatrud et
al. 1981). Unter der Gabe von L-Thyroxin verschwinden die obstruktiven
Apnoephasen im REM-Schlaf weitgehend, lediglich wenige Episoden im Non-
REM-Schlaf mit Hypoxie können beobachtet werden.

Der ventilatorische Atemantrieb (p < 0,1) steigt um etwa 30%. Eine sichere
Aussage über die Veränderung der Schlafstadien und der Schlafdauer durch
die Therapie kann z. Z. nicht gemacht werden.

Neben obstruktiven Apnoen als Folge anatomischer Veränderung der oberen Atemwege, z. B. Zunahme von Mukopolysacchariden und interstitielle Ödembildung, wird auch über ein zentrales Schlafapnoesyndrom bei Hypothyreose berichtet (Millmann et al. 1983). Die Atemantwort auf Hyperkapnie steigt unter Schilddrüsenhormonsubstitution an, ebenso der Okklusionsdruck unter Hyperkapniebedingungen. Am eindruckvollsten ist die Steigerung der Atemantwort auf isokapnische Hypoxie. In Fällen von zentraler Apnoe sollte differentialdiagnostisch an das Bestehen einer Hypothyreose gedacht werden.

6.3 Akromegalie

Während bei gesunden Probanden zu Beginn des Schlafes der STH-Spiegel ansteigt, um im ersten Stadium 3/4 sein Maximum zu erreichen, findet man bei Akromegalie dauernd erhöhte Spiegel. Eine Kopplung von Tiefschlaf und der Freisetzung von Wachstumshormon scheint beim Gesunden nicht vorzuliegen, da auch nach experimenteller Unterdrückung des Tiefschlafes etwas verzögert ein STH-Gipfel, ähnlich wie im Normalschlaf, gefunden werden konnte (Born et al. 1988). Eine Erklärung für die verminderte Tiefschlafzeit wären gehäufte Apnoephasen, wobei überwiegend obstruktive Formen beschrieben werden. In der Gruppe mit Schlafapnoe-Syndrom liegt der Wachstumshormonspiegel signifikant höher im Vergleich zu der nichtsymptomatischen Gruppe (Nicolino et al. 1981). Nach Entfernung des Hypophysenadenoms kommt es zwar zu einer Normalisierung des STH-Spiegels, es ist aber nicht gesichert, ob die Apnoephasen dadurch beseitigt werden können. Die Symptome bei Patienten mit Akromegalie wurden früher häufig als Narkolepsie mißgedeutet (Barnes et al. 1979; Guilleminault et al. 1978; Perks et al. 1980). Obwohl ein Teil der Ursachen in der anatomischen Verlegung der oberen Atemwege gefunden werden kann, findet man Patienten mit überwiegend zentraler Apnoe, so daß ursächlich auch funktionelle Störungen bei Akromegalie beteiligt sein dürften.

Zusammenfassend weisen die genannten Beobachtungen darauf hin, daß der Schlaf bei Patienten mit Akromegalie durch gehäufte Apnoephasen gefährdet sein kann. Deshalb sollte eine gezielte Anamnese auch hinsichtlich der Existenz einer Schlafapnoe-Symptomatik durchgeführt werden.

7 Gelenkerkrankungen

Eine der häufigsten Ursachen von chronischen Schmerzen, die den Schlaf beeinträchtigen, sind Erkrankungen aus dem rheumatischen Formenkreis (Leigh et al. 1987, 1988). Patienten mit rheumatischen Erkrankungen klagen besonders darüber, daß die Schmerzen ihren Schlaf beeinträchtigen.

Ein weiteres Symptom, das häufig mit rheumatischen Erkrankungen vergesellschaftet ist, wie morgendliche Steifigkeit der Gelenke, wird dagegen als weniger graviernd eingestuft.

Patienten mit degenerativen Gelenkentzündungen (Arthrose) zeigen einen
größeren Prozentsatz an Schlafstadium 1; dagegen ist das Schlafstadium 2 signifikant vermindert. Wahrscheinlich handelt es sich um einen schlecht zu be-
einflussenden Schmerzreiz, der zu einer Verschlechterung des Schlafes führt.
Erst unter ausreichender Medikation mit steroidalen und nichtsteroidalen An-
tiphlogistika kann die Schlafqualität verbessert werden (Moldofski et al. 1987).
Schlafstudien können den Effekt verschiedener therapeutischer Maßnahmen
hinsichtlich der Schmerzbekämpfung bei chronischen Arthritiden objektivieren (Moldofski et al. 1987). Ein gewisser Prozentsatz von Patienten mit Arthrose klagt über morgendliche Schmerzen und Steifigkeit. Diese Patienten haben signifikant mehr periodische Beinbewegungen. Die Bewegungen führen
häufig zu Schlafstadienverschiebungen bzw. zu Weckreaktionen. Als Folge der
Schlaffragmentation im Rahmen der Myoklonien ist der Schlaf nicht erholsam
und dementsprechend fühlen die Patienten mehr Muskelverspannungen,
Schmerzen in den Händen und morgendliche Steifigkeit.

Benzodiazepine können die schlafbezogenen Myoklonien beeinflussen und
gleichzeitig die Beschwerden der Patienten vermindern.

Fibromyalgie ist eine Sonderform einer Erkrankung aus dem rheumatoiden
Formenkreis. Meistens erkranken Frauen im Alter zwischen 20 und 50 Jahren.
Es handelt sich um eine multifaktorielle Erkrankung des Muskel- und Skelett-
systems. Sie ist durch folgende Symptome charakterisiert: Nacken- und Schul-
terschmerzen, morgendliche Steifigkeit, Schlafstörungen und Tagesmüdigkeit,
Überempfindlichkeit auf Kälte, Hitze, Kopfschmerzen sowie geschwollene
Hände und Füße. Schlafstörungen werden in 60–90% aller Fälle berichtet.
Moldofski u. Scarisbrick (1976) beschrieben häufige, kurze Weckreaktionen.
Sie konnten ähnliche Symptome an Normalpersonen auch durch experimentel-
le Unterbrechungen der Schlafstadien 3/4 mit vergleichbaren Symptomen wie
Muskelschmerzen und Stimmungsveränderungen erzeugen.

8 Karzinome

Es gibt nur wenige Untersuchungen über das Schlafverhalten bei Patienten mit
Karzinomen. Die meisten basieren lediglich auf Fragebögen und auf Aussagen
der Patienten. Die einzelnen Schlafstadien wurden nur selten untersucht.
Schlaflosigkeit ist aber ein häufiges Problem bei Patienten mit schmerzhaften
Krebserkrankungen. Viele werden deshalb in der Klinik oder zu Hause mit
Morphinderviaten behandelt, um ihnen einen ausreichenden Schlaf zu ermög-
lichen.

Rund die Hälfte der Betroffenen erhält ein Psychopharmakon oder ein
Schlafmittel (Derogatis et al. 1979).

Bei Patienten, die über schlechten Schlaf berichten, sind die Tiefschlafphasen 3 und 4 signifikant vermindert. Die REM-Latenz oder die Schlafdauer sind dagegen nicht vermindert. Ob die Ursache des verminderten Tiefschlafes der Schmerz oder der schlechte Allgemeinzustand mit Veränderung des Immunsystems der Patienten ist, kann nicht sicher entschieden werden. Denkbar ist, daß die Dauer des Tiefschlafes die kritische Größe hinsichtlich der Erholungs- und restaurativen Situation bei Krebspatienten ist (Silberfarb et al. 1985).

9 Chronische Infektionen

Patienten mit chronischer Epstein-Barr-Virus-Infektion, die auch im Rahmen einer AIDS-Infektion auftreten kann, klagen häufig über Schlafschwierigkeiten und insbesondere über Tagesmüdigkeit (Buchwaldt et al. 1987). Bei 75% aller Patienten werden anamnestisch Schlafstörungen angegeben. Die chronische Müdigkeit dürfte auf einen latenten EBV-Infekt hinweisen. Das Syndrom kann derart ausgeprägt sein, daß viele Patienten bettlägerig werden. Die begleitenden Myalgien und Schmerzen führen zu einer Reduktion der üblichen Tagesaktivität.

Patienten, die in den letzten Monaten eine infektiöse Mononukleose durchgemacht haben, klagen über konstante Tagesmüdigkeit (Guilleminault u. Mondini 1986).

Alle Patienten schlafen auch während des Tages häufig ein. Die Schlafzeit beträgt bis zu 3 h während des Tages. Der multiple Schlaflatenztest ergibt verkürzte Schlaflatenzen. Die Anzahl der Mikroschlaf-Ereignisse ist erhöht. Die Patienten, zeigen im Laufe von Jahren eine zunehmende klinische Verschlechterung. Die nächtliche Schlafzeit nimmt beträchtlich zu, die mittlere Schlaflatenz verkürzt sich um die Hälfte. Trotz Medikation mit Stimulanzien wie Amphetamin und trizyklischen Antidepressiva wie Imipramin, Clomipramin, Protriptylin und Levodopa sind einige Patienten nicht in der Lage, ihren erlernten Beruf weiter auszuüben. Andere sind durch ihre tägliche Müdigkeit in ihrer Leistungsfähigkeit deutlich eingeschränkt. Amphetamin zeigt den besten Effekt auf die Tagesmüdigkeit mit Verringerung der Schlaflatenz. Ein Zusammenhang zwischen den initialen Symptomen, dem Schweregrad und der Dauer des Fibers sowie der Dauer der Lymphknotenschwellung oder neurologischen Symptomen, der EBV-Infektion und der späteren Tagessymptomatik kann nicht nachgewiesen werden.

10 Medikamentös induzierte Schlafstörungen

10.1 Theophyllin und Beta$_2$-Mimetika

Theophyllin und Beta$_2$-Mimetika werden häufig zur Behandlung der obstruktiven Ventilationsstörung bei Asthma bronchiale und chronisch obstruktiver Lungenerkrankung im Rahmen einer chronischen Bronchitis eingesetzt, Theophyllin wird bei leichteren Formen des Schlafapnoe-Syndroms alternativ zur CPAP-Therapie versucht, wobei durch eine Blutspiegelerhöhung über 10 mg/l keine weitere Reduzierung der Apnoefrequenz erreicht wird. Die Schlafarchitektur wird durch den zentral stimulierenden Effekt des Theophyllins dosisabhängig deutlich beeinträchtigt: Die Schlafeffizienz fällt um etwa 20% ab, die Schlafstadienwechsel werden verdoppelt, die Dauer des Schlafstadiums 1 steigt auf Kosten des Schlafstadiums 2 an, der Schlaf wird oberflächlicher (McEvoy et al. 1987).

Bei mittleren Dosen Theophyllin wird der Schlaf seltener beeinträchtigt. Vor allem Personen, die auf die Einnahme von Koffein mit Nervosität, Unruhe und Konzentrationsschwierigkeiten reagiren, entwickeln auch unter Theophyllin eine längere Schlaflatenz und häufig Schlafunterbrechungen (Janson et al. 1989).

Beta$_2$-Andrenergika werden überwiegend inhalativ topisch appliziert. Systemische Nebenwirkungen mit Schlafstörungen treten dabei selten auf. Bei oraler systemischer Gabe dagegen muß im Vergleich etwa 10mal höher dosiert werden, so daß hier häufiger Schlafstörungen beobachtet werden.

10.2 Antihypertensiva

10.2.1 Beta-Blocker

Zur Therapie leicht- und mittelgradiger Hypertonieformen werden häufig Beta-Blocker eingesetzt. Alle durchdringen die Blut-Hirn-Schranke, ihre Konzentration ist abhängig von den lipophilen oder hydrophilen Eigenschaften. Nichtselektive Beta-Blocker lösen mehr Nebenwirkungen im Vergleich zu beta$_1$-selektiven Betablockern aus. Sie umfassen unruhige Träume bis zum Alptraum und Schlaflosigkeit. Substanzen wie Pindolol mit intrinsischer, also zusätzlicher adrenerger Aktivität induzieren vermehrt Schlaflosigkeit (Uchiumi et al. 1988).
Besonders lipophile Beta-Blocker wie Propranolol, Oxprenolol und Metoprolol erscheinen im Gehirngewebe mit 10- bis 20fach höherer Konzentration, verglichen mit einem hydrophilen Beta-Blocker wie Atenolol. Selbst unter Atenolol wird die Schlafzeit gegenüber Placebo vermindert (Danchin et al. 1988).

Auch die Wachzeit wird verlängert. Die Schlafzeit fällt um ca. 5%, die Anzahl der REM-Perioden sinkt, die Weckreaktionen werden verdoppelt (Kostis u. Rosen 1986).

Der subjektive Score bezüglich Durchschlafschwierigkeiten ist mehr als verdoppelt, wenn Metoprolol mit Cilazapril, einem ACE-Hemmer, verglichen wird (Dietrich u. Herrmann 1989).

Die Melatonin-Ausscheidung im Urin wird vor allem unter Metropol signifikant eingeschränkt und korreliert mit der Zunahme von Schlafstörungen (Brismar et al. 1988). Neben der Hauptindikation Hypertonie werden Beta-Blocker auch bei Glaukom-Patienten eingesetzt. Auch bei dieser Applikationsform kann Schlaflosigkeit auftreten, da praktisch 100%ige Bioverfügbarkeit erreicht wird.

Beta$_1$-selektive Substanzen weisen deutlich geringere Nebenwirkungen hinsichtlich der Schlafstörungen auf. Die Nebenwirkungen können vermindert werden, wenn möglichst niedirg dosiert und eine retardierte Galenik verwandt wird, wobei eine einmalige Applikation im Vergleich zu mehrfacher Tabletteneinnahme günstiger erscheint (Dimengas u. Dahlof 1990). Eine abendliche Dosierung sollte − wenn irgend möglich − vermieden bzw. eine reduzierte Dosis verwandt werden (Dahlof u. Dimenas 1990).

10.2.2 Weitere Antihypertensiva

Neben den Beta-Blockern weisen auch andere blutdrucksenkende Medikamenten wie Kalziumantagonisten, Clonidin, Urapidil in Einzelfällen Nebenwirkungen mit Schlafstörungen und gehäuften Alpträumen auf, es wird aber auch teilweise von einem sedierenden Effekt, wie z. B. von Clonidin, berichtet.

10.3 Antibiotika

Chinolonderivate wie Nor-Ofloxacin, Ciprofloxacin, Enofloxacin, Pefloxacin, Ofloxacin hemmen die DNA-Gyrase von Bakterien und werden bei Infektionen der ableitenden Harnwege, des Atemtraktes usw. eingesetzt. In 5−25% aller Fälle kommt es zu Nebenwirkungen, aber nur in 1−3% muß die Behandlung deshalb abgebrochen werden. Die häufigsten Beschwerden betreffen den Gastrointestinaltrakt, bei etwa 1−5% treten Angstgefühle, Nervosität, Kopfschmerzen und Schlaflosigkeit auf (Rahm u. Schacht 1989). Nach Absetzen des Medikamentes sind die Beschwerden in der Regel reversibel.

10.4 Lipidsenkende Medikamente

Neben Fibratderivaten wie Clofibrat, Ciprofibrat, Benzafibrat als lipidsenken-
de Substanzen werden neuerdings Hydroxymethylglutaryl-CoA-Reduktase-In-
hibitoren (HMG-CoA) wie Lovastatin, Synvinolin und Epastatin verwandt.
Lovastatin erhöht wahrscheinlich die LDL-Clearance und reduziert zusätzlich
die LDL-Synthese (Blum u. Levy 1989). Auch hier wird über Nebenwirkungen
wie gastrointestinale Symptome mit Flatulenz, Kolik, Diarrhoen, aber auch
zentralnervöse Nebenwirkungen wie Kopfschmerzen und Insomnie berichtet.

Literatur

Ballard RD, Irvin CG, Martin RJ, Pak J, Pandey R, White DP (1989) The influence of sleep on
   lung volume in asthmatics. Am Rev Respir Dis 139:A83
Barnes AJ, Pallis C, Joplin GF (1979) Acromegaly and narcolepsy. Lancet II:750–751
Bellia V, Cuttitta G, Insalaco G, Visconti A, Bonsignore G (1989) Relationship of nocturnal bron-
   choconstriction to sleep stages. Am Rev Respir Dis 140:363–367
Blum CB, Levy RI (1989) Current therapy for hypercholesterolemia. JAMA 261:3582–3587
Born M, Muth S, Fehm HL (1988) The significance of sleep onset and slow wave sleep for noctur-
   nal release of growth hormone (GH) and cortisol. Psychoneuroendocrinology 13:223–243
Boysen PG, Block AJ, Wynne JW, Hunt LA, Flick MR (1979) Nocturnal pulmonary hypertension
   in patients with chronic obstructive pulmonary disease. Chest 76:536
Bradley TD, Takasaki Y, Rutherford R (1989) Central sleep apnea in patients with and without
   left ventricular failure. Am Rev Respir Dis 139:A80
Brismar K, Hylander B, Eliasson K, Rossner S, Wetterberg L (1988) Melatonin secretion related
   to side effects of beta-blockers from the central nervous system. Acta Med Scand 223:525–530
Buchwaldt D, Sullivan JL, Komaroff AL (1987) Frequency of chronic active Epstein-Barr virus
   infection in a general medical practice. JAMA 257:2303–2307
Bye PT, Issa F, Berthon-Jones M, Sullivan CE (1984) Studies of oxygenation during sleep in patients with interstitial lung disease. Am Rev Respir Dis 132:224–229
Calverley PMA, Brezinova V, Douglas NJ, Catterall JR, Flenley C (1982) The effect of oxygenation of sleep quality in chronic bronchitis and emphysema. Am Rev Respir Dis 126:
   206–210
Catterall JR, Hind R, Stewart IC, Whyte KF, Shapiro CM, Douglas NJ (1986) Effect of sleep
   deprivation in overnight bronchoconstriction in nocturnal asthma. Thorax 41:676
Cochrane GM, Clark TJM (1975) A survey of asthma mortality in patients between ages 35 and
   64 in the greater London hospitals in 1971. Thorax 30:300
Connaughton JJ, Douglas NJ, Morgan AD, Shapiro CM, Critchly AJH, Pauly N, Flenley DC
   (1985) Almitrine improves oxygenation when both awake and asleep in patients with hypoxia
   and carbon dioxide retention caused by chronic bronchitis and emphysema. Am Rev Respir
   Dis 132:206
Dahlof C, Dimenas E (1990) Side effects of beta-blocker treatment as related to the central nervous system. Am J Med Sci 299:236–244
Danchin N, Genton P, Atlas P, Anconina J, Pernot C, Leclerc J (1988) Effects of atenolol vs
   clonidine on sleep in hypertensive men: a randomized, double-blind, cross-over study. Eur
   Heart J 9(Suppl 1):77
Dark DS, Pingleton SK, Kerby GR, Crabb JE, Gollub SB, Glatter TR (1987) Breathing pattern
   abnormalities and arterial oxygen desaturation during sleep in the congestive heart failure syndrome. Chest 91:833–836

De Olazabal JR, Miller MJ, Cook WR, Mithoefer JC (1982) Disordered breathing and hypoxia during sleep in coronary artery disease. Chest 82:548−551

Derogatis LR, Feldstein M, Morrow G (1979) A survey of psychotropic drug prescriptions in an oncology population. Cancer 44:1919−1929

Dietrich B, Herrmann WM (1989) Influence of cilazapril on memory functions and sleep behavior in comparison with metaoprolol and placebo in healthy subjects. Br J Pharmacol 27(Suppl 2):249S−261S

Dimenas E, Dahlof C (1990) Tolerability and well-being with metoprolol in a controlled release (CR/ZOK) formulation: A review article. J Clin Pharmacol 30(Suppl 2):S92−S97

Douglas JN, White DP, Weil JV, Pickett CK, Martin RJ, Hudgel DW, Zwillich CW (1982) Hypoxic ventilatory response decreases during sleep in normal men. Am Rev Respir Dis 125:286

Duron B, Quinchard J, Fullana N (1972) Nouvelles recherches sur le mechanisme des apnees du syndrome de Pickwick. Bull Physiopathol Respir (Nancy) 8:1277−1288

Espinoza H, Antic R, Thornton AT, McEvoy RD (1987) The effects of aminophylline on sleep and sleep-disordered breathing in patients with obstructive sleep apnea snydrome. Am Rev Respir Dis 136:80−84

Ewing DJ, Campbell IW, Clarke BF (1976) Mortality in diabetic autonomic neuropathy. Lancet I:601−603

Findley LJ, Zwillich CW, Ancoli-Israel S, Kripke D, Tisi G, Moser KM (1985) Cheyne-Stokes breathing during sleep in patients with left ventricular heart failure. South Med J 78:11−15

Fleetham JA, Kryger MH (1981) Sleep disorders in chronic airflow obstruction. Med Clin North Am 65:549

Garcia-Bunuel L (1978) Cardiorespiratory arrest in diabetic autonomic neuropathy. Lancet I:935−936

George CF, Kryger MH (1987) Sleep in restrictive lung disease. Sleep 10:409−418

Guilleminault C, Tilkian A, Lehrman K, Forno L, Dement WC (1977) Sleep apnea syndrome: States of sleep and autonomic dysfunction. J Neurolsurg Psychiatry 40:718−724

Guilleminault C, Van den Hoed J, Mitler MM (1978) Clinical review of the sleep apnea syndromes. In: Guilleminault C, Dement WC (eds) Sleep apnea syndromes. Academic Press, New York, pp 1−12

Guilleminault C, Briskin JG, Greenfield MS, Silvestri R (1981) The impact of autonomic nervous system dysfunction on breathing during sleep. Sleep 4:263−278

Guilleminault C, Kurland G, Winkle R, Miles LE (1981) Severe kyphoscoliosis, breathing and sleep. The "Quasimodo" syndrome during sleep. Chest 79:626−630

Guilleminault C, Mondini S (1986) Mononucleosis and chronic daytime sleepiness. Arch Intern Med 146:1333−1335

Hanly PJ, Millar TW, Steljes DG, Baert R, Frais MA, Kryger MH (1989) Respiration and abnormal sleep in patients with congestive heart failure. Chest 96:480−488

Hetzel MR, Clark TJH, Branthwaite MA (1977) Asthma: analysis of sudden deaths and ventilatory arrest in hospital. Br Med J I:808

Hetzel MR, Clark TJM (1979) Does sleep cause nocturnal asthma? Thorax 34:749

Hoeppner VH, Cockroft DW, Dosman JA, Cotton DJ (1984) Nighttime ventilation improves respiratory failure in secondary kyphoscoliosis. Am Rev Respir Dis 129:240−243

Holford FD, Mithoefer JC (1973) Cardiac arrhythmias in hospitalized patients with chronic obstructive pulmonary disease. Am Rev Respir Dis 108:879

Issa FG, Sullivan CE (1985) Respiratory muscle activity and thoracoabdominal motion during acute episodes of asthma during sleep. Am Rev Respir Dis 132:999−1004

Janson C, Gislason T, Almqvist M, Bomann G (1989) Theophylline disturbs sleep mainly in caffeine-sensitive persons. Pulm Pharmacol 2:125−129

Kostis JB, Rosen RC (1986) Central nervous system effects of beta-blockers. A study with objective measures. Clin Pharmacol Ther 39:203

Leigh TJ, Bird Ha, Hindmarch I, Wright V (1987) A comparison of sleep in rheumatic and non-rheumatic patients. Clin Exp Rheumatol 5:363−365

Leigh TJ, Hindmarch I, Bird HA, Wright V (1988) Comparison of sleep in osteoarthritic patients and age and sex matched healthy controls. Ann Rheum Dis 47:40−42

Lester BK, Block R, Gunn CG (1969) The relation of cardiac arrhythmias to phases of sleep. Clin Res 17:456

Lown B, Tykocinski M, Garfein A, Brooks P (1973) Sleep and ventricular preamture beats. Circulation 48:691

Massumi RA, Winnacker JL (1964) Severe depression of the respiratory center in myxedema. Am J Med 36:876–882

Mezon BL, West P, Israels J, Kryger M (1980) Sleep breathing abnormalities in kyphoscoliosis. Am Rev Respir Dis 122:617–621

Millman RP, Bevilacqua J, Peterson DD, Pack AI (1983) Central sleep apnea in hypothyroidism. Am Rev Respir Dis 127:504–507

Millman RP, Kimmel PL, Shore ET, Wasserstein AG (1985) Sleep apnea in hemodialysis patients: The lack of testosterone effect on its pathogenesis. Nephron 40:407–410

Moldofski H, Scarisbrick P (1976) Induction of neurasthenic musculoskeletal pain syndrome by selective sleep stage deprivation. Psychosom Med 38:35–44

Moldofsky H, Lue FA, Saskin P (1987) Sleep and morning pain in primary osteoarthritis. J Rheumatol 14:124–128

Mondini S, Guilleminault C (1985) Abnormal breathing patterns during sleep in diabetes. Ann Neurol 17:391–395

Montplaisir J, Walsh J, Malo JL (1982) Nocturnal asthma: failure of attacks, sleep and breathing patterns. Am Rev Respir Dis 125:18–22

Murao S, Harumi K, Katayama S et al (1972) All-night polygraphic studies of nocturnal angina pectoris. Jpn Heart J 13:295

Nicolino J, Marmottant G, Nicolino C, Pasquier J, Sauvan R, Bert J (1981) Acromegalie et apnee du sommeil. Ann Endocrinol (Paris) 42:205–232

Nowlin J, Troyer W, Collins W, Silverman G, Nichols C, McIntosh H, Estes E, Bogdonoff M (1965) The association of nocturnal angina pectoris with dreaming. Ann Intern Med 63:1040

Page M McB, Watkins PJ (1978) Cardiorespiratory arrest and diabetic autonomic neuropathy. Lancet I:14–16

Partinen M, Palomäki H (1985) Snoring and cerebral infarction. Lancet II:1325–1326

Perez-Padilla R, Walsh J, Lertzman, Kryger MH (1985) Breathing during sleep in patients with interstitial lung diseases. Am Rev Respir Dis 132:224–229

Perks WH, Horrocks PM, Cooper RA et al. (1980) Sleep apnoea in acromegaly. Br Med J I:894–897

Rahm V, Schacht P (1989) Safety of ciprofloxacin. A review. Scand J Infect Dis (Suppl) 60:120–128

Rees PJ, Clark TJH (1979) Paroxysmal nocturnal dyspnea and periodic respiration. Lancet II:1315–1317

Rees PJ, Prior JG, Cochrane GM, Clark TJH (1981) Sleep apnea in diabetic patients with autonomic neuropathy. J R Soc Med 74:192–195

Rosenblatt G, Hartmann E, Zwilling GR (1973) Cardiac irritability during sleep and dreaming. J Psychosom Res 17:129

Roughgarden J (1966) Circulatory changes associated with spontaneous angina pectoris. Am J Med 41:348

Rühle KH, Huber G, Klein G, Matthys H (1983) Influence of continuous oxygen inhalation on nocturnal cardiac arrhythmias in patients with chronic obstructive lung disease. Z Kardiol 72:604

Sawicka EH, Branthwaite MA (1987) Respiration during sleep in kyphoscoliosis. Thorax 42:801–808

Shapiro CM, Catteral JR, Montgomery I, Raab GM, Douglas NJ (1986) Do asthmatics suffer bronchoconstriction during rapid eye movement sleep? Br Med J 292:1161

Shepard JW, Schweitzer PK, Keller CA, Chun CS, Dolan GF (1984) Myocardial stress. Exercise versus sleep in patients with COPD. Chest 86:366

Sideris DA, Katsadoros DP, Valianos G, Assioura A (1975) Type of cardiac dysrhythmias in respiratory failure. Am Heart J 89:32

Silberfarb PM, Hauri PJ, Oxman TE, Lash S (1985) Insomnia in cancer patients. Soc Sci Med 20:849–950

Skatrud J, Iber C, Ewart R, Thomas G, Rasmussen H, Schultze B (1981) Disordered breathing during sleep in hypothyroidism. Am Rev Respir Dis 124:325–329

Srinivasan G, Sanders G (1978) Cardiorespiratory arrest in diabetes. Lancet I:504–505

Takasaki Y, Orr D, Popkin J, Bradley TD (1989) Effect of CPAP on Cheyne-Stokes respiration and left ventricular function in congestive heart failure. Am Rev Respir Dis 139:A80

Tamamoto T, Hirose N, Miyoshi K (1977) Polygraphic study of periodic breathing and hypersomnolence in a patient with severe hypothyroidism. Eur Neurol 15:188–193

Uchiumi M, Murasaki M, Matsumoto J, Fukuyama Y, Miura S (1988) The effects of beta-blockers on the psychomotor function with special reference to multiple sleep latency test. Psychopharmacology 96 (Suppl):320

White DP, Douglas NJ, Pickett CK, Weil JV, Zwillich CW (1982) Hypoxic ventilatory response during sleep in normal premenopausal women. Am Rev Respir Dis 126:530

Wilson WR, Bedell GN (1960) The pulmonary abnormalities in myxedema. J Clin Invest 39:42–55

Atmung und Schlaf:
Schlafbezogene Atmungsstörungen

J. H. Peter, M. Faust, T. Penzel, T. Podszus, H. Schneider, K. Weber und P. von Wichert

1 Einleitung

Mit der Verbreitung effizienter diagnostischer und therapeutischer Verfahren konnte in den letzten 5 Jahren die medizinische Bedeutung der schlafbezogenen Atmungsstörungen (SBAS) erkannt werden. Die derzeitigen Vorstellungen über die klinische Bedeutung der SBAS beruhen zwar immer noch auf heterogenen Informationen, es gelingt aber in jüngerer Zeit, die pathophysiologischen und die klinischen Aspekte der SBAS sinnvoll miteinander zu verknüpfen und hierdurch die Voraussetzungen für die epidemiologische und klinische Einordnung dieser Störungen zu schaffen. Wegen der erkannten objektiven Gefährlichkeit der SBAS und der damit verbundenen subjektiven Einschränkungen der Lebensqualität kommt allen Bemühungen um die rechtzeitige Diagnostik und um die Einleitung einer suffizienten Therapie höchste Bedeutung zu. Der zahlenmäßige Umfang des Problems und die Tragweite der Folgen erfordern es, daß jeder Arzt über die Problematik der Krankheitsbilder informiert ist und daß er SBAS-Patienten erkennen und die Indikation zur Untersuchung stellen kann. Jedes Krankenhaus sollte insbesondere Schlafapnoepatienten versorgen und erforderlichenfalls gezielt an spezialisierte Einrichtungen weiterleiten können.

Unter epidemiologischen und pathophysiologischen Gesichtspunkten sind die obstruktive Schlafapnoe und das obstruktive Schnarchen unter den SBAS von herausragender Bedeutung. Im folgenden wird deshalb der Schwerpunkt der Darstellung auf diesen Mustern der SBAS liegen, die beim obstruktiven Schlafapnoesyndrom kombiniert miteinander gefunden werden.

Auf Zusammenhänge zwischen Schlaf und internistischen Erkrankungen wird im übrigen im Kapitel Rühle (s. S. 243 ff.) eingegangen.

Der „positive" Aspekt des Problems Schlafapnoe ist die heute gegebene vollständige Therapierbarkeit der Schlafapnoe und die damit einhergehende Reduktion der Folgeerkrankungen. Bei rechtzeitig eingeleiteten adäquaten diagnostischen und therapeutischen Schritten lassen sich so die sonst drohenden Folgen für Gesundheit und Lebenserwartung der Betroffenen vollständig abwenden.

2 Definitionen, Häufigkeit und Epidemiologie

Schon seit langem sind zahlreiche Krankheitsbilder beschrieben, denen Störungen von Schlaf und Atmung zugrunde liegen, so z. B. das Pickwick-Syndrom (Burwell et al. 1956; Osler 1918; Gerardy et al. 1960), das sog. Undines-Fluch-Syndrom (Schlaefke u. See 1980), das alveolare Hypoventilationssyndrom (Gerardy et al. 1960), das Obesity-Hypoventilationssyndrom und die sog. „Heavy Snorers Disease" (Lugaresi et al. 1983) sowie die Schlafapnoesyndrome (Guilleminault et al. 1978; Strohl et al. 1984).

Die Schlafapnoesyndrome sind komplexe Krankheitsbilder, die ursächlich auf Schlafapnoe zurückzuführen und mit rechtzeitig eingeleiteter Therapie in allen Befunden und Symptomen reversibel sind (Guilleminault et al. 1978; Strohl et al. 1984).

SBAS sind bei Neugeborenen häufig und gelten heute als eine der wesentlichen Ursachen für perinatale Komplikationen. Sie sind in den ersten Lebensmonaten häufig Ursache für den plötzlichen Kindstod („SID"). (Näheres zu dieser Thematik findet sich im Kapitel Schläfke und Schäfer (S. 301 ff.).

Unter den Begriff der schlafbezogenen Atmungsstörungen im engeren Sinne werden folgende pathophysiologischen Muster zusammengefaßt (Abb. 1 und 2): die zentrale, die obstruktive und die gemischte Schlafapnoe, das obstruktive Schnarchen, die Hypoventilation und die kompletten Synchronisationsdefekte der Atmung (asynchrones Atmen) (Saunders u. Sullivan 1984; Peter et al. 1988; Peter et al. 1990 b). Von den SBAS im engeren Sinne abzugrenzen sind die zirkadian (z. B. durch zirkadiane Schwankungen der Kortisol- und Katecholaminspiegel, Herabsetzung der mukoziliaren Clearance) bedingten Störungen der Atmung, wie z. B. nächtliches Asthma bronchiale.

Apnoephasen, das sind Atemstillstände von mindestens 10 s Dauer, kommen im Schlaf bei jedermann vor, vor allem im sog. paradoxen oder REM-Schlaf. Gesicherte Erkenntnisse, ab welcher Anzahl von Apnoephasen eine pathologische Schlafapnoeaktivität anzunehmen ist, sind derzeit noch nicht vorhanden. Nach Guilleminault gelten weniger als durchschnittlich fünf Phasen je Stunde Schlafzeit (Apnoe-Index, AI < 5) als unbedenklich (Guilleminault et al. 1978). Nach Lavie sind zehn oder mehr solcher Ereignisse je Stunde Schlafzeit (AI ≥ 10) als positiver Apnoebefund anzusehen (Lavie 1983). Ab einem AI > 20 ist nach He et al. (1988) die Lebenserwartung der Betroffenen schon deutlich reduziert. Ab einem AI von 35 liegt in der Regel ein schweres Apnoesyndrom vor. Junge Patienten haben aber schon häufig bei noch niedrigem Apnoe-Index der Klinik nach ein schweres Schlafapnoesyndrom („Heavy Snorers Disease"; Abb. 2E).

Atemstillstände sind als zentrale Apnoe zu qualifizieren, wenn sie durch ein Ausbleiben der Aktivierung sämtlicher an der Atmung beteiligten Muskelgruppen verursacht sind. Obstruktiv ist die Apnoe hingegen, wenn selektiv die Aktivierung derjenigen Muskeln unterbleibt, die für die Offenhaltung des Pharynx in der Inspirationsphase verantwortlich sind (Abb. 1). Eine Kombination dieser beiden Muster ist die gemischte Apnoe (Abb. 2B und 3), die aufgrund

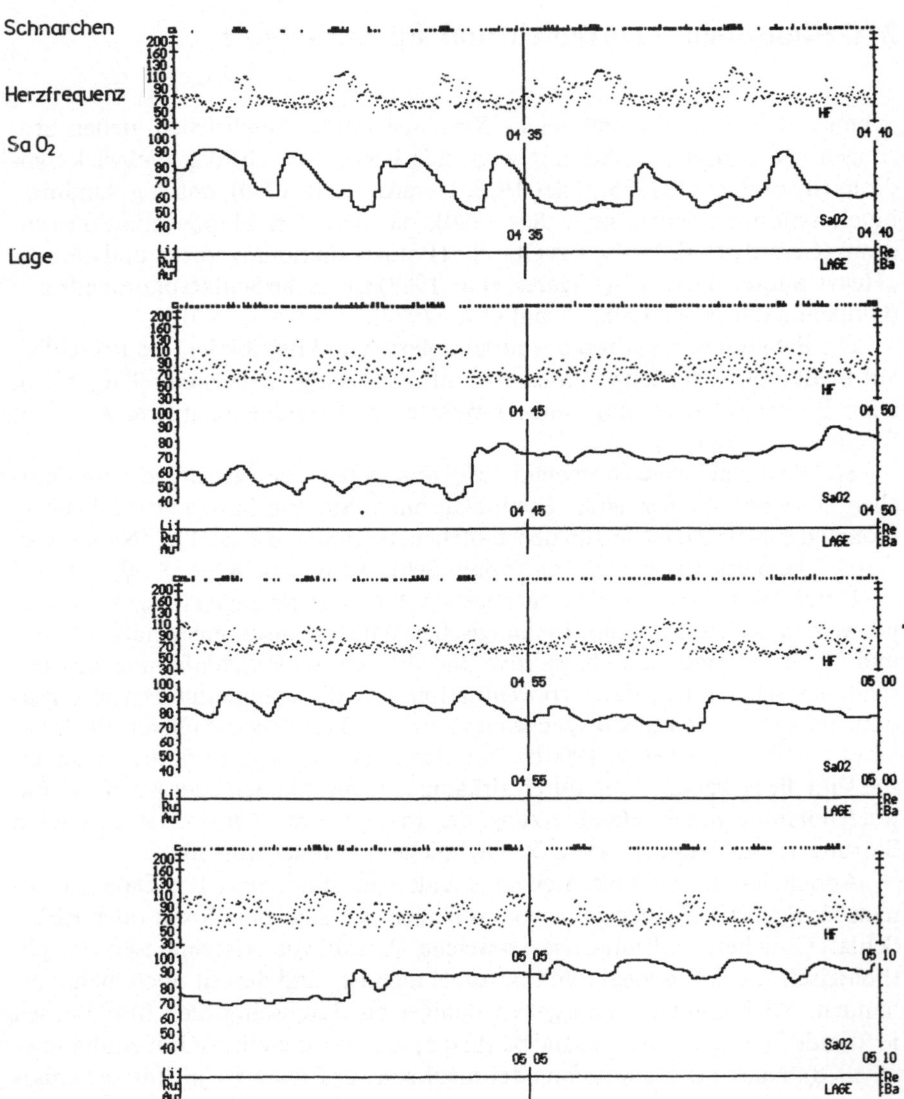

Abb. 1. Registrierbeispiel für obstruktive Apnoe und obstruktive Hypopnoe, registriert mit dem portablen 4-Kanal-System MESAM IV. Das Vorliegen der pharyngealen Obstruktion läßt sich mittels der Atemgeräusche über dem Larynx abschätzen. Einen Indikator für die zentralnervösen Arousals bietet (außer bei Patienten mit autonomer Dysfunktion) die momentane Herzfrequenz. Der Grad der Hypopnoe wird anhand der transkutan gemessenen Sauerstoffsättigung erkennbar. Auf einem vierten Kanal befindet sich schließlich eine codierte Angabe zur Körperposition

ihrer Prävalenz von herausragender Bedeutung ist: Sie wird bei unseren Patienten in mehr als 90% der Fälle gefunden. Rein zentrale und rein obstruktive Apnoe (Abb. 2A, C) sind dementsprechend selten zu finden.

Bei der ebenfalls aufgrund ihrer Auswirkungen und Verbreitung bedeutsamen SBAS „obstruktives Schnarchen" handelt es sich in Relation zur obstruktiven Apnoe pathophysiologisch nicht um eine qualitativ, sondern lediglich quantitativ abzugrenzende SBAS (Peter et al. 1989c): Beim obstruktiven Schnarchen ist die pharyngeale Obstruktion im Gegensatz zur obstruktiven Apnoe nicht komplett, so daß es nicht zum völligen Erliegen des Atemluftflusses kommt (Abb. 2D, E). Beim obstruktiven Schlafapnoesyndrom werden üblicherweise die komplette und die inkomplette pharyngeale Obstruktion in Kombination miteinander gefunden.

Das Schnarchen nimmt mit dem Lebensalter zu, betroffen sind auch hier vor allem Männer. Aufgrund der Ergebnisse einer Felduntersuchung gehen wir davon aus, daß ca. die Hälfte der 50jährigen Männer zumindest zeitweilig laut und unregelmäßig schnarcht (Peter et al. 1989a). Zu beobachten ist vor allem bei jungen Männern, die klinisch das volle Bild eines Apnoesyndroms bei überwiegend im REM-Schlaf ausgeprägter Schlafapnoe haben, daß sie in den anderen Schlafstadien und häufig auch beim Einschlafen obstruktives Schnarchen aufweisen (Lugaresi et al. 1989). Erste prospektive Studien belegen den Zusammenhang zwischen Schnarchen und koronarer Herzkrankheit sowie Apoplex (Koskenvuo et al. 1987). Schon Lugaresi beschrieb eine Koinzidenz von Schnarchen und arterieller Hypertonie sowie Hypersomnie (Lugaresi et al. 1983).

Schlafapnoe schränkt nicht nur das Wohlbefinden und die psychische Leistungsfähigkeit der Betroffenen erheblich ein, sie geht auch mit einer erhöhten Morbidität und Mortalität (He et al. 1988) einher und ist häufig Ursache von Unfällen und von Frühinvalidität. Frühere Annahmen einer Prävalenz der Schlafapnoe von 10% unter Männern der mittleren Altersgruppe (Peter et al. 1986; Zahorka et al. 1987) wurden häufig als übertrieben hoch angesehen, weil nicht unterschieden wurde zwischen einer Prävalenz von Mustern der SBAS, so etwa zwischen gehäuftem Auftreten von Apnoephasen von mehr als 10 s Dauer und klinisch manifesten Schlafapnoesyndromen.

Die Häufigkeit der Muster ist entsprechend der genannten Unklarheiten um einen Normwert für die Annahme einer pathologischen Schlafapnoeaktivität nach wie vor umstritten. So ist z. B. die ursprünglich von Guilleminault (Guilleminault et al. 1978) angegebene Grenze von fünf Apnoephasen je Stunde in jedem Falle zu niedrig angesetzt. Unter Zugrundelegung dieser Grenze werden sowohl nach den Erfahrungen der Straßburger Arbeitsgruppe als auch nach unseren eigenen Erfahrungen mindestens 30% der Probanden im mittleren und höheren Lebensalter die Kriterien für das Vorliegen einer Schlafapnoe erfüllen. Ungeachtet der Diskussion um die Grenzwerte besteht in jüngster Zeit jedoch Einigkeit darüber, daß die Kombination von klinischer Symptomatik, Befunden und Mustern einer SBAS mit Obstruktion der oberen Atemwege entscheidend für die Diagnose eines obstruktiven Schlafapnoesyndroms ist.

Die Prävalenz der manifesten Schlafapnoesyndrome wird von der American Sleep Disorders Association heute auf mindestens 1% und höchstens 2%

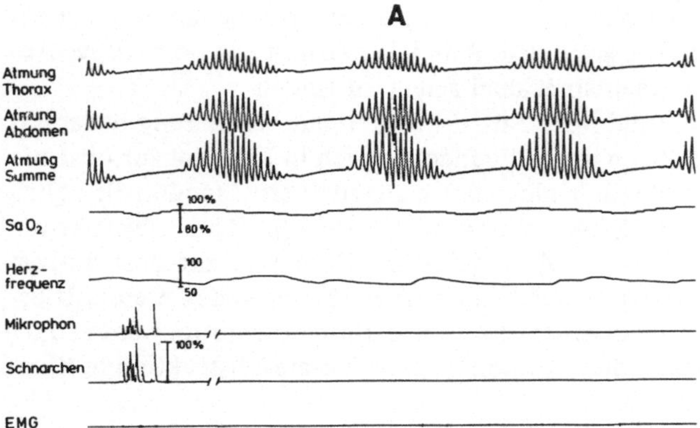

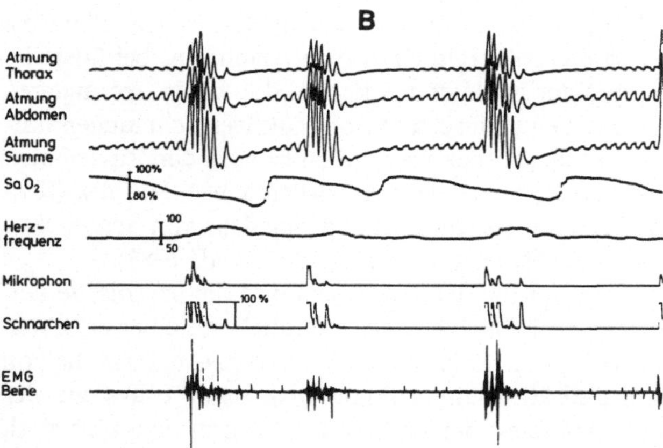

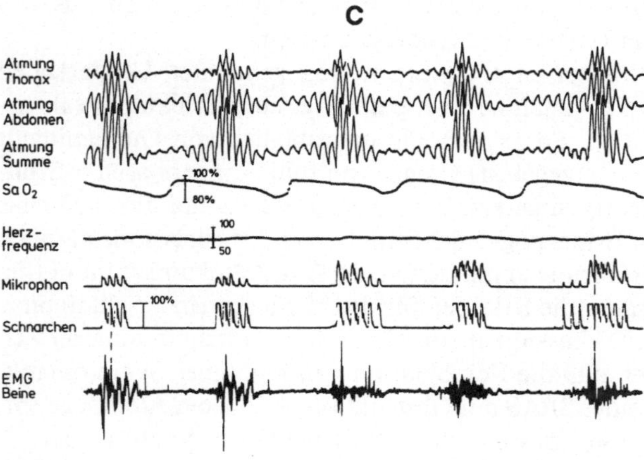

Abb. 2 A–C

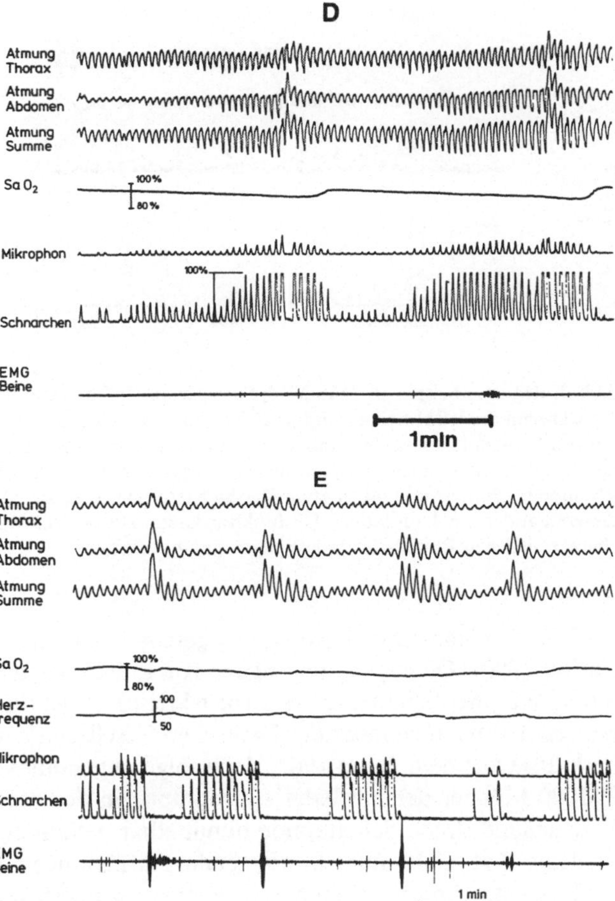

Abb. 2 A−E. Registrierbeispiele schlafbezogener Atmungsstörungen: **A** Zentrale Apnoe: Fehlender Atemantrieb führt periodisch zur Aufhebung der Aktivität aller an der Atmung beteiligten Muskelkompartimente. Schnarchlaute fehlen und mit wiedereinsetzender Atmung gehen keine höhergradigen Arousal einher (keine erhöhte EMG-Aktivität während der Hyperventilationsphase). Es handelt sich bei diesem Registrierbeispiel (45jähriger Patient mit fortgeschrittener Kardiomyopathie) um ein in dieser Konstellation sehr seltenes Bild. **B** Gemischte Apnoe: Nach Hyperventilation mit restituierter Sauerstoffsättigung erfolgt eine zentrale Atempause. Dieser folgt obstruktive Apnoe und erneute Hyperventilation mit lautem Schnarchen und erhöhter EMG-Aktivität. Dieses Muster wird in mehr als 90% der Schlafapnoesyndrome gefunden. **C** Rein obstruktive Apnoe: Der Hyperventilation folgt eine Aktivierungspause nur im Bereich der oberen thorakalen und pharyngealen Muskulatur, infolgedessen es zum Verschluß der Atemwege kommt, bei ununterbrochener Tätigkeit der übrigen, an der Atmung beteiligten Muskelgruppen. Dieses Bild wird häufig bei Patienten mit ansonsten gemischtem Apnoemuster gefunden. **D** Hypoventilation und obstruktives Schnarchen: Nach einer Hypoventilationsphase kommt es zur partiellen pharyngealen Obstruktion mit gesteigerter Atmung, erkennbar an der Zunahme der Atemaktivität von Thorax und Abdomen, aber weiterhin kontinuierlich sinkender Sauerstoffsättigung, die zweimal im Rahmen einer zentralnervösen Aktivierungsreaktion ausgeglichen wird. **E** Obstruktives Schnarchen mit Hyperventilation: Nach einer partiellen pharyngealen Obstruktion mit verminderter Atmung und Sauerstoffsättigung folgt intermittierend Hyperventilation ohne Schnarchen. Dieses Bild wird häufig bei jungen Patienten mit heftigem Schnarchen („heavy snorer") gefunden

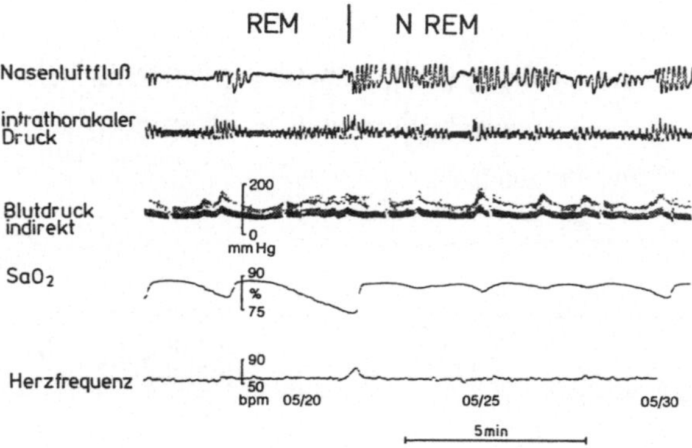

Abb. 3. Registrierbeispiel (SIDAS 2010; Penzel et al. 1989b) gemischter Apnoe: Ausgedehnte Phasen während des REM-Schlafes (*linke Bildhälfte*). Die pharyngeale Obstruktion führt zum Sistieren des Nasenluftflusses, intrathorakalen Druckschwankungen (indirekte Messung mittels eines am Jugulum befestigten Druckaufnehmers), zyklischer Variabilität des arteriellen Blutdrucks (Portapress, Stimotron) und zu arterieller Sauerstoffentsättigung. Die Herzfrequenz schwankt bei diesem Patienten mit autonomer Dysfunktion kaum. Die obstruktiven Apnoen sind jedoch an den charakteristischen Blutdruckschwankungen gut zu erkennen

der US-amerikanischen Bevölkerung geschätzt (American Sleep Disorders Association 1990). Diese jüngste Angabe zur Prävalenz steht in guter Übereinstimmung mit einer Schätzung des Arbeitskreises „Nächtliche Atmungs- und Kreislaufregulationsstörungen" der Deutschen Gesellschaft für Pneumologie und Tuberkulose aus dem Jahre 1987, derzufolge angenommen wird, daß mindestens 200000 Männer der mittleren Altersgruppe in der ehemaligen Bundesrepublik Deutschland durch Schlafapnoe unmittelbar gefährdet seien. So haben sich in jüngster Zeit nicht nur divergierende Auffassungen über die Prävalenz des Schlafapnoesyndroms einander angenähert, sondern vor allem unter klinischem Aspekt hat sich das Interesse an der Thematik sprunghaft der tatsächlichen Bedeutung angenähert; eine begrüßenswerte Entwicklung, die vor dem Hintergrund der heute bestehenden positiven diagnostischen und therapeutischen Instrumentarien möglich wurde. Viele Jahre wird es jedoch voraussichtlich noch dauern, bis Norm- und Grenzwerte für die einzelnen Muster der SBAS definiert sind, die auf Alter, Geschlecht, Gewicht etc. standardisiert sind.

3 Gesundheitliche Relevanz

Die gesundheitliche Relevanz der SBAS ergibt sich aus der epidemiologischen Verbreitung der entsprechenden Krankheitsbilder. Die Schlafapnoe bildet ein umfangreiches, bisher weitgehend unbeachtetes Risikopotential, das nach heutigem Stand der Erkenntnisse diagnostiziert und, vorausgesetzt die Therapie wird rechtzeitig eingeleitet, erfolgreich behandelt werden kann.

Die um mehr als ein Drittel gegenüber der Altersnorm erniedrigte kumulative Überlebensrate bei über 50jährigen Männern mit AI ≥ 20 normalisiert sich unter rechtzeitig eingeleiteter und konsequent durchgeführter Therapie; alle Symptome und Folgeerkrankungen sind vollkommen reversibel. Dies ergibt eine erste, in den USA und Kanada multizentrisch über einen Zeitraum von mehr als 5 Jahren durchgeführte Studie (He et al. 1988).

4 Pathophysiologie

Im Kapitel von Pollmächer und Lauer (S. 1 ff.) wird auf die Physiologie des Schlafs und auf die Meßmethoden ausführlich eingegangen. Die Ausführungen zur Pathophysiologie in diesem Abschnitt konzentrieren sich daher auf die Interaktion von Schlaf und Atmung.

Seit langem ist bekannt, daß gerade die Regulation der Atmung in besonderer Weise vom Schlaf beeinflußt wird. So ist z. B. die Antwort auf einen Anstieg der arteriellen Kohlendioxidspannung (Erstickungsreiz) um 10 mmHg im REM-Schlaf gegenüber der gleichen Antwort im Wachzustand auf ein Fünftel reduziert (Bülow u. Ingvar 1961). Auch der Muskeltonus, von dem die Ansprechbarkeit für die vom „Atemzentrum" kommenden Stimuli der Atmungsmuskulatur abhängt, unterliegt im Schlaf erheblichen Schwankungen, insbesondere verändert er sich beim Einschlafen und im REM-Schlaf. Bei Kenntnis dieser Zusammenhänge ist es daher nicht überraschend, daß der Schlaf zu Atmungsstörungen prädisponiert (Raschke 1987; Peter et al. 1988) und daß die bekannten Muster der SBAS auch beim Gesunden im REM-Schlaf und beim Einschlafen zu finden sind. Bei SBAS-Patienten kommt jedoch hinzu, daß die Atmungsstörungen folgenschwer auf den Schlaf selbst zurückwirken: die SBAS endet nicht spontan (wie dies zumeist der Fall ist bei physiologischen Veränderungen der Atmung im REM-Schlaf), sondern die Atmungsstörung wird durch einen apnoeterminierenden Mechanismus im Rahmen einer Anhebung der zentralnervösen Vigilanz (Arousal) aktiv beendet (vgl. zu den damit einhergehenden Herzfrequenzschwankungen Abb. 4). Die Arousals dauern meist nur 3 – 8 s und führen in Form der sog. Mikroarousals nicht zum bewußten Wachwerden, zeitigen aber dennoch kurzfristige Unterbrechungen der physiologischen Schlafstruktur. Man spricht daher auch im Zusammenhang der zentralnervösen Mikroarousals von einer Fragmentierung des Schlafs (Phillipson et al. 1980; Lavie et al. 1981; Peter 1987; Rothenberg 1987).

Als Folgen der Schlafstörung treten tagsüber psychische Störungen auf: Unausgeschlafenheit, Reizbarkeit, morgendlicher Kopfschmerz, Konzentrationsstörungen etc. Dabei ist es für die Art der Symptome einerlei, ob die Schlaffragmentierung durch äußere Reize, wie z. B. Lärm, oder „innere" Reize, wie etwa Atmungsstörungen, ausgelöst ist. Als Folge der Schlafstörung aus interner Ursache (sog. „intrinsische Dyssomnie") entwickelt sich jedoch im Laufe der Entstehung eines Apnoesyndroms ein Circulus vitiosus: die vermehrte

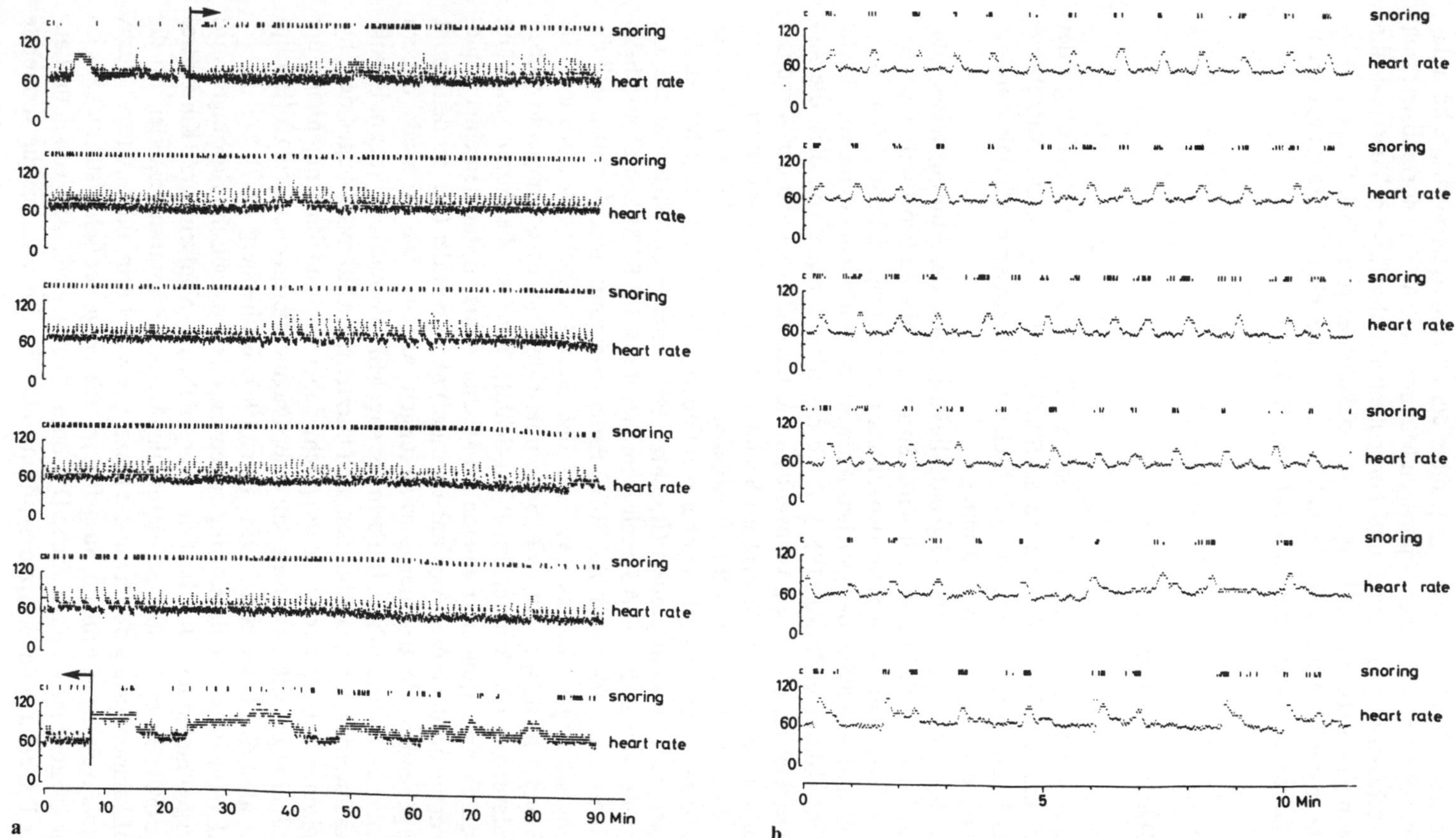

Abb. 4. a, b. MESAM-II-Registrierung eines Patienten mit Schlafapnoe: links Report über die gesamte Nacht (**a**), rechts Feinauflösung (**b**). *Obere Kurve:* Schnarchlaute mit den typischen Pausen; *untere Kurve:* Herzfrequenz mit den für Schlafapnoe charakteristischen Frequenzschwankungen

Einschlafneigung verkürzt die Schlaflatenz, die SBAS werden dadurch nach dem Einschlafen eher ausgelöst und dauern länger. Die für die Atmungsregulation im ZNS verantwortlichen Strukturen können in ihrer Funktion so stark beeinträchtigt werden, daß die zentrale Atemantwort selbst im Wachzustand herabgesetzt ist (Peter et al. 1988). In der Blutgasanalyse im Wachzustand gefundene erhöhte CO_2-Werte, die nicht auf eine in der Lungenfunktion bestehende Ventilationsstörung zurückgeführt werden können, stellen daher immer eine Indikation zur Untersuchung auf SBAS dar. Erst mit der Einführung der Tracheotomie als Dauertherapie von SBAS bzw. mit der Einführung der nächtlichen nasalen Heimbeatmungsverfahren wurden die klinische Bedeutung und das Ausmaß der letztgenannten Seite der Interaktion zwischen Schlafstörung und Atmungsstörung erkannt: die gestörte zentrale Atemantwort im Wachzustand kann sich binnen 6 Monaten einer Therapie wieder normalisieren (Guilleminault et al. 1981; Issa u. Sullivan 1986) und muß infolgedessen als ein funktionelles Element und nicht als ausschließlich statischer Ausdruck einer „zentralen" Atmungsstörung angesehen werden.

Die Gefährlichkeit der Apnoen besteht in deren Auswirkungen auf die Blutgase und auf das kardiovaskuläre und kardiopulmonale System (Mayer et al. 1987; Podszus 1988; Podszus et al. 1989a, b; Köhler et al. 1991; Peter 1989a). Das Maß der Auswirkungen hängt ab von der Ausgangslage im Wachzustand, insbesondere von der Konzentration der Blutgase, vom Vorliegen kardiovaskulärer und kardiopulmonaler Vorschädigungen sowie von den Atemstillständen (Häufigkeit, Dauer, Regelmäßigkeit und Muster) selbst.

Die wichtigsten bei Schlafapnoesyndromen wirksam werdenden Pathomechanismen sind „pharyngeale Obstruktion", „Hypoventilation" und „Arousal".

Unter *pharyngealer Obstruktion* versteht man den Zustand während des Ausbleibens der in der Inspirationsphase erforderlichen Aussteifung der Atemwege im Pharynx. Die pharyngeale Obstruktion verursacht dem Grad der Ausgangslage der Blutgase und dem Grad der SBAS entsprechende Blutgasveränderungen. Zusätzlich führen die vergeblichen Atemanstrengungen der weiteren atmungsrelevanten Muskulatur zu erheblichen intrathorakalen Druckschwankungen. Letztere werden zunehmend verantwortlich gemacht für die kardiovaskulären und kardiopulmonalen Folgen (Mayer et al. 1987; Podszus 1988; Podszus et al. 1988; Podszus et al. 1989a, b; Podszus 1990; Köhler et al. 1991; Peter 1989a) der obstruktiven Schlafapnoe wie Bluthochdruck, pulmonalarterieller Hypertonus, Herzrhythmusstörungen und Herzinsuffizienz.

Im Anschluß an den während der Obstruktion auftretenden intrathorakalen Unterdruck kommt es bei der Wiederöffnung des Pharynx und beim intrathorakalen Druckausgleich zu einem übermäßigen Volumenangebot an das rechte und das linke Herz (Mayer et al. 1988; Podszus 1988). Neueste Untersuchungen legen den Schluß nahe, daß die über viele Jahre allnächtlich repetierenden unphysiologischen Dehnungen des rechten Vorhofs bei Patienten mit pharyngealer Obstruktion zu einer allmählichen Erschöpfung des im rechten Vorhof für die Bildung des antinatriuretischen Peptids (ANP) verantwortlichen Mechanismus führen (Ehlenz et al. 1989), was neben Mechanismen wie

Hypoxie, Arousal, Katecholaminausschüttung, einen weiteren Forschungsansatz zur Klärung des Auftretens der arteriellen Hypertonie bei Schlafapnoe und obstruktivem Schnarchen bietet.

Die *Hypoventilation* birgt einen weiteren folgenschweren pathogenetischen Mechanismus bei Schlafapnoe: die apnoebeeinflußte Blutgasbilanz kann selbst nach Atemstillständen einer Dauer von mehr als 1 min durch kurzdauernde intermittierende Hyperventilation mit ca. sechs Atemzügen vollkommen ausgeglichen werden. Sind die Atemstillstände jedoch mit einer längerdauernden Suppression der zentralen Antwort auf den hypoxischen und/oder hyperkapnischen Reiz kombiniert (was meist im REM-Schlaf der Fall ist, in dem auch schon beim Gesunden eine Verminderung der Atmung auftritt), so kann es zu langanhaltenden Veränderungen der Blutgase kommen.

Die Bedeutung der *Arousals* für die Pathogenese der Schlafapnoesyndrome wurde erst in jüngerer Zeit erkannt. Die psychischen Veränderungen tagsüber wurden z. B. beim Pickwick-Syndrom früher als Ausdruck einer Hyperkapnie gedeutet, später versuchte man sie als hypoxiebedingt zu interpretieren. Seit durch die nCPAP-Therapie eine Methode existiert, mit der innerhalb weniger Tage die Apnoesymptomatik reversibel gestaltet werden kann, wurde jedoch erkannt, daß die psychischen Veränderungen in der Regel nicht hypoxisch bedingt sind, sondern daß sie vorwiegend eine funktionelle Folge der langjährigen Störungen der Schlafstruktur und des damit verbundenen partiellen Schlafentzugs sind (Lavie 1987; Peter 1987). Die Schlaffragmentierung durch intermittierende zentralnervöse Aktivierungsreaktionen wurde in den letzten Jahren zunehmend auch in ihrer Bedeutung für das kardiovaskuläre Risiko bei Patienten mit SBAS erkannt (Siegrist 1987).

Die pathophysiologischen Mechanismen werden durch verschiedene Faktoren modifiziert: zum einen durch anatomische Faktoren wie Übergewicht, kurzes Kinn, kurzer Hals, Lymphome, Adenoide, Tonsillen, behinderte Nasenatmung, die sich obstruktionsfördernd auswirken; desweiteren haben Pharmaka wie Tranquilizer, Sedativa und abendlicher Alkoholkonsum erschwerende Auswirkungen auf die Atmung im Schlaf, sie induzieren Störungen der Atemregulation sowie der Koordination der Atemmuskulatur und verzögern das Einsetzen der apnoeterminierenden Arousals. Auch die sonstigen Störungen des Schlaf-Wach-Verhaltens wie Schichtarbeit, Schlafentzug, Streß, „Jet-lag" modifizieren die Faktoren der Apnoeauslösung, des Apnoemusters und der Apnoedauer und beeinflussen damit auch die Folgen der Apnoe.

Zusammenfassend liegt den SBAS eine pathologische Kopplung von Schlaf und Regulation der Atmung mit wechselseitiger Beeinflussung beider Funktionen zugrunde; die pathogenetische Trias von pharyngealer Obstruktion, von Hypoventilation und von zentralnervöser Aktivierungsreaktion (Arousal) verursacht die Symptome und Befunde der Schlafapnoesyndrome und begründet zugleich deren prinzipielle Reversibilität unter Therapie.

5 Diagnostik

Die Indikation zur Untersuchung auf Apnoe ergibt sich aus dem Katalog der mit Schlafapnoe assoziierten Symptome und Befunde.

Die häufigste Symptomkombination während der Anfangsphase der Schlafapnoesyndrome ist in lautem und unregelmäßigem Schnarchen, Sinus-arrhythmie, Herzrhythmusstörungen, Bluthochdruck sowie in den psychischen Symptomen mit Konzentrationsstörungen, Monotonie-Intoleranz, sexueller Dysfunktion, subjektivem Leistungsknick und Einschlafneigung tagsüber zu sehen. Die psychische Symptomatik weist schon früh auf ein Schlafapnoesyn-drom hin und muß in diesem Sinne besonders ernstgenommen werden. Keines-wegs sollten die genannten, häufig dem Unerfahrenen als äußerst unspezifisch imponierenden psychischen Symptome als „funktionelle Beschwerden", „de-pressiver Leistungsknick" oder gar als „Climacterium virile" und dergleichen abgetan werden (Tabelle 1).

Eine Bewertung bestimmter Symptom- und Befundkonstellationen im Hin-blick auf das prospektive Risiko der Betroffenen ist derzeit noch nicht möglich. Erst längerfristig werden Verlaufs- und Interventionsstudien die Herausbildung von Verfahren zur sicheren standardisierten Symptombewertung erlauben, so z. B. die Einteilung in Symptome ersten, zweiten oder dritten Grades. Die auf bisherigen praktischen Erfahrungen beruhende Einteilung der Symptomatik des Schlafapnoesyndroms, wie sie in Tabelle 2 dargestellt ist, wurde von E. Schön-

Tabelle 1. Indikationskatalog

Pneumologie/Innere Medizin/Allgemeinmedizin
- essentielle Hypertonie
- anderweitig nicht erklärte Belastungsdyspnoe und myokardiale Insuffizienz
- Übergewicht
- Polyglobulie
- retrosternales Druckgefühl ohne Hinweis auf koronare Herzkrankheit
- anderweitig nicht erklärte rezidivierende Myogelosen im Nacken- und Rückenbereich
- Nachtschweiß
- überwiegend nächtliche Herzrhythmusstörungen

Neurologie/Psychiatrie/Allgemeinmedizin
- reduzierte Schlaflatenz
- unruhiger Schlaf und nächtliches Erwachen bei zuvor raschem Einschlafen
- Impotenz
- intellektueller Leistungsverfall
- Monotonie-Intoleranz
- Konzentrationsstörungen
- erhöhte Einschlafneigung tagsüber
- Abgeschlagenheit, Leistungsknick, „Wesensänderung"
- nächtlicher und morgendlicher Kopfschmerz

HNO und Allgemeinmedizin
- lautes und unregelmäßiges Schnarchen
- bei verstopfter Nase deutliche Akzentuierung einer psychischen Leistungseinschränkung

---

Tabelle 2. Symptomatik des Schlafapnoesyndroms

---

1. Leitsymptome:
- lautes, unregelmäßiges Schnarchen
- erhöhte Tagesmüdigkeit bzw. -schläfrigkeit
- Beobachtung nächtlicher Atempausen durch Bettpartner

2. Weitere häufige Symptome:
- unruhiger Schlaf (Beobachtung durch den Bettpartner)
- morgendliche Abgeschlagenheit/Kopfdruck
- Nachlassen geistiger Leistungsfähigkeit

3. Fakultative Symptome:
- Libidoverlust/Potenzstörungen
- depressive Verstimmung
- „automatic behavior"
- hypnagoge Halluzinationen

selten:
- Insomnie
- Schlafwandeln
- Enuresis

4. Häufig assoziierte internistische Erkrankungen:
- Adipositas
- Hypertonie
- Herzrhythmusstörungen
- pulmonale Hypertonie
- Kardiomyopathie

---

brunn im Rahmen einer Empfehlung (Peter et al. 1990a) der Arbeitsgruppe „Schlafapnoe" im „Arbeitskreis Klinischer Schlafzentren" vorgeschlagen.

Die Apnoediagnostik darf nie ausschließlich auf den Apnoebefund und erst recht nicht auf die polysomnographische Schlafmessung alleine beschränkt sein, da gegenwärtig damit allein nicht über den Grad der Therapiebedürftigkeit zu entscheiden ist: Die Korrelation zwischen Apnoebefund und subjektivem Risiko wird voraussichtlich noch länger Gegenstand wissenschaftlicher Bemühungen und Kontroversen bleiben. Schlaf ist Bedingung für das Auftreten von Schlafapnoe, die Schlafstruktur ist beim Apnoepatienten gestört, die Auswirkungen der Schlafstörung werden an den psychischen Einschränkungen tagsüber sichtbar. Die Schlafmessung dient also in erster Linie der differentialdiagnostischen Abgrenzung sowie der Sicherung des Ausgangsbefundes vor eingreifenden therapeutischen Maßnahmen. Ob diese zwingend und unmittelbar eingeleitet werden müssen, ist eine Frage, die sich ausschließlich beantworten läßt über die Abklärung des unmittelbar, durch Schlafapnoe ausgelösten Risikos. Das Risiko wird durch eine Kombination mit anderen Erkrankungen von Herz, Lunge oder Hirn noch verstärkt. Eine sorgfältige allgemeine Basisuntersuchung ist daher Bedingung für eine sinnvolle Apnoediagnostik. Nur so ist die akute Gefährdung durch die Schlafapnoe zu ermitteln. Dabei sollten folgende Kriterien Beachtung finden: apnoeinduzierte Blockierungen im EKG und Herzrhythmusstörungen, existentiell bedrohliche Einschränkung der Vigilanz tagsüber (Unfallneigung), des weiteren lebensbedrohliches

Zusatzrisiko durch die Blutgasveränderungen infolge Schlafapnoe bei schweren kardialen, pneumologischen, neurologischen und neuromuskulären Grunderkrankungen sowie Druckerhöhungen im kleinen Kreislauf.

Vor Einleitung der speziellen Funktionsdiagnostik sollte eine ausführliche Anamnese erhoben werden, die eine Untersuchung mittels Fragebogen (z. B. Siegrist et al. 1987) einschließen sollte. Die Patienten müssen ausführlich klinisch durchuntersucht werden, und es muß eine allgemeininternistische Funktionsdiagnostik erfolgen.

Die Untersuchungen sollten im einzelnen umfassen: Einen Fragebogen mit Items zu epidemiologischen Daten, mit Fragen zu Symptomen und schlafapnoe-assoziierten Befunden wie Bluthochdruck und Herzinsuffizienz, überwiegend nächtliche Herzrhythmusstörungen, schlafapnoe-charakteristische psychische Veränderungen wie Müdigkeit tagsüber, spontane Einschlafneigung, Unfähigkeit zur Dauerkonzentration, subjektive Leistungseinschränkung, rasches Einschlafen bei morgendlichem Unausgeschlafensein, morgendlicher Kopfschmerz, lautes und unregelmäßiges Schnarchen, Unverträglichkeit von Schlafmitteln, Tranquilanzien sowie von abendlichem Alkoholgenuß.

Die klinische Untersuchung sollte sich insbesondere auf das Vorliegen von Rechtsherzinsuffizienz, Polyglobulie, Bluthochdruck und Übergewicht richten. Auffällige klinische Zeichen sind außerdem kraniofaziale Dysproportionen wie kurzes abgeflachtes Kinn, „Vogelgesicht", „Froschkinn" und kurzer Hals. Da die diagnostischen Bemühungen nicht nur der Überprüfung dienen sollen, ob eine apnoespezifische Konstellation besteht, sondern auch inwieweit ein besonderes Risiko durch Schlafapnoe anzunehmen ist, das gegebenenfalls eine unverzügliche therapeutische Intervention erfordert, sollten an allgemeiner Funktionsdiagnostik zwingend durchgeführt werden: Blutgasbestimmung im Wachzustand und Lungenfunktion, Ergometrie, Langzeit-EKG und möglichst Echokardiogramm (UKG).

Nach den genannten Untersuchungen kann in vielen Fällen mit einem bzw. durch die Kombination mehrerer der in Tabelle 3 aufgeführten Parameter der positive Nachweis einer Schlafapnoe erreicht werden, und es können Anzahl, Dauer und gegebenenfalls Muster der vorliegenden Apnoen bestimmt werden (Penzel et al. 1989a). Der positive Nachweis ist meist vergleichsweise einfach mit ambulatorisch einsetzbaren Registriermitteln möglich (Penzel et al. 1990; Peter 1985; Peter et al. 1987a; Peter u. Penzel 1992) (vgl. Abb. 4). Unter den zahlreichen heute angebotenen Systemen sollte denjenigen der Vorzug gegeben werden, die mittels direkter oder indirekter Meßverfahren Parameter erfassen, die möglichst genauen Aufschluß über Art und Umfang der beim obstruktiven Apnoesyndrom wirksamen pathogenetischen Faktoren „Obstruktion, Hypoventilation und Arousal" bieten. Hier haben wir mit dem sog. MESAM IV und mit dem Vitalog-System als tragbare Nicht-Labor-Monitorsysteme gute Erfahrungen gemacht (Abb. 1).

Wenn der positive Nachweis allerdings nicht mit einfachen Mitteln gelingt, aber klinisch der Verdacht auf Schlafapnoe besteht, ist zur Ausschlußdiagnostik immer die Untersuchung im Schlaflabor unter den Bedingungen der „Großen Polysomnographie" erforderlich.

Tabelle 3. Für den direkten Nachweis von SBAS geeignete Parameter

Parameter	Methode	Vorteile	Nachteile
Atmung	Thermistoren (Mund/Nase)	kleiner Meßaufnehmer, hohe Akzeptanz	Fixierungsprobleme; Temperaturdrift, außer bei Einsatz einer Maske
	Pneumotachographie	exakte Flow- und Volumenmessung	Störung der Spontanatmung; Akzeptanzprobleme bei geschlossenem System; Langzeitkalibrierung schwierig
	Induktionsplethysmographie	getrennte Registrierung thorakaler und abdomineller Atemtätigkeit; Atemvolumina kalibrierbar; artefaktarm	aufwendig zu kalibrieren
	Dehnungsmeßstreifen/ Druckaufnehmer	leicht applizierbarer und sehr variabler Meßaufnehmer	lageabhängige Empfindlichkeit; nicht kalibrierbar; artefaktanfällig
	Kapnographie, Oxymetrie	Flow-, O_2- und CO_2-Messung mit einem Meßaufnehmer	sehr empfindlich; nichtkalibrierbarer Flow
Blutgase	Pulsoxymetrie[a]	einfach applizierbar; reliable und valide Bestimmung; wenige Bewegungsartefakte	geringe Sensitivität: bei pO_2 >70 mmHg Apnoen >10 s noch ohne sign. (<4%) SaO_2-Abfall möglich
	transkutane pO_2-Messung[a]	hohe Sensitivität; gute Anzeige geringer Schwankungen	Reliabilitätsprobleme; starke Schwankungen der Absolutwerte
	transkutane pCO_2-Messung[a]	hohe Sensitivität; gute Anzeige geringer Schwankungen	Bewegungsartefakte; schwer standardisier- und kalibrierbar
Schnarchen	Larynxmikrophon	kleiner Meßaufnehmer; Anzeige der Schnarch- u. Atemgeräuschmuster, Muster der verschiedenen SBAS	Geräuschartefakte (Sprache, Umwelt); interindividuelle Pegelabweichung
Herzfrequenz	EKG; Impedanzplethysmographie	Standard-Methodik	bei Kindern, alten Pat. und Pat. mit autonomer Dysfunktion keine spezifische Aussage; Artefakte

Blutdruck (kontinuierlich)	nichtinvasive Blutdruckmessung	zuverlässige Anzeige obstruktiver Apnoe bei vielen Patienten	Störung des Schlafs eines Teils der Pat.; Kontrolle erforderlich (Körperposition u. Druckentlastung)[b]
	invasive Blutdruckmessung	zuverlässige Anzeige obstruktiver Apnoe bei vielen Patienten; kontinuierl. exakte Messung	aufwendige invasive Meßmethodik
Intrathorakale Druckschwankungen	Induktionsplethysmographie (SIP)	spezifisch und selektiv für die Obstruktion der oberen Atemwege	Fixierungsprobleme; nicht kalibrierbar; Bewegungsartefakte
	Ösophagussonde	exakte Druckmessung	invasive Meßmethode; Akzeptanzprobleme
Körperbewegungen und Körperlage	Aktogramm	spricht auch auf nächtlichen Myoklonus an	wenig spezifisch für bestimmte Krankheitsbilder
	„Finnische Matratze" (Static Charge Sensitive Bed)	nicht schlaflaborgebunden; Atmung, EKG und Bewegung beurteilbar	komplizierte Auswerteelektronik
	Video	leicht verfügbar	zeitaufwendige, da visuelle Auswertung

[a] Bei Kombination aller drei Methoden zu Blutgasbestimmung im transkutanen Monitoring können sich die Nachteile der einzelnen Verfahren durch die Vorteile der anderen vollständig ausgleichen.

[b] Das speziell für die Anwendung im Schlaflabor entwickelte Portapress-System (Stimotron) eliminiert durch eine automatische Umschaltung zwischen zwei alternierend betriebenen Fühlern sowie durch eine automatische „Höhenkompensation" die beiden für das Schlaflabor entscheidenden Störgrößen „Veränderung der Körperlage" und „Schlafstörung durch Drucksensationen" im Bereich des Fingerplethysmographie-Sensors.

Schlafapnoe kann definitionsgemäß nur unter der Bedingung „Schlaf" auftreten, „Nicht-Schlafen" bzw. „nicht ausreichend tiefes Schlafen" kann also immer den nichtgelungenen Nachweis einer Schlafapnoe begründen. Die Abklärung mittels „Großer Polysomnographie" ist außerdem in allen differentialdiagnostischen Problemfällen erforderlich, so z. B. zur Differenzierung von Schlafapnoe und anderen schlafbezogenen Atmungsstörungen, sowie zur differentialdiagnostischen Abklärung anderer, mit Schlaf-Wach-Störungen einhergehender Krankheitsbilder wie Depression, Narkolepsie, Myoklonus.

In allen Fällen, bei denen ein Hinweis auf eine SBAS vorliegt, ist es wichtig, zuerst durch die klinische Untersuchung zu entscheiden, ob es sich um einen durch SBAS hochgefährdeten Patienten handelt. Ist dies zu bejahen (vermehrte Unfallhäufigkeit, höhergradige nächtliche Blockierungen im Langzeit-EKG, Hypoxämie und Hyperkapnie schon im Wachzustand), so muß der Patient ebenfalls in ein Schlaflabor zur Diagnostik und unmittelbaren Einleitung einer Therapie eingewiesen werden. Erscheint der Patient aufgrund der Vorgeschichte und der klinischen Untersuchung jedoch weniger gefährdet, so ist es heute möglich, mit den genannten ambulanten Langzeitrekordern zu arbeiten. Mit den ambulanten Rekordern gelingt es bei den nicht offensichtlich hochgefährdeten Patienten den Gefährdungsgrad im Hinblick auf ein niedriges oder mittleres Risiko näher zu differenzieren. Aufgrund erster prospektiver Daten sind alle Patienten mit einem Apnoe-Index von mehr als 20 mittelfristig als gefähr-

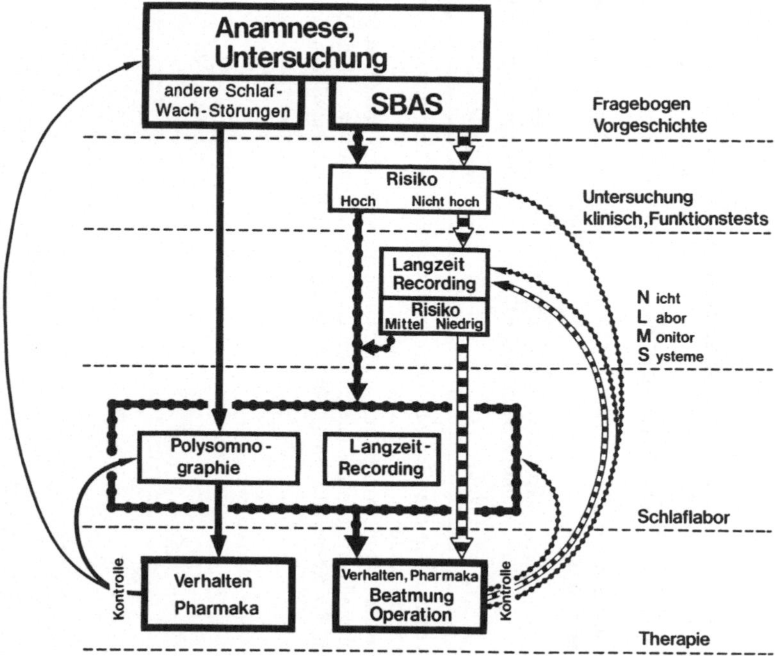

Abb. 5. Strategie bei gestuftem Vorgehen in der Diagnostik der SBAS. (Nach Peter u. Krieger 1990; Peter u. Penzel 1992)

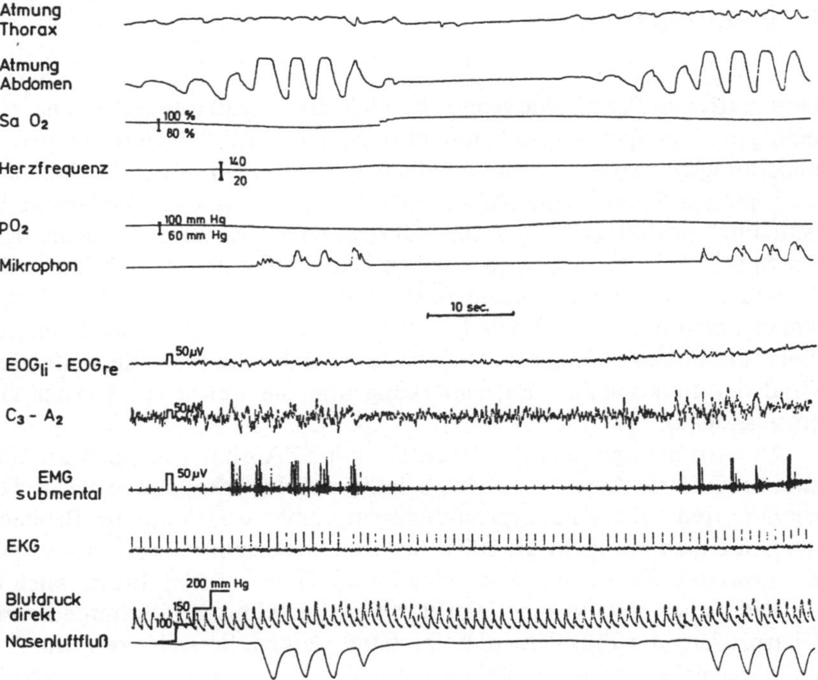

Abb. 6. Polysomnographische Schlaflaborregistrierung eines Patienten mit Schlafapnoe. Bei kontinuierlicher Registrierung des arteriellen Blutdrucks über die A. brachialis werden standardmäßig abgeleitet: zur Beurteilung der Schlafstadien EOG, EEG (C$_3$ – A$_2$) und EMG, Nasenluftfluß mittels Nasenthermistor, thorakale und abdominale Atemtätigkeit getrennt mittels Induktionsplethysmographie, die Sauerstoffsättigung (transkutan; SaO$_2$) und Herzfrequenz (EKG) pulsoximetrisch (BIOX 3700 Ohmeda-BRAUN), der Sauerstoffpartialdruck transkutan (pO$_2$, TCM 3, Radiometer) und Schnarchlaute mit einem Larynxmikrophon

det anzusehen, weil sie schon ab dem 50. Lebensjahr eine signifikant reduzierte Lebenserwartung haben. Die Patienten mit mittelgradiger Gefährdung müssen zumeist über eine Warteliste einem stationären Untersuchungstermin zur Festlegung einer „Baseline" im Schlaflabor zugeführt werden. Patienten mit niedrigem Risiko werden verhaltensberaten und ausschließlich ambulant weiterbehandelt. Bei den stationär gemessenen Patienten lassen sich durch den parallelen Einsatz eines ambulanten Systems in der Therapie-Einstellungsphase im Schlaflabor in den meisten Fällen ambulant verwertbare Marker für die Güte der therapeutischen Einstellung ermitteln, so daß auch hier die weiteren Kontrollen ambulant erfolgen können. Mit diesem gestuften Vorgehen gelingt es, die Untersuchungskapazität für Patienten mit SBAS gegenüber der rein stationären Vorgehensweise (klassische Polysomnographie) bis auf das Fünffache zu steigern (Abb. 5 und 6).

6 Symptomatik

Obstruktive und gemischte Apnoe gehen in jedem Fall mit lautem und unregelmäßigem, interapnoischem Schnarchen einher. Unter 257 Untersuchten im Beobachtungszeitraum von einem halben Jahr beantworteten alle Patienten mit ausgeprägter Schlafapnoe (AI ⩾ 35) die Frage „Schnarchen Sie laut und unregelmäßig" positiv. Das akustisch wahrnehmbare Symptom entbehrt dennoch der Spezifität: viele Schnarcher haben keine relevante Obstruktion und keine Apnoe. Ähnlich wie bei vielen Auskultationsbefunden (z. B. den Herzvitien) stehen Lärm und funktionelle Einschränkung auch beim Schnarchen nicht in einer unmittelbar diagnostisch umsetzbaren Beziehung. Vielmehr sind der Grad der funktionellen Einschränkung und das akustische Muster klinisch entscheidend.

Nur ein geringer Teil der Patienten mit SBAS hat eine auch im Wachzustand reduzierte Antwort auf hypoxische und hyperkapnische Reize. Demgegenüber findet sich eine Hypersomniesymptomatik nach unserer Beobachtung in allen Fällen mit mehr als 200 Störungen der Schlafstruktur pro Nacht (Mikroarousals). Exakte Werte für eine untere Grenze fehlen bisher auch hier.

Die früher beschriebene Häufigkeit einiger klinischer Befunde konnte bei Überprüfung der Prävalenz nicht bestätigt werden. So sollte zwar die Polyglobulie bei Fehlen anderer kardiopulmonaler Ursachen immer eine Indikation zur Untersuchung auf Schlafapnoe sein, jedoch ist sie keineswegs obligatorisch für das Vorliegen der Atmungsstörung. Das gleiche gilt für die in der Literatur genannten Kriterien zur Beschreibung der Apnoesyndrome wie extreme Adipositas und imperativer Schlafzwang sowie nächtliche Asystolien von mehr als 3 s Dauer bzw. Bradykardien von unter 30 pro Minute.

Jeder Arzt sollte darauf achten, daß Patienten mit Konzentrationsstörungen tagsüber bzw. mit vermehrter Einschlafneigung, bei denen gleichzeitig Symptome einer ungeklärten Herzinsuffizienz, lautes und unregelmäßiges Schnarchen, Bluthochdruck oder nächtliche Herzrhythmusstörungen auftreten, an einer Schlafapnoe leiden können. Das bedeutet, daß die Zusammenhänge zwischen Pathophysiologie und Klinik, die der charakteristischen gemeinsamen Störung von Schlaf und Atmung bei Schlafapnoe zugrundeliegen, als Hinweise zur Indikationsstellung für die Untersuchung auf Schlafapnoe zu sehen und zu nutzen sind.

Insgesamt lassen sich aus dem Rahmen der pathophysiologischen Zusammenhänge die Symptome und Befunde der Schlafapnoesyndrome herleiten, und es lassen sich daraus die Indikationen zur Untersuchung auf Schlafapnoe stellen. Der Begriff Schlafapnoessyndrom soll dabei die interaktive Störung der Schlaf-Wach- und der Atemregulation und der daraus resultierenden Folgeschäden verdeutlichen. Die einzelnen Symptome und Befunde sind bei Patienten mit Schlafapnoesyndrom jedoch keineswegs an eine feste Konfiguration gebunden. Immer jedoch ist der pathophysiologische Zusammenhang mit der Trias „pharyngeale Obstruktion", „Hypoventilation" und „Arousal" gegeben.

Die psychische Symptomatik tagsüber ist geprägt durch das Ausmaß der atmungsstörungsbedingten Schlaffragmentierung während der Nacht. Ferner durch den Stil des Patienten, mit seiner vermehrten Tagesschläfrigkeit bzw. mit seinen psychischen Leistungsdefiziten umzugehen, sowie durch die Dauer der Erkrankung. Sie ist nicht Ausdruck der objektiven Gefährdung der Betroffenen in Folge kardiovaskulärer und kardiopulmonaler Risiken.

7 Differentialdiagnostik

Defizitäre Kenntnis darüber, daß das Pickwick-Syndrom nur eine Extremvariante der Schlafapnoesyndrome (Peter 1987) darstellt, ist unserer Erfahrung nach die vordringlichste Ursache dafür, daß selbst ausgeprägteste Schlafapnoesyndrome bisher häufig übersehen werden, wenn die Patienten normalgewichtig sind, keine Polyglobulie, keine Hypertonie und keine Herzinsuffizienz haben, mithin kein pickwickoides Erscheinungsbild bieten. In der Vergangenheit wurde der nicht-pickwickoide Apnoepatient trotz ausgeprägten Apnoebefunds häufig als Narkolepsiepatient eingestuft, eine Fehlbeurteilung, die angesichts der heute für die Apnoetherapie gegebenen hervorragenden Möglichkeiten dringend vermieden werden sollte. Beim Einschlafen können Patienten mit ausgeprägtem Apnoebefund sehr rasch in den REM-Schlaf fallen (sog. verkürzte REM-Latenz) und damit einen EEG-morphologischen Befund wie Narkolepsiepatienten bieten. Narkolepsiepatienten haben jedoch in der Regel keine Apnoen, die Krankheit beginnt meist in jüngeren Altersstufen, und die Patienten weisen auch eine andere Klinik mit affektivem Tonusverlust und kataplektischen Attacken auf und haben gehäuft einen charakteristischen HLADR-2-Befund, außerdem Einschlafhalluzinationen.

Ebenso wie Narkolepsie müssen differentialdiagnostisch nächtliche periodische Beinbewegungen ausgeschlossen werden. Bei diesen nächtlichen Myoklonien kann es aufgrund von repetitiven Muskelzuckungen (vornehmlich in den Beinen) mit Mikro- oder Makroarousal im EEG zu einer erheblichen Schlaffragmentierung kommen, die ihrerseits zur Hypersomnie (EDS) führt. Myoklonien können apnoeassoziiert oder separat vorkommen. Myoklonien sind häufig und können auch ohne nachfolgende Arousals bleiben. In diesem Fall führen sie nicht zur Schlaffragmentierung und induzieren infolgedessen auch keine Einschlafneigung tagsüber.

Als weitere wichtige Differentialdiagnosen, die ebenfalls Tagesschläfrigkeit auslösen können, sind die idiopathische ZNS-Hypersomnie, periodische Hypersomnien, hypersomnische Depressionen, Hypersomnien bei Alkohol- und Drogenmißbrauch und beginnende dementielle Abbauprozesse zu nennen.

Die Einbeziehung der SBAS in die Differentialdiagnostik eröffnet Allgemeinärzten, Neurologen und Psychiatern ebenso wie Internisten, Pädiatern und Hals-Nasen-Ohren-Ärzten gleichermaßen positive Interventionsmöglichkeiten bei Patienten, deren Probleme oft jahrelang nicht erkannt bzw. falsch eingeordnet wurden.

8 Therapie

Seit der vor 20 Jahren beschriebenen Therapie eines Pickwick-Syndroms durch die Anlage eines Tracheostomas (Kuhlo et al. 1969) war lange Zeit diese eingreifende Therapieform das einzige Verfahren zur sicheren Behandlung ausgeprägter Schlafapnoesyndrome. Zwischenzeitlich hat es jedoch mannigfache Therapieversuche gegeben, die aber nur z. T. weniger eingreifend waren und die sich auch nur z. T. bewährt haben.

8.1 Indikation zur Therapie

Die Frage nach der Indikation zur Therapie beantwortet sich z. Z. noch aus der Beurteilung der Ausprägung des Schlafapnoesyndroms. Das Maß der Schlafapnoeaktivität, der sog. Apnoe-Index, wird lediglich unterstützend herangezogen, er vermag derzeit aber nicht als alleiniges Kriterium die Indikation zu begründen. Ebenso fehlt es noch an gesicherten Kriterien zur Beantwortung der Frage, ab welcher Dauer der apnoischen Ereignisse und bei welchem Muster die Therapie der Schlafapnoe indiziert ist.

Gegenwärtig ergibt sich die Indikation zur Therapie der Schlafapnoe aufgrund des klinischen Bildes der Betroffenen, zum einen aufgrund des subjektiven Beschwerdebildes, zum anderen aus den objektiven Risiken, die im Rahmen der allgemeinen Funktionsdiagnostik zu erfassen sind. So können alleine die subjektiven Beschwerden und psychischen Leistungsdefizite wie Konzentrationsstörungen und Einschlafneigung am Tage derart dramatisch sein (George et al. 1987; Lavie 1983) oder es können Schwierigkeiten privater und beruflicher Natur bestehen, daß ausschließlich unter diesen Aspekten eine Therapie umgehend eingeleitet werden muß. Mit erfolgreicher Beseitigung der Schlafapnoe normalisiert sich dann innerhalb weniger Nächte die Schlafstruktur und die apnoeassoziierte Schlaffragmentierung (Peter et al. 1989a) wird beseitigt, so daß die aus der Schlafstörung bei Apnoe resultierenden psychischen Defizite wieder ausgeglichen werden.

Die Indikation zur Therapie erfolgt weiterhin nach Maßgabe der objektiven Gefährdung der Betroffenen.

Insbesondere eine vorbestehende kardiale oder pulmonale Erkrankung wie eine Herzinsuffizienz, eine arterielle oder pulmonalarterielle Hypertonie, nächtliche Herzrhythmusstörungen oder eine Ventilationsstörung mit Erniedrigung des pO_2 im Wachzustand bedingen eine objektive Gefährdung, die eine umgehende Beseitigung der Schlafapnoe durch eine entsprechend erfolgssichere Therapie erforderlich machen können.

Durch Apnoephasen von mehr als 1 min Dauer bzw. durch die Kombination von Schlafapnoe mit obstruktivem Schnarchen oder Hypoventilation kann es zu extremen Abfällen der Sauerstoffsättigung im arteriellen Blut kommen, die − bei normalen Ausgangswerten − ab Werten von 20% immer eine unverzügliche Intervention erfordern. Der Ausgangswert der Sauerstoffspannung spielt aufgrund der Charakteristik der Beziehung zwischen arterieller Sauerstoffspannung und Sauerstoffsättigung insofern eine besondere Rolle, als bei Ausgangswerten eines $pO_2 < 70$ mmHg ein vergleichsweise steilerer Abfall der Sättigung zu verzeichnen ist als bei darüberliegenden Werten. Sättigungsabfälle von weniger als 4% sind aus technischen Gründen (zu geringer Signal-Rauschabstand) nicht diagnostisch verwertbar. Bei Werten von 4–20% richtet sich die Indikation zum Eingreifen nach den Ausgangswerten im Wachzustand, dem Gesamtbeschwerdebild und den sonstigen Risiken (s. oben) des Patienten. Auch Patienten ohne signifikante Sättigungsabfälle können durch die apnoebedingte Schlaffragmentierung so eingeschränkt sein, daß sofort wirksam therapiert werden muß, zumeist handelt es sich dabei um jüngere Patienten mit normaler Sättigung im Wachzustand.

Gegenwärtig nutzen wir in Marburg für Fälle mit nicht extrem ausgeprägter Schlafapnoe ($5 > AI < 35$) ein Therapiekonzept, das die Intervention innerhalb einer Palette von gestuften therapeutischen Verfahren vorsieht, wenn aufgrund der übrigen funktionsdiagnostischen Untersuchungen (Langzeit-EKG, Lungenfunktion, Blutgase, klinischer Status, psychische Leistungsfähigkeit) kein unverzügliches Einschreiten erforderlich ist.

8.2 Therapeutische Verfahren

Grundvoraussetzung einer erfolgreichen Therapie stellt als Prävention der Folgeerkrankungen und als Unterstützung anderer Therapiemaßnahmen die Verhaltensberatung dar: Gewichtsreduktion übergewichtiger Patienten, körperliches Training, Unterlassen abendlichen Alkoholgenusses, Meiden von Sedativa und Tranquilizern, Gewährleistung ausreichender Schlafhygiene (z. B. geregelter Schlaf-Wach-Rhythmus, keine Schichtarbeit) sowie Vermeidung nächtlicher Aufenthalte im Hochgebirge.

Kontrollierte Untersuchungen konnten zeigen, daß die Normalisierung des Gewichtes zu einer Verbesserung des Apnoebefundes führen kann (Guilleminault et al. 1978). Jeder Patient sollte daher auf die Bedeutung einer Gewichtsreduktion hingewiesen werden.

Abendlicher Alkoholgenuß führt in der Regel zu einer dramatischen Verschlechterung des Apnoebefundes. Insbesondere können sich die einzelnen Apnoephasen bis um das Dreifache verlängern (Issa u. Sullivan 1982; Valet et al. 1986). Ähnliche, die Schlafapnoe negativ beeinflussende Wirkungen kommen den meisten Schlafmitteln, Sedativa und Tranquilizern zu. Zu meiden sind insbesondere Medikamente mit muskelrelaxierenden bzw. zentral dämpfenden Wirkungen.

Für den Einsatz von Medikamenten in der Therapie der Schlafapnoe liegen derzeit im Gegensatz zu einigen operativen Verfahren und zur nCPAP-Therapie noch keine Ergebnisse aus prospektiven Langzeitstudien vor. Zu einer Reihe von Pharmaka gibt es jedoch einige ambulant oder im Schlaflabor durchgeführte Therapiestudien, die grundsätzlich eine positive Wirkung medikamentöser Therapieansätze erkennen lassen (Martin 1986; Kurtz u. Krieger 1987),

Früher vertretene medikamentöse Ansätze der Schlafapnoetherapie umfaßten Metroxyprogesteron (Block et al. 1981; Strohl et al. 1981) und Protriptyllin (Clark et al. 1979), Substanzen die neben positiven Effekten auf die Apnoen z. T. erhebliche Nebenwirkungen aufwiesen. Progesteron hat bei Männern die bekannten unerwünschten Nebenwirkungen des weiblichen Sexualhormons; Protriptyllin kann Herzrhythmusstörungen und Bluthochdruck verstärken und depriviert den REM-Schlaf. Diese beiden medikamentösen Therapieansätze sind daher heute nicht mehr zu empfehlen. In unserer Praxis hat sich die Gabe von retardiertem Theophyllin bewährt (Peter et al. 1987b), dessen prinzipielle Wirksamkeit wir nachweisen konnten (Mayer et al. 1984). Der apnoereduzierende Wirkmechanismus ist dabei im einzelnen noch nicht bekannt. Wir vermuten, daß der therapeutische Effekt auf mehreren Faktoren beruht: Normalisierung des beim Apnoepatienten akzelerierten Vigilanzabfalls (sog. reduzierte Schlaflatenz), Erhöhung des Tonus der Atemmuskulatur sowie Senkung des pulmonalarteriellen Druckes.

Unserer Beobachtung nach kann auch die Therapie des Bluthochdrucks die Schlafapnoeaktivität reduzieren. Entsprechende Erfahrungen konnten wir mit ACE-Hemmern (Peter et al. 1989b) und mit Kalziumantagonisten (Peter 1987) (gegebenenfalls in Kombination mit einem milden Diuretikum; Mayer et al. 1991) machen. In jedem Fall sollten eine Bluthochdruckerkrankung, Herzinsuffizienz, Herzrhythmusstörungen und Ventilationsstörungen konsequent medikamentös therapiert werden, solange eine Indikation zum sofortigen und konsequenten Einschreiten im obengenannten Sinne nicht besteht.

Äußerst widersprüchliche Berichte liegen über die Therapie von Schlafapnoepatienten mittels Langzeitgabe von Sauerstoff vor (Kurtz u. Krieger 1987; Martin 1986). Insbesondere besteht die Gefahr, daß durch die Verringerung des hypoxischen Reizes die Apnoephasen verlängert werden bzw. eine Hyperkapnie provoziert wird.

Mit prothetischen Verfahren wie z. B. Esmarch-Prothese (Meier-Ewert u. Brosig 1987) und mit Verfahren zur Kontrolle der Schlafposition (Cartwright et al. 1985) kann die Schlafapnoe ebenfalls therapeutisch beeinflußt werden. Da diese Verfahren aber nicht hinreichend erfolgssicher sind, sollten sie nicht bei akut bzw. mittelfristig bedrohten Apnoepatienten eingesetzt werden.

Bei ausgeprägtem Befund und entsprechender Symptomatik empfiehlt sich der Einsatz mechanischer Maßnahmen, insbesondere die nasale kontinuierliche Überdruckbeatmung (nCPAP-Therapie, vgl. Abb. 7) hat sich gerade auch bei akuter und mittelfristiger Gefährdung als Mittel der Wahl erwiesen (Becker et al. 1989; Issa u. Sullivan 1986). Die von Sullivan 1981 (Sullivan et al. 1981) eingeführte Behandlungsart bewirkt eine Beseitigung der Obstruktion im Schlundbereich. Die über ein Schlauchsystem einer Nasenmaske zugeführte Raumluft wirkt über mechanische „Luftschienung" und Reflexmechanismen einem Kollaps der Schlundmuskulatur entgegen. Mittlerweile weisen zahlreiche Studien das Verfahren als die effektivste Form der Therapie bei den gefährlichsten und zugleich am weitesten verbreiteten Apnoeformen, der obstruktiven und der gemischt-zentral-obstruktiven Apnoe aus. Apnoe- und Hypopnoephasen, Schnarchen und apnoebegleitende, pathologische Vorgänge im kardiopulmonalen Bereich lassen sich hierdurch beseitigen. Die physiologische Schlafstruktur wird wiederhergestellt; subjektive Beeinträchtigungen wie Tagesmüdigkeit werden beseitigt. Es bedarf zur individuellen Druckermittlung einer anfänglichen intensiven Überwachung in Form einer stationären Einstellung im Schlaflabor über im Mittel drei Nächte. NCPAP wirkt wie ein prothetisches Hilfsmittel, und es muß in aller Regel von einer lebenslangen, kontinuierlichen Anwendung ausgegangen werden. Dies macht neben einer optimalen Einstellung und Anpassung an das nCPAP-Gerät eine eigenständige, intensive Betreuung in Spezialambulanzen erforderlich. Unter diesen Bedingungen kann eine Langzeitakzeptanz von über 80% erreicht werden (Becker et al. 1989), wie eigene Beobachtungen an inzwischen über 700 Patienten bestätigen.

Die nCPAP-Therapie muß im Anschluß an die Einstellungsphase als häusliche Dauertherapie konsequent vom Patienten weiter angewendet werden, andernfalls stellen sich innerhalb weniger Wochen die Symptome und Folgeerkrankungen erneut ein. Die speziell für die häusliche nasale CPAP-Therapie auf dem Markt befindlichen Geräte verlangen einen konstanten Einstellungsdruck. Der erforderliche Druck variiert interindividuell um einen Faktor drei zwischen 5–15 cm Wassersäule. Nur bei ausreichend hohem Druck ist der optimale therapeutische Effekt erzielbar (Prinzip des „minimal efficient pressure"). Je höher der nCPAP-Druck ist, um so wahrscheinlicher ist es allerdings, daß der Patient durch die Methode am Einschlafen gehindert wird bzw. aufgeweckt wird. Solche Nebenwirkungen durch hohen Druck sind ein wesentlicher Grund für eine Ablehnung der Therapie (Krieger u. Kurtz 1987). Es empfiehlt sich daher, den Patienten auf Dauer mit einem Druck einzustellen, der möglichst knapp oberhalb des minimal erforderlichen Drucks liegt. Dieser Druck muß in einem durchschnittlich 3 Nächte dauernden Verfahren stationär ermittelt werden. Der minimal effektive Druck ist erreicht, wenn Obstruktion, Hypoventilation und Arousals beseitigt sind, d. h. weder Apnoe, noch Hypopnoe noch Schnarchen auftreten. In den letzten beiden Jahren wurden Modifikationen der nCPAP-Therapie entwickelt, die eine Reduktion der Belastung durch den Beatmungsdruck in der Expirationsphase zulassen (nBiPAP = Bilevel Positive Airway Pressure) bzw. die auch Hypoventilationsphasen „erkennen" und mittels eines automatischen Triggers ausschalten (BiPAP-ST).

Derzeit muß nach internationalem Standard die Einstellung auf die nCPAP-Therapie noch im Schlaflabor unter dem gleichen meßtechnischen Aufwand durchgeführt werden wie differentialdiagnostische Messungen. Ein besonderes Risiko, das die Einstellung auf nCPAP birgt, der sog. REM-Rebound, erfordert heute noch die intensive medizinische Überwachung der Patienten: Bei zu niedrigen Drücken in der Einstellungsphase kann der Patient vital gefährdet sein, weil es dabei zu lebensbedrohlichen Hypoventilationszuständen mit Hypoxämie und CO_2-Narkose kommen kann (Krieger u. Kurtz 1987). Gerade Patienten mit Tief- und REM-Schlafdeprivation infolge von Schlafapnoe sind über diesen Mechanismus in der Einstellungsphase gefährdet. Abgesehen von dieser Gefahr bleibt bei zu geringem nCPAP-Druck auch das durch

die Atmungsstörung ausgelöste mittelfristige Risiko des Patienten bestehen, da
im REM-Schlaf weiterhin Apnoen auftreten oder weiterhin die Schlafstruktur
durch die Verminderung von Tiefschlaf gestört ist. Neben der unzureichenden
Einstellung des nCPAP-Druckes können eine Änderung der Lebens- und
Schlafbedingungen oder der Ernährung, eine neu eingeleitete zusätzliche medikamentöse Therapie, Gewichtszunahme oder neu aufgetretene Schwellungen
der Schleimhäute im Nasen-Rachen-Raum und eine Änderung des nCPAP-
Druckes erforderlich machen.

Kontraindiziert ist die Einleitung einer nCPAP-Behandlung bei einem
Tumor im Nasen-Rachen-Raum, bei laxer Epiglottis sowie bei mangelnder
Kooperationsbereitschaft und/oder Motivation des Patienten. Vorsicht ist bei
Patienten mit deutlich eingeschränkter Pumpfunktion des linken Herzens geboten, da unter nCPAP das Herzzeitvolumen abnimmt (Podszus et al. 1989b).
Daher sollte vor Einstellung auf nCPAP eine ausführliche kardiopulmonae
Diagnostik einschließlich UKG und Einschwemmkatheter-Untersuchung
durchgeführt werden. Bei akuter Rhinitis sollte die Einstellung auf nCPAP verschoben bzw. erforderlichenfalls die Therapie kurzfristig unterbrochen werden. Auch durch eine Klaustrophobie können Schwierigkeiten bei der Einstellung auf nCPAP auftreten, die aber in der Regel bei entsprechender Betreuung
zu bewältigen sind.

Die geringen Nebenwirkungen der nCPAP-Therapie treten überwiegend lo-
kal auf: Rhinitis (vor allem bei kalter Raumluft), Austrocknung der Schleimhäute im Nasen-Rachen-Raum, Druckstellen durch die Maske, Konjunktivitis
bei Maskenundichtigkeit und leichter Thoraxschmerz (vermutlich aufgrund
vertiefter Ventilation) in den ersten Tagen der Therapie (Becker et al. 1988;
Becker et al. 1989).

Während der nCPAP-Einstellung im Schlaflabor bzw. auf einer Intensiv-
station können parallel zur Polysomnographie Messungen mit einfachen am-
bulatorischen Methoden [z.B. MESAM (Peter et al. 1989a) oder Vitalog]
durchgeführt werden, und aus diesen Registrierungen lassen sich dann für die
weitere Verlaufskontrolle „Marker" für die Einstellungsqualität ermitteln. Auf
diese Weise läßt sich beispielsweise durch das Auftreten von Schnarchlauten
und/oder Herzfrequenzschwankungen oder Schwankungen des Maskendrucks
eine mangelhafte nCPAP-Einstellung erkennen.

Insgesamt ist die nCPAP-Therapie unter einer Nutzen-Belastungs-Relation
das vorzugswürdigste Verfahren zur Behandlung ausgeprägter Schlafapnoesyndrome. Es besteht jedoch und gerade deshalb ein erheblicher Untersu-
chungsbedarf hinsichtlich der einstellungsbedingten Gefährdung der Patienten
durch den sog. REM-Rebound. Ebenso stehen noch Studien zur Compliance
aus, da auch geringere Akzeptanzraten berichtet werden (Schweitzer et al.
1987), so daß die Erforschung der Ursachen für die „Non Compliance" dringend geboten erscheint.

Die Anlage eines Tracheostomas ist nach wie vor ein erfolgssicheres Verfahren zur Behandlung der Schlafapnoe. Angesichts der weniger eingreifenden
Therapiemöglichkeit, die mit nCPAP gegeben ist, sollte dieses nur als Ultima
ratio eingesetzt werden. Andere chirurgische Verfahren der Schlafapnoethera-

pie stoßen zunehmend auf Zurückhaltung (Kurtz u. Krieger 1987). Während bei der nCPAP-Therapie keine irreversiblen Nebenwirkungen bekannt sind, sind irreversible Folgen z. B. einer mißlungenen Uvulopalatopharyngoplastik (UPPP) nicht immer auszuschließen (Kramer et al. 1985; Lund et al. 1989). So können bei der UPPP die Nebenwirkungen wie Regurgitation und Phonationsstörungen mögliche positive Effekte wie die Reduktion der Schnarchlautstärke überwiegen. Neueste Daten belegen auch, daß die UPPP nicht zu einer Besserung des Mortalitätsrisikos führt, während Patienten unter nCPAP-Therapie und Patienten unter Therapie durch ein Tracheostoma wieder eine normale Lebenserwartung haben (He et al. 1988). Einer der entscheidenden Nachteile der UPPP ist, daß es bei Patienten ohne Malformationen im Bereich der oberen Atemwege und mit primär funktionellen, nur im Schlaf auftretenden Störungen keine hinreichend sicheren präoperativen diagnostischen Verfahren gibt, die beurteilen lassen, welcher Patient hieraus einen Nutzen ziehen wird (Mayer-Brix et al. 1988).

Erfolgsversprechender als die UPPP werden derzeit andere operative Verfahren in Form der maxillo-mandibulären Osteotomie eingesetzt (Waite et al. 1989; Hochban 1992).

Bei der Anwendung chirurgischer Verfahren ist insgesamt Zurückhaltung geboten, solange keine Malformationen vorliegen und bevor eine nasale Ventilations-Therapie versucht wurde. In keinem Falle sollten derartige operative Verfahren angewendet werden, ohne daß eine ausführliche polysomnographische Dokumentation des Ausgangsbefundes und des Befundes nach den zunächst einzuleitenden weniger eingreifenden Therapieformen vorliegt. Die ausschließliche Reduktion des Leitsymptoms „Schnarchen" ist als völlig ungenügend zur Beurteilung des Therapieerfolgs anzusehen. Patienten können nach operativen Maßnahmen u. U. vom Symptom „Schnarchen" befreit sein, jedoch im übrigen noch die volle Symptomatik eines Schlafapnoesyndroms aufweisen, d. h. sie bleiben kardiovaskulär und kardiopulmonal unverändert gefährdet. Bei deutlich eingeschränkter Lebensqualität können chirurgische Maßnahmen heute auf Fälle von Nicht-Akzeptanz einer nasalen CPAP-Therapie bzw. auf akute, vital gefährdende Situationen (hier Tracheotomie) beschränkt werden.

Bei den seltenen Fällen von rein zentraler Apnoe besteht die Therapie der Wahl in einer sog. IPPV („Intermittent Positive Pressure Ventilation")-Beatmung, die wir in wachsendem Umfang mit analogem Verfahren wie der CPAP-Beatmung auch über eine Nasenmaske unter häuslichen Bedingungen durchführen. Bei der IPPV-Beatmung wird der Überdruck im Gegensatz zur kontinuierlichen CPAP-Beatmung periodisch gegeben. Neuerdings kann die IPPV-Beatmung auch erfolgreich durch eine modifizierte nCPAP-Therapie ersetzt werden: die sog. nBiPAP-Therapie, die in einer Version (nBiPAP-ST) auch Hypoventilationsphasen erfolgreich überwindet.

8.3 Eigene therapeutische Praxis

Ebenso wie im diagnostischen Bereich hat sich bei uns auch in der Therapie der Schlafapnoe ein gestuftes Vorgehen bewährt (Peter 1989b).

Wurde nach ausführlicher Diagnostik einschließlich neurologischer und HNO-ärztlicher Konsile die Diagnose einer Schlafapnoe gesichert, empfiehlt sich ein stufenweises therapeutisches Vorgehen. Während die Entscheidung zum therapeutischen Eingreifen sowie die allgemein zu beachtenden Maßnahmen für jeden Patienten von Bedeutung sind, ist die Wahl der weiteren Therapie vom Gesamtbild abhängig und muß im Einzelfall entschieden werden.

– Die Behandlung der übrigen Risikofaktoren sowie der pulmonalen, der kardiopulmonalen und der kardiovaskulären Grunderkrankungen bildet den therapeutischen Mittelpunkt der ersten Therapiestufe. Zur Reduktion der Schlafapnoeaktivität geben wir hier Verhaltensberatung hinsichtlich der „Schlafhygiene" (Einhaltung einer zirkadian streng geregelten Tag-Nacht-Rhythmik). Gewichtsabnahme ist bei Adipositas obligat, ebenso wird der Verzicht auf Alkohol, auf zentral dämpfende und auf alle apnoeverstärkenden Medikamente verlangt, auch alle Herzrhythmusstörungen oder eine Herzinsuffizienz verstärkenden Medikamente werden abgesetzt.

Diese Therapiestufe empfiehlt sich bei den milden Formen der Apnoe, die weder zu einer subjektiven Symptomatik noch zu objektiv faßbaren Komplikationen geführt hat.

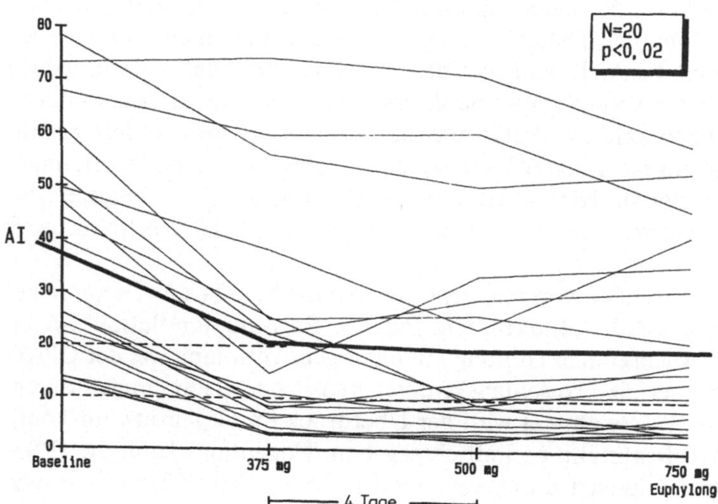

Abb. 7. Reduktion des AI in der Therapie mit abendlich gegebenem retardierten Theophyllin. Der entscheidende Effekt tritt schon bei einer Dosis von ≤ 500 mg ein. In dieser Stichprobe aus 20 fortlaufend registrierten Patienten zeigt sich, daß schwere Apnoesyndrome nicht mit Theophyllin zu behandeln sind, daß es aber bei einem AI < 40 möglich ist, den AI der Patienten in den weniger gefährlichen Bereich (AI < 20) abzusenken und daß dieser Effekt schon unter niedriger Dosierung zu beoachten ist

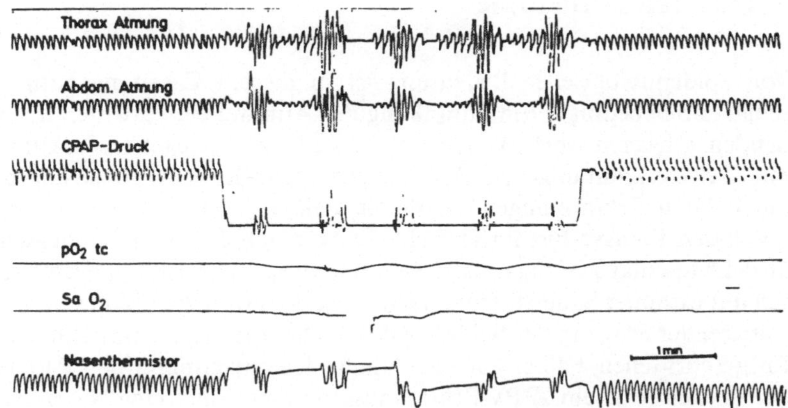

Abb. 8. Registrierung gemischter Apnoe ohne und unter nCPAP-Therapie. Unter einem nCPAP-Druck von 9 mbar treten apnoische Ereignisse und die entsprechenden Schwankungen der Blutgase (pO$_2$ tc, Sa O$_2$) nicht auf (*links* und *Mitte* der Abbildung). Wird die therapeutische Intervention unterbrochen, so tritt sofort wieder Apnoe der gemischten Form auf

– Die nächste Stufe bildet ein medikamentöser Ansatz. Patienten mit mildem oder mittelschwerem Befund können teilweise über Jahre suffizient durch eine abendliche Theophyllingabe behandelt werden. Theophyllin wirkt dabei in erstaunlich niedrigen Dosen (250–700 mg abends), die Serumspiegel liegen unter 10 mg/l (Peter 1987; Peter et al. 1989b). In der Praxis empfiehlt sich eine einschleichende Dosierung mit zunächst 250–300 mg abends unter Beobachtung möglicher Nebenwirkungen. Bei einer Steigerung über 700 mg läßt sich kein weiterer therapeutischer Erfolg mehr erwarten (Abb. 7).

Etwa zwei Drittel unserer Patienten lassen sich durch Verhaltensberatung, Umstellung der allgemeininternistischen Therapie und durch Therapie mit Theophyllin erfolgreich behandeln.

– Wenn der Behandlung in den Stufen 1 und 2 kein Erfolg beschieden ist, leiten wir als 3. Stufe eine Therapie mit der kontinuierlichen Überdruckbeatmung ein, mit der wir ebenso wie andere Arbeitsgruppen sehr gute Erfahrungen machen konnten. Bei akuter Gefährdung des Patienten ist die sofortige Einleitung der nCPAP-Therapie geboten.

Zusammenfassend ist zu bemerken, daß sich die nasale CPAP-Therapie als das effektivste Verfahren bei OSAS erwiesen hat, sowohl bei der Akutintervention bei Hochgefährdeten wie auch in der Dauertherapie von mittelfristig gefährdeten Patienten. Der Erfolg hängt von der richtigen Einstellung auf den mindest wirksamen Beatmungsdruck sowie von der Kooperation des Patienten ab (Abb. 8).

9 Differentialtherapie

Von epidemiologischer Bedeutung ist in diesem Zusammenhang auch die schlafstadienbedingte Einschränkung der Atmung bei Patienten mit vorbestehenden schweren obstruktiven oder restriktiven Lungenerkrankungen sowie mit Skeletterkrankungen, z. B. mit ausgeprägter Kyphoskoliose und bei neuromuskulären Erkrankungen. In diesen Fällen kommt es auch ohne Apnoen durch den Tonusverlust im Tiefschlaf bzw. durch den veränderten Atemantrieb im REM-Schlaf zu langanhaltenden und ausgedehnten Hypoventilationsphasen mit extremer Sauerstoffuntersättigung des arteriellen Blutes und daraus resultierender Störung der Schlafstruktur. Therapeutisch empfiehlt sich in allen fortgeschrittenen Fällen eine nächtliche Heimbeatmung der Patienten. Am günstigsten wird ein IPPV-Beatmungsprogramm über eine Nasenmaske, evtl. auch über Tracheostoma, durchgeführt. Neuerdings wird mit zunehmendem Erfolg auch BiPAP-ST-Programm eingesetzt.

Hinter der sog. Non-Compliance der nCPAP-Therapie verbirgt sich häufig neben schlechter therapeutischer Einstellung auch das Erfordernis aufwendigerer Beatmungsprogramme (z. B. IPPV- oder nBiPAP-Beatmung), die heute auch nasal und unter Heimbedingungen vom Patienten durchgeführt werden können.

10 Prognose

Obstruktive Schlafapnoesyndrome sind definitionsgemäß durch die pathogenetische Trias „pharyngeale Obstruktion, Hypoventilation und Arousal" charakterisierte komplexe Krankheitsbilder. Bei rechtzeitiger Diagnostik und Therapie sind alle Symptome und Folgeerkrankungen, die sich im Laufe der Entwicklung eines Schlafapnoesyndroms entwickeln, definitionsgemäß voll reversibel, d. h. die Prognose bei Schlafapnoe ist erheblich durch die Rechtzeitigkeit der Diagnose beeinflußt. Folgeschäden werden vermieden, das bedeutet zugleich den erfolgreichen therapeutischen Zugang zu epidemiologisch relevanten Erkrankungen wie z. B. Bluthochdruck, Herzinsuffizienz und Herzrhythmusstörungen. Bei der seltenen primären alveolären Hypoventilation des Erwachsenen beträgt die Lebenserwartung nach Diagnosestellung weniger als 2 Jahre, so daß die Prognose als äußerst infaust einzuschätzen ist. Bei den Formen der sekundären alveolären Hypoventilation kann in einzelnen Fällen der Zustand der Betroffenen drastisch verbessert werden durch eine zusätzlich zur Therapie der Grunderkrankung eingeleitete spezifische Therapie der sekundären Atmungsstörungen. Demgegenüber wird bei Nichtbeachtung der letzteren die Verschlechterung im Zustand des Erkrankten meist fälschlich als Progredienz der Grunderkrankung interpretiert (z. B. Kardiomyopathie, muskuloskelettale Erkrankung, Speicherkrankheit).

Angesichts der bekannten Eigenschaften der SBAS: erkannte Gefährlichkeit, gute Diagnostizierbarkeit und gute Therapierbarkeit, hängt die Prognose der Patienten mit SBAS von der rechtzeitigen Indikationsstellung ab.

Literatur

American Sleep Disorders Association (1990) The International Classification of Sleep Disorders: Diagnostic and coding manual. Thorpy MC (chairm) Diagnostic classifications steering comite. Rochester, Minnesota

Becker H, Koehler U, Peter JH, Steinberg M, Wichert P von (1988) Effectiveness and side-effects of nasal continuous positive airway pressure therapy in 66 patients with sleep apnea. In: Karczewski WA, Grieb P, Kulesza J, Bonsignore G (eds) Control of breathing during sleep and anesthesia. Warschau, Plenum, pp 39–42

Becker H, Faust M, Peter JH, Rieß M, Wichert P von (1989) Langzeitakzeptanz der nCPAP-Therapie bei 70 Patienten mit einer Behandlungsdauer von über sechs Monaten. Pneumologie (Stuttg) 43:643–646

Berry DTB, Webb WB, Block AJ (1984) Sleep apnea syndrome – a critical review of the apnea index as a diagnostic criterion. Chest 86:529–539

Block AJ, Wynne JW, Boysen PG, Lindsey S, Martin C, Cantor B (1981) Menopause, medroxyprogesterone, and breathing during sleep. Am J Med 70:506–510

Bülow K, Ingvar DH (1961) Respiration and state of wakefulness in normals, studied by spirography, capnography and EEG. A preliminary report. Acta Physiol Scand 51:230–238

Burwell CS, Robin ED, Whaley RD, Bickelmann AG (1956) Extreme obesity associated with alveolar hypoventilation – a pickwickian syndrome. Am J Med 21:811–818

Cartwright RD, Lloyd S, Lilie J, Kravitz H (1985) Sleep position training as treatment for sleep apnea syndrome: A preliminary study. Sleep 8:87–94

Clark RW, Schmidt HS, Schaal SF, Boudoulas M, Schuller DE (1979) Sleep apnea: treatment with protriptyline. Neurology 29:1287–1292

Dickel MJ, Mosko SS (1990) Morbidity cut-offs for sleep apnea and periodic leg movements in predicting subjective complaints in seniors. Sleep 13:155–166

Ehlenz K, Schmidt H, Becker H, Podszus T, Peter JH, Kaffarnik H, Wichert P von (1989) Hat die Bestimmung des atrialen natriuretischen Faktors (ANP) eine Bedeutung in der Beurteilung der kardialen Belastung während der Apnoe bei Schlafapnoe-Patienten? Pneumologie (Stuttg) 43:580–583

George CF, Nickerson PW, Hanly PJ, Millar TW, Kryger MH (1987) Sleep apnoea patients have more automobile accidents. Lancet II:447

Gerardy W, Herberg D, Kuhn HM (1960) Vergleichende Untersuchungen der Lungenfunktion und des Elektroencephalogramms bei zwei Patienten mit Pickwick-Syndrom. Z Klin Med 156:362–380

Guilleminault C, van den Hoed J, Mitler MM (1978) Clinical overview of the sleep apnea syndromes. In: Guilleminault C, Dement WC (eds) Sleep apnea syndromes. Alan R Liss, New York, pp 1–12

Guilleminault C, Simmons B, Motta J, Cummiskey J, Rosekind M, Schroeder JS, Dement WC (1981) Obstructive sleep apnea syndrome and tracheostomy – long term follow-up experience. Arch Int Med 141:985–988

He J, Kryger MH, Zorick FJ, Conway W, Roth T (1988) Mortality and apnea index in obstructive sleep apnea. Experience in 385 male patients. Chest 94:9–14

Hochban W (1992) Operative Therapie bei OSAS. In: Peter JH, Cassel W, Penzel T, Podszus T, Wichert P von (Hrsg) Schlaf – Atmung – Kreislauf (im Druck)

Issa FG, Sullivan CE (1982) Alcohol, snoring and sleep apnea. J Neurol Neurosurg Psychiatry 45:353–359

Issa FG, Sullivan CE (1986) Reversal of central sleep apnea using nasal CPAP. Chest 90:165–171

Köhler U, Becker H, Peter JH, Wichert P von (1991) Langzeit-EKG bei der Diagnostik und Verlaufskontrolle der Schlafapnoe. In: Schuster H-P (Hrsg) Langzeitelektrokardiographie. Fischer, Stuttgart, pp 103–138

Koskenvuo M, Kaprio J, Telakivi T, Partinen M, Heikkilä K, Sarna S (1987) Snoring as a risk factor for ischaemic heart disease and stroke in men. Br Med J 294:16–19

Kramer M, Anand VK, Schoen L, Draper E (1985) Death associated with uvulopalatopharyngoplasty. Sleep Res 14:180

Krieger J, Kurtz D (1987) Problems in the application of nasal continuous positive airway pressure for the treatment of obstructive sleep apnea. Hypoxemia during sleep on nasal continuous positive airway pressure treatment. In: Peter JH, Podszus T, Wichert P von (eds) Sleep related disorders and internal diseases. Springer, Berlin Heidelberg New York Tokyo, pp 366–374

Krieger J, Maglasiu N, Sforza E, Kurtz D (1990) Breathing during sleep in normal middle-aged subjects. Sleep 13:143–154

Kuhlo W, Doll E, Franck MC (1969) Erfolgreiche Behandlung eines Pickwick-Syndroms durch eine Dauertrachealkanüle. Dtsch Med Wochenschr 94:1286–1290

Kurtz D, Krieger J (1987) Review of the therapeutic approaches to sleep apnea. In: Peter JH, Podszus T, Wichert P von (eds) Sleep related disorders and internal diseases. Springer, Berlin Heidelberg New York Tokyo, pp 346–359

Lavie P (1983) Incidence of sleep apnea in a presumably healthy working population: a significant relationship with excessive daytime sleepiness. Sleep 6:312–318

Lavie P (1987) Rediscovering sleepy patients: The sleep apnea syndrome. In: Peter JH, Podszus T, Wichert P von (eds) Sleep related disorders and internal diseases. Springer, Berlin Heidelberg New York Tokyo, pp 227–240

Lavie P, Bertner R, Zomer J, Podoshin L (1981) Breathing disorders in sleep associated with "microaousals" in patients with allergic rhinitis. Acta Otolaryngol (Stockh) 92:529–533

Lugaresi E, Cirignotta F, Zucconi M, Mondini S, Lenzi PL, Coccagna G (1983) Good and poor sleepers: an epidemiological survey of the San Marino population. In: Guilleminault C, Lugaresi E (eds) Sleep/wake disorders. Natural history, epidemiology, and long-term evolution. Raven, New York, pp 1–12

Lugaresi E, Cirignotta F, Montagna P (1989) Snoring: Pathogenic clinical and therapeutic aspects. In: Roth T, Kryger M, Dement WC (eds) Principles and practice of sleep medicine. Saunders, Philadelphia, pp 494–500

Lund R, Stumpner J, Jochems P, Häußinger K (1989) Behandlung eines Patienten mit Schlaf-Apnoe-Syndrom. Münch Med Wochenschr 131:801–804

Martin RJ (1986) Medical treatment for the sleep apnea syndrome. In: Fletcher EC (ed) Abnormalities of respiration during sleep. Diagnosis, pathophysiology, and treatment. Grune & Stratton, New York, pp 95–115

Mayer J, Fuchs E, Hügens M, Penzel T, Peter JH, Podszus T, Wichert P von (1984) Long-term theophylline therapy of sleep apnea syndrome. Am Rev Respir Dis 129 (Suppl II):A252

Mayer J, Greb H, Herres B et al. (1987) Nocturnal hemodynamics in patients with sleep apnea. In: Peter JH, Podszus T, Wichert P von (eds) Sleep related disorders and internal diseases. Springer, Berlin Heidelberg New York Tokyo, pp 315–320

Mayer J, Becker H, Brandenburger U et al. (1988) Blood pressure variability and nocturnal blood pressure profile in sleep apnea under nasal continuous positive airway pressure (nCPAP) therapy. In: Duron B, Lévi-Valensi P (eds) Sleep disorders and respiration, Colloque INSERM, Vol 169 Libbey Eurotext, London, pp 241–243

Mayer J, Weichler U, Moser R, Penzel T, Peter JH, Wichert P von (1991) Kontinuierlich arterieller Blutdruck, Schlafprofil und Atmung unter antihypertensiver Medikation mit Verapamil und einem kaliumsparenden Diuretikum bei arterieller Hypertonie und schlafbezogener Atmungsstörung. Herz/Kreisl. 23:269–273

Mayer-Brix J, Glanz H, Schulze W, Meier-Ewert K (1988) HNO-ärztliche Befunde bei obstruktivem Schlaf-Apnoe-Syndrom. HNO 36:133–139

Meier-Ewert K, Brosig B (1987) Treatment of sleep apnea by prosthetic mandibular advancement. In: Peter JH, Podszus T, Wichert P von (eds) Sleep-related disorders and internal diseases. Springer, Berlin Heidelberg New York Tokyo, pp 341–345

Osler W (1918) The principles and practice of medicine, 8th edn. Appleton, New York

Penzel T, Amend G, Faust M, Peter JH, Meinzer K, Schneider H, Weber K (1989a) Diagnostik der Schlafapnoe: Apparative Voraussetzungen zur Stufendiagnostik. Pneumologie (Stuttg) 43:621–624

Penzel T, Peter JH, Schneider H, Stott FD (1989b) The use of a mobile sleep laboratory in diagnosing sleep related breathing disorders. J Med Engin Technol 13:100–103

Penzel T, Amend G, Meinzer K, Peter JH, Wichert P von (1990) MESAM: A heart rate and smoring recorder for detection of obstructive sleep apnoe. Sleep 13:175–182

Peter JH (1985) Holter monitoring technique in a comprehensive approach: ambulatory monitoring of sleep apnea. In: Hombach V, Hilger HH (eds) Holter monitoring technique. Schattauer, Stuttgart, pp 127–149

Peter JH (1987) Die Erfassung der Schlafapnoe in der Inneren Medizin. Thieme, Stuttgart

Peter JH (1988) Internistische Folgeerkrankungen der Schlafapnoe. Atemw Lungenkrkh 14:218–222

Peter JH (1989a) Sleep apnea and cardiovascular diseases. In: Guilleminault C, Partinen M (eds) Sleep apnea syndromes: Clinical research and treatment. Raven, New York

Peter JH (1989b) Schlafapnoesyndrome. In: Krück F, Kaufmann W, Bünte H, Gladtke E, Tölle R (Hrsg) Therapie-Handbuch, 3. Aufl. Urban & Schwarzenberg, München, S 515–518

Peter JH, Fuchs E, Köhler U et al. (1986) Studies in the prevalence of sleep apnea activity: evaluation of ambulatory screening results. Eur J Resp Dis 69 (Suppl 146):451–458

Peter JH, Fuchs E, Hügens M et al. (1987a) An apnea-monitoring device based on variation of heart rate and snoring. In: Peter JH, Podszus T, Wichert P von (eds) Sleep related disorders and internal diseases. Springer, Berlin Heidelberg New York Tokyo, pp 140–146

Peter JH, Amend G, Stephan S, Jung W, Ockenga A, Himmelmann H, Wichert P von (1987b) Therapie der Schlafapnoe mit abendlich eingenommenem retardierten Theophyllin (Euphylong). Prax Klin Pneumol 41:433–437

Peter JH, Penzel T, Podszus T, Raschke F, Schneider H, Stoohs R, Wichert P von (1988) Pathogenese der schlafbezogenen Atmungsstörungen. Verh Dtsch Ges Inn Med 94:331–341

Peter JH, Faust M, Fett I, Podszus T, Schneider H, Weber K, Wichert P von (1989a) Die Schlafapnoe. Dtsch Med Wochenschr 115:182–186

Peter JH, Mayer J, Herres-Mayer B et al. (1989b) Effects of Cilazapril on hypertension, sleep, and sleep apnea. Am J Med 87 (6B):72S–78S

Peter JH, Amend G, Faust M et al. (1989c) Schnarchen und Schlafapnoesyndrome. Wien Med Wochenschr 11:264–273

Peter JH, Krieger J (1990) Dépistage du syndrome d'apnées du sommeil. Rev Mal Resp 7:419–424

Peter JH, Becker H, Blanke J et al. (1990a) Empfehlungen zur Diagnostik, Therapie und Langzeitbetreuung von Patienten mit Schlafapnoe. Med Klin 86:46–50

Peter JH, Penzel T, Podszus T, Wichert P von (eds) (1990b) Sleep and health risk. Springer, Berling Heidelberg New York Tokyo

Peter JH, Penzel T (1992) Portable monitoring of sleep and breathing. In: Saunders NA, Sullivan CE (eds) Sleep and breathing. 2nd edition. Dekker, New York (in press)

Phillipson EA, Bowes G, Sullivan CE, Woolf GM (1980) The influence of sleep fragmentation von ventilatory and arousal responses of sleeping dogs to respiratory stimuli. Sleep 3:281–288

Podszus T (1988) Pulmonale Hypertonie bei Atemregulationsstörungen. Internist 29:681–687

Podszus T (1990) Hemodynamics in sleep apnea. In: Issa FG, Surratt P, Remmers J (eds) Sleep and respiration. Alan R Liss, New York, pp 353–361

Podszus T, Peter JH, Wichert P von (1988) Herz-Kreislauf-Erkrankungen bei nächtlichen Atemregulationsstörungen. Schweiz Med Wochenschr 118:1338–1341

Podszus T, Penzel T, Peter JH, Wichert P von (1989a) Blood pressure variation in the pulmonary circulation of patients with severe obstructive sleep apnea. In: Daum S (ed) Interaction between heart and lung. Thieme, Stuttgart, pp 15–18

Podszus T, Peter JH, Wichert P von (1989b) Critical assessment of hemodynamics during sleep apnea. In: Peter JH, Penzel T, Podszus T, Wichert P von (eds) Sleep and health risk. Springer, Berlin Heidelberg New York Tokyo

Raschke F (1987) Various components of respiratory control during sleep, rest, and strain. In: Peter JH, Podszus T, Wichert P von (eds) Sleep related disorders and internal diseases. Springer, Berlin Heidelberg New York Tokyo, pp 135–139

Rothenberg SA (1987) Measurement of sleep fragmentation. In: Peter JH, Podszus T, Wichert P von (eds) Sleep related disorders and internal diseases. Springer, Berlin Heidelberg New York Tokyo, pp 135–139

Saunders N, Sullivan CE (eds) (1984) Sleep and breathing. Dekker, New York

Schlaefke ME, See WR (1980) Loss of central chemosensitivity in the respiratory control system – a model for studying Ondine's curse and sudden infant death syndrome. Bull Eur Physiopathol Resp 16(5):220

Schweitzer PK, Chambers GW, Birkenmeier N, Walsh JK (1987) Nasal continuous positive airway pressure (CPAP) compliance at six, twelve and eighteen months. Sleep Res 16:186

Siegrist J (1987) Sleep disturbances and cardiovascular risk: A biopsychosocial approach. In: Peter JH, Podszus T, Wichert P von (eds) Sleep related disorders and internal diseases. Springer, Berlin Heidelberg New York Tokyo, pp 173–182

Siegrist J, Peter JH, Himmelmann H, Geyer S (1987) Erfahrungen mit einem Anamnesebogen zur Diagnostik der Schlafapnoe. Prax Klin Pneumol 41:357–363

Strohl KP, Hensley MJ, Saunders NA, Scharf SM, Brown R, Ingram RH (1981) Progesterone administration and progressive sleep apneas. JAMA 245:1230–1232

Strohl KP, Saunders NA, Sullivan CE (1984) Sleep apnea syndromes. In: Saunders N, Sullivan CE (eds) Sleep and breathing. Dekker, New York, pp 365–402

Sullivan CE, Issa FG, Berthon-Jones M, Eves L (1981) Reversal of obstructive sleep apnea by continuous positive airway pressure applied through the nares. Lancet I:862–865

Valet A, Ockenga A, Mayer J, Peter JH, Pick-Kober KH, Wichert P von (1986) Unverträglichkeit von Alkohol bei Patienten mit Schlafapnoe-Syndrom. Med Klin 81:441–444

Waite P, Lachner J, Wooten V (1989) Maxillomandibular advancement for treatment of obstructive sleep apnea. In: Peter JH, Penzel T, Podszus T, Wichert P von (eds) Sleep and health risk. Springer, Berlin Heidelberg New York Tokyo

Zahorka M, Hess U, Himmelmann H et al. (1987) Snoring, sleep apnea, and hypertension in a field study. In: Peter JH, Podszus T, Wichert P von (eds) Sleep related disorders and internal diseases. Springer, Berlin Heidelberg New York Tokyo, pp 219–224

Schlafbezogene Störungen der Atmungsregulation bei Kindern

M. E. Schläfke und T. Schäfer

1 Einführung

Die postnatale Entwicklung bedeutet für die Adaptationsleistungen des homöostatischen Systems der Atmung eine besondere Herausforderung. Die stärksten Änderungen der atmungsphysiologischen Parameter ereignen sich innerhalb des ersten Lebensjahres (Gaultier 1985). In dieser Zeit vollzieht auch die Physiologie des Schlafes entscheidende Entwicklungsschritte. Aufgrund der vielfältigen Verschaltungen des zentralen Atmungssystems und des Atemantriebssystems mit der Formatio reticularis und dem Schlaf-Wach-System stellt die Differentialdiagnostik schlafbezogener Atmungsstörungen gerade während des Reifungsgeschehens besonders hohe Anforderungen an den Untersucher. Insgesamt sind Interaktionen zwischen Schlaf und der allgemeinen Pädiatrie als zahlreich und noch weitgehend unbekannt anzusehen. Andererseits gehen beim Säugling, der noch sehr viel Zeit schlafend verbringt, Auffälligkeiten der Atmung während des Schlafes häufig als erste Anzeichen primären Störungen an nichtrespiratorischen Systemen voraus. Frühgeburtlichkeit, Virusinfektionen, Stoffwechselstörungen und Fehlbildungen können mit dramatischen pathologischen Formen der Atmung einhergehen. Innerhalb des breiten differentialdiagnostischen Spektrums bewegt sich auch das Bemühen um die Aufklärung des plötzlichen Kindstodes, der häufigsten Todesursache nach der Neugeborenenperiode, der teils als Atmungsversagen im Schlaf aus ungeklärter Ursache, teils als Folge nicht primär kardiorespiratorischer Erkrankungen unbekannter Ursache gedeutet wird, wobei die Frage, ob der Tod den Säugling tatsächlich im Schlaf überrascht, offen ist. Die Diagnostik kindlicher schlafbezogener Atmungsstörungen setzt eine detaillierte Kenntnis der Entwicklungsphysiologie von Atmung und Schlaf voraus. Bereits dabei bleiben gegenwärtig noch viele Fragen offen.

Bei zahlreichen Erkrankungen, die den Atemapparat direkt oder indirekt betreffen, führen der Schlaf oder die sich im Zuge des zirkadianen Rhythmus ereignenden neurobiochemischen und endokrinen Schwankungen zu einer Verstärkung der Ateminsuffizienz oder werden zum Auslöser von Störungen. Hierzu gehören vor allem die Erkrankungen des Tracheobronchialsystems, einschließlich Asthma bronchiale, neuromuskuläre und Muskelerkrankungen, Malformationen, endokrine und Herz-Kreislauf-Erkrankungen. Zu diesen Gebieten muß auf die Lehrbücher der Pädiatrie und auf die umfangreiche Literatur verwiesen werden.

2 Die zentrale Organisation der Atmung und ihre Entwicklung

Das basale Atemmuster wird durch rhythmische Aktivität respiratorischer Neurone der Medulla oblongata (Rhythmusgenerator oder Atemzentren) erzeugt. Der Rhythmusgenerator erhält neben den Hauptzuflüssen der rückgekoppelten chemischen Antriebe eine Vielzahl von Informationen durch zentrale und periphere Zuflüsse einschließlich der Afferenzen komplexer Reflexmechanismen, die als Atemschutzreflexe zusammengefaßt werden können. Ökonomisierende Wirkung für die Atemarbeit haben die vagalen Mechanorezeptoren der Lunge, die als rückgekoppelte Afferenzen dem nervösen Kontrollapparat zuzuordnen sind. Unter dem Befehl des Reglers arbeiten somatische und autonome Stellglieder koordiniert und kooperativ. Somit werden quergestreiftes und glattes Motorsystem sinnvoll und ökonomisch aufeinander abgestimmt. Das koordinierte Zusammenspiel der verschiedenen Teilkomponenten der neuronalen Geflechte des Atmungssystems ist von einem chemosensiblen Antrieb abhängig.

Der Atmungsregler ist mit anderen homöostatischen Systemen verkoppelt. Hierzu gehören das kardiovaskuläre System und das Temperaturregelsystem. Die Gesamtheit der homöostatischen Systeme dient der ständigen Annäherung an den systemischen Sollwert im vorgegebenen Regelbereich, innerhalb dessen sich Sollwertverstellungen, z. B. mit dem zirkadianen Rhythmus oder mit dem Phasenwechsel während des Schlafes, ereignen.

2.1 Die Säure-Basen-Regulation der Atmung

Das homöostatische System der Atmung stabilisiert die Säure-Basen-Balance jenseits der Blut-Hirn-Schranke und garantiert damit eine vitale Voraussetzung für die spezifischen Leistungen des Zentralnervensystems. pH-empfindliche Neurone definieren über die Signalfrequenzmodulation ihrer tonischen Aktivität den chemischen Atemantrieb quantitativ und kooperieren mit den peripheren Chemorezeptoren. Ein Ausfall des zentralen chemosensiblen Atemantriebs bedeutet Verlust der Stabilität der Atmung und respiratorische Insuffizienz während des Schlafes (Schläfke 1981).

Der reife Fetus zeigt bereits eine lineare Abhängigkeit seiner Atemaktivität vom CO_2 bei CO_2-Rückatmung durch die Mutter. Im Verhältnis zur Körpergröße ist die Steilheit der CO_2-Atemantwortkurve beim Reifgeborenen identisch mit der des Erwachsenen. Beim Menschen fand Schäfer (1989) über das gesamte erste Lebensjahr stabile CO_2-Atemantworten unter Steady-state-Bedingungen.

Der zentralen Chemosensibilität kommt für den Beginn der Lungenventilation nach der Geburt die entscheidende Bedeutung zu. Der steigende CO_2-Partialdruck und die durch den sinkenden pO_2 bedingte metabolische Azidose erhalten Unterstützung durch den massiven Zufluß sensorischer Reize, die im Verein mit dem Anstieg der Catecholamine eine erhöhte Alarmbereitschaft des gesamten ZNS hervorrufen. Der Schwellenwert des CO_2-/pH-empfindlichen Mechanismus wird unmittelbar nach der Geburt, insbesondere durch den infolge des Zustandekommens der Atmung erhöhten O_2-Partialdruck, auf den Normwert eingestellt. Tiefe Hypoxie, Unreife und Sedativa wirken diesem Mechanismus entgegen (Karlberg u. Wennergren 1986).

Die mittleren, während des Nachtschlafes an 181 gesunden Säuglingen über das erste Lebensjahr gemessenen, transkutanen CO_2-Partialdrücke liegen bei 40,3 mmHg (C_{25} 38,0, C_{75} 43,4 mmHg; Schäfer u. Schläfke 1991). Dies be-

Tabelle 1. Entwicklung der Atmung bei 181 gesunden Säuglingen

Parameter	Perzentile	Alter (Monate)						
		1.	2.	3.−4.	5.−6.	7.−9.	9.−12.	>12.
$tcpCO_2$	25	38,1	37,3	38,1	38,1	36,6	36,6	38,8
(Mittelw.)	50	40,3	40,3	41,0	40,3	41,0	39,6	40,3
(mmHg)	75	44,0	44,0	43,3	41,8	44,0	41,8	41,8
minimaler	25	43	41	41	48	46	46	48
$tcpO_2$	50	47	45	51	52	50	55	52
(mmHg)	75	51	51	55	58	57	57	55
$tcpO_2$	25	61,1	59,2	60,4	67,4	59,4	64,6	61,8
(Mittelw.)	50	65,4	65,9	67,1	70,1	66,1	67,2	68,4
(mmHg)	75	68,8	70,4	71,5	75,1	72,0	75,4	76,3
Abfälle	25	1,41	2,27	1,37	0,93	0,78	0,70	0,00
des pO_2	50	3,17	3,52	2,08	1,65	1,15	1,29	0,71
(1/h)	75	5,92	5,78	3,60	2,91	2,27	1,80	1,33
periodische	25	2	1	1	0	0	0	0
Atmung	50	5	4	3	1	1	0	0
(% TST)	75	10	12	11	2	3	1	1
zentrale	25	29,4	20,0	18,5	17,0	14,8	16,0	13,4
Apnoen	50	38,4	31,1	26,5	34,1	19,2	18,5	20,4
(TST, 1/h)	75	47,2	39,8	43,5	33,5	22,4	22,8	24,1
zentrale	25	25,6	22,4	22,7	24,6	22,5	23,0	23,4
Apnoen	50	40,2	35,0	37,3	35,3	30,1	31,0	34,3
(1/h AS)	75	58,3	48,4	57,9	52,6	42,7	45,7	43,4
Atemfrequenz	25	34	31	26	25	24	20	19
im RS	50	40	34	33	27	26	23	20
(1/min)	75	50	43	37	30	30	25	23

trifft alle Altersgruppen und entspricht der stabilen Funktion der Säure-Basen-Homöostase der Atmung (Tabelle 1). Im Non-REM-Schlaf liegen die Mittelwerte mit 40,4 mmHg signifikant höher als im REM-Schlaf, hier stellt sich der $tcpCO_2$-Wert im Mittel bei 38,6 mmHg ein (Schläfke et al. 1991 b).

2.2 Die O_2-Mangel-Empfindlichkeit

Die fetale Atemaktivität wird durch Hypoxie gehemmt. Eine experimentelle Unterbrechung des Zuflusses von rostralen Hirnstrukturen führt jedoch zu einer positiven Hypoxieantwort der Atemtätigkeit. Die fetale Hypoxieantwort läßt bereits das komplexe Zusammenspiel vieler Reflexe und neuronaler Mechanismen erkennen. Eine hypoxisch bedingte Atemdepression kann bei reifen Kindern bis zum Ende der ersten Lebenswoche nachgewiesen werden, bei Frühgeborenen über einige Wochen. Angesichts der komplexen Reaktion auf eine Hypoxie hat sich zur Beurteilung der peripheren Chemorezeptorfunktion der von Dejours et al. (1957) beschriebene Nachweis der initialen Hemmung der Atmung bei Erhöhung des Sauerstoffpartialdrucks in der Einatmungsluft bewährt, nicht zuletzt wegen der unbedenklichen Durchführbarkeit bei herzgesunden reifen Neugeborenen. Der Grad der Atemhemmung zeigt im Verlauf des ersten Lebensjahres eine leichte Abnahme (Schäfer 1989).

Trotz der hohen Bedeutung der peripheren Chemorezeptoren für die Atmung des jungen Säuglings scheint das Zustandekommen der Atemtätigkeit unmittelbar nach der Geburt auch ohne ihren Beitrag möglich zu sein. Die Umstellung der Aktivität der peripheren Chemorezeptoren auf den neuen pO_2-Bereich nimmt die Neugeborenenperiode in Anspruch. In dieser Zeit scheint ein besonders hohes Risiko darin zu bestehen, daß ein Absinken der erreichten Schwellenwerte möglich ist. Dies betrifft vor allem Frühgeborene infolge Unreife von ZNS und Lunge (Karlberg u. Wennergren 1986).

Im Vergleich zur Säure-Basen-Homöostase der Atmung verhält sich die transkutan ermittelte Regelgröße pO_2 innerhalb des ersten Lebensjahres weniger stabil. Dies ist außer vom Stoffwechsel und von der Gesamtentwicklung der für die Sauerstoffkapazität und -versorgung zuständigen Organ- und Funktionssysteme auch von der Charakteristik der peripheren Chemorezeptoren her zu deuten, die eine rasche Anpassung an die akuten Bedürfnisse herstellen müssen und dabei adaptieren. Die periphere Chemorezeptorfunktion ist untrennbar mit dem sympathischen System und dem aufsteigenden aktivierenden retikulären System verknüpft. Der Altersbezug nächtlicher Sauerstoffdruckwerte von gesunden Kindern ist der Tabelle 1 zu entnehmen.

2.3 Die nervösen Atemreflexe

Die chemischen, rückgekoppelten Atemantriebe sind in ein Netzwerk nervöser Atemreflexe verschaltet. Dabei spielen Dehnungsrezeptoren, Irritationsrezeptoren, Trigeminusreflexe, laryngeale Reflexe und Muskelspindeln eine bedeutende Rolle.

Die Dehnungsrezeptoren bestimmen das Verhältnis von Atemfrequenz und -amplitude, indem sie vor allem die Inspirationszeit kontrollieren. Sie bewirken eine Ökonomisierung der Atemarbeit. Im REM-Schlaf fehlt der Lungen-Dehnungs-Reflex. Die funktionelle Residualkapazität ist im REM-Schlaf aber auch geringer als im Non-REM-Schlaf und variiert charakteristisch; dieselbe Volumenänderung kann deshalb eine geringere Dehnung bedeuten und damit unbeantwortet bleiben. Zum anderen können die im REM-Schlaf typischen Arousals dafür verantwortlich sein, da sie den Reflex auslöschen. Dieselben Mechanismen sind bei der Auslösung des Headschen Paradoxreflexes beteiligt, der an einer nach Beendigung der Inspiration sich anschließenden weiteren tiefen Inspiration erkennbar ist. Seine Funktion wird im Dienste der Verhinderung von Atelektasen verstanden. Die Kenntnis der vagalen Atemsteuerungsmechanismen ist für die Beurteilung des Atemmusters notwendig.

Die Luftwege des reifen Neugeborenen sind wie die des Erwachsenen gegenüber mechanischen Irritationen (Irritations-Rezeptoren) äußerst empfindlich. Das junge Frühgeborene allerdings hustet kaum bei der Intubation oder beim Absaugen. Erst etwa ab der 35. Woche des Gestationsalters wird die typische Antwort auf eine Stimulation der Carina wie Atemsteigerung, Arousal, Husten und heftige Körperbewegungen beobachtet. Vor der 35. Woche verursacht dieselbe Stimulation entweder keine Antwort, eine Atemverlangsamung oder Apnoe. Dazu paßt die noch nicht vollständige Myelinisierung dünner vagaler Fasern beim Frühgeborenen, die zum Termin vollständig ist. Die Antwort auf Reize der Trachea ist phasenabhängig, die Empfindlichkeit ist im Non-REM-Schlaf viel größer als im REM-Schlaf. Das Frühgeborene aber befindet sich vorwiegend im REM-Schlaf.

Trigeminusreizung kann beim Neugeborenen heftige kardiorespiratorische Reflexe auslösen. Dies bedeutet, daß alle mit Gesichtsmaske bzw. mit gesichtsirritierenden Meßanordnungen erhobenen Atemparameter nicht repräsentativ für Ruheatmung sind. Reizung im Trigeminusbereich verursacht eine Abnahme der Atemfrequenz und eine Vergrößerung des Atemzugvolumens (V_T) um $10-20\%$ (Chernick u. Avery 1966). Reizungen des Trigeminus beeinflussen auch den zentralchemischen Atemantrieb. Zahlreiche unterschiedliche Rezeptoren und Reflexe können von der Nasen- und Larynxregion aus gereizt bzw. ausgelöst werden. Eine Reizung führt dabei oftmals zur Apnoe und zu einem Blutdruckabfall. Diese Reaktion erinnert an den Tauchreflex. Stimulation von laryngealen Rezeptoren lösen bei verschiedensten neugeborenen Tieren prolongierte und auch fatale Apnoen aus. Diese Rezeptoren sind in den oberen Luftwegen weit verbreitet, sind aber am reichsten auf Larynx und Epiglottis anzutreffen und werden vom N. laryngeus superior versorgt. Die Rezeptoren ähneln Geschmacksknospen und sprechen auf verschiedene Flüssigkeiten an. Sie haben wahrscheinlich etwas mit der Integration von Schlucken und Atmen zu tun, eine entscheidende Adaptation, die das Kind sehr schnell zu leisten hat. Die Bedeutung all dieser Rezeptoren, z. B. im Sinne von Schutzmechanismen, ist nicht klar zu erkennen. Sie können aber pathophysiologische Bedeutung gewinnen.

Die Interkostalmuskeln sind im Gegensatz zum Diaphragma besonders reich an Muskelspindeln, die sowohl segmentale als auch suprasegmentale Reflexe speisen. Die Muskelspindeln spielen eine entscheidende Rolle bei der Kompensation erhöhten Atemwegswiderstandes. Ab der 30. Woche kann eine erhöhte Atemarbeit geleistet werden. Reife Kinder zeigen eine entsprechende Antwort des Atemzugvolumens (V_T). Bei Frühgeborenen unter 30 Wochen findet man mitunter überhaupt kein Anzeichen für eine Reaktion auf einen erhöhten Atemwiderstand. Dies mag wiederum mit dem REM-Schlaf dieser Gruppe erklärbar sein. Während des REM-Schlafes besteht eine supraspinale Hemmung der α-Motoneurone und selektive Hemmung der fusimotorischen Funktion. Somit ist die Kompensation erhöhten Atemwegswiderstandes im REM-Schlaf disorganisiert und unvollständig.

2.4 Die Entwicklung des Atemmusters

Atembewegungen werden schon beim 11 Wochen alten Fetus gesehen, ab der 36. Woche werden sie regelmäßiger. Während der letzten 10 Schwangerschaftswochen wird der fetale Atmungsindex auf 31% geschätzt. Verlängerte apnoische Perioden sind dann von beträchtlicher Bedeutung für die Beurteilung des fetalen Zustandes.

Beim Fetus werden vornehmlich paradoxe Atembewegungen beobachtet, dabei zieht sich die untere Brustwand während der Inspiration einwärts, während sich die Bauchwand gleichzeitig nach außen hebt. Dieses Atemmuster sieht man beim reifen Neugeborenen im REM-Schlaf, wenn die Aktivität der Interkostalmuskeln gehemmt ist. Beim Fetus kommen allerdings auch koordinierte Auswärtsbewegungen von Brust und Bauch vor, beim Neugeborenen korreliert dies mit dem Auftreten von Non-REM-Schlaf.

Innerhalb der ersten 10–20 s nach der Geburt macht das Neugeborene den ersten, tiefen Atemzug, dem zu Beginn unregelmäßige Atmung mit Pausen und danach regelmäßige Atmung folgen. Mit dem ersten Atemzug beginnt der Ersatz der Lungenflüssigkeit durch Luft. Der Gasaustausch erfolgt bereits in der ersten Minute mit der Aufnahme von Sauerstoff und der Abgabe von CO_2. Dies bedeutet auch, daß die bis zu diesem Zeitpunkt niedrige Lungenperfusion drastisch steigt. Unter normalen Bedingungen ist die Lungenventilation bereits nach 10–20 min im ausgeglichenen Steady state.

Im REM-Schlaf ist das Atemzugvolumen leicht vermindert und die Atemfrequenz infolge einer proportionalen Verkleinerung von T_I und T_E erhöht. Der Variationskoeffizient ist 30% für das Atemzugvolumen und 28% für die Frequenz und entspricht den Werten des Erwachsenen. Im Non-REM-Schlaf liegen die vergleichbaren Werte bei 11% und 9%.

2.4.1 Periodische Atmung und Paradoxatmung

Auf dem oben gezeichneten Hintergrund kann die periodische Atmung als ein beim normalen Säugling vorkommendes Atemmuster betrachtet werden. Beim Erwachsenen sieht man periodische Atmung nur in Phase II des Non-REM-Schlafes oder bei starken Herausforderungen wie durch Hypoxie oder nach Hyperventilation. Beim Säugling, insbesondere beim Frühgeborenen, begünstigen dagegen schon sehr leichte Störungen periodische Atmung. Die Erklärungen für die periodische Atmung beruhen auf dem Konzept des negativen Feedback einer Atmungsstörung, die von einem Kontrollsystem geprüft und korrigiert wird. Instabilität liegt bei einem solchen System dann vor, wenn die Antwort größer ist als die Störung, und wenn es zu einer großen Verzögerung zwischen Störung und Antwort kommt.

Bei 50% von 181 im ersten Lebensjahr untersuchten gesunden reifgeborenen Kindern ist die anfänglich zu 5% der Atmung im nächtlichen Schlaf (TST) vorhandene periodische Atmung gegen den 11. Lebensmonat völlig verschwunden, wobei 25% der Kinder im ersten Monat weniger als 2% periodische Atmung aufweisen (Tabelle 1).

Physiologisch ist auch das Auftreten von Phasenverschiebungen thorakaler und abdominaler Atembewegungen bis 180° mit thorakalen Einziehungen in der Inspirationsphase, die wir im ersten Lebensmonat im Mittel in bis zu 50% der TST fanden. Davon sind im wesentlichen die Phasen im aktiven Schlaf betroffen. Bei 50% der Kinder ist die Paradoxatmung gegen Ende des 7. Lebensmonats verschwunden, bei etwa 25% der Kinder trat dieser Atemtyp gar nicht auf (Schäfer u. Schläfke 1991).

2.4.2 Atempausen (Apnoen) und Atemfrequenz

Atempausen nach Ausatmung (zentrale Apnoen) kommen im REM-Schlaf das ganze Leben über vor. Sie sind normalerweise kurz, da der ansteigende chemische Antrieb entweder die Apnoe unterbricht oder in Abhängigkeit von der aktuellen Schlafsituation eine Arousalreaktion oder beides auslöst. Für die ersten 18 Lebensmonate wurden Atempausen ≥ 2 s in Exspirationslage mit induktiver Plethysmographie (thorakale und abdominale Atembewegungen) bei 181 Kindern im Nachtschlaf erfaßt (Schäfer 1989). Es zeigte sich eine signifikante Abnahme der Apnoen innerhalb des ersten Lebenshalbjahres. Diese Abnahme korreliert mit der Abnahme des REM-Schlaf-Anteiles. Die Häufigkeit zentraler Atempausen im aktiven Schlaf ist konstant und liegt im Mittel zwischen 46 pro h im ersten Lebensmonat und 38 pro h zwischen dem 7. und 9. Lebensmonat (Tabelle 1). Die mittlere Dauer der Atempausen ab 2 s variiert zwischen 3,6 s und 4,0 s, die maximale Dauer zwischen 9,3 s und 10,6 s. Während die mittlere Dauer der Atempausen im Vergleich zwischen dem ersten und dem zweiten Lebenshalbjahr relativ konstant bleibt, unterliegt die maximale Dauer einer starken Streuung. Atempausen über 13 s sind bei gesunden Kindern in diesem Alter selten. Die Aussagekraft einer einzelnen Polygraphie im ersten

Lebenshalbjahr ist in bezug auf die weitere Entwicklung der Atempausen sehr gering.

Die normalen Atemfrequenzen (Tabelle 1) im ruhigen Schlaf liegen im ersten Lebensmonat im Mittel bei 40 pro min. Gegen Ende des ersten Jahres liegt der Mittelwert bei 20 pro min.

3 Die Schlafentwicklung des Säuglings

Das Schlaf-Wach-Verhalten gesunder Säuglinge wie auch von Frühgeborenen ist mit verschiedenen Methoden dokumentiert worden. Kompliziert sind die Schlafstadienbestimmungen beim Frühgeborenen. Das Frühgeborene verbringt 50–60% der Zeit im REM-Schlaf, welcher in der Organisation dem Non-REM-Schlaf vorauszueilen scheint. Erst wenige Wochen vor dem regelrechten Geburtstermin kann das Frühgeborene ein koordiniertes Non-REM-Schlafstadium leisten. Die mit dem EEG erfaßbaren Aktivitäten des Frühgeborenen ändern sich tiefgreifend. Im REM-Schlaf beobachtet man fortschreitende Schwankungen von hochamplitudigen Delta-Wellen zu niedrigamplitudigen Wellen hoher Frequenz. Im Non-REM-Schlaf findet man anfänglich Niedervolt- bis Nullinien-EEG mit Bursts von hochamplitudigen langsamen Wellen (0,5–3 Hz), mit vereinzelten Überlagerungen schneller, niedrigamplitudiger Wellen und mit spitzen Wellen von 2–4 Hz zwischen den langsamen Wellen. Die Bursts dauern 3,8 s und werden durch 4–8 s verminderter gemischter Frequenzaktivität getrennt. Dieses Muster ist als ‚trace alternant' beschrieben. Mit der Zeit nimmt die Aktivität in den zwischen den Bursts liegenden Intervallen zu (Schulte 1974). Je unreifer das Kind ist, desto größer ist der Anteil von sog. undeterminierten (auch transitorischen oder intermediären) Schlaf. Dieser Schlaftyp verschwindet mit der Zunahme der Reife, wobei die physiologischen Muster des adulten REM- und Non-REM-Schlafes mehr und mehr überwiegen. Auch beim Neugeborenen und jungen Säugling sind solche Phasen, deren Charakteristika sich weder mit den Kriterien des aktiven REM-Schlafes noch des Non-REM-Schlafes decken, erkennbar. Meist erscheinen sie beim Einschlafen, beim Stadienwechsel, insbesondere vom aktiven REM- zum Non-REM-Schlaf und beim Arousal.

Dittrichova (1966) verwendete für die Schlafdokumentation gesunder Säuglinge von der zweiten bis zur 24. Lebenswoche jeweils für die Zeit von 16.30 bis 5.30 Uhr Registrierungen der Atmung, Augenbewegungen, motorischer Aktivität, Vokalisation, Handbewegungen mit Spielzeug und EEG. Regelmäßige Atmung, geschlossene Augen ohne Bewegungen, Verschwinden von Körperbewegungen, verminderte Atemfrequenz, Schlafspindeln und hochamplitudige langsame Wellen im EEG kennzeichnen den ruhigen Schlaf. Aktiver Schlaf ist durch unregelmäßige Atmung, geschlossene Augen, verstärkte Körperbewegungen und erhöhte Atemfrequenz und Fehlen von Spindeln im EEG gekennzeichnet. Die typische Schlafspindel taucht allerdings erst in der 44. Ge-

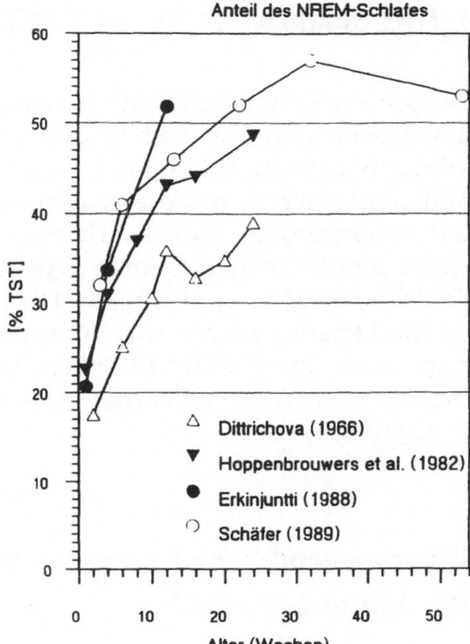

Abb. 1. Entwicklung des NREM-Schlafes als Anteil an der gesamten Schlafzeit beim Kind im ersten Lebensjahr. In Anlehnung an Befunde verschiedener Autoren unter Verwendung unterschiedlicher Methoden, siehe Text

stationswoche auf und findet sich bei allen Kindern ab der 9. Lebenswoche. Sie können aber während des ersten Lebensjahres im Vergleich zu älteren Kindern hohe Amplituden haben (Ellingson 1982). Der Anteil aktiven Schlafes beträgt in der zweiten Lebenswoche 79,7% und reduziert sich auf 54,8% in der 24. Woche. Die durchschnittliche Dauer der ruhigen Schlafphase ist altersabhängig. Die Abb. 1 stellt die Anteile des Non-REM-Schlafes an der totalen Schlafzeit (TST), die von Dittrichova (1966) mit der oben beschriebenen Methode, von Erkinjuntti (1989) mit EKG und drahtloser Erfassung von Atmung und Körperbewegungen, von Hoppenbrouwers et al. (1982) mittels EEG, EOG und EMG, und von Schäfer (1989) anhand des Atemmusters ermittelt wurden, dar. Die Dauer einer Schlafperiode beträgt in der zweiten Lebenswoche 11 min, in der 6. Woche 15 min und in der 12. und 24. Woche 20 min. Die größten Änderungen spielen sich innerhalb der ersten 12 Lebenswochen ab. Die Differenzierung der Schlafphasen fällt in die Periode der sehr schnellen Reifungsvorgänge integrativer Hirnleistungen (Hoppenbrouwers et al. 1989). Harper et al. (1987) und Haddad et al. (1987) wiesen nach, daß mit Hilfe der Bestimmung der Variation der Atemzykluszeit, des Atemzugvolumens und der RR-Intervalle im EKG eine Schlafstadienbestimmung möglich ist. Die Genauigkeit liegt in einem Bereich, der der standardisierten Schlafstadienermittlung beim Neugeborenen nach Anders et al. (1971) entsprechen dürfte. Dennoch können kurze Episoden regelmäßiger Atmung auch zum REM-Schlaf gehören (Phillipson 1978).

4 Das Schlaflabor in der Pädiatrie

Das Schlaflabor ermöglicht die systemphysiologische Langzeitbeobachtung im
spontanen Nachtschlaf auch beim nichtkooperativen Säugling und Kleinkind
bei relativ geringer Belastung. Es dient der Diagnostik von Schlafstörungen,
Atmungsstörungen, neurovegetativen Störungen, Anfallsleiden, Herz-Kreislauf-Erkrankungen, sowie der Therapiekontrolle bei Langzeitmedikation, und
gehört zum Präventivprogramm gegen den plötzlichen Kindstod (Schläfke et
al. 1991a; Schläfke et al. 1991b). Die Daten der Tabelle 1 stammen aus Ge-
samtnachtregistrierungen von 181 gesunden Kindern und sind zur Orientierung verwendbar (Schäfer 1989; Schäfer u. Schläfke 1991). Dabei wurden die
Messungen des Atemmusters mit der Induktionsplethysmographie (Respitrace)
durchgeführt.

5 Vorwiegend schlafbezogene Störungen
der Atmungsregulation

Gemäß der internationalen Klassifikation der Schlafstörungen des ,Diagnostic
and Coding Manuals' der American Sleep Disorders Association (1990) gehören die kindliche Schlafapnoe, das kongenitale zentrale Hypoventilationssyndrom und der plötzliche Kindstod zu den Parasomnien. Zahlreiche Beobachtungen an Säuglingen und Kleinkindern lassen erkennen, daß Schlafstörungen
in der Pädiatrie einen großen Raum einnehmen. Die Interaktion des komplexen Schlaf-Wach-Systems mit dem komplexen System der zentralen Organisation der Atmungsregulation bedingt sehr unterschiedliche Störquellen für beide
Systeme. Der häufig übergeordnet angewandte Begriff der Schlaf-Apnoe wird
der Pathophysiologie der schlafbezogenen Atmungsstörung im Kindesalter
deshalb nicht gerecht, weil das Vorkommen einer pathologischen Apnoe im
Verhältnis zu vielfältigen anderen Störungen der kindlichen Atmung relativ
selten ist. Der Begriff der Apnoe wird mißverständlich gebraucht. Wir unterscheiden folgende Begriffe: *Frühgeborenen-Apnoe* (Apnea of Prematurity =
AOP), *akut lebensbedrohliches Ereignis* = ALE (entsprechend Apparently
Life Threatening Event = ALTE), *kindliche Apnoe* (entsprechend Apnea of
Infancy = AOI), *obstruktives Schlafapnoe-Syndrom* (OSAS). Die Begriffe ne-
ar-miss SIDS (Sudden Infant Death Syndrome), near SIDS, abortives SIDS
und abortiver Krippentod sollen entfallen.

5.1 Die Frühgeborenen-Apnoe

Die Frühgeborenen-Apnoe betrifft allein der Unreife der Atmung zuzuschrei-
bende Apnoen von Kindern vor der 37. Gestationswoche. Frühgeburtlichkeit

bedeutet Unreife fast aller Organe. Ehemalige Frühgeborene gehören auch zur Risikogruppe des plötzlichen Kindstodes. An dieser Stelle soll nur die Apnoe als ein mit der Frühgeburtlichkeit auftretendes Symptom diskutiert werden.

Häufigkeit und Epidemiologie. 50–80% der vor der 31. Gestationswoche Geborenen, nur noch 12–15% der nach der 32. Woche Geborenen und noch 7% der nach der 34. Woche geborenen Frühchen haben Apnoen. Die Apnoen treten 1–2 Tage nach der Geburt auf und im Falle einer künstlichen Beatmung infolge eines respiratorischen Distress-Syndroms häufig nach Absetzen der Beatmung. Bei 85% der zwischen der 32. und 36. Woche Geborenen tritt periodische Atmung mit leichten Sauerstoffdruckabfällen auf. Sie ist klinisch nicht relevant. Die Apnoen treten häufiger im REM-Schlaf als im Non-REM-Schlaf auf, können dann über 40 s lang sein und sind früher oder später nach Einsetzen der Atempause von Bradykardie begleitet (weiterführende Literatur bei Bryan et al. 1986).

Gesundheitliche Relevanz. Die Frühgeborenen-Apnoe ist, anders als beim Reifgeborenen, häufig ein frühes Symptom einer anderen Erkrankung, wie etwa einer Sepsis oder einer Hypoglykämie. Frühgeborene mit intraventrikulärer Blutung haben eine hohe Inzidenz für obstruktive Apnoen (Bryan et al. 1986). Längerdauernde Frühgeborenen-Apnoen sind von zerebralen Minderdurchblutungen begleitet. Frühgeborene haben aus vielen weiteren Ursachen Hypoxien, die noch bis zum Erreichen des Geburtstermins nachweisbar sind (Curzi-Dascalova et al. 1986). Besondere Vorsicht ist gegenüber Anästhesie und Sedativa geboten. Oftmals findet man jedoch keine pathologischen Befunde. Die mit den Apnoen einhergehenden Bradykardien sind klinisch wenig relevant.

Pathophysiologie. Die Ursache für die Atemstillstände wird in der Unreife des Nervensystems, der noch geringen dendritischen Aufzweigungen und axonalen Plexus mit unreifen synaptischen Endknöpfchen gesehen. Die Myelinisierung der Neurone vollzieht sich erst in der späten Gestation und der postnatalen Entwicklung, wovon auch der N. vagus betroffen ist. Somit mag die zeitliche und räumliche Summation für eine schwellenwertige Stimulation der respiratorischen Motoneurone nicht ausreichen. Das Auftreten der Apnoen im REM-Schlaf kann Folge einer aktiven Hemmung oder mangelnder Faszilitation, etwa durch die Muskelspindelhemmung, sein. Schulte (1977) fand eine große Variabilität präsynaptischer Hemmung im REM-Schlaf und Apnoen in Phasen stärkster Hemmung. Über die Apnoe-Auslöser durch obere Luftwegsreflexe und Irritationsreflexe wurde oben berichtet. Unklar ist, warum es häufig erst einige Tage nach der Geburt zu Apnoen kommt. Man hat versucht, dies über noch aus dem mütterlichen Organismus stammende Restatemreize wie Koffein oder Progesteron zu erklären. Progesteron verstärkt den chemosensiblen Atemantrieb. Letzterer ist auch für den Widerstand der oberen Luftwege von entscheidender Bedeutung (Series et al. 1989). Hypoxie kann zur Apnoe führen, was oben bereits diskutiert wurde, und ist selbst häufig die Folge einer Apnoe. Apnoen können in der Regel durch leichte Berührungen durchbrochen werden. Andererseits fehlt beim Frühgeborenen häufig die Atem- und Arousal-antwort, die beim Reifgeborenen nach einer etwas längeren Atempause folgt. Lopes et al. (1981) diskutierten für die Neugeborenen-Apnoe eine Muskelermüdung, gegen die eine Strategie entwickelt wird: T_I wird gekürzt, um den Zyklus des Diaphragmas zu verringern. Es wird mehr Thorakalatmung geleistet, um das Zwerchfell zu entlasten. Schließlich wird die Atmung eingestellt, um eine Erholungspause zu haben, was in der Regel wirksam ist, da das EMG-Spektrum sich nach einer Apnoe wieder normal darstellt. Apnoen sind eng an erhöhte Belastung gekoppelt. So treten bei Kindern mit offenem Ductus arteriosus Botalli gehäuft Apnoen auf, nach der Ligatur sind sie verschwunden (Bryan et al. 1986).

Diagnose. Eine Schlaflaborableitung, wie in Abschn. 4 beschrieben, ist zu empfehlen (s. auch Abschn. 7).

Genauere Symptomatik. Der Säugling schließt bei Rumpfbewegungen oder Anstrengungen seine Glottis. Ferner kommt es bei der akuten Nackenflexion sofort zur Obstruktion. Ist der junge Säugling vorschriftsmäßig gelagert und ruhig, so sind die Apnoen vorwiegend zentral. Die wiederkehrenden Apnoen dauern über 20 s oder kürzer, treten dann aber mit Zyanose, abrupter Blässe oder Hypotonie auf. 2/3 der Apnoen ereignen sich im Schlaf, der Rest während gesteigerter motorischer Aktivität. Apnoen werden sehr leicht durch Schluckauf, Spucken und Füttern ausgelöst. Es wird geschätzt, daß etwa 10% der Apnoen auf Obstruktionen beruhen. Die Obstruktionen liegen im Pharynx, meist tritt nach 20 s eine Zyanose auf, in der Regel öffnen sich die Luftwege spontan. Sensorische Reize regen die Atmung meist wieder an, mitunter muß reanimiert werden.

Differentialdiagnostik. Infektionen der Atmungsorgane (respiratorisches Syncytialvirus, Chlamydien), Hypo- und Hyperthermie, Hypoglykämie, Hypokalzämie, Elektrolytstörungen, Anämie, Sepsis, intraventrikuläre Blutung, Hypoxie, Azidose, Lungenerkrankung, Pneumothorax, Krampfanfälle, nekrotisierende Enterokolitis.

Differentialtherapie. Theophyllin, kontrollierte Sauerstofftherapie, Sauerstoff-Monitoring mit transkutaner pO_2-Elektrode und/oder Pulsoximeter (Grenzwerte pO_2: 50 mmHg, SaO_2: 87%). Nasaler kontinuierlich positiver Atemwegsdruck (CPAP), nasaler biphasischer positiver Atemwegsdruck (BIPAP), intermittierende extrathorakale Negativ-Druck-Beatmung (INEP). Bei den genannten Therapieformen kann auf eine Intubation verzichtet werden (Samuels u. Southall 1989), meist jedoch nicht bei der positiven Druckbeatmung (IPPV, IMPV o. ä.).

Prognose. Nach der 34. Gestationswoche zeigen sich in 95% der Fälle asymptomatischer Frühgeborener die Apnoen bereits eine Woche nach der Geburt nicht mehr. Daß die Apnoen der Frühgeborenen ein über die allgemeine Frühgeburtlichkeit hinausgehendes Risiko für den plötzlichen Kindstod bedeutet, scheint nicht ersichtlich.

5.2 Die kindliche obstruktive Schlafapnoe (OSA)

Die kindliche obstruktive Schlafapnoe ist mit angestrengter Atmung bei geschlossenen oberen Luftwegen im Schlaf verbunden. Unvollständige, wiederholte oder persistierende Obstruktionen können zur Hypoventilation oder Hypoxie während des Schlafes führen.

Häufigkeit und Epidemiologie. Die kindliche obstruktive Schlafapnoe ist eine im Vergleich zum Erwachsenen beim jungen Säugling noch relativ seltene Erkrankung, über deren Inzidenz bislang keine genauen Zahlenangaben vorliegen. Gegen Ende des ersten Lebensjahres nimmt die Prävalenz deutlich zu und steigt im Laufe des Kleinkind-, Vorschul- und Schulalters stark an.

Gesundheitliche Relevanz. Da es infolge des kompletten Atemwegsverschlusses zu teilweise erheblichen Sauerstoffmangelzuständen kommen kann, ist die Gesundheit durch hypoxische Schädigung, insbesondere auch durch Druckerhöhung im Lungenkreislauf und daraus resultierender Rechtsherzbelastung gefährdet.

Pathophysiologie. In der Regel liegen der obstruktiven Apnoe bei Kindern anatomische Ursachen zugrunde. Ab dem zweiten Lebensjahr führen hyperplastische Tonsillen häufig zu einer Einengung der oberen Luftwege. Bei jüngeren Kleinkindern und Säuglingen sind angeborene Anomalien, wie Choanalatresie oder Stenosen, Gesichtshypoplasien, Mikrognathie (Pierre-Robin-Syndrom), Down-Syndrom oder eine Gaumenspalte für den erhöhten Atemwegswiderstand verantwortlich.

Diagnostik. Die Diagnose kann mittels fest anliegender Maske und Pneumotachograph zur Messung des Luftstromes und per Ösophagusballon zur Messung der intrathorakalen Druckschwankungen gestellt werden. Säuglinge und Kleinkinder dürften dies nicht tolerieren und schon gar nicht damit schlafen. Eine Polysomnographie sollte die Messung des Atemflusses einschließen und kann transkutane Sauerstoffpartialdrücke unter 50 mmHg, transkutane CO_2-Partialdrücke über 50 mmHg und Sauerstoffsättigungswerte unter 85% anzeigen. Tagmessungen sind bei negativem Befund nicht zu werten. Die arteriellen Blutgase können im Wachsein auch bei schwerer OSA völlig normal sein. Eine Röntgenaufnahme kann adenoide Hypertrophien oder andere Einengungen des oberen Luftwegsbereiches offenbaren, desgleichen Kardiomegalie oder Lungenödem. EKG und Echokardiogramm können Hinweis auf eine pulmonale Hypertension erkennen lassen. Hämoglobin und Hämatokrit können erhöht sein. Die genaue Lokalisation der Ursache einer Atemwegswiderstandserhöhung im oberen Luftwegsbereich ist in der Regel nur durch eine Kombination der klinischen Symptome mit laryngo- und bronchoskopischen Untersuchungen möglich. Dazu gehören die Trachealstenose, Laryngealatresie oder uni- bzw. bilaterale Abduktor-Stimmband-Lähmung.

Genauere Symptomatik. Das für den Erwachsenen typische Schnarchen fehlt beim jungen Säugling oftmals, es kommt jedoch häufig zu Atemgeräuschen, Stridor oder inspiratorischen Einziehungen. Exzessives Schwitzen kann auftreten. Eine Tagesschläfrigkeit fällt nicht auf. Bei schweren Hypoxien wirkt das Kind jedoch lethargisch oder ist hypoton. Häufig weist als einziges Zeichen eine Gedeihstörung darauf hin. Die Obstruktionen können mehr oder weniger progredient sein. Lebensbedrohliche Komplikationen sind pulmonale Hypertension und Cor pulmonale. Mitunter wird ein Hochdruck beobachtet, im Gegensatz zum Erwachsenen sind bei der kindlichen obstruktiven Schlafapnoe kardiale Arrhythmien selten. Polyzythämie ist die Folge chronisch intermittierender Hypoxien.

Differentialdiagnostik. Bei Säuglingen und Kleinkindern entsprechend ALE (vgl. 5.3). Obere Luftwegsinfekte oder chronische allergische Rhinitis. Verminderter Atemantrieb und neurologische Schäden, welche den Muskeltonus oder die Muskelkoordination der oberen Luftwege einschränken.

Differentialtherapie. Die Therapie sollte entsprechend der Grunderkrankung bzw. chirurgisch erfolgen. Adenoide können auch schon im ersten Lebensjahr zu Apnoen und Hypoxämien im Schlaf führen. Eine frühzeitige Adenektomie ist hier indiziert. Bei Kindern unter 10 Jahren und extremem Schnarchen kann in seltenen Fällen auch die Uvulopalatopharyngo-Plastik (UPPP) nützlich sein. Sonst nasales CPAP, eventuell mit biphasischem Druckniveau bzw. wie unter Abschn. 5.1 beschrieben. Nach erfolgter chirurgischer Therapie ist ein Erfolgsnachweis im Schlaflabor ratsam. Säuglinge und Kleinkinder mit kurzen Obstruktionen und Schwitzen im Schlaf haben wir wie Kinder mit ALE ohne erkennbare Ursache dem Präventivprogramm zur Bekämpfung des plötzlichen Kindstodes zugeführt (s. Abschn. 5.3 und 7).

Prognose. Bei frühzeitiger, effektiver Therapie gut.

Sonderformen. Bei bis zu 5% aller Säuglinge und Kleinkinder kommt das Phänomen des ‚Sich Wegschreiens‘ (breath holding spells) vor, das sich während des Schreiens, Badens, Versorgens oder Fütterns ereignet. Ob diese Sonderform der kindlichen Obstruktion im Wachsein, die darüber hinaus vornehmlich mit Schlaffragmentationen im Säuglings- und Kleinkindalter einhergehen kann, für die psychomotorische Entwicklung bedeutsam ist, bleibt gegenwärtig noch offen (Kahn et al. 1990a). Als Ursache werden psychogene wie zentrale autonome Dysfunktionen angenommen. Die Diagnose ergibt sich aus der Beobachtung des klassischen Anfalls. Diese Kinder fallen ferner durch Schlaffragmentationen, vermindertes Non-REM-Stadium 3, vermehrten undeterminierten Schlaf, häufige Arousals und Schlafphasenwechsel auf. Zudem ereignen sich häufig verlängerte Obstruktionen, zu 80% im REM-Schlaf und zu 20% während des Non-REM-Schlafes im Stadium 1 und 2. Es kommt nur zu Sauerstoffsättigungsabfällen um 1,7% bis zu 9%, die bei Mittellagen um 98% kaum Anlaß zur Sorge geben. Entsprechendes gilt für die Herzfrequenz, die kurzfristig um 8% bis zu 47% sinken kann. Die Kinder schwitzen im Wachsein und im Schlaf stärker als gesunde Kinder.

5.3 Das akut lebensbedrohliche Ereignis (ALE/ALTE)

Der Begriff ALE wird auf einen in der Regel anamnestisch erhobenen, typischen Symptomenkomplex angewandt: Es handelt sich um ein vom Beobachter als dramatisch und lebensbedrohlich erlebtes Ereignis, bei dem ein apnoischer Zustand mit Zyanose, Blässe oder auch Rötung und Tonusverlust nur durch eine massive Stimulation oder Mund-zu-Mund-Beatmung beendet werden konnte (Bentele u. Albani 1988).

Häufigkeit und Epidemiologie. Wegen der im Säuglingsalter noch hohen Vulnerabilität des Atmungssystems treten zahlreiche Erkrankungen mit den Symptomen eines ALE auf. Die Inzidenz für ALE oder kindliche Apnoen schätzt man insgesamt auf 1,6 pro 1000 Lebendgeborene. Am häufigsten tritt die Krise zwischen der 4. bis 8. Lebenswoche auf, nach Vollendung des ersten Lebensjahres jedoch sehr selten. Jungen sind 5–10% häufiger betroffen als Mädchen. Eine familiäre Häufung liegt nicht vor. 90% dieser Ereignisse sollen während des Schlafes vorkommen.

Gesundheitliche Relevanz. ALE sind als ernste Risikozeichen in bezug auf den plötzlichen Kindstod zu werten und bedürfen einer umfassenden klinisch-stationären Abklärung. In einigen Fällen führen ALE trotz erfolgreicher Intervention bis hin zur Reanimation zu bleibenden, insbesondere neurologischen, Schäden.

Pathophysiologie. Dem Symptomenkomplex ALE liegt ein multifaktorielles Geschehen zugrunde. Die initiale Apnoe kann zentral, gemischt oder Folge einer Obstruktion sein. Streß, wie obere Luftwegsinfekte, Impfungen, Schlafdeprivation, Reisen oder Fieber können bei vulnerablen Kindern Apnoen auslösen. Auch Phrenikusparesen, Schädeltraumen, Stoffwechseldefekte, Sedativa, Krampfanfälle (auch sensorisch induziert) oder Darminfektionen können einem ALE zugrunde liegen. Im ersten und zweiten Lebensmonat führt eine Pneumonie infolge erhöhter Atemarbeit und Hypoxie zu Apnoe. Ebenso können chronische Lungenerkrankungen und Sepsis zu Apnoen führen. Beim Auftreten von Lethargie, Wachstumsretardierungen oder vermindertem Muskeltonus der oberen Extremitäten bei Kindern nach ALE kann ein Zusammenhang mit vorausgegangenen Erkrankungen des ZNS oder mit hypoxisch bedingten zerebralen Schäden als Folge des ALE nicht sicher hergestellt werden. Minimale Bagatellinfekte können bei Säuglingen im ersten Lebenshalbjahr im Laufe der Nacht zu erheblichen Atemwegswiderstandserhöhungen mit entsprechenden obstruktiven Phasen und Hypoxien führen. Dies steht sowohl mit der Infektwirkung auf die Veränderung der Schlaftiefe als auch mit den tagesrhythmischen Schwankungen des Atemwegswiderstandes im Zusammenhang. Wir fanden darüber hinaus einen erniedrigten zentralchemischen Atemantrieb bei Kindern mit Bagatellinfekt, was für Hypoventilation im Non-REM-Schlaf und für obstruktive Ereignisse im REM-Schlaf verantwortlich werden kann (Schläfke et al. 1991 b). Vorwiegend im REM-Schlaf führen auch Malformationen, die die Atemmotorik direkt oder indirekt beeinflussen, zu obstruktiv bedingten Sauerstoffdruckabfällen. Auch Schmerzen, die eine Bauchschonatmung bedingen, können im Schlaf zu Apnoen Anlaß geben. Der gastroösophageale Reflux wird immer wieder im Zusammenhang mit Apnoen genannt. 30–50% der gesunden Kinder haben einen Reflux. Nur selten sieht man dabei eine Apnoe. Die polygraphische Registrierung von Ösophagus-pH zeigt keinen zeitlichen Zusammenhang des Refluxes mit dem Auftreten einer Apnoe. Eine Hypoxie wirkt jedoch verstärkend auf den laryngealen Chemoreflex, der Apnoe und Bradykardie bewirkt (Wennergren et al. 1989) (s. auch Tabelle 3).

Genauere Symptomatik. Anfallsweise Apnoen oder Obstruktionen, Tachy- oder Bradykardien, Schlaffheit, Lethargie, starrer Blick, ‚verdrehte' Augen, Hautverfärbung.

Diagnostik und Differentialdiagnostik. Die Diagnostik des ALE dient zuerst dem Ausschluß von Grunderkrankungen und der Abgrenzung einer autonomen Dysfunktion (idiopathisches ALE) von einer primären schlafbezogenen Atemstörung. Kahn et al. (1988) untersuchten 2779 Fälle mit ALE. Von denen erwiesen sich 25% als milde und 14% als schwere Form eines ALE ohne erkennbare Grunderkrankung, das sie als idiopathisches ALE bezeichneten. 61% wurden auf folgende Grunderkrankungen zurückgeführt:

a) Gastrointestinalsystem: gastroösophagealer Reflux, Pylorusstenose, Aspiration, Infektion, angeborene Malformationen. b) Neurologie: Epilepsie, Hirntumor, subdurales Hämatom, Infektion, vasovagale Reaktion, angeborene Malformationen. c) Atmung: angeborene oder erworbene Atemwegsanomalien, kongenitale alveoläre Hypoventilation. d) Stoffwechsel und Endokrinium: Hypokalzämie, Hypoglykämie, Hypothyreoidismus, Karnitinmangel, Leigh-Syndrom, Reye-Syndrom, Fruktosämie oder Nahrungsmittelintoleranz. e) Herzkreislauf: Kardiomyopathie, Arrhythmie, Infektion, Gefäßanomalien und andere kongenitale Malformationen. f) Verschiedenes: Ersticken, Drogen, Sepsis, Unfall, Ernährungsfehler.

39% wurden mangels einer spezifischen diagnostischen Zuordnung als idiopathisches ALE eingeordnet. Nur 5% davon zeigten Auffälligkeiten (Kahn et al. 1988). Andere Autoren beschrieben prolongierte Apnoen, vermehrte periodische Atmung, obstruktive Apnoen. Kahn et al. (1982) haben jedoch keine vermehrten Sauerstoffdruckabfälle bei dieser Gruppe gefunden. Deutlich verstärkte okulokardiale Reflexe und Episoden profusen Nachtschweißes während der Non-REM-Phasen von Kindern mit ALE führten zur Annahme einer autonomen Dysfunktion bei Fällen mit idiopathischem ALE. Schäfer et al. (1990) fanden bei idiopathischem ALE kardiorespiratorische Auffälligkeiten im Schlaf, die in 71% der Fälle auch nach Vollendung des ersten Lebensjahres beobachtet wurden. Diese Befunde sind klinisch-pathologisch nicht relevant, könnten aber als Zeichen einer erhöhten Vulnerabilität des kardiorespiratorischen Systems gedeutet werden.

Differentialtherapie. Mit der erfolgreichen Therapie der Grunderkrankung verschwinden die lebensbedrohlichen Ereignisse. Eine Therapie des idiopathischen ALE (nach Kahn et al. 1988) erfolgt, wenn in Verbindung mit dem ALE eine Reanimation oder eine heftige und prolongierte Stimulation, Mund-zu-Mund-Beatmung oder Herzmassage nötig geworden war oder wenn der polygraphische Befund folgende Auffälligkeiten zeigt: periodische Atmung $> 5\%$ der totalen Schlafzeit (TST), zentrale Apnoen $> 15\,s$ oder obstruktive Apnoen $> 3\,s$. Die Behandlung erfolgt mit EKG-Apnoe-Heimmonitor oder pO_2-EKG-Monitor (s. S. 325 f.). Bei Auftreten von Apnoen im frühen Säuglingsalter kommen Theophyllin oder Koffein in Frage. Sie sind jedoch beim gastroösophagealen Reflux kontraindiziert. Bei Hyperexzitabilität, gastroösophagealem Reflux und vermehrten Obstruktionen im REM-Schlaf kann bei Nachweis einer starken CO_2-Empfindlichkeit Phenobarbital in niedriger Dosierung ($< 10\,mg/l$) bzw. eine medikamentöse REM-Schlaf-Unterdrückung hilfreich sein.

Prognose. Der Verlauf hängt von der Ätiologie ab. Den plötzlichen Kindstod erleiden 2–6% dieser Kinder. Ein besonderes Risiko besteht dann, wenn das Ereignis eine Beatmung erforderlich macht. Etwa 30% dieser kindlichen Apnoezustände treten nur einmal auf. 50% der Kinder haben eine oder mehrere Wiederholungen innerhalb derselben Woche. Etwa 7% der beobachteten ALE bedürfen der Reanimation. Kinder mit apnoischen Ereignissen im Wachzustand oder innerhalb der ersten Lebenswoche haben eine geringere Inzidenz für eine Wiederholung als Kinder mit solchen Zuständen im Schlaf oder in höherem Alter.

5.4 Die kindliche Apnoe (Apnea of Infancy)

Werden bei Säuglingen durch Atmungsmonitoring oder Schlafableitungen prolongierte Apnoen festgestellt, spricht man von kindlicher Apnoe. Das Auftreten dieser Apnoen im Kindesalter wird primären Störungen im Atmungssystem zugeschrieben.

Häufigkeit und Epidemiologie. Über die Inzidenz liegen keine genauen Zahlenangaben vor.

Gesundheitliche Relevanz. Offensichtlich handelt es sich um eine inhomogene Gruppe. Die prolongierten Apnoen können, müssen aber nicht mit pathologischen Blutgasveränderungen einhergehen. Ein zunächst postulierter Zusammenhang mit dem plötzlichen Kindstod konnte bisher nicht eindeutig hergestellt werden.

Pathophysiologie. Die Verschaltung des zentralen Atemapparates einschließlich seiner chemischen Antriebe mit der aszendierenden und deszendierenden Formatio reticularis bedingt eine schlafbezogene Änderung der Grundaktivität des respiratorischen Kontrollsystems. Ein verminderter chemischer Atemantrieb, sei es der Sensor selbst oder seine Verschaltungen in der Formatio reticularis, führt zu einer Verstärkung der Atemstörung im Schlaf. Dabei kann die Störung im Wachsein kompensiert und im Schlaf erst manifest werden. Sie kann sich im Schlaf auch erst durch einen erhöhten Atemwegswiderstand, z. B. unter den Bedingungen eines oberen Luftwegsinfektes, einstellen. Atemantriebsstörungen können auch die Ursache von idiopathischen Frühgeborenen-Apnoen nach der 30. Gestationswoche sein, sie dauern länger als 20 s und treten mindestens 3mal in 24 h auf (Durand et al. 1985).

Diagnostik. Die Diagnose kann nur im Schlaflabor gestellt werden. Das Untersuchungsprogramm muß die Prüfung des peripheren und zentralen Atmungsapparates grundsätzlich einschließen. Hierzu gehören auch die Funktionstests für die peripheren Chemorezeptoren und die zentrale Chemosensibilität einschließlich ihrer Wirkungen auf das Elektroenzephalogramm bzw. auf das Arousal-Verhalten. Bewertung der Apnoen durch Ermittlung des MA-Wertes oder des GA-Wertes nach Haidmayer u. Kenner (1988).

Genauere Symptomatik. Die Kinder werden häufig unter dem Bild eines ALE mit Apnoe oder durch ausgeprägte periodische Atmung auffällig. 1% der Kinder mit kindlicher Apnoekrise hat kardiale Arrhythmien einschließlich Sinusarrest. Ebenfalls 1% der Kinder haben schlafbezogene obstruktive Phasen. Mitunter wird die Veranlagung zu prolongierten Apnoen mit erstmaligem Auftreten nach Operationen demaskiert (Cote u. Kelly 1990).

Differentialdiagnostik. Ausschlußdiagnostik entsprechend Abschn. 5.3, Lungenperfusionsstörung, zentrales Hypoventilationssyndrom, schlafbezogene Obstruktionen (OSA).

Differentialtherapie. Theophyllin, Koffein (nicht bei GÖR oder Tachykardien). Heimmonitor entsprechend der Symptomatik: Apnoe-Monitor bei periodischer Atmung, EKG-Apnoe-Monitor bei Apnoen und Bradykardien oder Tachykardie, Pulsoximeter bei Entsättigungen. Atemtherapeutische Krankengymnastik. Bei Hypoxämien kontrollierte Sauerstofftherapie bzw. wie unter Abschn. 6 beschrieben.

Prognose. Die Langzeitfolgen der Atemstörungen im Kindesalter sind noch Gegenstand laufender Studien. Die Patienten zählen zur Risikogruppe des plötzlichen Kindstodes und sollten einem Präventivprogramm (vgl. Abschn. 7) zugeführt werden.

6 Die zentralen Hypoventilationssyndrome

Man versteht darunter eine sehr selten angeborene, oder durch Virusinfektionen, Traumen, Anomalien der Halswirbelsäule, Operationen oder Tumoren erworbene, nicht durch primäre Lungenerkrankungen oder durch Schwäche der Atemmuskulatur bedingte Hypoventilation, die im Schlaf zu schwerer Hyperkapnie und Hypoxie führt (Guilleminault et al. 1982). Man hat dieses Phänomen der schlafbezogenen Ateminsuffizienz gerne mit dem Namen *Ondine's Curse Syndrome* (OCS) versehen, um die ‚fehlende Automatie der Atmung' zu charakterisieren. Da sehr viele Unterschiede in der Symptomatik, der Ursache, der erkrankten zentralen Strukturen und teils auch zusätzlicher peripherer Störungen gefunden werden, behalten wir uns den Begriff des OCS für solche Patienten vor, deren Atemstörung allein durch die fehlende Atemantwort auf CO_2 charakterisiert ist (Fruhman 1972).

Häufigkeit und Epidemiologie. Zentrale Hypoventilationssyndrome gelten als sehr seltene Erkrankungen. Die Prävalenz des Ondine's Curse Syndrome in Deutschland liegt möglicherweise unter 100 Fällen.

Gesundheitliche Relevanz. Die Gefahren bei den zentralen Hypoventilationssyndromen bestehen in den meist nur schwachen Anzeichen für extreme azidotische und hypoxische Zustände, die zunächst auch ohne Apnoe und Herzfrequenzänderung auftreten können, so daß sie von einem EKG-Apnoe-Monitor nicht erkannt werden. So kann ein Atmungs- und Herzstillstand überraschend auftreten, auch wenn die Pflegeperson bei ihrem Kontrollgang das Kind wenige Minuten zuvor noch munter vorgefunden hatte. Diese unerkannten Blutgasveränderungen infolge der Ateminsuffizienz stellen einerseits eine erhebliche akute und chronische Bedrohung dar, andererseits ermöglicht ihre konsequente Vermeidung die normale Entwicklung der Kinder.

Pathophysiologie. Die Simulation des OCS durch Ausschaltung der zentralen CO_2-Empfindlichkeit des Atmungssystems weist auf deren ursächliche Beteiligung am Zustandekommen dieser Form des zentralen alveolären Hypoventilationssyndroms hin (Schläfke 1981). Beim klassischen OCS garantieren die peripheren Chemorezeptoren die Atmung so lange, bis durch den Anstieg des CO_2-Partialdrucks über 70 mmHg hinaus und die zunehmende Hypoxie die zentrale Homöostase des Reglers nicht mehr gewährleistet ist, die Atmung wird eingestellt. Eine durch die Hypoxie bedingte metabolische Azidose verstärkt die lebensbedrohliche Situation.

Diagnostik. Mit dem Einschlafen stellt sich ein kontinuierlicher Anstieg des p_ACO_2 und eine Abnahme des $tcpO_2$ bei abnehmender Atemtiefe ein. Die Atemfrequenz kann dabei konstant bleiben, ansteigen oder abnehmen. Es liegen nur wenige Hinweise auf eine postulierte Hirnstammanomalie vor. Die Ergebnisse der Kernspin- und Computertomographie waren bisher außer bei Vorliegen des Arnold-Chiari-Syndroms, bei dem eine Malformation des Hirnstamms vorliegt, enttäuschend. Die Diagnose erfolgt aufgrund folgender Kriterien: Hypoventilation oder Zyanose und Apnoen während des Schlafes, fehlende CO_2-Empfindlichkeit, erhöhte periphere Chemorezeptorenschwelle (bei sehr niedrigen O_2-Partialdrücken) besonders im Non-REM-Schlaf. Muskelarbeit und aktiver Wachzustand können eine Normalisierung der Blutgase herbeiführen. Bei völligem Fehlen der Funktion der peripheren Chemorezeptoren und der zentralen Chemosensibilität können ausgeglichene Blutgase auch im Wachsein nicht aufrechterhalten werden, so daß kontinuierlich beatmet werden muß. Schlaf wird von Hypoventilation begleitet, Apnoen treten in Abhängigkeit von der Schlafphase, dem Grad der Hyperkapnie und der Hypoxie hinzu. Primäre Lungenerkrankungen und Dysfunktion der Atemmuskulatur schließen die Diagnose aus.

Genauere Symptomatik. Die angeborene zentrale Hypoventilation kann unmittelbar postnatal, nach einigen Monaten oder im Zusammenhang mit Infektionen auftreten, auch dann kann man meist noch eine auffällige Atemanamnese in die postnatale Phase zurückverfolgen. Kinder mit einem kongenitalen zentralen Hypoventilationssyndrom müssen in den ersten Lebensmonaten meist dauerbeatmet werden und können schließlich während des Wachseins diskonnektiert werden. Bei Auftreten von oberen Luftwegsinfekten werden sie in den ersten Lebensmonaten auch im Wachsein beatmet, nach einigen Jahren ist das nicht mehr nötig. Der Schweregrad der Hypoventilation ist unterschiedlich und wird häufig verkannt, so daß erst durch eine pulmonale Hypertension oder ein Cor pulmonale die Grundkrankheit entdeckt wird. Dabei ist es in der Regel dann auch zu zerebralen Schäden gekommen. Das zentrale Hypoventilationssyndrom kann bei Kindern mit Myelomeningozele, Arnold-Chiari-Syndrom und anderen neuroektodermalen Fehlbildungen, die den Hirnstamm einbeziehen, vorkommen (Guilleminault et al. 1981). Häufig treten Neuroblastom oder Morbus Hirschsprung gemeinsam mit einem kongenitalen zentralen Hypoventilationssyndrom auf (Guilleminault et al. 1982). Lethargie und leichte Ödeme müssen als Zeichen einer Hypoxie gewertet werden. Die Kinder können auch noch andere vegetative Dysfunktionen haben. Häufig besteht eine Motilitätsstörung des Ösophagus, was sich gegen Ende des ersten Lebensjahres bessern kann. Es sind auch Entwicklungsretardierungen und eine erniedrigte Intelligenz dokumentiert. Krampfanfälle werden ebenfalls beobachtet.

Differentialdiagnostik. Differentialdiagnostisch ist das kongenitale vom erworbenen zentralen Hypoventilationssyndrom zu unterscheiden. Hier kommen Infektionen, Hirntumore, Hirnstammtraumata, Operationen im oberen Halswirbelsäulenbereich, Halswirbelanomalien und Blutungen in Frage. Die subakute

nekrotisierende Enzephalomyelopathie und andere Stoffwechseldefekte können mit einem zentralen Hypoventilationssyndrom einhergehen. Eine Hypothyreose sowie primäre mit Zyanose einhergehende angeborene Herzkrankhei-
ten müssen ausgeschlossen werden. Schließlich kann auf jeder Ebene des
Atemapparates, zentral wie peripher, ein Defekt vorliegen, der durch die verminderte Grundaktivität im Non-REM-Schlaf oder die monosynaptische
Hemmung des motorischen Systems im REM-Schlaf zu hypoventilatorischen
Phasen im Schlaf Anlaß gibt. Die Darstellung der Chemorezeptorfunktionen
gibt Auskunft darüber, ob es sich um eine Atemantriebsstörung handelt. So
unterscheidet sich die CO_2-Atemantwortkurve eines OCS von einer durch
Muskelerkrankung verursachten Hypoventilation im Schlaf durch die extreme
Rechtsverlagerung beim OCS, abgeflacht sind beide Kurven. Ein weiteres sehr
typisches Unterscheidungsmerkmal betrifft das Verhalten der beiden Patienten: Das muskelkranke Kind wird durch die Hypoxie im Schlaf geweckt, klagt
über Kopfschmerzen und Übelkeit. Falls es beatmet wird, wird es sich durch
eine Diskonnektion bedroht fühlen; das Kind mit OCS klagt nicht über Atemnot bzw. zeigt kein dyspnoisches Verhalten.

Differentialtherapie. Intermittierende positive oder negative Druckbeatmung
(IPPV, INEP), Phrenicus-Pacing. Bei Maskenbeatmung kann ein Tracheostoma vermieden werden, desgleichen bei INEP. Im Tiefschlaf können sich Obstruktionen einstellen, die mit nasalem kontinuierlichen oder biphasischen positiven Atemwegsdruck behandelbar sind. Kontrollierte Sauerstofftherapie bei
gleichzeitiger Messung des pCO_2 kann in manchen Fällen ausreichen. Medikamentöse Behandlung, z. B. mit Theophyllin, Koffein oder Medroxyprogeste-
ron, haben bei einigen Patienten eine Beatmung unnötig gemacht, in vielen
Fällen waren die Wirkungen nur vorübergehend oder blieben aus. Doxapram
ist wegen der starken Weckwirkung unzumutbar. Almitrine führt zu Neuropa-
thien. Eine bedeutende Rolle spielt die kardiologische Verlaufskontrolle. Der
ständigen Gefahr der Entwicklung einer pulmonalen Hypertension kann nur
durch konsequente Vermeidung hypoxischer Zustände begegnet werden. Vermeidung von Verlaufszwischenfällen mit Hypoxien durch konsequentes O_2-
und CO_2-Monitoring, unterstützende physikalische Therapie und sorgfältige
Stomahygiene haben sich als lohnenswert erwiesen.

Prognose. Die Entwicklung der Kinder mit OCS scheint bei sorgfältiger
Durchführung der aufwendigen und individuell abzustimmenden Therapie
nicht beeinträchtigt zu sein. Heilungen sind bisher jedoch nicht nachgewiesen
worden. Die adäquate Unterstützung der Lungenventilation entscheidet über
das Schicksal des Kindes.

7 Der plötzliche Kindstod

Plötzlicher Kindstod, Krippentod, Sudden Infant Death Syndrome (SIDS) sind Synonyme für den unerwarteten plötzlichen Tod eines Kindes im ersten Lebensjahr, bei dem eine sorgfältige Postmortem-Untersuchung zu keiner erklärbaren Todesursache führt.

Häufigkeit und Epidemiologie. In der normalen Bevölkerung wird der plötzliche Kindstod bei 1–2 Kindern auf 1000 Lebendgeburten beobachtet. Selten in der ersten Lebenswoche und nur 1% nach Vollendung des ersten Lebensjahres, ereignen sich 90% der Fälle im ersten Lebenshalbjahr, bei einem Häufigkeitsgipfel zwischen der 10. und 12. Lebenswoche. Knaben sind zu 55–60% der Fälle betroffen. Etwa 80% der Fälle ereignen sich in einer Zeit, in der man die Kinder im Schlaf wähnt.

Pathophysiologie. Die Frage, ob das kardiale oder das respiratorische System primär das Todesgeschehen beherrscht, wird kontrovers diskutiert. Monitoraufzeichnungen beim Todesablauf sind vorhanden, dabei handelt es sich aber um bereits auffällig gewordene oder kranke Kinder. In den zahlreichen Modellvorstellungen zum SIDS postuliert Kaada (1987) das Prinzip des Totstellreflexes im REM-Schlaf. Im Einklang mit den Modellen von Knight (1983) sowie Hunt u. Brouillette (1987) beruht ein eigenes tierexperimentell und klinisch gestütztes Modell auf der milden Hypoxie bei passager (z. B. infolge eines Virusinfektes) ausgefallener CO_2-Empfindlichkeit. Unter diesen Bedingungen ereignen sich Atemstillstand und Kreislaufversagen gleichzeitig. Ähnlich wie die Hypoxie wirken im gleichen Modell eine metabolische Azidose oder Hyperthermie im Sinne einer Apnoe, hierbei geht das Atemversagen voran (Schläfke 1989).

Diagnostik und genauere Symptomatik. In 60% der Fälle wird eine zeitliche Nähe zu einem oberen Luftwegsinfekt gesehen. Lethargie wird ca. 14 Tage vor dem Tod beobachtet. Diarrhoe und Erbrechen werden ebenfalls als signifikante Vorzeichen gewertet. Die milde intrauterine, peri- oder postnatale Hypoxie oder auch Hypoxien im frühen Säuglingsalter scheinen in der Ursachenkette eine Rolle zu spielen (vgl. 2.2). Das Ergebnis umfangreicher epidemiologischer Studien (Hoffman et al. 1988) betrifft die Definition von Risikogruppen (Tabelle 2):

1. Frühgeburten unter 1500 g mit einer Inzidenz von 11/1000 Lebendgeburten und Staffelung des Risikos entsprechend dem Unreifegrad.
2. Verdoppelung des Risikos bei Kindern aus Zwillings- bzw. Mehrlingsgeburten unter 2500 g. Der Tod eines Zwillings erhöht das Risiko des Überlebenden.
3. Das Risiko von Folgekindern liegt 2- bis 4fach über dem der normalen Bevölkerung. Es steigt bei mehrfachem Vorkommen in einer Familie.

Tabelle 2. Risikofaktoren für den plötzlichen Kindstod

---

1. Risikogruppen
- Nikotin- und Drogenabusus in der Schwangerschaft
- Frühgeburtlichkeit, insbesondere vor der 33. Woche
- Auftreten eines ‚Apparently Life Threatening Events'
- Geschwister nach plötzlichem Kindstod, ‚Folgekinder', insbesondere Zwillinge

2. Risikozeichen
- Intrauterine Wachstumsverzögerung
- Intrauterine, peripartale oder postpartale Hypoxie
- Myelomeningozelen, Arnold-Chiari-Syndrom
- Komplement-System-Defekte (C4)
- Postnatale Wachstumsretardierung
- Profuses Schwitzen im Schlaf
- Verhaltensänderung mit Bewegungsarmut, Lethargie, Schläfrigkeit
- Blässe, blaues Munddreieck, auch nach der Nahrungsaufnahme
- Behinderte Nasenatmung, röchelnde Atmung
- Husten, Durchfall, Erbrechen
- Starrer Blick; anhaltendes, schrilles Schreien

---

4. Das Risiko der Kinder drogenabhängiger Mütter (vor allem Opiate oder Kokain) ist 10fach höher als in der normalen Bevölkerung.
5. 2–6% der Kinder mit Reanimation nach ALE sterben am plötzlichen Kindstod.
6. Erhöhtes Risiko in der sozial schwachen Bevölkerung.

Weitere Risikofaktoren betreffen das Alter der Mutter (unter 20 Jahren), kurz aufeinanderfolgende Schwangerschaften, Winter-, Frühjahrs- und Herbstgeburten, Rauchen während der Schwangerschaft (s. auch Tabelle 2). 80% der Opfer werden in Bauchlage aufgefunden.

Die Pathologie entscheidet die Diagnose aufgrund der nicht auffindbaren Todesursache. Es werden nur den Tod nicht unmittelbar erklärbare ‚unspezifische' Befunde erhoben, wie intrathorakale Petechien, leichte entzündliche Zeichen in der Lunge, Lungenödem, leichte Rötung der oberen Luftwege, vernachlässigbare Streßwirkungen an Thymus und Nebennieren. Diese seit langem geltende Meinung muß heute sehr kritisch eingeordnet werden (Althoff 1986; Valdes-Dapena 1988). Althoff (1986) fand bei 1100 Fällen von plötzlichem Kindstod einen Infekt der oberen und peripheren Atemwege in 75% der Opfer und enteropathogene Erreger in 14% der Fälle. In einer speziellen Studie an 400 plötzlichen Kindstodfällen fanden sich bei 40% eine akute diffuse, teils nekrotisierende Rhinopharyngitis und bei weiteren 35% herdförmige Entzündungen in dieser Region bei häufiger Beteiligung der peripheren Atemwege. Gliosis, Fehlen adrenerger Neurone im Nucleus tractus solitarii und fehlende Neurone im Ventralbereich der Medulla oblongata werden ebenfalls berichtet (Chigr et al. 1989; Takashima u. Mito 1985; Schläfke 1991). Die Befunde unterstützen eine Beteiligung des homöostatischen Systems von Atmung und Kreislauf sowie des aufsteigenden retikulären aktivierenden Systems. Im Lichte der oben diskutierten systempathophysiologischen Zusammenhänge ist zu erwarten, daß die Definition des plötzlichen Kindstodes bald überprüft werden muß. Voraussetzung und unabdingbare Forderung ist die differenzierte pathologische Diagnostik jedes einzelnen Falles von plötzlichem Kindstod.

Die Sicherung der Diagnose ist nur durch eine Sektion möglich. Dabei wird keine erklärbare Todesursache gefunden. Der Tod ereignet sich (scheinbar) im Schlaf und erfolgt überraschend. Das Kind ist unter einem Jahr alt und erschien kurz vorher gesund.

Differentialdiagnostik (Tabelle 3). Anfallsleiden und andere neurologische Erkrankungen, fulminante Infekte, Pneumonie, Meningitis, Myokarditis, infanti-

Tabelle 3. Differentialdiagnostik des plötzlichen Kindstodes

Infektionen/Toxine
- Fulminante Virusinfektion der Luftwege
- Enteritiden
- Enzephalitiden
- Sepsis, Pneumonien
- Infantiler Botulismus

Atmung
- Luftwegsanomalien
- Kongenitales alveoläres Hypoventilationssyndrom
- Medikamenten-/drogeninduzierte Atemdepression

Herz/Kreislauf
- Herzfehler
- Kardiomyopathie
- Herzrhythmusstörungen
  Long-QT-Syndrom (Romano-Ward-Syndrom), Arrhythmien (?)
- Anomalie der großen Gefäße, Gefäßring um Trachea

Neurologie
- Anfallsleiden, Hirntumoren, Corpus-callosum-Defekt
- Subdurales Hämatom
- Vasovagale Reaktion, pathologische Reflexe (?)

Stoffwechsel/Endokrinium
- Defekt der mittelkettigen Acyl-CoA-Dehydrogenase (MCADD)
- Biotinidasemangel, Carnitinmangel
- Reye-Syndrom, atypisches Reye-Syndrom
- Leigh-Syndrom
- Familiäre Dysautonomie (Riley-Day)
- Hypoglykämie, Hypothermie
- Fruktosämie
- Hypothyreose, Hypokalzämie

Magen-Darm-Trakt
- Gastroösophagealer Reflux, Aspiration
- Pylorusstenose, Fehlbildungen

Sonstiges
- Ernährungsfehler; Drogeneffekte
- Unfall
- Fahrlässige Tötung, Schütteltrauma
- Kindesmißhandlung, Ersticken

Tabelle 4. SIDS: Präventivmaßnahmen

---

1. Vermeidung von Risikofaktoren
- Cave Nikotin-/Alkohol-/Drogenabusus in der Schwangerschaft
- Intensive Betreuung bei drohender Frühgeburt
- Cave von Hypoxien unter der Geburt
- Impfungen des Säuglings (Cave Kontraindikationen)
- Cave Infektionsgefahren der Schwangeren und des Säuglings
- Verbesserung der sozio-ökonomischen Bedingungen
- Aufklärung durch Elternschulungen mit Reanimationsmaßnahmen

2. Ausschlußdiagnostik (gemäß Tabelle 3)
- Polysomnographie (vgl. Abschn. 4)
- Kardiologie
- Neurologie
- Stoffwechsel

3. Therapie
- Behandlung gemäß Grunderkrankungen
- Frühzeitige kausale/symptomatische Therapie bei Infekten
- Medikamentöse und/oder physikalische Atemtherapie bei Atemantriebsstörungen und Koordinationsstörungen der Atemmotorik mit Obstruktionen
- Heimmonitoring gemäß Indikationsstellung durch Polysomnographie

---

ler Botulismus, Herzfehler und Arrhythmien, intrakranielle Blutungen, massiver gastroösophagealer Reflux, Kindesmißhandlungen und Unfälle.

Prävention. Im Gegensatz zu den polysomnographischen Befunden der Risikogruppen mit ALE oder der Frühgeborenen sind polygraphisch erfaßbare Risikofaktoren als sichere Hinweise für ein erhöhtes Risiko generell insbesondere für die Kinder, die nicht durch die Risikogruppen erfaßt sind, bisher nicht eindeutig nachgewiesen. Ein Fehlen der CO_2-Empfindlichkeit der Atmung war in Einzelfällen von plötzlichem Kindstod einziger polygraphisch erfaßter Parameter (Folgering 1989; Schläfke 1991). Nach Kahn et al. (1990b) korrelierten kurze obstruktive Phasen mit einem plötzlichen Kindstod. Nach dem gegenwärtigen Stand der Ursachenforschung ist folgendes Vorgehen zu empfehlen (Tabelle 4): Stationäre pädiatrische Ausschlußdiagnostik einschließlich polysomnographischer Untersuchungen (vgl. Abschn. 4). Vermeidung bzw. frühzeitige Behandlung von Infekten der oberen Luftwege. Bei Störungen des kardiorespiratorischen Systems, gastroösophagealem Reflux, Krampfneigung, erfolgt entsprechende Behandlung. Bei Einsatz von Barbituraten sollte der zentralchemische Atemantrieb geprüft werden. Theophyllin steigert den chemischen Atemantrieb. Bei Störungen der atemmotorischen Koordination Krankengymnastik. Bei Neigung zu zentralen Apnoen mit Sauerstoffdruckabfällen, schwachem Atemantrieb und daraus folgenden Tachy- oder Bradykardien ist ein EKG-Apnoe-Monitor therapeutisch verwertbar, da über die akustische Alarmierung eine Arousal-Reaktion ausgelöst werden kann. Bei obstruktiven Störungen der Atmung mit Sauerstoffdruckabfällen kommt ein Apnoe-Monitor nicht in Frage, da die Obstruktion von Atembewegungen begleitet ist. Sinn-

voll ist ein Monitoring mit transkutaner Sauerstoffelektrode oder Pulsoximeter. Prinzipiell sollten Hypoxämien vermieden werden. Voraussetzung für eine
erfolgreiche Prävention ist die enge Langzeitkooperation zwischen Eltern,
behandelndem Kinderarzt und Kinderklinik. Der frühzeitigen Schulung der
Eltern durch Training in Reanimationsmaßnahmen, Monitoring, Aufklärung
über Säuglingsernährung, Hygiene, Umweltfaktoren wie Temperatur, Kohlen-
monoxid und andere Streßfaktoren sowie Risikozeichen, wie z. B. Schwitzen
(s. Tabelle 2; Kahn et al. 1990b), kommt eine große Bedeutung zu. Carpenter
et al. (1988) stellten den Erfolg einer allgemeinen Vorsorge allein durch regelmäßige Gewichtsüberprüfungen im Hause der Eltern unter Beweis und weisen
damit auf die Erwartungen an die Sozialpädiatrie im Präventionsprogramm
hin.

Literatur

Althoff H (1986) Der plötzliche Kindstod (SIDS) – Eine interdisziplinäre ärztliche Aufgabe.
    Dtsch Ärztebl 83(50):3529
American Sleep Disorders Association (1990) The International Classification of Sleep Disorders.
    Allen Press, Lawrence/KS
Anders T, Emde R, Parmelee A (1971) A manual of standardized terminology, techniques and
    criterica for scoring the states of sleep and wakefulness in newborn infants. CA:BRI Publ, Los
    Angeles
Bentele KHP, Albani M (1988) Akute, lebensbedrohlich erscheinende Ereignisse (ALE) bei 62
    Säuglingen: Anamnestische und klinische Daten. Klin Pädiatr 200:57–63
Bryan AC, Bowes G, Maloney JE (1986) Control of breathing in the fetus and the newborn. In:
    Cherniack NS, Widdicombe JG, Geiger SR (eds) Control of breathing. Williams & Wilkins,
    Baltimore (Handbook of physiology, section 3: The respiratory system, Vol II, p 2)
Carpenter RG, Gardner A, Harris J et al. (1988) Prevention of unexpected death. A review of risk-
    related intervention in six centers. In: Schwartz PJ, Southall DP, Valdes-Dapena M (eds) The
    sudden infant death syndrome: Cardiac and respiratory mechanisms and interventions. Ann
    NY Acad Sci 533:96–103
Chernick V, Avery ME (1966) Response of premature infants with periodic breathing to ventilato-
    ry stimuli. J Appl Physiol 21:434–440
Chigr F, Najimi M, Jordan D et al. (1989) Absence immunohistochimique de neurones adrenergi-
    ques dans la partie dorsale du noyau du faisceau solitaire dans la mort subite inexpliquee du
    nourrisson. C R Acad Sci Paris T 309, Serie III, pp 543–549
Cote CJ, Kelly DH (1990) Postoperative apnea in a full-term infant with a demonstrable respirato-
    ry pattern abnormality. Anesthesiology 72:559–561
Curzi-Dascalova L, Relier JP, Peirano P, Castex M, Vasseur O (1986) Degree of dependence on
    the ventilator according to sleep states in artificially ventilated premature infants. Am J Perina-
    tol 3(3):169–173
Dejours P, Labrousse Y, Raynaud J, Teillac A (1957) Stimulus oxygene chemoreflexe de la ventila-
    tion a basse altitude (50 m) chez l'homme. I Au repos. J Physiol (Paris) 49:115–120
Dittrichova J (1966) Development of sleep in infancy. J Appl Physiol 21(4):1243–1246
Durand M, Cabal LA, Gonzalez F, Georgie S, Barberis C, Hoppenbrouwers T, Hodgman JE
    (1985) Ventilatory control and carbon dioxide response in preterm infants with idiopathic
    apnea. Am J Dis Child 139:717–720
Ellingson RJ (1982) Development of sleep spindle bursts during the first year of life. Sleep
    5(1):39–46

Erkinjuntti M (1989) Sleep in neurologically damaged infants. In: Horne JA (ed) Sleep '88. G Fischer, Stuttgart

Folgering H (1989) Pathophysiology of the control of breathing during sleep in neonates. In: Andler W, Schläfke ME, Trowitzsch E (Hrsg) Der plötzliche Kindstod. Acron Verlag, Berlin, S 88–93

Fruhman G (1972) Hypersomnia with primary hypoventilation syndrome and following cor pulmonale (Ondine's Curse Syndrome). Bull Eur Physiopathol Respir 8:1173–1179

Gaultier C (1985) Revue: Respiration au cours du sommeil pendant la croissance: Physiologie et pathologie. Bull Eur Physiopathol Respir 21:55–112

Guilleminault C, Briskin JG, Greenfield MS, Silvestri R (1981) The impact of autonomic nervous system dysfunction on breathing during sleep. Sleep 4(3):263–278

Guilleminault C, McQuitty J, Ariagno RL, Challamel MJ, Korobkin R, McClead RE (1982) Congenital central alveolar hypoventilation syndrome in six infants. Pediatrics 70(5):684–694

Haddad GG, Jeng HJ, Lai TL, Mellins RB (1987) Determination of sleep state in infants using respiratory variability. Pediatr Res 21(6):556–562

Haidmayer R, Kenner T (1988) Physiological approaches to respiratory control mechanisms in infants. Assessing the risk for SIDS. In: Schwartz PJ, Southall DP, Valdes-Dapena M (eds) The sudden infant death syndrome: Cardiac and respiratory mechanisms and interventions. Ann NY Acad Sci 533:376–389

Harper RM, Schechtman VL, Kluge KA (1987) Machine classification of infant sleep state using cardiorespiratory measures. Electroencephalogr Clin Neurophysiol 67:379–387

Hoffman HJ, Damus K, Hillman L, Krongrad E (1988) Risk factors for SIDS. In: Schwartz PJ, Southall DP, Valdes-Dapena M (eds) The sudden infant death syndrome: Cardiac and respiratory mechanisms and interventions. Ann N Y Acad Sci 533:13–30

Hoppenbrouwers T, Hodgman JE, Harper RM, Sterman MB (1982) Temporal distribution of sleep states, somatic activity, and autonomic activity during the first half year of life. Sleep 5:131–144

Hoppenbrouwers T, Hodgman J, Arakawa K, Sterman MB (1989) Polysomnographic sleep and waking states are similar in subsequent siblings of SIDS and control infants during the first six months of life. Sleep 12(3):265–276

Hunt CE, Brouillette RT (1987) Sudden infant death syndrome: 1987 perspective. J Pediatr 110(5):669–678

Kaada B (1987) The sudden infant death syndrome induced by 'the fear paralysis reflex'? Med Hypotheses 22:347–356

Kahn A, Blum D, Waterschoot P, Engelman E, Smets P (1982) Effects of obstructive sleep apneas on transcutaneous oxygen pressure in control infants, siblings of sudden infant death syndrome victims, and near miss infants: comparison with the effects of central sleep apneas. Pediatrics 70:852–857

Kahn A, Rebuffat E, Sottiaux M, Blum D (1988) Problems in management of infants with an apparent life-threatening event. In: Schwartz PJ, Southall DP, Valdes-Dapena M (eds) The sudden infant death syndrome: Cardiac and respiratory mechanisms and interventions. Ann NY Acad Sci 533:78–88

Kahn A, Rebuffat E, Sottiaux M, Muller MF, Bochner A, Grosswasser J (1990a) Brief airway obstructions during sleep in infants with breath-holding spells. J Pediatr 117:188–193

Kahn A, Wachholder A, Winkler M, Rebuffat E (1990b) Prospective study on the prevalence of sudden infant death and possible risk factors in Brussels: preliminary results (1987–1988). Eur J Pediatr 149:284–286

Karlberg P, Wennergren G (1986) Respiratory control during onset of breathing. In: Cardiovascular and respiratory physiology in the fetus and neonate. Colloque INSERM, vol 133. John Libbey Eurotext, pp 131–144

Knight B (1983) Sudden death in infancy. Faber & Faber, London

Lopes JM, Muller NL, Bryan MH, Bryan AC (1981) Synergistic behaviour of inspiratory muscles after diaphragmatic fatigue in the newborn. J Appl Physiol 51:547–551

Phillipson EA (1978) Control of breathing during sleep. Am Rev Respir Dis 118:909–939

Samuels MP, Southall DP (1989) Negative extrathoracic pressure in the treatment of respiratory failure in infants and young children. Br Med J 299(6710):1253

Schäfer C, Schäfer D, Schläfke ME (1990) Kardiorespiratorische Auffälligkeiten im frühen Säuglingsalter: Risiko oder Ergebnis physiologischer Regulation? In: Schläfke ME, Gehlen W, Schäfer T (Hrsg) Schlaf und schlafbezogene autonome Störungen. Studienverlag Dr N Brockmeyer, Bochum

Schäfer T (1989) Entwicklung der Atmung gesunder Säuglinge im ersten Lebensjahr — polysomnographische Untersuchungen. Dissertation, Ruhr Universität Bochum 1989

Schäfer T, Schläfke ME (1991) Vulnerability of the respiratory system: disposition for sudden infant death syndrome? Advances in the Biosciences, vol 7. Pergamon Press, Oxford, pp 127–129

Schläfke ME (1981) Central chemosensitivity: a respiratory drive. Rev Physiol Biochem Pharmacol 90:171–244

Schläfke ME (1989) Plötzlicher Kindstod: Klinische Physiologie und Modelle. In: Andler W, Schläfke ME, Trowitzsch E (Hrsg) Der plötzliche Kindstod. Acron, Berlin, S 135–147

Schläfke ME (1991) Central chemosensitivity. Advances in the Biosciences, vol 79. Pergamon Press, Oxford, pp 27–33

Schläfke ME, Schäfer T, Nebel B, Schäfer D, Schäfer C (1991 a) Development, disturbances, and training of respiratory regulation in infants. In: Peter JH, Penzel T, Podszus T, von Wichert P (eds) Sleep and health risk. Springer, Berlin Heidelberg New York Tokyo, S 476–485

Schläfke ME, Schäfer T, Schäfer D, Schäfer C (1991 b) Schlaflabor für Kinder: Instrument der Früherkennung und kontrollierten Therapie. In: Hecht K, Poppei M, Peter JH, Engfer A (Hrsg) Schlaf — Gesundheit — Leistungsfähigkeit. Springer, Berlin Heidelberg New York Tokyo

Schulte FJ (1974) Neurological development of the neonate. In: Davis J, Dobbing J (eds) Scientific Foundation of Paediatrics. Heinemann, London, pp 587–615

Schulte FJ (1977) Apnea. Clin Perinatol 4(1):65–76

Series F, Cormier Y, Desmeules M, La Forge J (1989) Influence of respiratory drive on upper airway resistance in normal men. J Appl Physiol 66(3):1242–1249

Takashima S, Mito T (1985) Neuronal development in the medullary reticular formation in sudden infant death syndrome and premature infants. Neuropediatrics 16:76–79

Valdes-Dapena M (1988) A pathologist's perspective on possible mechanisms in SIDS. In: Schwartz PJ, Southall DP, Valdes-Dapena M (eds) The sudden infant death syndrome: Cardiac and respiratory mechanisms and interventions. Ann NY Acad Sci 533:31–36

Wennergren G, Hertzberg T, Milerad J, Bjure J, Lagercrantz H (1989) Hypoxia reinforces laryngeal reflex bradycardia in infants. Acta Paediat Scand 78(1):11–18

Schlafstörungen im Rahmen
neurologischer Erkrankungen

P. Clarenbach

Läsionen des zentralen Nervensystems gehen häufiger als solche des peripheren Nervensystems und noch häufiger als z. B. internistische Krankheitsbilder mit Störungen der Schlaf-Wach-Regulation einher und erlauben zugleich Rückschlüsse auf die topische Organisation der schlafregulierenden Strukturen. Eine Sonderstellung nehmen dabei die verschiedenen Formen der Epilepsie ein, deren typisches pathogenetisches Merkmal, die Synchronisierung zerebraler Aktivität, auch das Charakteristikum des physiologischen Tiefschlafes darstellt.

1 Epilepsie

Bei der Betrachtung von Schlaf und Epilepsie fallen eine Reihe verbindender Charakteristika auf:

- die Häufung zerebraler Anfälle im Schlaf bei vielen Anfallspatienten, d. h. die Provokation von Anfällen durch den Schlaf;
- bei anderen Patienten die Häufung zerebraler Anfälle beim Aufwachen, d. h. die mögliche Suppression von Anfällen durch den Schlaf;
- der auch ohne nächtliche Anfälle häufig gestörte Nachtschlaf bei Epilepsiepatienten;
- die vergleichbare Synchronisierung der Hirnaktivität in Tiefschlaf und Anfall, die die Entstehung und Ausbreitung vor allem primär generalisierter Anfälle, jedoch weniger der partiellen Anfälle begünstigt;
- die gehemmte Generalisierung mancher Anfallstypen durch die Desynchronisierung der Hirnaktivität im REM-Schlaf.

Die *fokale* Spike-Aktivität, d. h. ein EEG-Herd mit epilepsietypischen steilen Entladungen, wie er sich bei einfach- oder komplex partiellen Anfällen findet, erreicht in polygraphischen Registrierungen epileptischer Patienten kurz vor oder mit dem Einschlafen rasch oder allmählich einen Gipfel und sinkt mit dem Beginn des REM-Schlafes wieder ab (Kellaway 1985). Die von Zyklus zu Zyklus veränderte Spike-Aktivität weist dabei auf eine übergeordnete zirkadianen Modulation (Kellaway u. Frost 1983).

Eine *generalisierte* 3/s Spike-wave-Aktivität, die sich bei den generalisierten Anfallstypen wie Grand mal oder Absencen findet und tierexperimentell durch Penizillin-Auftragung auf den Cortex induziert werden kann, entsteht durch eine erhöhte kortikale Exzitabilität als Ausdruck gestörter thalamokortikaler Impulse, die statt Schlafspindeln Spike-wave-Entladungen generieren (Kostopoulos u. Gloor 1982). Die Spike-wave-Aktivität nimmt bei generalisierten Epilepsien des Menschen im Schlaf zu und mit jedem Arousal ab (Guberman u. Gloor 1974).

Bei genetischer Anfallsdisposition mit erhöhter Anfallsbereitschaft ist das Ruhe-Wach-EEG möglicherweise normal, doch ergibt das EEG des schlafenden Patienten einen diagnostischen Zugewinn, der bei etwa 30% zusätzlicher paroxysmaler epileptischer Potentiale liegt; meist sind bereits in den Stadien 1 oder 2 des ersten Schlafzyklus die typischen Entladungen zu beobachten, in weniger als 10% der Fälle ist die diagnostische Information erst im 2. oder 3. Zyklus enthalten (Declerck et al. 1982; Schmidt 1987). Ebenso ist ein Schlafentzug mit dadurch bedingter Schläfrigkeit, oder der Erholschlaf nach Schlafentzug, eine starke Provokation für das Auftreten epilepsietypischer Potentiale (Degen u. Degen 1984). Letzteres gilt bei Kindern mehr noch als bei Erwachsenen. Nach Degen (1980) wirkt ein Schlafentzug bei allen drei Zeitformen der Epilepsie provozierend, und zwar den

— Aufwach/Wach-Epilepsien,
— Schlafepilepsien und
— diffusen Epilepsien.

Die Aufwachepilepsien machen den Hauptteil der idiopathischen, die diffusen Epilepsien den Hauptteil der symptomatischen Formen aus; die Schlafepilepsien spielen eine Zwischenrolle (Tabelle 1).

Eine Photosensibilität, d. h. das Auftreten paroxysmaler Entladungen im Ruhe-Wach-EEG unter Flackerlichtstimulation, findet sich bei 17 bzw. 21% der Aufwach- bzw. Feierabend-Grand-mal-Epilepsien, bei 7% der Grand-mal-Anfälle im Schlaf und bei 3,6% der Grands maux mit diffuser zeitlicher Verteilung (Goosses 1984).

Das zeitliche Muster der Anfälle bleibt zumindest in den ersten ca. 10 Jahren des Erkrankungsverlaufs gleich, dann jedoch können Schlaf- und Aufwachepilepsie in 20% bzw. 6% der Fälle in das diffuse Muster übergehen (Janz 1962). Andererseits werden 10% der Aufwachepilepsien zu Schlafepilepsien, während eine Schlafepilepsie so gut wie nie in eine Aufwachepilepsie übergeht; ebenso selten wandeln sich diffuse Epilepsien zu zeitlich gebundenen Formen. Eine Aufwachepilepsie kann somit retrospektiv nie aus einer Schlafepilepsie oder einer diffusen Epilepsie entstanden sein.

1.1 Aufwachepilepsie

Die Aufwachepilepsie zeigt entsprechend den Schlaf-Wach-Gewohnheiten drei zeitliche Häufungen:

Tabelle 1. Die Anteile der einzelnen zeitlichen Formen der Epilepsie an der Gesamtzahl einzelner Anfallstypen

	Aufwach-	Schlaf-	Diffuse Epilepsie
Janz 1974 (nach klinischer Beobachtung)			
2825 Patienten mit u. a. Grand mal	33%	44%	23%
Janz 1962 (nach klinischer Beobachtung)			
2110 Patienten mit u. a. Grand mal	34%	45%	21%
320 Patienten mit ausschließlich Grand mal	30%	50%	20%
157 Patienten mit Grand mal und Absencen	94%	4%	2%
111 Patienten mit Grand mal und Myoklonien	96%	1%	3%
113 Patienten mit einfach-partiellen Anfällen und sekundärer Generalisierung	25%	41%	34%
494 Patienten mit komplex-partiellen Anfällen und sekundärer Generalisierung	16%	58%	26%

	Aufwach-	Schlaf-	Wach-	Schlaf- u. Wach-Ep.
Billiiard 1982 (polygraphische Ganznachtableitungen bei 320 Patienten)				
77 Patienten mit Grand mal	16,8	28,5	36,3	18,1
32 Patienten mit Impulsiv-Petit mal	81,2	6,2	6,2	6,2
29 Patienten mit einfach-partiellen Anfällen	0	20,6	51,7	27,5
127 Patienten mit komplex-partiellen Anfällen	0	9,4	61,4	29,1

– 1–2 h nach dem morgendlichen Aufwachen (höchste Wahrscheinlichkeit),
– etwa 15 Uhr, d. h. nach dem Mittagsschlaf,
– zwischen 18 und 20 Uhr abends (Feierabendepilepsie).

Die Aufwachepilepsien, deren Erstmanifestationsalter zwischen dem 4. und 20. Lebensjahr liegt, sind überwiegend idiopathischer Natur: nur bei 10% läßt sich eine Gehirnschädigung nachweisen, dagegen bei 23% der Schlafepilepsien und sogar 53% der diffusen Formen (Janz 1962).

1.1.1 Schlafanamnese

Patienten mit einer Aufwachepilepsie haben eine verlängerte Aufwachphase: sie sind schwer zu erwecken, lange schlaftrunken und erreichen nur langsam ihre volle Vigilanz; erst am Nachmittag und Abend stellt sich ihr maximales Aktivitätsniveau ein. Entsprechend spät gehen sie zu Bett und fallen nach langer Einschlaflatenz in einen traumreichen und flachen Schlaf, um erst am frühen Morgen tiefen Schlaf zu erreichen.

1.1.2 Schlafpolygraphie

Polygraphisch zeigt sich bei den Aufwachepilepsien eine lange Einschlaflatenz und ein langes Oszillieren in flachen Schlafstadien mit erhöhten Anteilen der Non-REM-Stadien 1 und 2, bis nach ca. 4 h bei insgesamt reduziertem Tiefschlaf vorübergehend Stadium 4 erreicht wird, dessen Deltawellen jedoch selten langsamer als 2 Hz sind. Kurz danach dominiert wieder leichter Schlaf. Während aller Stadien, auch im Tiefschlaf, finden sich ungewöhnlich viele Spindeln. Gegen Morgen fallen diese Patienten wieder in tiefere Stadien, was das erschwerte Erwachen erklären kann. Im Vergleich zu Gesunden zeigen die Patienten mit Aufwachepilepsie eine etwa halbierte Gesamtschlafzeit. Die Traumphasen sind dabei länger als die der Patienten mit Schlafepilepsie (Janz 1962).

Die Zeichen einer erhöhten Anfallsbereitschaft nehmen bei der Aufwachepilepsie im Schlaf deutlich zu: es treten 3–3,5 Hz-Spikes und -Waves auf, überwiegend in den Stadien 1–3, gelegentlich beim Einschlafen, nie jedoch im Stadium 4 und im REM-Schlaf, doch lassen sie sich beim Wecken aus dem REM-Schlaf provozieren.

Der Anteil spezifischer Potentiale steigt im Schlaf gegenüber dem Wach-EEG um ca. 20% an, vor allem in späteren Teilen der Nacht und bei Arousals.

Bei einem Vergleich von je 150 Patienten mit Schlaf- bzw. Aufwachform der Epilepsie zeigten in den Ruhe-Wach-EEGs am Tage nur 43% der Schlafepilepsiepatienten Dysrhythmien und/oder Spike-wave-Muster, aber 81% der Patienten mit Aufwachanfällen (Christian 1960).

1.1.3 Hauptformen der Aufwachepilepsie

1.1.3.1 Aufwach-Grand-mal-Epilepsie
(generalisierte idiopathische Epilepsie mit tonisch-klonischen Anfällen)

Nach Janz (1974) weisen 33% aller Patienten mit Grand mal eine Epilepsie vom Aufwachtyp auf; besteht eine Kombination mit Absencen oder Myoklonien, ereignen sich sogar 94% bzw. 96% dieser Anfälle in den ersten beiden Stunden nach dem morgendlichen Erwachen (Janz 1962). Schlafentzug und forciertes Aufwecken sind zuverlässige Provokationen dieses Anfallstyps, ähnliches gilt für Alkoholkonsum. Entgegen den Beobachtungen von Janz (1962) scheint sich die polygraphisch verifizierte Schlaforganisation des Patienten mit Aufwach-Grand-mal von der eines Patienten mit Schlaf-Grand-mal nur bei photosensiblen Patienten zu unterscheiden: diejenigen mit Aufwach-Grand-mal zeigen vermehrt langsamen Schlaf und ein instabiles Schlafmuster (Danninger 1982).

EEG-Charakteristika sind 3–4/s-Spike-wave-Komplexe und/oder Polyspike-wave-Komplexe und/oder paroxysmale Dysrhythmien, die beim Dösen und im leichten Schlaf zunehmen und im Tiefschlaf wieder seltener werden, aber wahrscheinlicher als im Wach-EEG bleiben (Christian 1960).

1.1.3.2 Absencen

Die Absencen treten bei Schulkindern mit Gipfel im 6.–7. Lebensjahr mindestens einmal täglich bei kurzen Aufwachphasen auf, also beim Übergang Schlaf-Wach, aber auch umgekehrt, möglicherweise entsprechend dem basalen Ruhe-Aktivitäts-Zyklus. 66% aller Absencen treten nach Janz (1962) beim Erwachen von Tages- oder Nachtschlaf auf. Sind die Absencen mit tonisch-klonischen Anfällen verbunden, besteht – wie oben erwähnt – sogar bei 94% eine Koppelung an das Aufwachen.

EEG-Charakteristika sind interiktual und während der Anfälle typische 3/s-Spike-wave-Muster. Nur 25% der Patienten zeigen Spike-wave-Komplexe im Wachen, aber 88% im Stadium 1, 90% im Stadium 2, 70% im Stadium 3, 60% im Stadium 4. Im REM-Schlaf lassen sich allenfalls so häufig wie im Wachen Zeichen der Anfallsbereitschaft beobachten (Gastaut et al. 1965); Cadilhac (1982) dagegen trifft eine Unterscheidung in eine Gruppe mit 3/s-Spike-waves im REM-Schlaf und in eine zweite Gruppe ganz ohne Spike-waves im REM-Schlaf.

1.1.3.3 Juvenile myoklonische Epilepsie (Impulsiv-Petit mal)

88% (Billiard 1982) oder 96% (Janz 1962) der Anfälle der juvenilen myoklonischen Epilepsie treten beim Erwachen auf. Die häufigste Erstmanifestation liegt zwischen dem 12. und 18. Lebensjahr, die Anfälle gehen mit massiven bilateralen, einzelnen oder repetitiven Myoklonien besonders der Schulter- und Armregion einher. Das Bewußtsein ist während der Anfälle nicht beeinträchtigt.

Charakteristisch sind iktual und interiktual auftretende Polyspike- oder Polyspike-wave-Komplexe, d. h. Serien steiler Spitzenwellen oder 2–5 steile Spitzenwellen, gefolgt von einer langsamen Nachschwankung; interiktuale Entladungen lassen sich häufiger zu Beginn des Schlafs und bei nächtlichem Erwachen beobachten als beim morgendlichen Erwachen, wo die Anfälle selbst auftreten (Billiard 1982). Das Wecken aus dem Non-REM-Schlaf ist nach Touchon (1982) die sicherste Provokation für Polyspike-wave-Komplexe.

1.1.3.4 West-Syndrom (Blitz-Nick-Salaam-Krämpfe, Propulsiv-Petit mal)

Betroffen sind Säuglinge zwischen dem 3. und 7. Lebensmonat, Knaben sehr viel häufiger als Mädchen; die Anfälle – ein plötzliches taschenmesserähnliches Zusammenklappen, Myoklonien, gemischte tonische Spasmen, Flexions- oder Extensionsspasmen – treten häufiger kurz nach dem Aufwachen als während des Schlafes auf. Unter der Voraussetzung einer frühzeitig einsetzenden Therapie mit ACTH oder oralen Steroiden wird eine prognostisch günstigere *idiopathische* Gruppe von einer weniger günstig verlaufenden aber häufigeren *symptomatischen* Gruppe mit Zeichen einer Hirnschädigung unterschieden. Kinder mit West-Syndrom haben weniger Gesamt- und REM-Schlaf; letzterer normalisiert sich bei erfolgreicher antikonvulsiver Therapie (Kellaway 1985).

EEG-Charakteristika: Pathognomonisch ist die Hypsarrhythmie, nämlich *interiktual* ein rascher Wechsel von hochamplitudigen, über 200 µV großen, polymorphen Deltawellen mit multifokalen Spikes und scharfen Wellen, die sich in den frühen Phasen der Erkrankung nur im Schlaf beobachten lassen (Stefan 1991); iktual zeigt sich initial meist eine langsame Welle mit oder ohne Spikes und nachfolgender Abflachung für mehrere Sekunden.

1.2 Schlafepilepsie

Die Anfälle der Patienten mit Schlafepilepsie treten nach dem klassischen Bericht von Langdon-Down u. Brain (1929) ebenso wie nach neueren Beobachtungen (Janz 1974) zu folgenden Zeiten gehäuft auf:

- im frühen Schlaf zwischen 22 und 24 Uhr,
- 1−2 h vor dem morgendlichen Erwachen.

Das Manifestationsalter ist höher als bei der Aufwachepilepsie, auch ist der Anteil symptomatischer Formen mit ca. 23% größer (Janz 1962) und der Anteil genetischer Formen kleiner als bei der Aufwachepilepsie. Es sind vor allem die *generalisierten* Anfälle, die durch den Non-REM-Schlaf gebahnt werden.

1.2.1 Schlafanamnese

Patienten mit einer Schlafepilepsie wachen meist spontan auf, fühlen sich frisch und erholt und haben ihr Stimmungshoch am Vormittag; gegen Abend werden sie rasch müde, gehen früh zu Bett und fallen rasch in einen tiefen sowie − subjektiv − traumlosen und bewegungslosen Schlaf (Janz 1962).

1.2.2 Schlafpolygraphie

Polygraphische Untersuchungen zeigen kurze Einschlaflatenzen, und rasches Auftreten des insgesamt vermehrten Tiefschlafstadiums 4, das bis zu 4 h ohne Spindeln anhält. Erst danach wird der Schlaf vorübergehend flacher, bis gegen Morgen eine zweite Tiefschlafphase einsetzt. Die REM-Phasen sind kürzer als beim Gesunden. Die Gesamtschlafzeit beträgt ca. das 1,5fache gesunder Kontrollen.

Im Nachtschlaf treten die typischen Spike-wave-Komplexe selten in derselben Form wie im Ruhe-EEG auf, sondern fragmentiert und bei bis zu 85% der Patienten in Form bilateraler Sharp waves oder temporaler Spikes, vor allem im Stadium 4, selten in flacheren Schlafstadien. Sie finden sich vor allem zu Beginn der Nacht und im Tiefschlaf.

Die REM-Stadien sind frei von Sharp waves oder temporalen Spikes, auch beim Wecken aus dem REM-Schlaf lassen sie sich nicht provozieren (Christian 1960).

1.2.3 Hauptformen der Schlafepilepsie

1.2.3.1 Schlaf-Grand mal

Die klinische Beobachtung von Janz (1962) und die polygraphischen Bestätigungen durch Christian (1960) und Billiard (1982) ergaben das Konzept eines schlafgebundenen Grand mal: Wenn primär generalisierte tonisch-klonische Anfälle im Schlaf auftreten, was sie nach Janz (1974) bei etwa 44% der Grand-mal-Patienten tun, beginnen sie am häufigsten in den Stadien 1 und 2 des Non-REM-Schlafes, jedoch nie im REM-Schlaf (Baldy-Moulinier 1986).

EEG-Charakteristika sind die symmetrisch synchronisierten steilen Wellen oder temporalen Spikes, die sich entweder *ausschließlich* im Non-REM-Schlaf finden oder zumindest 8- bis 10mal häufiger als im Ruhe-Wach-EEG, während sie im REM-Schlaf wieder seltener werden.

1.2.3.2 Einfach partielle Anfälle mit sekundärer Generalisierung

Fokale Anfälle mit motorischen oder somatosensorischen (Dysästhesien, Photome, Drehschwindel, akustische Phänomene) Symptomen können nach einer Propagation i. S. eines Jacksonian March generalisieren und in ein tonisch-klonisches Grand mal einmünden. 41% dieser Epilepsieform sind nach Billiard (1982) und Janz (1962) übereinstimmend reine Schlafepilepsien.

Im EEG finden sich im Anfall je nach Ursprung der fokalen epileptischen Aktivität über verschiedenen Hirnregionen Abflachungen, Spikes oder fokale Dysrhythmien. Interiktual finden sich bei maximal 80% der Patienten pathologische EEG-Befunde.

1.2.3.3 Komplex-partielle Anfälle ohne sekundäre Generalisierung

Bei Billiard (1982) zeigten 9,4% seiner 127 Patienten dieser Epilepsieform eine *reine* Schlafepilepsie, 29,1% zeigten Anfälle im Schlafen und im Wachen, bei Janz (1962) waren es 38 von 100 Patienten, die eher im tiefen als im leichten Non-REM-Schlaf Anfälle hatten. Cadilhac (1982) beschrieb 50 Patienten, von denen 32 Anfälle im Non-REM-Schlaf zeigten, 8 im REM-Schlaf und 10 in beiden Schlafstadien.

EEG-Charakteristika sind steile Wellen über den vorderen Temporalableitungen, die sich in 30% der Ruhe-Wache-EEGs, aber 98% der Schlaf-EEGs finden. Bei Tiefenableitungen beobachtet man im Non-REM-Schlaf eine Ausbreitung des Fokus, im REM-Schlaf dagegen eine maximale Fokussierung (Montplaisir et al. 1981).

1.2.3.4 Komplex-partielle Anfälle mit sekundärer Generalisierung

Auch komplex-partielle Anfälle mit tonisch-klonischer Generalisierung treten häufig im Schlaf auf: nach Billiard (1982) sind es 38,6%, nach Janz (1962) 58%.

1.2.3.5 Lennox-Gastaut-Syndrom

Wie beim West-Syndrom handelt es sich hier um ein polyätiologisches, altersgebundenes Syndrom mit astatischen, myoklonischen, fokalen, tonischen, tonisch-klonischen und absenceartigen Anfällen. Knaben sind wiederum sehr viel häufiger als Mädchen betroffen, vornehmlich zwischen dem 2. und 7. Lebensjahr, fast immer sind erhebliche zerebrale Vorschädigungen vorhanden. Dutzende bis Hunderte von Anfällen wiederholen sich jeden Tag, Müdigkeit und Schlaf aktivieren die typischen EEG-Veränderungen.

EEG-Charakteristika sind fokale oder multifokale Sharp- und Slow-waves (1–2,5 Hz) mit ausgeprägter Generalisierungstendenz, im Non-REM-Schlaf eine Aktivierung hypersynchroner Potentiale (Stefan 1991).

1.2.3.6 Rolandische Epilepsie bei Kindern
(benigne fokale Epilepsie des Kindesalters mit zentrotemporalen Spikes)

Die Erkrankung beginnt im Alter von 4–12 Jahren, bei nahezu allen Kindern kommt es im Alter von 15–18 Jahren zu einer Remission. Die Familienanamnese ist bei 10–40% der Kinder positiv. Nach Lerman (1985) treten die typischen Hemikonvulsionen bei zwei Drittel aller Patienten ausschließlich im Schlaf auf, bei ca. 25% im Wachzustand.

EEG-Charakteristika sind interiktual stereotype, hochamplitudige negative und bifokal oder multifokal zentrotemporal betonte steile Wellen. Im Wachen und im REM-Schlaf finden sich ausschließlich fokale Muster, im Non-REM-Schlaf dagegen eine Ausdehnung der Spikes. Allerdings entwickeln nur 60% der Patienten mit diesem typischen EEG Anfälle.

1.2.3.7 Elektrischer Status epilepticus im Schlaf
(Epilepsie mit kontinuierlichen Spikes-waves im Schlaf)

Bei Kindern von 4–14 Jahren, die an einer bereits seit Jahren bestehenden Epilepsie meist vom Grand-mal-Typ leiden, läßt sich gelegentlich über Monate oder Jahre ein auffallendes Schlaf-EEG ohne klinisches Korrelat, d. h. ohne nächtliche Anfälle, ableiten: Mit dem Einschlafen treten bilaterale und generalisierte 2–2,5 s-Spike-wave-Komplexe auf, die während mehr als 85% des Non-REM-Schlafes kontinuierlich anhalten. Im REM-Schlaf verschwindet dieses kontinuierliche Spike-wave-Muster, es finden sich allenfalls fokale Paroxysmen oder einzelne Spike-wave-Komplexe. Im Ruhe-Wach-EEG finden sich interiktual gelegentlich fokale Spikes. Trotz spontaner Remission kommt es in Abhängigkeit zur Dauer und zum Ausmaß der Spike-wave-Aktivität z. B. zu Verhaltensstörungen, psychischen Auffälligkeiten, Intelligenzeinbußen und gestörter Sprachentwicklung (Tassinari et al. 1982).

1.2.3.8 REM-Schlaf-gebundene Epilepsieformen

Nach Parkes (1985) beginnen vor allem solche fokalen Anfälle während des REM-Schlafes, die vom Frontallappen, vor allem der supplementär-motorischen Area, oder vom Temporallappen, vor allem dem amygdalo-hippokampalen Komplex, ausgehen und einem psychomotorischen oder komplex-partiellen Anfallstyp entsprechen: So berichten Arguner et al. (1975) von 40 Schlafanfällen bei 20 Patienten, von denen 23 im REM-Schlaf beginnen, während es bei Kikuchi (1969) von 9 nächtlichen Anfällen bei 7 Patienten mit psychomotorischer Epilepsie nur 3 Anfälle sind, die im REM-Schlaf einsetzen.

Hier sind EEG-Untersuchungen während des Schlafes deshalb diagnostisch wegweisend, weil die im Wach-EEG sekundäre bilaterale Generalisierung im REM-Schlaf supprimiert wird, und somit der ursächliche Fokus zum Vorschein kommt (Broughton 1978).

1.3 Diffuse Epilepsie

Die diffuse Epilepsie ist ohne konstanten zeitlichen Bezug, tritt aber selten oder nie beim Erwachen oder abends auf; sie ist in 53% (Janz 1962) symptomatisch und hat den niedrigsten hereditären Anteil; sie ist häufig mit Jackson- und Adversivanfällen kombiniert.

Tabelle 2. Klassifikation der Epilepsien (vereinfacht) (Commission on Classification and Terminology of the International League against Epilepsy 1985)

	Aufwach-E.	Schlaf-E.
Partielle Anfälle		
Einfache fokale Anfälle ohne/mit sekundärer Generalisierung	+	
u. a.: Benigne fokale Epilepsie im Kindesalter (Rolandische Epilepsie)	+	
Komplex-partielle Anfälle ohne/mit sekundärer Generalisierung	+	
u. a.: Temporallappen-Epilepsie Psychomotorische Anfälle		
Generalisierte Anfälle		
Grand mal tonisch, klonisch, tonisch-klonisch	+	+ +
Petit mal Absencen (Pyknolepsie)	+	
West-Syndrom (Propulsiv-Petit mal, Blitz-Nick-Salaam-Krämpfe)	+	
Lennox-Gastaut-Syndrom (Myoklonisch-astatisches Petit mal)		+
Impulsiv-Petit mal (benigne juvenile myoklonische Anfälle)	+	

Die Schlafanamnese dieser Patienten ist in Hinblick auf Hypo- oder Hypersomnien weniger charakteristisch als die der beiden anderen Epilepsieformen. Ausgeprägte Störungen finden sich allerdings bei Patienten mit begleitenden neurologischen Defiziten, vor allem ist hier die Periodizität der Schlafzyklen gestört oder sogar aufgehoben.

Die wesentlichen Anfallstypen und -syndrome und ihre Beziehung zum Schlaf bzw. zum Aufwachen sind in Tabelle 2 zusammengefaßt.

1.4 Effekte von Antiepileptika auf den Schlaf

- Phenobarbital verkürzt die Einschlaflatenz, vermindert die Zahl der Wachphasen und der Bewegungsphasen, stabilisiert also den Schlaf. Der REM-Schlaf wird reduziert, seine Latenz erhöht, der Anteil an Schlafstadium 2 wird vermehrt, Tiefschlaf bleibt unverändert. Die meisten Patienten zeigen eine Zunahme an Spindeln und eine Abnahme der Spike-wave-Aktivität. Bei chronischer Therapie bleiben die Einschlaflatenz verkürzt und die Wachphasen vermindert, der Anteil der einzelnen Schlafstadien, vor allem die Suppression des REM-Schlafes, normalisiert sich jedoch (Wolf 1987).
- Phenytoin verkürzt die Einschlaflatenz, mindert jedoch nicht Zahl und Anteil der Arousals, die Stadien 1 und 2 werden reduziert, der Tiefschlafanteil steigt an, der REM-Schlafanteil bleibt unverändert. Bei chronischer Behandlung bleibt nur der Effekt auf die Schlaflatenz erhalten, neu kommt eine Verminderung der Wach- und Bewegungszeiten hinzu. Weder akute noch chronische Effekte korrelieren mit Plasmakonzentrationen oder therapeutischen Wirkungen (Wolf 1987).
- Ethosuximid: Wolf (1987) fand bei 8 Patienten mit generalisierter Epilepsie nach Ethosuximid eine erhebliche Beeinträchtigung der Schlafqualität; im einzelnen bestand eine Zunahme des Stadiums 1, eine Abnahme der Tiefschlafstadien 3 und 4 und eine Zunahme des REM-Schlafes im ersten Schlafzyklus.
- Valproinsäure führt nach Wolf (1987) zu keiner nennenswerten Beeinflussung des Schlafes, außer einer Erhöhung des Stadiums 1 über die ganze Nacht.
- Carbamazepin führt zu einer leichten Abnahme der Non-REM-Stadien 1 und 2 und einer leichten Zunahme der Tiefschlafstadien 3 und 4, ohne nennenswerte Veränderung des REM-Schlafes (Wolf 1987), sowie zu einer verkürzten Einschlaflatenz (Clarenbach et al. 1981).
- Von den Benzodiazepinen i. allg. wie auch von den überwiegend antikonvulsiv eingesetzten Substanzen Clonazepam, Nitrazepam und Clobazam i. bes., die allesamt unter *chronischen* Bedingungen keine sichere antikonvulsive Wirkung behalten, ist eine Normalisierung des Nachtschlafes bei Reduktion der langsamwelligen Aktivität des Non-REM-Schlafes und Verlängerung der REM-Schlaf-Latenz bekannt (vgl. Kapitel Borbély S. 120ff.).

2 Fokale zerebrale Läsionen

Der Schlaf ist als eine aktive Leistung unterschiedlicher Hirnregionen vulnerabel gegenüber zentralen Schädigungen i. S. fokaler Läsionen oder System- bzw. Multisystemerkrankungen.

2.1 Thalamusläsion

Schon in der Vor-EEG-Ära fiel bei einem Patienten mit thalamischem Abszeß präterminal ein exzessives Schlafen auf (Hirsch 1924).

Ein postero-ventro-laterales Thalamusastrozytom eines 16jährigen Patienten zeigte bei polygraphischer Schlafregistrierung ein ipsilateral gegenüber kontralateral um 160 s früheres Einschlafen (Vertexwellen, Spindeln und K-Komplexe) (Kanno et al. 1977). Andererseits fielen Bohr et al. (1990) bei einseitigen Thalamusprozessen Spindeldepressionen, aber auch ipsilaterale Alpha-Depressionen ohne begleitende Spindeldepression auf.

Bei einem Hypothalamus-Hypophysen-Tumor beschrieben Lorrain et al. (1990) eine absolute und anteilige Zunahme der Tiefschlafstadien 3 und 4.

Bilaterale Läsionen der medianen und intralaminären Kerngebiete des Thalamus führen zu Bewußtseinseinschränkungen, Gedächtnisstörungen, Demenz und vegetativen Dysfunktionen (Baumgartner 1983), die bilaterale Degeneration der vorderen und dorsomedialen Thalamuskerne mit reaktiver Gliose induziert dagegen eine *letale familläre Insomnie (FFA)* (Lugaresi et al. 1986 b):

Diese 7 – 13 Monate dauernde Erkrankung beginnt mit Einschlafstörungen und führt über eine völlige Schlaflosigkeit zu spontanem Wechsel von ruhiger Wachheit zu einem schlafähnlichen, traumreichen Zustand. Körpertemperatur, Blutdruck, Herzfrequenz und Atmung steigen an, zirkadiane Rhythmen lösen sich auf. In den späten Stadien treten Dysarthrie, Tremor, Myoklonien, Dystonien und Babinski-Zeichen auf. Bis zum präfinalen Koma ist der Patient ohne Verlust kognitiver Funktionen.

In der Polygraphie findet sich anfangs eine generalisierte Alpha-Aktivität neben Desynchronisierungsphasen mit raschen Augenbewegungen, Atonie und irregulären myoklonischen Bewegungen, die als Traum wiedergegeben werden, jedoch keinerlei Tiefschlafzeichen. Unter zunehmender EEG-Abflachung und Reaktionslosigkeit tritt schließlich der Hirntod ein.

2.2 Mittelhirnläsion

2.2.1 Fibrilläre Chorea Morvan

Die fibrilläre Chorea Morvan, die erstmals 1890 von Morvan bei 5 Patienten und später von Fisher-Perroudan et al. (1974) beschrieben wurde, wird mit einer bilateralen Degeneration der mesenzephalen Raphekerne in Zusammenhang gebracht: ein Patient hatte − vermutlich im Anschluß an eine virale Enzephalitis − neben Halluzinationen, Myokymien, Myalgien, Erythem und Ödem der Extremitäten mit brennenden Parästhesien eine 4monatige Insomnie (massive Reduktion der Gesamtschlafzeit, schließlich nur noch Stadium 1), ohne Müdigkeit oder kognitive Defizite, jedoch mit regelmäßigen abendlichen Halluzinationen und schließlich Exitus letalis.

Ein anderer Patient, den Freeman et al. (1974) beschrieben, zeigte eine Non-REM-Insomnie bei erhaltenem REM-Schlaf: hier zeigte sich eine Läsion der Raphekerne des kaudalen Mittelhirns bei erhaltenem Locus coeruleus. Jouvet, der die serotonergen Raphekerne in seinen pharmakologischen Experimenten an der Katze in den Mittelpunkt der Non-REM-Schlaf-Regulation rückte (1972), sah in diesen klinischen Beobachtungen eine Bestätigung seiner Hypothese.

2.2.2 Schädigungen des mesenzephalen Tegmentums (Locus coeruleus)

Bei einem Kind mit infiltrierendem Hirnstammgliom sahen Barros-Ferreira et al. (1975) bei normalem Schlafmuster und subjektiv normalen Träumen einen partiellen Verlust der Atonie im REM-Schlaf, was auf eine bilaterale Läsion des unteren Drittels des Locus coeruleus schließen ließ.

3 Extrapyramidalmotorische Erkrankungen

3.1 Morbus Parkinson

Beim M. Parkinson und anderen extrapyramidalmotorischen Erkrankungen ist nur im frühen Verlauf von einer fokalen Schädigung nur eines zerebralen Systems auszugehen, geht doch selbst der idiopathische M. Parkinson des älteren Patienten, d. h. die primär neurodegenerative Erkrankung der mesenzephalen Substantia nigra, im weiteren Verlauf weit über das nigrostriatäre dopaminerge System hinaus und zeigt Degenerationen, die serotonerge, noradrenerge und cholinerge sowie eine Reihe peptiderger Systeme betreffen, Systeme also, die ebenso wie das dopaminerge System selbst eine Rolle in der Generierung des Schlafes spielen (Wauquier et al. 1985).

So ist es nicht verwunderlich, daß der Parkinson-Patient meist einen gestörten Schlaf zeigt (Kales et al. 1971; Kendel et al. 1972; Mouret 1975; Emser 1991), wenn auch so naheliegende Ursachen wie die nächtliche oder frühmorgendliche Akinese, oder begleitende Depressionen ätiologisch beteiligt sein können:

- die Einschlaflatenz ist verlängert,
- die intermittierenden Wachphasen sind vermehrt und machen in der Summe bis zu 40% der Zeit zwischen Einschlafen und morgendlichem Erwachen aus,
- der Tiefschlafanteil ist über die altersentsprechende Reduktion hinaus vermindert,
- der REM-Schlaf ist mit kürzeren Phasen bei unveränderter Anzahl insgesamt verringert,
- während des REM-Schlafes treten vermehrt rasche Augenbewegungen höherer Sakkadengeschwindigkeit auf,
- die Zahl der Schlafspindeln ist verringert,
- die Zyklik des Schlafes ist im Sinne einer Fragmentierung gestört,
- mehr als altersentsprechend können zentrale, aber auch − im Rahmen des Rigors − obstruktive Apnoen auftreten (Apps et al. 1985).

Darüber hinaus kommt es zu weiteren motorischen Phänomenen, die den Schlaf des Parkinson-Patienten kennzeichnen und ihn auch stören können:

- Blepharospasmus (Mouret 1975),
- unverändert hoher Muskeltonus im REM-Schlaf,
- periodische Beinbewegungen,
- dystone Fußbewegungen am frühen Morgen.

Es ist auch von der Vorstellung Abschied zu nehmen, der Schlaf beende den Tremor des Parkinson-Patienten: In der Tat kommt es parallel zur Minderung der Vigilanz auch zur Minderung der Amplitude des Tremors und sogar zu einem vorübergehenden Sistieren mit dem Übergang in das Einschlafstadium 1, doch läßt sich der Tremor des Parkinson-Patienten erneut bei kurzen Alpha-Arousals, bei Körperbewegungen, innerhalb des REM-Schlafes sowie 5 min zuvor und danach beobachten: die Tremorfrequenz von 4−8 Hz ist dann unverändert, die Amplitude jedoch bis zu 70% reduziert und − vor allem im REM-Schlaf − schwankend, die einzelnen Tremorphasen sind weniger als 15 s lang (April 1966; Stern et al. 1968).

Zusätzlich zu diesen erkrankungsbedingten Schlafstörungen des Parkinson-Patienten bestehen iatrogene Störungen im Rahmen der medikamentösen Therapie:

- L-Dopa, die Basismedikation der meisten Parkinson-Patienten, bessert den Nachtschlaf parallel zur gebesserten Tagesbeweglichkeit, unterdrückt jedoch den REM-Schlaf: der kurzen L-Dopa-Halbwertszeit wegen gilt dies allerdings nur für die erste Nachthälfte, worauf ein REM-Rebound in der zweiten Hälfte erfolgt, der häufig mit Alpträumen einhergeht (Kendel et al. 1972; Wyatt et al. 1970).

- Amantadin ist eine vigilanzsteigernde Substanz: es verlängert die Einschlaflatenz und verringert den Tiefschlafanteil, erhöht jedoch die Spindeldichte im Stadium 2 (Puca et al. 1979; Schneider et al. 1972).
-- Von Deprenyl, dessen Endmetabolite Amphetamin und Metamphetamin sind, wird im Gegensatz zur klinischen Erfahrung eine Verkürzung der Einschlaflatenz und Verbesserung der Schlafeffizienz berichtet (Lavie et al. 1980).
- Nach Lisurid fand sich keine Veränderung des Schlafmusters, nach dem älteren Dopaminagonisten Bromocriptin (Vardi et al. 1979) wurden weniger Arousals, aber auch geringere Tiefschlafanteile beobachtet.
- Apomorphin erzielt durch Interaktion mit prä- und postsynaptischen Rezeptoren eine biphasische Wirkung auf den Schlaf: niedrige Dosen verlängern den Gesamtschlaf und reduzieren den Wachanteil, während hohe Dosen das Einschlafen und die ersten REM-Phasen verzögern, den Wachanteil erhöhen und den REM-Schlaf-Anteil senken (Monti 1982).
- In der Parkinson-Therapie eingesetzte Anticholinergika wie Biperiden oder Trihexyphenidyl können wie Scopolamin zu einer Minderung des REM-Schlafes führen, vorbestehende Atmungsstörungen können verstärkt werden.

3.2 Shy-Drager-Syndrom

Diese Multisystematrophie betrifft u. a. die präganglionäre sympathische Innervation mit der Folge orthostatischer Hypotension und das nigrostriatäre System mit entsprechenden hypokinetisch-rigiden Bildern.

Polygraphische Studien zeigen die Gesamtschlafzeit, den REM-Schlaf und den Tiefschlaf reduziert. In allen Stadien, vor allem aber im Tiefschlaf, findet sich eine irreguläre Atmung bis hin zu zentralen Apnoen und periodischer Atmung, normalerweise ohne wesentliche Sauerstoffentsättigung (Briskin et al. 1978).

3.3 Progressive supranukleäre Lähmung
Steele-Richardson-Olszewski

Diese rascher verlaufende Multisystem-Variante des Parkinsonismus mit axial betontem Rigor und anfangs nur vertikaler, dann auch horizontaler Blickparese, zeigt durch degenerative Läsionen im pontinen und mesenzephalen Tegmentum incl. zentralem Höhlengrau, Locus coeruleus und Raphekernen, einen verkürzten und fragmentierten Schlaf ohne oder mit nur wenig REM-Schlaf, aber ohne Tagesmüdigkeit (Gross et al. 1978).

3.4 Chorea Huntington

Die im Vordergrund stehende Läsion des Nucleus caudatus führt zu folgenden Schlafstörungen:

- Gesamtschlafzeit ist verkürzt,
- Schlaflatenz ist verlängert,
- Schlafkontinuität ist durch vermehrte Weckreaktionen unterbrochen,
- Tiefschlaf und REM-Schlaf sind reduziert,
- REM-Sakkaden sind verlangsamt, ihre Dichte erniedrigt,
- Spindeln im Stadium 2 sind vermindert (Spindeldichte leicht erhöht).

Mit zunehmender Erkrankungsdauer und korrelierend mit der Kaudatum-Atrophie sind überhaupt keine Stadien 2, 3+4, oder REM mehr unterscheidbar, auch sind die choreatischen Bewegungen, die anfangs noch mit dem Einschlafen sistieren, dann auch im Schlaf beobachtbar (Starr 1967; Oepen et al. 1981).

3.5 Gilles de la Tourette-Syndrom

Beim Gilles de la Tourette-Syndrom findet man zwar keine sicheren morphologischen ZNS-Läsionen, doch klagen etwa 50% der Patienten über Ein- oder Durchschlafstörungen; eine Reduktion des Non-REM-Schlafes gilt als gesichert, während die Aussagen zu Tief- und REM-Schlaf widersprüchlich sind; auch wurde eine vermehrte Neigung zum Schlafwandeln beschrieben. Die typischen Tics (Grimmassieren, Zuckungen der mimischen Muskulatur, Augenzwinkern, Schulterzucken) sind meist auch während des Schlafes beobachtbar (Barabas et al. 1984).

4 Hirnstamm- und Kleinhirnläsionen

4.1 Olivopontozerebelläre Ataxie

Hier sind Hirnstammstrukturen betroffen, die entwicklungsgeschichtlich derselben Zellinie entstammen wie der Locus coeruleus, die pontinen lateralen retikulären Kerne und das tegmentale Riesenzellfeld.

Bei normalem Wach-EEG sind Tief- und REM-Schlaf stark vermindert, vor allem die raschen Augenbewegungen selbst, es treten zahlreiche Wachphasen und ungewöhnlich große Spindeln auf (Neil et al. 1980).

4.2 Spinozerebelläre Ataxie

Die typische Verlangsamung der Sakkaden bei erhaltenen Blickfolgebewegungen macht ein Erkennen des REM-Schlafes seitens des EOG unmöglich, aber auch die EEG-Desynchronisierung, die muskuläre Atonie, vegetative Veränderungen und Traumberichte blieben bei 2 Patienten über 7 Nächte — bei gleichzeitiger Verminderung des Tiefschlafes — aus und konnten auch durch einen 40stündigen Schlafentzug nicht provoziert werden; deshalb werden gemeinsame Bahnen für rasche Augenbewegungen und REM-Schlaf postuliert: in Frage kommt eine Läsion der sog. Burst-Zellen der parapontinen Formatio reticularis, die allein eine Sakkadenverlangsamung bei erhaltener Blickfolge erklären kann; beide Patienten zeigten nach bis zu 11jährigem REM-Schlaf-Verlust keine dementiellen oder psychotischen Symptome (Osorio u. Daroff 1980).

4.3 Schädigungen des pontinen Tegmentums

Zu völliger Insomnie oder drastischer Reduktion von Non-REM-Schlaf und REM-Schlaf kann es bei pontinen Infarkten oder Basilarisverschlüssen kommen, die die pontinen und mesenzephalen Raphekerne schädigen (Autret et al. 1988); das Ausmaß der Reduktion des REM-Schlafes scheint bei allen diesen Läsionen mit dem Ausmaß der Non-REM-Schlaf-Reduktion zu korrelieren.

Bei einem 33jährigen Patienten mit einer umschriebenen Läsion der mittleren Brücke und ausgeprägten neurologischen Ausfällen mit u. a. rechtsseitiger Hemiparese und beidseitiger Abduzensparese fand sich eine inkomplette Insomnie mit wenig Non-REM-Schlaf und insgesamt nur 15 min REM-Schlaf in 8 Ableitungsnächten (Lavie et al. 1984).

Kushida et al. (1991) beschrieben eine Asymmetrie des EEGs während des REM-Schlafes einer 24jährigen Patientin mit linksseitigem Ponshämatom: Während die rechte Hemisphäre normale REM-Charakteristika zeigte, traten über der linken Hemisphäre in jeder REM-Phase zentral und parietal fast kontinuierlich 2–3 Hz-Wellen unterschiedlicher Amplitude (25–75 µV) auf.

4.4 Locked-in-Syndrom

Patienten mit Schädigungen des ventralen Brückenfußes, die bei erhaltenem Bewußtsein nur noch Lidhebung und Lidsenkung bei sonst völliger Tetraparese zeigen, haben in der Regel ein normales Schlaf-Wach-Verhalten. Bei anderen Läsionen der ventralen Brücke werden Hyposomnien mit Tiefschlafminderung bei erhaltener Schlaf-Wach-Rhythmik gesehen (Cummings u. Greenberg 1977).

4.5 Kleinhirnläsionen

Das Kleinhirn ist eingebunden in die Steuerung des Gleichgewichtes, der Augenbewegungen, der Willkürmotorik, des Muskeltonus und der Atmung, weshalb zerebelläre Läsionen auch mit einer Veränderung der Schlafphysiologie einhergehen müßten: zerebelläre Kletterfasern der Ratte z. B. feuern vermehrt mit einsetzender REM-Schlaf-Atonie (Marchesi u. Strata 1970).

Dennoch verändert eine Kleinhirnresektion den Schlaf nur gering, auch wenn eine Entfernung von Kleinhirnkortex und -subkortex REM-Schlaf und Schläfrigkeit erhöhen. Nach Läsionen von Kleinhirnhemisphären oder -wurm kommt es vor allem zu einer Zunahme der Schlafspindeln (Marchesi et al. 1977).

5 Metabolische Enzephalopathien

5.1 Hepatische Enzephalopathie

Zu Beginn einer hepatischen Enzephalopathie kann eine Hyposomnie mit Reduktion von Tief- und Traumschlaf das Bild beherrschen, bevor Benommenheit, Sopor und schließlich Koma eintreten. Bei einem abklingenden Leberkoma kann ein typischer REM-Schlaf-Rebound beobachtet werden (Parkes 1985).

5.2 Renale Enzephalopathie

Es werden Ein- und Durchschlafstörungen mit reduziertem Tiefschlafanteil beobachtet, bei einem Teil der Patienten sind sie im Rahmen von Restless-legs-Syndromen und/oder periodischen Beinbewegungen zu sehen (Passouant et al. 1970).

6 Kopfschmerzen

6.1 Cluster-Kopfschmerz (Bing-Horton, Erythroprosopalgie)

Bei 60% der überwiegend (90%) männlichen Patienten treten die Attacken *bevorzugt* nachts auf, bei 8% ausschließlich nachts. Die schmerzfreien Remissionen dauern zwischen 6 und 24 Monaten.

Polygraphische Registrierungen zeigen eine enge zeitliche Beziehung nächtlicher Schmerzattacken zum REM-Schlaf und zu Apnoephasen (Dexter u. Weitzman 1979; Dexter u. Riley 1975; Kudrow et al. 1984); Einschlaflatenz und Wachzeit sind erhöht, die REM-Latenz ist verringert.

6.2 Chronisch paroxysmale Hemikranie

Diese Variante des Bing-Horton-Kopfschmerzes bei überwiegend weiblichen Patienten (70%) zeigt ähnliche vegetative Begleitsymptome wie der Cluster-Kopfschmerz, jedoch keine periodischen Remissionen, die Schmerzattacken sind häufiger (bis zu 15 pro 24 h) und kürzer. Die überwiegend nächtlichen Attacken sind mehr noch als die des Cluster-Kopfschmerzes an die REM-Phasen gebunden (REM sleep locked) (Kayed et al. 1978).

6.3 Migräne

Nach Gans (1943) treten Migräneattacken häufig nach langem und tiefem Schlaf auf. Dexter u. Weitzman (1979) fanden einzelne nächtliche Attacken der einfachen Migräne zeitlich an den REM-Schlaf gebunden, was auch für den Tagesschlaf bei „Shift"-Experimenten gilt.

Andererseits wird weit häufiger über eine Besserung der Migräne mit dem Einschlafen berichtet, nach einer Befragung (Blau 1982) waren es z. B. 28 von 50 Patienten, die dieses erlebten.

Pathogenetisch scheint erwähnenswert, daß bei Migränepatienten in den Stadien 3 und 4 sowie REM im Unterschied zu den anderen Schlafstadien eine Instabiliät des Plättchen-Serotonins beschrieben wurde (Dexter 1979).

7 Demenzen und Enzephalitiden

7.1 Senile Demenz vom Alzheimer Typ (SDAT)
(vgl. auch Kapitel Spiegel, S. 381 ff.)

Die erste polygraphische Untersuchung psychoorganisch veränderter Patienten unterschiedlicher Ätiologie (Feinberg et al. 1967) ergab eine Reduktion von Gesamtschlafzeit, Stadium 4, REM-Schlaf und REM-Dichte. Tag- und Nachtschlaf zeigten sich fragmentiert.

Vor allem korrelierte der REM-Schlaf negativ mit dem Ausmaß der Demenz, d. h. je dementer die Patienten, desto weniger REM-Schlaf.

Prinz et al. (1982) untersuchten Patienten mit SDAT: Gesamtschlafzeit,

Tiefschlaf und REM-Schlaf waren reduziert, und zwar schon bei milden Demenzformen.

Reynolds et al. (1985) beschrieben die Schlafeffizienz als reduziert bei 70jährigen Patienten mit primär degenerativer Demenz (DSM III); sie sahen darüber hinaus eine nichtsignifikante Abnahme von Tief- und REM-Schlaf. Das sog. Stadium „N", d. h. Stadium 2 ohne Spindeln und K-Komplexe, war dagegen deutlich vermehrt.

Allen et al. (1987) beschrieben bei 30 hospitalisierten dementen Patienten eine Minderung der Gesamtschlafzeit (ca. 6 h vs 8 h), und des Stadiums 2 sowie REM-Schlaf um ca. 50%; Spindeln und K-Komplexe fehlten oder waren schlecht erkennbar; der Tagesschlaf war mit weniger als 70 min gegenüber weniger als 50 min gering erhöht, vor allem in den Stadien 3 und 4. Wiederum wurde ein polyzyklisches Schlafmuster beobachtet, jedoch keine Schlaf/Wach-Umkehr. SDAT, Multiinfarktdemenz und gemischte Demenzformen ließen sich anhand dieser Daten nicht voneinander unterscheiden, auch fand sich keine Korrelation zwischen klinischer Schwere des Syndroms und dem Ausmaß der Schlafstörung. Im Gegensatz zu nichtdementen gleichaltrigen Patienten zeigten die Schlafdaten allerdings keinen Geschlechtsunterschied.

Die jüngste Untersuchung senil-dementer Patienten zeigt eine Zunahme der Stadien Wach und 1 sowie der Wachphasen nach dem Einschlafen, aber eine Minderung von Tiefschlaf und REM-Schlaf bei einer generellen Verlangsamung des EEGs im Wachen und Schlafen (Petit et al. 1990).

7.2 HIV-Enzephalitis

Obwohl hier – im Gegensatz zur kortikalen Demenz des M. Alzheimer – eine typische subkortikale Demenz vorliegt, entsprechen die Schlafstörungen doch weitgehend jenen der meist um vieles älteren Alzheimer-Patienten: Die Einschlaflatenz ist verlängert, Stadienwechsel und Wachphasen sowie die Anteile von Stadium Wach und 1 sind vermehrt, Stadium 2 und Spindeldichte sind deutlich reduziert, die REM-Latenz ist verkürzt (Wiegand et al. 1990).

7.3 Encephalitis lethargica

Zwischen 1918 und 1927 erkrankten mehr als 65 000 Menschen an dieser Enzephalitis, deren wahrscheinlich viraler Erreger nie gesichert werden konnte. Von Economo beschrieb drei Formen gestörten Schlafes im Rahmen dieser Epidemie: Hypersomnie, Insomnie und Umkehrung des Schlaf-Wach-Rhythmus. Es fanden sich Entzündungsherde in der grauen Substanz von Mittelhirn und Basalganglien, vor allem in der hinteren Wand des III. Ventrikels sowie der angrenzenden Zona interpeduncularis, des Aquädukts und des Tegmentums, und hier besonders des Locus coeruleus (von Economo 1929).

7.4 Chronisches Fatigue-Syndrom

Neben Myalgien, Arthralgien, leichtem Fieber, Kopfschmerzen und Hals-
schmerzen wird über eine anhaltende oder wiederkehrende Müdigkeit oder Er-
müdbarkeit geklagt, die länger als 6 Monate dauert und durch guten Schlaf
nicht kompensiert werden kann; darüber hinaus findet sich eines oder mehrere
der folgenden psychischen Symptome: ausgeprägte Irritierbarkeit, Vergeßlich-
keit, Verwirrtheit, Konzentrationsstörungen oder eine Depression (Nix 1990).
Von 10 Patienten, die Krupp u. Mendelson (1990) beschrieben, hatten vier vor-
ausgehend eine Zerebralparalyse, eine Borreliose oder eine virale Meningitis;
zwei Patienten zeigten eine endogene Depression; die Schlafeffizienz war um
ca. 20% reduziert, es wurden bei 2 Patienten Apnoen, bei 5 Patienten periodische Beinbewegungen und bei 2 Patienten Sleep-onset-REMs ohne weitere
Narkolepsie-Symptome beobachtet; bei einem Patienten mit Sleep-onset-
REMs und dem Borreliose-Patienten war der MSLT pathologisch verkürzt.
Die Autoren halten für wahrscheinlich, daß der gestörte Nachtschlaf zumindest bei einer Untergruppe von Patienten eine Ursache der Tagessymptome ist.
Ob es sich nach den obengenannten Befunden um eine nosologische Entität
bei dem chronischen Fatique-Syndrom handelt, muß fraglich bleiben.

8 Erkrankungen des peripheren Nervensystems und der Muskulatur

8.1 Duchenne-Dystrophie

Die Patienten klagen über Palpitationen, Erschöpfbarkeit, Insomnien, Alpträume und Todesangst im Schlaf. Eine Zunahme der Wachphasen nach dem
Einschlafen, der Stadienwechsel sowie des Stadiums 1, und eine REM-
Schlaf-Reduktion wurden ebenso beschrieben wie fehlende subjektive oder objektive Beschwerden. Im weiteren Verlauf der Erkrankung treten durch Läh-
mung der Atmungsmuskulatur zentrale Hypopnoen und Apnoen mit maximaler Sauerstoffentsättigung im REM-Schlaf auf (Smith et al. 1988).

8.2 Myotone Dystrophie Curschmann-Steinert

Es werden Apnoen und/oder Hypoventilation, vor allem im REM-Schlaf, beobachtet (Manni et al. 1990), die aufgrund einer reduzierten Reaktion auf
CO_2 und auffallender Atmungsdepression nach Sedativa als zentrales Symptom interpretiert werden (Serisier et al. 1982). Möglicherweise unabhängig
davon tritt in der Pubertät eine vermehrte Tagesschläfrigkeit ohne narkolepsie-

ähnliche Attacken und ohne Einschlaf-REM-Phasen (SOREMs) auf. Außerdem ist die schlafabhängige Freisetzung von Wachstumshormon vermindert bis aufgehoben.

8.3 Myasthenia gravis pseudoparalytica

Shiozawa et al. berichteten 1988 über 10 Myasthenie-Patienten, von denen 6 mit einer mittleren Erkrankungsdauer von 6,2 Jahren trotz klinisch guter Einstellung mit Cholinesterase-Hemmern und tagsüber intakter Lungenfunktion im Schlaf obstruktive und zentrale Apnoen zeigten; die Atmung der 4 anderen Patienten, mit einer mittleren Erkrankungsdauer von nur 0,9 Jahren, war im Schlaf ungestört. Die Autoren diskutieren eine Störung des *zentralen* cholinergen Systems bei fortgeschrittenen Erkrankungsformen.

9 Restless-legs-Syndrom und periodische Beinbewegungen

Es handelt sich mit großer Wahrscheinlichkeit um zwei zeitlich versetzt oder simultan auftretende Erscheinungsformen *einer* zentralnervösen Störung, die ihrer Natur nach noch ungeklärt ist. Beide Syndrome sind die Ursache schwerer subjektiver und objektiver Hyposomnien, seltener Hypersomnien.

9.1 Restless-legs-Syndrom (RLS)

Es kommt zu unangenehmsten, z. T. aufsteigenden Dysästhesien in den Beinen, in Ruhe und typischerweise vor dem Einschlafen, einhergehend mit einem intensiven Bewegungdrang. Bewegung lindert die Beschwerden, allerdings nur kurzfristig. Meist sind die Unterschenkel symmetrisch betroffen, doch können auch Oberschenkel oder Füße, asymmetrisch oder unilateral, betroffen sein. Im Schlaf treten periodische Beinbewegungen (s. unten) auf.

Bei 1–5% der Normalbevölkerung, aber bei immerhin 11% der Schwangeren nach der 20. Woche wurde ein RLS beschrieben (Montplaisir u. Godbout 1989).

Symptomatische Formen, die insgesamt ca. 60% der RLS ausmachen, finden sich bei 15–20% der Urämie-Patienten und bei 30% der Patienten mit rheumatoider Arthritis, ebenso bei chronischer Lungenerkrankung, Anämie, Leukämie, Fibromyositis; induzierend wirken darüber hinaus Koffein, Erschöpfung und Wärme. Die idiopathischen Formen und die familiären, autosomal dominant vererbten Formen machen ca. 40% der RLS aus (Danek u. Pollmächer 1990).

Der Verlauf ist über viele Jahre chronisch fluktuierend, d. h. die Beschwerden wechseln mit meist mehrwöchigen freien Intervallen.

Neurologische Untersuchungen inkl. Neurographie, Myographie, Muskel- und Nervenbiopsie sowie somatosensibel evozierte Potentiale sind in der Regel normal.

Die nächtliche polygraphische Registrierung kann anhaltende und von einem Bein zum anderen wandernde tonische Aktivierung der Unterschenkelmuskulatur zeigen sowie eine Agonisten/Antagonisten-Innervation bei Beinbewegungen (Ekbom 1960).

Differentialdiagnostisch müssen z. B. ein Burning-feet-Syndrom im Rahmen einer funikulären Myelose bei Vitamin-B_{12}-Mangel, eine schmerzhafte Polyneuropathie, eine neuroleptika-induzierte Akathisie, REM-Schlaf-gebundene Verhaltensstörungen oder eine nächtliche paroxysmale Dystonie abgegrenzt werden. Die von Spillane et al. (1971) beschriebenen „painful legs and moving toes" sind möglicherweise nur eine Variante des RLS.

Therapie: vgl. 9.2.1.

9.2 Periodische Beinbewegungen im Schlaf

Die früher „nächtlicher Myoklonus" genannte und in keiner Weise epileptiforme Störung ist durch periodische Episoden wiederholter und ausgeprägt stereotyper Extremitätenbewegungen im Schlaf charakterisiert. Typischerweise kommt es zu einer Zehenextension, ähnlich dem Babinski-Zeichen, begleitet von einer Beugung in Sprung- und Kniegelenk sowie selten im Hüftgelenk (Smith 1985). Die einzelnen Bewegungen, meist eine kurze Zuckung, auf die nach wenigen bewegungsfreien Millisekunden eine tonische Kontraktion folgt, haben eine Dauer von 0,5 – 5 s, und folgen in Intervallen von 20 – 40 s; häufig sind Cluster von wenigen Minuten bis zu einigen Stunden Dauer nachweisbar (Coleman 1982). Bereits beim Einschlafen, aber auch im Stadium 2, weniger in den Tiefschlafstadien 3 und 4 und fast nie im REM-Schlaf sind die Aktivierungen des M. tibialis, über dem normalerweise gemessen wird, erkennbar. Sie sind meist bilateral, wenn auch nicht notwendigerweise simultan (Abb. 1). Herzfrequenz und Blutdruck können begleitend ansteigen.

Den einzelnen Bewegungen folgt meist ein K-Komplex, ein Arousal oder sogar kurzes Erwachen, das dem Patienten ebenso wenig bewußt wird, wie die Bewegungen selbst. Dementsprechend sind scheinbar unerklärliche Durchschlafstörungen und/oder erhöhte Tagesschläfrigkeit häufig. Umgekehrt zeigen bis zu 15% der Insomniepatienten periodische Beinbewegungen, bei den über 60jährigen sind es bis zu 34%.

Besonders häufig betroffene Patienten sind solche mit Restless-legs-Syndrom, Narkolepsie, obstruktivem Schlafapnoe-Syndrom, Urämie (die mehr als bahnender denn als ätiologischer Faktor angesehen wird), sowie Patienten, die trizyklische Antidepressiva oder MAO-Hemmer einnehmen oder den Entzug von Antikonvulsiva, Benzodiazepinen oder Barbituraten erleben.

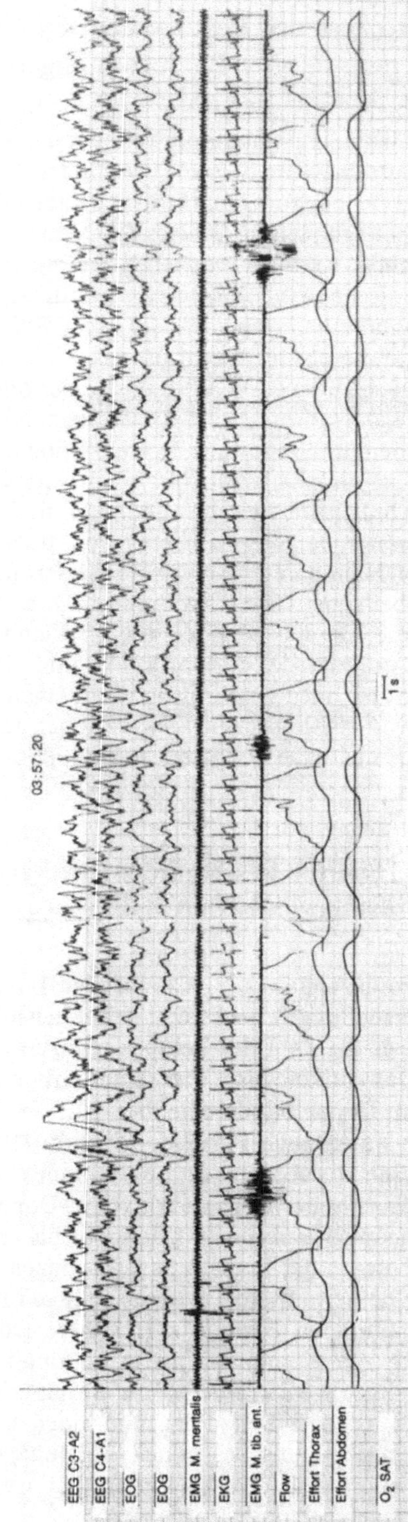

Abb. 1. Polygraphische Darstellung repitetiver Aktivierungen des M. tibialis anterior links im Schlafstadium 3 ohne anschließenden Arousal

9.3 Genese des Restless-Legs-Syndroms und periodischer Beinbewegungen im Schlaf

Wie eingangs erwähnt, nimmt man derzeit an, daß beiden Phänomenen dieselbe zentralnervöse Störung zugrundeliegt. Diese Annahme stützt sich auf folgende Beobachtungen: (1) Bei fast allen RLS-Patienten finden sich periodische Beinbewegungen im Schlaf; (2) Detaillierte videographische Analysen der motorischen Aktivität von RLS-Patienten zeigten, daß sich auch im Wachen periodische Beinbewegung finden, die sich von denen im Schlaf phänomenologisch nicht unterscheiden; (3) Beide Phänomene lassen sich durch die gleichen Pharmaka positiv beeinflussen.

Die Genese des Syndroms der periodischen Beinbewegungen und des Restless-legs-Syndroms wird im zentralen Nervensystem, am ehesten in den Basalganglien, im Sinne einer Desinhibition der supraspinalen Hemmung vermutet. Anhaltspunkte hierfür sind Beschwerden im Rahmen einer Epiduralanästhesie, die Ähnlichkeit zwischen den periodischen Beinbewegungen und dem Babinski-Phänomen, das Auftreten von periodischen Beinbewegungen bei spastischen Hemiparesen sowie die Besserung eines RLS bei Parkinson-Patienten und bei sonst Gesunden durch L-Dopa (Danek u. Pollmächer 1990). Ebenso legt die 20–40 -s-Periodizität der Beinbewegungen, die jener des Blutdrucks, der Atmung, des Liquordrucks und der EEG-Arousals entspricht und mit ihnen z. T. auch synchron verläuft, einen zentralen, möglicherweise subkortikalen, von rhythmischen Fluktuationen retikulärer Erregbarkeit geregelten Mechanismus nahe (Lugaresi et al. 1986).

9.4 Therapie des Restless-legs-Syndroms und der periodischen Beinbewegungen

Benzodiazepine (z. B. Clonazepam) verbessern laut polysomnographischen Untersuchungen bei beiden Krankheitsbildern die Schlafkontinuität, ohne unbedingt die Zahl der Beinbewegungen zu reduzieren (Mitler et al. 1986).

Das antikonvulsiv wirksame Carbamazepin zeigte in einer nichtpolygraphischen Doppelblindstudie bei RLS-Patienten einen therapeutischen Effekt, doch waren auch Plazebos wirksam (Telstad et al. 1984).

Eine kontrollierte und polysomnographische Doppelblindstudie belegt die therapeutische Wirksamkeit von L-Dopa in Kombination mit dem Decarboxylasehemmer Benserazid (Madopar bis zu 250 mg zur Nacht). Bei nichtfamiliären Formen der Erkrankungen beheben 125 mg L-Dopa + Benserazid das RLS und die periodischen Beinbewegungen für einige Stunden komplett, während bei familiären Formen z. T. höhere Dosen benötigt werden (Brodeur et al. 1987); eine Kombination von L-Dopa + Benserazid oder L-Dopa + Carbidopa (Nacom bis 2 × 1 täglich) mit Bromocriptin (Pravidel) ist möglich.

Sind weder Benzodiazepine noch L-Dopa wirksam, empfiehlt sich unter Berücksichtigung des hohen Abhängigkeitspotentials ein Versuch mit Opioiden, die bereits von Ekbom (1960) erwähnt wurden; ihr Effekt ist naloxonreversibel (Hening et al. 1986).

Schlußbemerkung

Moderne Verfahren zur Analyse von Struktur und Dynamik des Gehirns, wie die Kernspintomographie und die Positronenemissionstomographie (PET), könnten die Einsicht in die Natur schlafregulierender Strukturen verbessern, wenn mehr Neurologen dazu übergingen, Patienten mit fokalen Läsionen und typischen Ausfallsmustern einer polygraphischen Schlafanalyse zu unterziehen.

Literatur

Allen SR, Seiler WO, Stähelin HB, Spiegel R (1987) Seventy-two hour polygraphic and behavioral recordings of wakefulness and sleep in a hospital geriatric unit: Comparison between demented and nondemented patients. Sleep 10:143–159

Apps MCP, Sheaff PC, Ingram DA, Kennard C, Empey DW (1985) Respiration and sleep in Parkinson's disease. J Neurol Neurosurg Psychiatry 48:1240–1245

April RS (1966) Observations on parkinsonian tremor in all night sleep. Neurology (Minneap) 16:720–724

Arguner A, Billiard M, Besset M, Passouant P (1975) Psychomotor seizures during sleep. Sleep Res 4:206

Autret A, Laffont F, De Toffol B, Cathala HP (1988) A syndrome of REM and non-REM sleep reduction and lateral gaze paresis after medial tegmental pontine stroke. Arch Neurol 45:1236–1242

Baldy-Moulinier M (1986) Inter-relationships between sleep and epilepsy. In: Pedley TA, Meldrum BS (eds) Recent advances in epilepsy, Vol 3. Churchill Livingstone, Edinburgh, pp 347–359

Barabas G, Matthews WS, Ferrari M (1984) Disorders of arousal in Gilles de la Tourette's syndrome. Neurology 34:815–817

Barros-Ferreria M, Chodkiewicz J, Lairy GC, Salzarulo P (1975) Disorganized relations of tonic and phasic events of REM sleep in a case of brain stem tumour. Electroencephalogr Clin Neurophysiol 38:203–207

Baumgartner G (1983) Funktion und Symptomatik einzelner Hirnregionen. In: Hopf HC, Poeck K, Schliack H (Hrsg) Neurologie in Praxis und Klinik, Bd 1. Thieme, Stuttgart, S 1.77–1.112

Billiard M (1982) Epilepsies and the sleep wake cycle. In: Sterman MB, Shouse MN, Passouant P (eds) Sleep and epilepsy. Academic Press, New York, pp 269–286

Blau JN (1982) Resolution of migraine attacks. Sleep and the recovery phase. J Neurol Neurosurg Psychiatry 45:223–226

Bohr K, Bauer G, Pallua AK (1990) Sleep spindles and alpha rhythm in unilateral thalamic lesions. 10th Congress of the European Sleep Research Society, Strasbourg 1990 (Abstract)

Briskin GJ, Lehrman KL, Guilleminault C (1978) Shy-Drager syndrome and sleep apnea. In. Guilleminault C, Dement WC (eds) Sleep apnea syndromes. Alan R Liss, New York

Broughton RJ (1978) Sleep and epilepsy. In: Epilepsy 1978. British Epilepsy Association, London, pp 57–62

Brodeur C, Montplaisir J, Marinier R, Godbout R (1987) Treatment of RLS and PMS with L-dopa: A double blind controlled study. Sleep Res 16:314

Cadilhac J (1982) Complex partial seizures and REM sleep. In: Sterman MB, Shouse MN, Passouant P (eds) Sleep and epilepsy. Academic Press, New York

Christian W (1960) Bioelektrische Charakteristik tagesperiodisch gebundener Verlaufsformen epileptischer Erkrankungen. Dtsch Z Nervenheilk 181:413

Clarenbach P, Wachner R, Lucius G, Kanno O, Cramer H (1981) EEG-Befunde, neuroendokrinologische und psychometrische Untersuchungen zur Carbamazepin-Wirkung. Arch Psychiatr Nervenkr 230:197–207

Coleman RM (1982) Periodic movements in sleep (nocturnal myoclonus) and restless legs syndrome. In: Guilleminault C (ed) Sleeping and waking disorders. Addison-Wesley, Menlo Park, pp 265–295

Commission on Classification and Terminology of the International League against Epilepsy (1985) Proposal for classification of the epilepsies. Epilepsia 26:268–278

Cummings JL, Greenberg R (1977) Sleep patterns in the "locked-in" syndrome. Electroencephalogr. Clin Neurophysiol 43:270–271

Danek A, Pollmächer T (1990) Restless-legs-Syndrom. Klinik, Differentialdiagnose, Therapieansätze. Nervenarzt 61:69–76

Danninger T (1982) Polygraphische Untersuchungen des Schlafes unbehandelter Epilepsiepatienten. Thesis, Berlin

Declerck AC, Wauquier A, Sijben-Kiggen R, Maretens W (1982) A normative study of sleep in different forms of epilepsy. In: Sterman BC, Shouse MN, Passouant P (eds): Sleep and epilepsy. Academic Press, New York, pp 329–337

Degen R (1980) A study of the diagnostic value of waking and sleep EEGs after sleep deprivation in epileptic patients on anticonvulsant therapy. Electroencephalogr Clin Neurophysiol 49:577–584

Degen R, Degen H-E (1984) Sleep and sleep deprivation in epileptology. In: Degen R, Niedermeyer E (eds) Epilepsy, sleep and sleep deprivation. Elsevier, Amsterdam, pp 273–286

Dexter JD (1979) The relationship between stages 3&4&REM sleep and arousals with migraine. Headache 19:364–369

Dexter JD, Riley TL (1975) Studies in nocturnal migraine. Headache 15:51–62

Dexter JD, Weitzman ED (1979) The relation of nocturnal headaches to sleep stage patterns. Neurology 20:513–518

Economo C von (1929) Schlaftheorie. Ergebn Physiol 28:312–329

Ekbom KA (1960) Restless legs syndrome. Neurol 10:868–873

Emser W (1991) Schlafstörungen bei der Parkinsonschen Krankheit. In: Clarenbach P, Engfer A (Hrsg) Diagnostik und Therapie spezieller Schlafstörungen. MMV Medizin Verlag, München, S 49–65

Feinberg I, Koresko RL, Heller N (1967) EEG sleep patterns as a function of normal and pathologic aging in man. J Psychiat Res 5:107–144

Fisher-Perroudan C, Mouret J, Jouvet M (1974) Sur un cas d'agrypnie (quatre mois sans sommeil) au cours d'une maladie de Morvan. Effet favorable du 5-hydroxy-tryptophane. Electroencephalogr Clin Neurophysiol 36:1–18

Freeman FR, Salinas-Garcia RF, Ward JW (1974) Sleep patterns in a patient with a brain stem infarction involving the raphe nucleus. Electroencephalogr Clin Neurophysiol 36:657–660

Gans M (1943) The interrelationship of sleep and migraine. Acta Med Orient 2:97

Gastaut H, Battini C, Fressy J, Broughton R, Tassinari CA, Vittini G (1965) Etudes EEG des phénomènes épisodiques épileptiques au cours du sommeil. In: Le Sommeil de Nuit Normal et Pathologique. Masson, Paris, pp 239–254

Gibbs EL, Gibbs FA (1947) Diagnostic and localizing values of electroencephalographic studies in sleep. Res Publ Assoc Res Nerv Ment Dis 26:366–367

Goosses R (1984) Die Beziehung der Fotosensibilität zu den verschiedenen epileptischen Syndromen. Dissertation, Freie Universität Berlin

Gross RA, Spehlmann R, Daniels JC (1978) Sleep disturbances in progressive supranuclear palsy. Electroencephalogr Clin Neurophysiol 45:16–25

Guberman A, Gloor P (1974) Cholinergic drug studies of generalized penicillin epilepsy in the cat. Brain Res 78:203–222

Hening WA, Walters A, Kavey N et al. (1986) Dyskinesias while awake and periodic movements in sleep in restless legs syndrome: Treatment with opioids. Neurology 36:1363–1366

Hirsch E (1924) Zur Frage der Schlafzentren im Zwischenhirn des Menschen. Med Klin 20:1322–1324

Janz D (1962) The grand mal epilepsies and the sleep waking cycle. Epilepsia 3:69–109

Janz D (1974) Epilepsy and the sleep-waking cycle. In: Vinken PJ, Bruyn GW (eds) Handbook of clinical neurology, Vol 15: The epilepsies. North Holland, Amsterdam

Jouvet M (1972) The role of monoamines and acetylcholine-containing neurones in the regulation of the sleep-waking-cycle. Ergebn Physiol 64:166–307

Kales A, Ansel RD, Markham CH (1971) Sleep in patients with Parkinson's disease and normal subjects prior to and following levodopa administration. Clin Pharmacol Ther 12:397–406

Kanno O, Hosaka H, Yamaguchi T (1977) Dissociation of sleep stages between the two hemispheres in a case with unilateral thalamic tumor. Folia Psychiatr Neurol Japan 31:276–282

Kayed K, Godtlibsen OB, Sjaastad O (1978) Chronic paroxysmal hemicrania IV: "REM sleep locked" and nocturnal headache attacks. Sleep 1:91–95

Kellaway P (1985) Sleep and epilepsy. Epilepsia 26 (Suppl 1): S15–S30

Kellaway P, Frost JD jr (1983) Biorhythmic modulation of epileptic events. In: Pedley TA, Meldrum BS (eds) Recent advances in epilepsy. Churchill Livingstone, New York, pp 139–154

Kendel K, Beck U, Wita C, Hohneck E, Zimmermann H (1972) Der Einfluß von L-Dopa auf den Nachtschlaf bei Patienten mit Parkinson-Syndrom. Arch Psychiat Nervenkr 216:82–100

Kikuchi S (1969) An electroencephalographic study of nocturnal sleep in temporal lobe epilepsy. Folia Psychiat Neurol Jap 23:59–81

Kostopoulos G, Gloor P (1982) A mechanism for spike-wave discharge in feline penicilline epilepsy and its relationship to spindle generation. In: Sterman MB, Shouse MN, Passouant P (eds) Sleep and epilepsy. Academic Press, New York, pp 11–27

Krupp LB, Mendelson WB (1990) Sleep disorders in chronic fatigue syndrome. In: Horne J (ed) Sleep '90. Pontenagel Press, Bochum, pp 261–263

Kudrow L, McGinty DJ, Phillips ER, Stevenson M (1984) Sleep apnea in cluster headache. Cephalalgia 4:33–38

Kushida CA, Rye DB, Nummy D, Milton JG, Spire JP, Rechtschaffen A (1991) Cortical asymmetry of REM sleep EEG following unilateral pontine hemorrhage. Neurology 41:598–601

Langdon-Down M, Brain WR (1929) Time of day in relation to convulsions in epilepsy. Lancet II:1029–1032

Lavie P, Wajsbort J, Youdim MBH (1980) Deprenyl does not cause insomnia in Parkinsonian patients. Commun Psychopharmacol 4:303–307

Lavie P, Pratt H, Scharf B, Peled R, Brown J (1984) Localized pontine lesion: nearly total absence of REM sleep. Neurology (Cleveland) 34:118–120

Lerman P (1985) Benign partial epilepsy with centro-temporal spikes. In: Roger J, Dravet C, Bureau M, Dreifuss FE, Wolf P (eds) Epileptic syndromes in infancy, childhood and adolescence. John Libbey Eurotext, London, pp 150–158

Lorrain D, Montplaisir J, Rémillard G, Lacroix D (1990) Hypothalamic control of sleep and vigilance: A prospective study of brain tumor patients. 10th Congress of the European Sleep Research Society, Strasbourg 1990 (Abstract)

Lugaresi E, Crignotta F, Coccagna G, Montagna P (1986a) Nocturnal myoclonus and restless legs syndrome. Adv Neurol 43:295–306

Lugaresi E, Medori R, Montagna P (1986b) Fatal familial insomnia and dysautonomia with selective degeneration of thalamic nuclei. N Engl J Med 315:997–1003

Manni R, Galimberti CA, Zucca C, Ottolini A, Fanfulla F, Lanzi G, Tartara A (1990) Diurnal sleepiness in Steinert muscular dystrophy. In: Sleep '90. Horne J (ed) Pontenagel Press, Bochum, pp 250–252

Marchesi GF, Strata P (1970) Climbing fibres of rat cerebellum: modulation of activity during sleep. Brain Res 17:145–148

Marchesi GF, Scarpino O, y Mauro AM (1977) Studio poligrafico del sonno notturno in pazienti con sindrome cerebellare. Arch Psicol Neurol Psichiat 4:455–472

Mitler MM, Browman CP, Menn SJ et al. (1986) Nocturnal myoclonus: Treatment efficacy of clonazepam and temazepam. Sleep 9:385–392

Monti JM (1982) Catecholamines and the sleep-wake cycle. I. EEG and behavioural arousal. Life Sci 30:1145–1157

Montplaisir J, Leverdière M, Saint-Hilaire JM, Walsh J, Bouvier G (1981) Sleep and temporal lobe epilepsy. A case study with depth electrodes. Neurology 31:1352–1356

Montplaisir J, Godbout R (1989) Restless legs syndrome and periodic movements during sleep. In: Kryger MH, Roth T, Dement WC (eds) Principles and practice of sleep medicine. WB Saunders, Philadelpia, pp 402–409

Mouret J (1975) Differences in sleep in patients with Parkinson's disease. Electroencephalogr Clin Neurophysiol 38:653–657

Neil JF, Holzer BC, Spiker DG, Coble PA, Kupfer DJ (1980) EEG sleep alterations in olivoponto-cerebellar degeneration. Neurology 30:660–662

Nix WA (1990) Das Chronic-fatigue-Syndrom – Ein neues Krankheitsbild? Nervenarzt 61:390–396

Oepen G, Clarenbach P, Thoden U (1981) Disturbance of eye movements in Huntington's chorea. Arch Psychiatr Nervenkr 229:205–213

Osorio I, Daroff RB (1980) Absence of REM and altered Non-REM sleep in patients with spinoce-rebellar degeneration and slow saccades. Ann Neurol 7:277–280

Parkes JD (1985) Sleep and its disorders. Saunders, London

Passouant P, Cadilhac J, Baldy-Moulinier M, Mion C (1970) Etude du sommeil nocturne chez des urémiques chroniques soumis à une épuration extrarénale. Electroencephalogr Clin Neurophysiol 29:441–449

Petit D, Lorrain D, Montplaisir J, Gauthier S (1990) Sleep in Alzheimer's disease: Effects of the cholinomimetic substance THA. 10th Congress of the European Sleep Research Society, Strasbourg 1990 (Abstract)

Prinz PN, Peskind ER, Vitaliano PP, Raskind MA, Eisdorfer C, Zemcuznikov N, Gerber CJ (1982) Changes in the sleep and waking EEGs of nondemented and demented elderly subjects. J Am Geriatr Soc 30:86–93

Puca FM, Bricolo A, Turella G (1979) Effect of L-dopa or amantadine therapy on sleep spindles in parkinsonism. Electroencephalogr Clin Neurophysiol 35:327–330

Reynolds CF, Kupfer DJ, Taska LS et al. (1985) EEG sleep in elderly depressed, demented, and healthy subjects. Biol Psychiatry 20:431–442

Schmidt D (1987) Epilepsie und Schlaf. In: Hippius H, Rüther E, Schmauß M (Hrsg) Schlaf-Wach-Funktionen. Springer, Berlin Heidelberg New York Tokyo, S 103–119

Schneider E, Maxion H, Ziegler B (1972) Der Einfluß von Aminoadamantansulfat auf den Nacht-schlaf von Parkinson-Kranken. Arzneimittelforschung 22:899–900

Serisier DE, Mastaglia FL, Gibson GJ (1982) Respiratory muscle function and ventilatory control in patients with motor neurone disease and myotonic dystrophy. Q J Med 202:205–226

Shiozawa Z, Shintani S, Tsunoda S, Shindo K, Matsui T (1988) Sleep apnea in well controlled myasthenia gravis. Sleep Res 17:301

Smith PEM, Calverly PMA, Edwards RHT (1988) Hypoxemia during sleep in Duchenne muscular dystrophy. Am Rev Respir Dis 137:884–888

Smith RC (1985) Relationship between periodic movements in sleep and the babinski sign. Sleep 8:319–324

Spillane JD, Nathan PW, Kelly RE, Marsden CD (1971) Painful legs and moving toes. Brain 94:541–556

Starr A (1967) A disorder of rapid eye movements in Huntington's chorea. Brain 90:545–564

Stern M, Roffwarg H, Duvoisin R (1968) The parkinsonian tremor in sleep. J Nerv Ment Dis 147:202–210

Stefan H (1991) Epilepsien. Diagnose und Behandlung. Edition Medizin VCH, Weinheim

Tassinari CA, Bureau M, Dravet C et al. (1982) Electrical status epilepticus during sleep in children (ESES). In: Sterman MB, Shouse MN, Passouant P (eds) Sleep and epilepsy. Academic Press, New York, pp 481–494

Telstad W, Sorensen O, Larsen S et al. (1984) Treatment of the restless legs syndrome with carba-mazepine: A double blind study. Br Med J:89:1–7

Touchon J (1982) Effect of awakening on epileptic activity in primary generalized myoclonic epi-lepsy. In: Sterman MB, Shouse MN, Passouant P (eds) Sleep and epilepsy. Academic Press, New York, pp 239–248

Vardi J, Glaubman H, Rabey J, Streifler M (1979) EEG sleep patterns in parkinsonian patients treated with bromocryptine and L-Dopa: A comparative study. J Neural Transm 45:307–316

Wauquier A, Gaillard JM, Monti JM, Radulovacki M (1985) Sleep. Neurotransmitters and neuro-modulators. Raven Press, New York

Wiegand M, Möller AA, Schreiber W, Krieg J-C, Holsboer F (1990) Nocturnal sleep in patients with HIV infection. In: Horne J (ed) Sleep '90. Pontenagel Press, Bochum, pp 267–269

Wolf P (1987) Influence of antiepileptic drugs on sleep. In: Wolf P, Dam M, Janz D, Dreifuss FE (eds) Advances in epileptology, Vol 16. Raven Press, New York, pp 733–737

Wyatt RJ, Chase TN, Scott J et al. (1970) Effect of L-Dopa on the sleep of man. Nature 228:999–1001

Schlafstörungen in Kindesalter und Adoleszenz

M. H. Schmidt

1 Vorbemerkungen

Zwischen dem Schlaf des Kindes und dem des Erwachsenen bestehen entwicklungspsychologisch bedingt mehr quantitative als qualitative Unterschiede. Sind zunächst zentralnervöse Reifungsvorgänge für die Entwicklung des kindlichen Schlafes verantwortlich, so gewinnt nach dem Säuglingsalter die Eltern-Kind-Interaktion drastisch an Bedeutung für das Einschlafen (Bettgehzeit, Einschlafvorbereitungen, Lichtlöschen), aber auch für das Durchschlafen (Beistand bei nächtlichem Erwachen). Aus entwicklungspsychologischen Gründen (z. B. altersspezifische Ängste) ist das Interesse des Kindes dem seiner Bezugsperson bezüglich des Schlafverhaltens häufig gegenläufig; erst mit zunehmendem Alter wird ihm auch bezüglich der Schlafregulation mehr Autonomie zugestanden.

Diesen Bedingungen entsprechend erfolgt die Information über Schlafstörungen häufig indirekt über die Angaben der Eltern. Auch wenn nächtliches Erwachen vieler Kleinstkinder unter bestimmten Bedingungen offensichtlich als Streß erlebt wird, sind diese nicht in der Lage, darüber zu informieren, können auch den trotz Schlafstörungen verbleibenden Schlaf weder quantitativ noch qualitativ charakterisieren. Junge Kinder können nicht mitteilen, ob sie durch Alpträume geweckt worden sind, warum sie nicht einschlafen oder nicht wieder einschlafen können, obwohl ihnen das im Bett der Eltern besser als im eigenen Bett gelingt.

Besteht trotzdem zwischen den Schlafstörungen beim Kind und beim Erwachsenen Ähnlichkeit, so erfordert die Einbettung des kindlichen Schlafverhaltens in das angedeutete Interaktionsgefüge andere Zugänge sowohl bei der Diagnostik wie auch bei den Interventionen. Dementsprechend werden die hier zu besprechenden Schlafstörungen bei Kindern nach anderen Gesichtspunkten gegliedert, als das in den übrigen Altersstufen üblich ist.

2 Intrinsische Schlafstörungen

Primäre Insomnien im Kindesalter sind selten und werden häufig nicht diagnostiziert bzw. erst durch Ausschluß bzw. Therapieresistenz bei Behandlung unter anderen Diagnosen. Klinik und Behandlung entsprechen der von primären Insomnien bei Erwachsenen (vgl. Hauri u. Olmstead 1980) mit der Ausnahme, daß die Regelung des Schlafverhaltens durch die Eltern erfolgen muß und sie in die Behandlung einbezogen werden müssen.

3 Extrinsische Schlafstörungen

Auch wenn die Entwicklung der Schlafregulation mit der Reifung des Zentralnervensystems verknüpft ist, gibt es schon beim Säugling individuelle Besonderheiten bezüglich Schlafbedarf und Weckbarkeit. Frühgeborene benötigen länger für die Entwicklung der Schlaf-Wach-Rhythmik. Während des ersten Lebensjahres kommt es dann zu der Ausbildung eines festen Tag-Nacht-Rhythmus, der mit nächtlichem Durchschlafen einhergeht (Hoppenbrouwers u. Sterman 1975). Im ersten Lebensjahr sinkt die Zahl der Schlafepisoden auf die Hälfte, die gesamte Schlafdauer nur um 2 h (Bamford et al. 1990). Parallel dazu geht die Umkehr der REM-Schlafreduktion im Verhältnis zum Non-REM-Schlaf von 1,2:1 bei Geburt auf etwa 1:2 im Alter von 8 Monaten (das bei Erwachsenen typische Verhältnis von 1:4 wird mit etwa 10 Jahren erreicht). Äußere Einflüsse tragen zu dieser Veränderung wenig bei, können aber die Etablierung einer zirkadianen Rhythmik unterstützen.

Aus Videountersuchungen ist bekannt, daß Kleinkinder häufig nachts erwachen und wieder einschlafen, ohne daß sie das mitteilen oder die Eltern Notiz davon nehmen (Anders 1982), offensichtlich also ohne unangenehme Begleiterscheinungen. Im ersten und zweiten Lebensjahr wachen Kinder noch häufig nachts auf, mit zunehmendem Alter vermindert sich der Anteil der Kinder mit Durchschlafstörungen (Abb. 1). Die Rate der Kinder mit Einschlafstörungen im Vorschulalter liegt zwischen 12% und 15% (Richman et al. 1982). Vom Ende des Vorschulalters bis zum Beginn der Adoleszenz sind die Entwicklungsprozesse im kindlichen Denken und Erleben, die Schlafstörungen vorher begünstigt haben, weitgehend abgeschlossen, das Schlafverhalten ist aber im Schulalter noch relativ einheitlich, weil der Schlaf weitgehend äußerer Regulierung unterliegt.

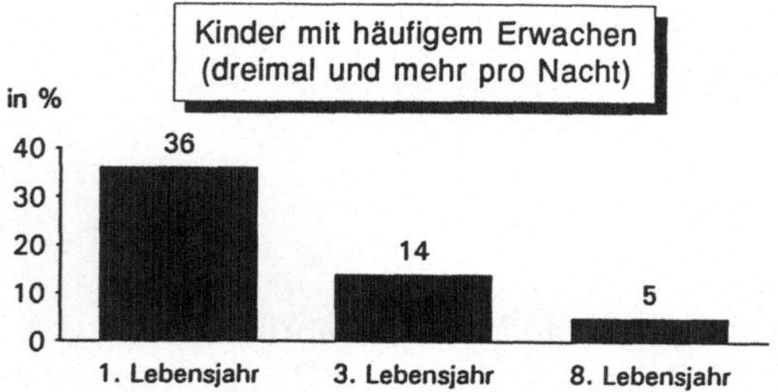

Abb. 1. Prozentualer Anteil von Durchschlafstörungen bei Kindern im ersten, dritten und achten Lebensjahr. (Nach Richman 1987; Earls 1980)

Epidemiologische Angaben (Esser u. Schmidt 1987) über Schlafstörungen bei 17% der Achtjährigen (Jungen gleich häufig wie Mädchen) – darin enthalten 6% ausgeprägte Schlafstörungen – beruhen vorzugsweise auf Angaben der Eltern. Auf Eltern- und Kinderangaben beruht die Rate von 20% Schlafstörungen für Dreizehnjährige (3,5% ausgeprägte Störungen, letztere häufiger bei Jungen), mit einem Jungen-Mädchen-Verhältnis von 3:5. Das häufigere Vorkommen von ausgeprägten Störungen bei Jungen entspricht dem Trend ihrer insgesamt größeren psychischen Störbarkeit, die Häufigkeit leichterer Störungen bei den Mädchen der Zunahme der Ängste im Kindesalter, die eng mit den Schlafstörungen verbunden sind. Im Schulalter schlafen noch deutlich mehr Jungen als Mädchen weiter im Bett der Eltern. In den obengenannten Raten sind ca. 1,5% Parasomnien im engeren Sinne (Pavor nocturnus, Schlafwandeln, nicht aber Enuresis nocturna) enthalten. Einschlafstörungen bemerken Cluydts u. De Roeck (1988) bei ca. 13% der Acht- bis Elfjährigen. Verglichen mit ihrer Häufigkeit sind Schlafstörungen mit 2% selten primäre Konsultationsanlässe beim Kinderpsychiater, werden aber häufig nebenbei erwähnt.

3.1 Einschlaf- und Wiedereinschlafstörungen

3.1.1 Symptomatik und Entstehung

Das Maximum dieser Störungen liegt zwischen 0,6 und 3 Jahren. Sie zeigen keine Geschlechtsdifferenzen (Klackenberg 1982) und keine Hinweise auf eine genetische Disposition. 26% der Einjährigen benötigen mehr als dreimal oder häufiger in der Woche länger als eine halbe Stunde zum Einschlafen, bei den Fünfjährigen 66% (Richman 1987). Ängste vor der Dunkelheit mit dem damit verbundenen Nachlassen des Zeitgefühls und der Realitätskontrolle spielen bei jüngeren Kindern die größte Rolle. Spätestens vom Schulalter an sind es unverarbeitete Tagesereignisse, darunter Schulängste (Bauer 1976). Die Nutzung von Einschlafritualen und das Mitnehmen von Kuscheltieren oder Tüchern als Übergangsobjekte (Abb. 2) und Stereotypien wie Kopf- und Körperschaukeln (Abb. 3), Daumen- oder Fingerlutschen und Zupfen an den eigenen Haaren wirken den Einschlafschwierigkeiten entgegen. Sie sind bei reiferen Kindern verbreiteter als bei unreiferen und dürfen von daher als normale Bewältigungsmechanismen angesehen werden (Kravitz u. Boehm 1971). Die Benutzung solcher Objekte und Gewohnheiten ist interkulturell sehr verschieden und besagt nichts über die emotionale Anpassung der Kinder, erleichtert aber das Einschlafen nachweislich (Boniface u. Graham 1979). Andere, mit dem Einschlafen assoziierte Vorgänge wie Geschaukeltwerden, Gefüttertwerden, Fernsehen, Radiohören usw. sind ebenfalls wirksam. Sobald sie aber wegfallen, bevor das Schlafstadium 2 überschritten ist, wachen die betroffenen Kinder wieder auf, und die entsprechenden Vorgänge müssen neuerdings in Gang gesetzt werden, d.h. die Anwesenheit einer Bezugsperson ist häufig notwendig (Ferber 1985).

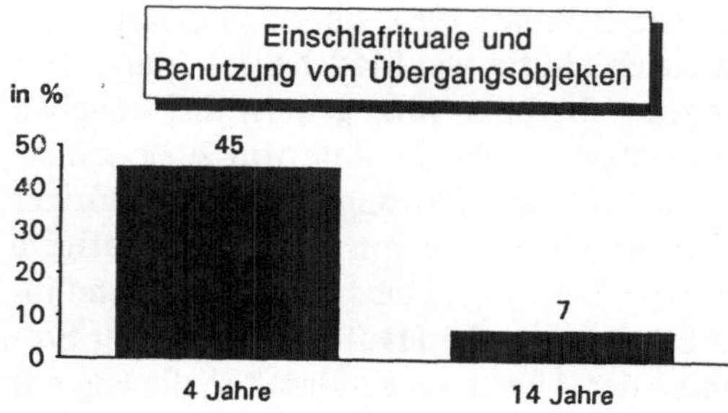

Abb. 2. Prozentualer Anteil der Benutzung von Übergangsobjekten und von Einschlafritualen bei Kindern. (Nach Klackenberg 1987)

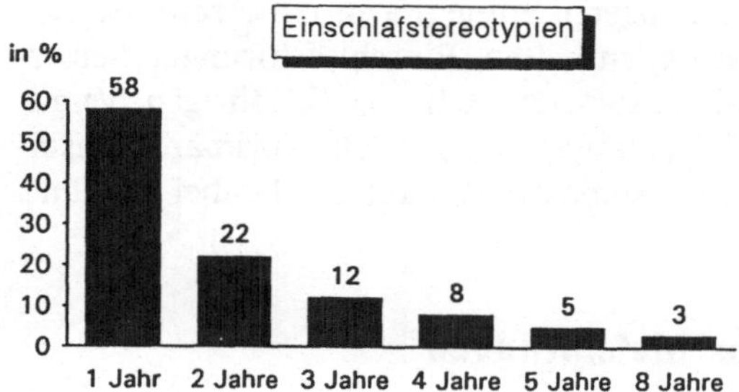

Abb. 3. Prozentualer Anteil des Auftretens von Stereotypien bei Kindern zwischen dem 1. und 8. Lebensjahr. (Nach Klackenberg 1987)

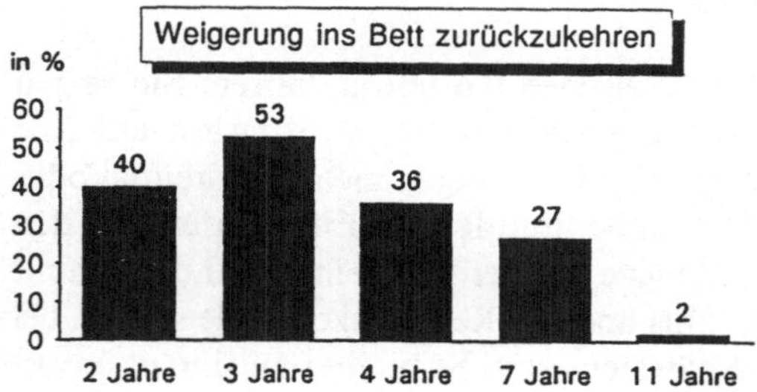

Abb. 4. Prozentuale Häufigkeit kindlicher Weigerungen, nach nächtlichem Aufwachen ins eigene Bett zurückzukehren. (Nach Klackenberg 1987)

Nächtliches Erwachen ist insbesondere bei jüngeren Kindern auf das mittlere Drittel des Schlafes beschränkt. Kinder mit Einschlafproblemen schlafen im Gegensatz zur Norm (Williams et al. 1974) danach nur mit Hilfe wieder ein. Solche Probleme häufen sich ebenso bei Kindern mit perinatalen Risikofaktoren und Temperamentsbesonderheiten im Sinne von Irritabilität und verminderter Rhythmizität; die Rate anderer Verhaltensauffälligkeiten bei solchen Kindern ist doppelt so hoch wie erwartet. Auch ungünstige soziofamiliäre Merkmale sind damit assoziiert (Richman et al. 1982). Nach dem Aufwachen aus verschiedenen Gründen ist ein erheblicher Teil der Betroffenen nicht bereit, ins eigene Bett zurückzukehren. Dabei gibt es keine Geschlechtsunterschiede. Nach Klackenberg (1987) sind die Raten für das „bed-sharing" bei den Zwei- bis Vierjährigen relativ hoch und nehmen erst mit zunehmendem Alter ab (Abb. 4). Auch beim einzelnen Kind sinkt dieses Verhalten in der Regel mit zunehmendem Alter bis zu einer Rate von 2% bei Dreizehnjährigen.

3.1.2 Differentialdiagnostik und Interventionen

Die Diagnose läßt sich aus der berichteten Kopplung des Einschlafens an bestimmte Bedingungen ableiten. Im Hinblick auf die Entwicklungsveränderungen ist eine Therapie vor dem Alter von 6 Monaten nicht sinnvoll, danach aber notwendig, da von der Persistenz der Symptome ausgegangen werden muß. Bei 50% der Dreijährigen bestehen nach Richman (1987) die Symptome wenigstens 6 Monate lang. 50% der Achtjährigen aus ihrer Stichprobe mit Schlafstörungen hatten dieses Symptom seit 5 Jahren oder länger. Im Vorschulalter verlieren 80% der von Einschlaf- und Wiedereinschlafstörungen betroffenen Kinder ihre Symptomatik unter Behandlung, während sie ohne Therapie häufiger bis ins Schulalter persistieren.

Beratende Ansätze verdienen erste Priorität. Neben der Information über das Zusammenspiel von Reifungs-, Temperaments- und hirnphysiologischen Faktoren und deren Modulierbarkeit durch Umgebungseinflüsse sind der Abbau elterlicher Unsicherheit und eventueller Schuldgefühle und ein konsistenter Umgang mit den Ein- und Durchschlafschwierigkeiten wesentliches Beratungsziel; überbehütendes Verhalten ist zu normalisieren. Informationen der Eltern über die potentiellen altersadäquaten Ängste ihrer Kinder sollen dabei nicht der wünschenswerten Trennungsbewältigung und Unabhängigkeit entgegenwirken, wohl aber stützende Mechanismen aktivieren und für deren Einbau in die Einschlafroutine sorgen. Kindliche Dunkel- und Einschlafängste werden von Eltern oft übersehen. Ziel ist nicht der möglichst rasche Abbau aller schützenden Maßnahmen, sonderen deren altersentsprechende Rücknahme. Bei den therapeutischen Interventionen haben sich verhaltenstherapeutische Verfahren bewährt. So können durch die Eltern/Erzieher sog. Mediatoren (Feierfeil u. Wetzel 1980) durchgeführt werden; sie umfassen: Einstellen mit dem Schlafen inkompatibler Aktivitäten, Löschung durch Aufmerksamkeitsentzug, Verhaltensaufbau und Stimuluskontrolle (Richman et al. 1985).

Statt der notwendigen Anwesenheit der Erzieher oder schlafinkompatibler Aktivitäten, wie Vorlesen/Lesen erregender, unverarbeitbarer (Bilder-)Geschichten, Fernsehen, falsche Ernährung, späte Durchführung der Hausaufgaben oder motorischer Aktivitäten, lernt das Kind, jederzeit verfügbare Einschlafrituale zu inszenieren. Es schaltet selbst die Spieluhr ein, löscht das Licht nach 5 min, nimmt das Kuscheltier zu sich ins Bett oder die Zeit zwischen Abendessen und Zubettgehen wird durch für den nächsten Tag vorbereitende Aktivitäten (z. B. Schultasche packen u. ä.) strukturiert. Diese Tätigkeiten führen die Erzieher zunächst gemeinsam mit dem Kind aus, dann blenden sie sich nach und nach aus. Es wird niemals geraten, das Kind einfach schreien zu lassen.

Der Effekt dieser Maßnahme ist bei 77% gut, für die gleichzeitige Besserung anderer Verhaltensauffälligkeiten gibt es Hinweise, aber keine ausreichenden Belege. Johnson hat die Methode des Aufweckens zu einer festen Zeit (bevor das Kind zu einer fixierten Zeit selbst aufwacht) mit sofortigem Wiedereinschlafenlassen eingeführt und deren Wirksamkeit bewiesen (Rickert u. Johnson 1988).

Bei sehr gestörten Mutter-Kind-Beziehungen oder überlasteten Müttern — vor allem bei Mißhandlungsgefahr — ist die stationäre Aufnahme (soweit als möglich mit der Mutter) indiziert. Die Mutter bekommt im stationären Setting im Umgang mit dem Kind die Möglichkeit zum Modellernen. Sedierende oder schlaffördernde Medikamente spielen in der Behandlung von Schlafstörungen im Vorschulalter lediglich zur vorübergehenden Entlastung von Müttern und zur Gewinnung einer Basis für das Wirksamwerden pädagogischer Ansätze im Umgang mit Dyssomnien eine Rolle. Einschlafstörungen sind Interventionen am ehesten zugänglich. Weniger gut beeinflußbar ist das nächtliche Aufwachen, am schwierigsten das Management, wenn Kinder nach dem Erwachen nur noch im Bett der Eltern weiterschlafen können. Diesbezügliche Korrekturen gelingen nach klinischer Erfahrung nach dem 5. Lebensjahr deutlich besser.

3.2 Durch nächtliches Füttern bedingte Schlafstörungen

Bei Schlafunterbrechungen unterhält regelmäßiges nächtliches Füttern oder Stillen die Symptomatik (Ferber u. Boyle 1983). Ein Teil der Säuglinge schreit bis zum vierten Lebensmonat zwei bis vier Stunden pro Nacht (sogenannte Kolikkinder, vgl 5.1), ist dabei verstärkt aktiv, jedoch weinerlich. Diesen Schreiattacken wird häufig mit Füttern begegnet; auch wenn die Attacken nachlassen, können die Eltern oft dieses Fütterungsverhalten nicht modifizieren, dabei stellt das Trinkenwollen seitens der Kinder lediglich eines der unter Abschn. 2.1 beschriebenen Rituale dar. Flüssigkeitsaufnahmen von 450−900 ml pro Nacht auf diese Weise sind keine Seltenheit (Ferber u. Boyle 1983 b). Ähnliche Mechanismen beschreiben Wright et al. (1983). Bis zu acht „Mahlzeiten" pro Nacht sind als konditioniertes Fehlverhalten zwischen Kind und Eltern beschrieben. Dabei ist im zweiten Lebenshalbjahr nächtliches Füttern physiologisch nicht mehr notwendig, vorher liegt der Bedarf bei ein- bis zweimaliger nächtlicher Nahrungsaufnahme. Das Achten auf Hungersignale wird durch Füttern verstärkt. Große Flüssigkeitsmengen führen zu nächtlichem Einnässen und verstärken damit die Aufwachwahrscheinlichkeit.

Die Störung ist auch deswegen behandlungsbedürftig, weil sie die Ausbildung zirkadianer Rhythmen stört. Die Behandlung erfolgt über eine schrittweise Verringerung der Mengen (Ferber 1988), Verlängerung der Fütterungsintervalle, gegebenenfalls Verdünnung der verabreichten Nahrung. Statt des Fütterns erfolgen kurze Antworten auf das Rufen des Kindes. Die Verlängerung der Intervalle ist leichter zu bewerkstelligen als die Abkürzung der Fütterungszeiten.

3.3 Störungen im Zusammenhang mit der Einschlafzeit

Es handelt sich um Kinder, die durchaus einschlafen könnten, aber das Schlafengehen durch Fragen, Wünsche, Gespräche, Toilettengang oder schlichtes

Negieren elterlicher Aufforderungen vermeiden. Sie erkennen rasch die wirksamsten Taktiken, beispielsweise Schreien, das die Nachbarn alarmieren könnte. Häufig endet die Auseinandersetzung damit, daß die Eltern mit dem Kind zu Bett gehen, oder daß sie nicht mehr auf ihrer Forderung, schlafen zu gehen, bestehen. Das Kind schläft dann oft außerhalb seines Bettes ein. Bei nächtlichem Erwachen ist die Auseinandersetzung meist intensiver, da Eltern auch ihren Nachtschlaf erhalten möchten. Die Problematik beginnt schon, sobald Kinder ihr Bett selbständig verlassen können. Das interferiert in ungünstiger Weise mit den zunehmenden Kontrollansprüchen bzw. Anforderungen an die Selbstkontrolle des Kindes. Die Kinder kennen dann zwar das von ihnen erwartete Verhalten, vermögen es aber ohne Grenzsetzung nicht zu realisieren. Sie spüren die Ohnmacht der Erzieher, was sie zusätzlich verunsichert. Hintergrund können natürlich völliges Fehlen erzieherischer Regeln, Differenzen im Erziehungsstil, mangelnde Initiative depressiver Mütter usw. sein. In der Regel handelt es sich aber um einen zu partnerschaftlichen Umgang mit dem Kind, gleich ob aus mißverstandener Elternschaft oder wegen Schuldgefühlen gegenüber dem Kind. Differentialdiagnostisch sind Ängste der Kinder angesichts streitender Eltern auszuschließen; das Einschlafen wird nur dann verweigert, wenn Streitigkeiten für die Kinder erkennbar sind. Ebenso ist Vernachlässigung bei Tage auszuschließen. Wirklich nachtängstliche Kinder zeichnen sich meist auch durch Ängstlichkeit am Tage aus, schlafen aber nachts in Gegenwart der Eltern ein. Schließlich ist – auch im Laufe der Beratung, die die einzig sinnvolle Intervention darstellt – darauf zu achten, daß keine für die individuelle zirkadiane Organisation des Kindes zu frühe Schlafenszeit erzwungen wird (vgl. Abschn. 4), was gegebenenfalls daran erkannt werden kann, daß das Kind bei einem späteren Einschlaftermin problemlos einschläft.

3.4 Umgebungsinduzierte Schlafstörungen

Darunter werden alle durch äußere Umgebungseinflüsse bedingten Schlafstörungen verstanden, also das Fehlen eines eigenen Zimmers oder Bettes, das Zusammenschlafen mit einem unruhigen Geschwister, sexuelle Aktivitäten der Eltern im gleichen Schlafzimmer, Gespräche, Telefon-, Radio- oder Fernsehgeräusche in der Wohnung, Straßenlärm, abendliches Toben mit etwa gleichaltrigen Geschwistern, Eltern, die von der Arbeit spät heimkommen oder zum Nachtdienst gehen bzw. die Wohnung morgens sehr früh verlassen. Entgegen verbreiteter Ansichten senkt das Alleinschlafen von Kindern die Aufwachfrequenz unabhängig von kulturellen Gewohnheiten (Lozoff et al. 1984).

Ausgeschlossen werden muß bei solchen Störungen differentialdiagnostisch, daß es sich um fehlende Begrenzungen im Sinne der in Abschn. 3.3 erörterten Schwierigkeiten handelt. Nur bei einem Teil der Betroffenen werden sich die Störquellen eliminieren lassen. Wichtig ist die sorgfältige Aufklärung jener Eltern, die davon ausgehen, daß Kinder, die ausreichend müde sind, auch trotz solcher Belastungen einschlafen können.

3.5 Störungen durch Nahrungsmittelallergien

Kahn et al. (1987) haben Schlafstörungen bei allergischen Erkrankungen beschrieben. Sie betreffen junge Kinder mit einer Kuhmilchallergie und beginnen mit der Einführung von Kuhmilch in die Nahrung. Zwischen dem Alter von zwei und vier Jahren sistieren die Schlafstörungen von selbst, sonst nur nach Verabreichung einer hypoallergenen Diät. Ob die Schlafstörungen lediglich durch körperliches Unbehagen der allergischen Kinder oder auch durch einen direkten zentralnervösen Effekt der Stoffwechselveränderungen – etwa durch die Histaminfreisetzung – bedingt sind, ist unklar. Die Schlafdauer der betroffenen Kinder ist typischerweise drastisch reduziert, z. T. auf weniger als 5 h pro Nacht. Die Schlafdauer verdoppelt sich nach der Therapie. Für die Diagnose sind andere Symptome einer allergischen Erkrankung, wie etwa Darmkoliken, nicht gefordert. Der Beweis einer immunologischen Ätiologie steht bis heute aus. Häufig ist jedoch das Immunglobulin E bei Kuhmilchallergie erhöht.

Differentialdiagnostisch ausgeschlossen werden müssen Koliken, ausgeprägter gastroösophagealer Reflux und Krampfanfälle. Nur sie können den Schlaf in den ersten Lebensmonaten in derart nachhaltiger Weise beeinflussen. Die Therapie besteht in einer Eliminationsdiät, die Heilung binnen eines Monats herbeiführen soll. Wiederexpositionsversuche führen binnen einer Woche zu Rückfällen. Die betroffenen Kinder vertragen generell kein Milchprotein, manche auch keine Sojaprodukte.

3.6 Schlafstörungen durch unangemessene Schlafhygiene

Die Symptomatik kann von den in Abschn. 3.1 beschriebenen Einschlafstörungen, längeren Zeiten nächtlichen Wachseins und unregelmäßigem Schlaf bei Tage geprägt sein. Sie hat aber nichts mit Einschlafängsten zu tun, ist auch nicht Resultat des Erziehungsverhaltens der Eltern, sondern Folge davon, daß betroffene Kinder ihre Schlafenszeiten (wie auch häufig die Essenszeiten) zu unregelmäßig wählen, während die Eltern davon ausgehen, daß dies einem eigenen Bedürfnis des Kindes folge. Solche Kinder können keine Einschlafrituale ausbilden und schlafen in der Regel erst, wenn sie übermüdet sind, ein. Beim nächtlichen Erwachen solcher Kinder werden aus gleicher Motivation von den Eltern Essen, Spielen oder Fernsehen toleriert. Die entsprechende Symptomatik ist in der Regel an Wochenenden ausgeprägter als während der Woche (keine Notwendigkeit, für die Schule aufzustehen), und die Verzerrungen nehmen mit dem Alter der Kinder zu (vgl. auch Abschn. 7).

Interventionen sind notwendig, weil der zirkadiane Rhythmus, der sich herausbilden soll, durch ein solches Schlafverhalten unterdrückt wird. Die Diagnose ist durch sorgfältige Anamnese leicht zu stellen. Überschneidungen mit den in Abschn. 3.2 und 3.3 beschriebenen Störungen sind bei älteren Kindern nicht selten. Manchmal lassen sich komplizierte Differentialdiagnosen nur im Schlaflabor ausschließen (Ferber 1987), das gleiche gilt bei Therapieversagern. Therapeutisch werden Essenszeiten, Zubettgehzeiten und Aufwachzeiten normalisiert, unangemessene Stimuli entfernt. Oft muß die Schlafregulation eindeutig auf die Eltern übertragen werden. Sind sie nicht ausreichend durchsetzungsfähig, kann die stationäre Aufnahme notwendig sein.

4 Schlafstörungen durch beeinträchtigten zirkadianen Rhythmus

4.1 Verzögerte oder vorverlegte Schlafrhythmik

Schon im Kindesalter sind früh und spät einschlafende und entsprechend früh und spät aufwachende Kinder zu beobachten. Früh einschlafende Kinder fallen ihren Eltern nicht auf, obwohl ihre Tagesschlafzeiten und Mahlzeiten häufig gleichsinnig wie die Einschlafzeit verschoben sind. Als unangenehm wird lediglich das frühe Erwachen empfunden. Während diese Störung überwiegend im Kleinkindalter gesehen wird, sind verspätete Einschlafphasen auch im Kindesalter häufig. Die betroffenen Kinder möchten nicht ins Bett, schlafen aber, wenn sie gehen, gut ein und haben auch eine ausreichende Schlafdauer. Je später sie zu Bett geschickt werden, desto mehr verkürzen sich die Einschlafzeiten. Das späte Erwachen wird besonders am Wochenende deutlich.

Zur Diagnose sind Schlaftagebücher zu führen, nötigenfalls Schlaflaborbeobachtungen (Ferber 1987) anzustellen. Unterschieden werden muß die beschriebene Phasenverschiebung vom Wachbleiben entgegen der physiologischen Schlafneigung zugunsten von Fernsehen oder anderen Aktivitäten, manchmal auch, um morgens nicht zur Schule zu müssen (Ferber u. Boyle 1983a). In diesen Fällen erscheint das übliche Schlafmuster in den Ferien (vgl. auch Abschn. 6). Bei der Behandlung gilt es vor allem, die Eltern zu informieren, daß frühes Einschlafen und spätes Aufwachen nicht gleichzeitig zu erreichen sind. Sind Änderungen im Rhythmus nötig, dann müssen in der Regel Tagesschlaf und Essenszeiten mit verschoben werden, bei kleinen Differenzen einmalig, bei größeren schrittweise. Vorverlagerungen gelingen am besten über die Vorverlegung des morgendlichen Weckens.

4.2 Regelmäßige, aber unangemessene Schlafzeiten

Spätnachmittägliches Schlafen verhindert trotz regelmäßiger Bettzeiten das Einschlafen, morgendliches Schlafen nach der ersten Mahlzeit begünstigt frühes Erwachen, weil das Hungergefühl konditioniert wird. Die andere Variante dieser Störungen ist eine zu hohe Erwartung bezüglich der täglichen, möglichen oder als notwendig erachteten Schlafdauer. In diesem Falle sind die Einschlafzeiten deutlich verlängert, seltener ist frühzeitiges Erwachen bei zu langen Schlafzeiten, sehr selten nächtliches Erwachen als Ausgleich für die Schlafverlängerung.

Die Diagnose erfolgt mittels Anamnese und Schlaftagebüchern. Elterliche Kämpfe bezüglich der Einschlafzeit legen die Differentialdiagnose gegenüber den in Abschn. 2.3 behandelten Schwierigkeiten nahe. Therapeutisch wirkt die Normalisierung der Erwartungen im Hinblick auf die Schlafdauer am besten, bei den einzelnen Schlafstörungen zusätzlich etwa das Weglassen frühmorgendlicher Mahlzeiten − wenn nötig schrittweise −, das Hinausschieben einer Schlafphase nach der ersten Mahlzeit bzw. bei nächtlichen Wachperioden der Entzug von Verstärkern für das Wachbleiben (Hauri 1979). So sollten nächtliches Spielen, Lesen, Essen, motorische Aktivitäten etc. wegfallen und die vorgenannten schlafinduzierenden Rituale eingesetzt werden. In Ausnahmen kann bei extrem ängstlichen Kindern das Licht anbleiben, um antizipatorische Ängste vor der Dunkelheit auszuschließen.

5 Schlafstörungen bei somatischen oder psychiatrischen Erkrankungen

5.1 Schlafstörungen bei somatischen Erkrankungen (Tabelle 1)

Unter den somatischen Erkrankungen wirken alle mit ernsthaften Schmerzzuständen schlafbeeinträchtigend, oft sind es chronische Otitiden mit Paukenhöhlenergüssen. Ein schlafabhängiger gastroösophagealer Reflux kann den Schlaf beeinträchtigen. Vergrößerte Tonsillen, vor allem aber Adenoide, führen zu einer obstruktiven Schlafapnoe und in deren Folge zu erhöhtem Tagschlafbedürfnis. Bronchialasthma beeinträchtigt die Schlafqualität. Regelmäßige Pharmakotherapie mit Theophyllin oder − bei hyperaktiven Kindern − Methylphenidat, das fälschlicherweise auch in einer Abenddosis gegeben wird,

Tabelle 1. Ursachen von Schlafstörungen bei somatischen Erkrankungen

- Chronische Otitiden
- Gastroösophagealer Reflux
- Vergrößerte Tonsillen, Adenoide (Schlafapnoe)
- Bronchialasthma
- Koliken (sich spontan nach dem ersten Quartal zurückbildend)
- Medikamente: Theophyllin, Methylphenidat (bei hyperaktiven Kindern)
- Epilepsien (Schlafanfälle während des Non-REM-Schlafes, Herdanfälle während des REM-Schlafes, Aufwachanfälle während der Stadien 1 u. 2)
- Schädigungen des Zentralnervensystems mit Entwicklungsverzögerungen

kann Schlafstörungen hervorrufen. In den ersten Lebensmonaten sind Koliken die häufigste Ursache von Schlafstörungen. Obwohl sie bei einem Drittel der Säuglinge vorkommen, ist ihre Herkunft unklar. Die irritierten Säuglinge schreien oft am späten Nachmittag und am Abend stundenlang (Weissbluth 1987). Die Störung bildet sich in der Regel spontan nach dem ersten Quartal zurück, und zwar parallel mit nächtlichem Durchschlafen. Die Schlafstörung kann persistieren, wenn die zur Beruhigung des Kindes eingeführten Gewohnheiten fortgesetzt werden (vgl. 3.1). Therapeutisch wirkt nur die Behandlung der Koliken (Weissbluth 1984).

Parallel zu Epilepsien werden gehäuft Schlafstörungen beobachtet, wobei der Zusammenhang unklar ist; eine Rolle spielt die Überschneidung mit Intelligenzminderungen (vgl. 5.2). Schlafanfälle sind mit etwa einem Drittel aller Anfallsformen bei Kindern seltener als bei Erwachsenen (lediglich mit der Rolandi-Epilepsie sind keine Schlafstörungen verbunden). Die Anfälle ereignen sich während des Non-REM-Schlafes. Lediglich Herdanfälle werden auch im REM-Schlaf beobachtet. Aufwachanfälle kommen während der Schlafstadien 1 und 2 des Non-REM-Schlafs vor. Generell ist die Prognose diffuser Epilepsien, die im Schlafen und im Wachsein auftreten, ungünstiger als die stadienbezogener Anfallsleiden. Aufwachepilepsien gehen mit häufigem nächtlichen Erwachen, erschwertem Wiedereinschlafen, leichterem Schlaf, verspätetem Tiefschlaf und generell verminderter Schlafdauer einher (Sterman et al. 1982; Degen u. Niedermeyer 1984). Schlafdeprivation verstärkt die Anfallsbereitschaft. Deshalb gilt der Behandlung von Schlafstörungen bei anfallskranken Kindern besondere Aufmerksamkeit. Anfallsbezogene Schlafstörungen werden durch antikonvulsive Medikation häufig günstig beeinflußt.

Ausgeprägte Schädigungen des Zentralnervensystems mit Entwicklungsverzögerungen ziehen manchmal erhebliche Schlafstörungen nach sich. Das Schlafbedürfnis solcher Kinder ist vermindert. Die zirkadiane Rhythmik kann durch die Hirnschädigung direkt beeinträchtigt sein (Okawa u. Sasaki 1987). Die Diagnose ist häufig nur eine Ausschlußdiagnostik anderer Formen von Schlafstörungen. Kinder mit derartigen Störungen sind durch Anwesenheit einer anderen Person im Raum nicht zu beruhigen. Manchmal sind Schlaflaboruntersuchungen nötig, um zerebrale Anfälle oder Schlafapnoen auszuschließen. Die betroffenen Kinder sind in der Regel impulsiv und bedürfen einer medikamentösen Sedierung, etwa mit Chloralhydrat. Solche Interventionen verbessern in der Regel die Wachheit bei Tage.

5.2 Schlafstörungen bei psychiatrischen Erkrankungen (Tabelle 2)

Kinder mit hyperkinetischen Syndromen zeigen gehäuft spätes Einschlafen und frühes Erwachen, jedoch nicht vermehrt nächtliches Erwachen. Das Syndrom mit einer Prävalenz von 2,5% für ausgeprägte Formen betrifft meistens Knaben, jedoch sind die Schlafstörungen bei beiden Geschlechtern gleich verteilt und nach Busby et al. (1981) und Greenhill et al. (1983) nicht ausgeprägter

Tabelle 2. Ursachen von Schlafstörungen bei psychiatrischen Erkrankungen

- Ängste im Rahmen von Depressionen (Einschlafstörungen, gelegentlich Hypersomnie, keine Schlafstrukturveränderungen im Sinne einer verkürzten REM-Latenz)
- Intelligenzminderungen, Oligophrenie, Down-Syndrom, Klinefelter (Einschlafstörungen, nächtliches Erwachen, verkürzte Schlafdauer, Erniedrigung des REM-Schlafanteils, Verlängerung der REM-Latenz)
- Hyperkinetisches Syndrom (spätes Einschlafen, frühes Erwachen, erhöhte REM-Latenz)
- Emotionale Probleme (Ein- und Durchschlafstörungen, ausgelöst durch „life events" (Scheidung, Tod, Schulprobleme etc.)

als bei nicht hyperkinetischen Kindern. Hyperkinetische Kinder mit Insomnien zeigen aber mehr Verhaltensauffälligkeiten, ohne daß dies in einem unmittelbaren Zusammenhang mit der Schlafverkürzung zu stehen scheint. Lediglich die Latenz für das Einsetzen des REM-Schlafes war bei solchen Kindern signifikant erhöht. Eine generelle Arousalstörung als Basis der Hyperaktivität ist damit unwahrscheinlich (Bergman 1976). Eltern berichten nach Stimulanzienbehandlung häufig günstige Effekte auch auf das Schlafverhalten hyperkinetischer Kinder. Vermutlich hängt das damit zusammen, daß sich die unter der Therapie verbesserte Verhaltenssteuerung sowohl in der Einschlafphase als auch nach dem morgendlichen Erwachen auswirkt.

Veränderungen der Schlafstruktur bei intelligenzgeminderten Kindern sind bekannt. Ihr Ausmaß richtet sich offensichtlich hauptsächlich nach dem Grad der Intelligenzminderung, wie Colognola et al. (1988) durch den Vergleich unterschiedlicher Oligophrenie-Typen (Down-Syndrom, fragiles X-Syndrom und Klinefelter-Syndrom) zeigen konnten. Der REM-Schlafanteil intelligenzgeminderter Kinder ist erniedrigt, er beträgt 16,8% bei leichter Intelligenzminderung und 10,7% bei ausgeprägter. Colognola et al. beschrieben ein Ansteigen undifferenzierten Schlafes von 1,6 auf 8,3%, außerdem eine Verlängerung der REM-Latenz. Diese Resultate stützen die vermutete Beziehung zwischen REM-Schlaf und Intelligenzdefiziten, ohne etwas über Ursache und Wirkung zu sagen. Die Häufigkeit von Schlafstörungen bei ausgeprägten Oligophrenien beziffern Bartlett et al. (1985) und Clements et al. (1986) nach Elternangaben auf 30%. Bartlett et al. beschreiben vor allem Einschlafstörungen, Clements et al. nächtliches Erwachen und verkürzte Schlafdauer, und zwar bei Fünfjährigen mit 56% häufiger als bei Zehn- bis Fünfzehnjährigen mit 26%. Diese Schlafstörungen werden wie die bei normalbegabten Kindern behandelt. Hauptansatzpunkt ist der Umgang mit dem Schlafverhalten der Kinder. Geringere Fähigkeit geistig behinderter Kinder zu Kooperation bei der Behandlung kann vor allem beim Vorhandensein autistischer Züge Schlafmitteln Vorrang vor dem Einsatz verhaltenstherapeutischer Techniken geben.

Unter den emotionalen Problemen als Schrittmacher von Schlafstörungen rangieren bei den kurzfristigen Schlafstörungen Tagesereignisse oder Life events in erster Reihe: Abwesenheit eines Elternteils, drohende Scheidung der Eltern, Geburt eines Geschwisters, Leistungsprobleme, Schulwechsel usw. Bei den längerfristigen Schlafstörungen kommt neben chronischen Streitigkeiten in der Familie ängstlichen Emotionen die Hauptbedeutung zu (persistierende Dunkelangst, Angst, im Schlaf zu sterben, Ängste aufgrund von Schuldgefühlen), erst dahinter rangieren Zwangsphänomene mit der Sorge, bestimmte Rituale im Schlaf mit bedrohlichen Folgen unterbrechen zu müssen, und depressive Störungen. Im Rahmen von depressiven Syndromen sind vorzugsweise Ängste Quelle von Einschlafstörungen, während die Schlafstruktur auch bei ausgeprägten depressiven Syndromen im Kindesalter wenig von der Norm abweicht (Puig-Antich 1980). Kinder mit Schlafstörungen bei emotionalen Problemen klagen über Ein- und Durchschlafschwierigkeiten und eine verkürzte Schlafdauer, vorübergehendes Schlafen im Bett der Eltern ist häufig die Konsequenz. Nach Wegfall auslösender äußerer Umstände werden derartige Schlafstörungen häufig sekundär autonom, insbesondere als Wiedereinschlafstörungen nach nächtlichem Erwachen, wenn dieses zum Weiterschlafen im Bett der Eltern führt.

Die Diagnostik verlangt neben einer Schlafanamnese genaue Aufzeichnungen der augenblicklichen Zubettgehzeiten, Einschlafzeiten, Schlafgewohnheiten, der Schlafdauer, der Tagesaktivitäten und eventuellen Tagschlafes. Reaktionen auf Ein- und Durchschlafstörungen und Besorgnisse bezüglich der Konsequenz von Schlafstörungen für die Schulleistungen sind zu eruieren. Häufig muß überlegt werden, wer Nutznießer davon ist, daß ein Kind im elterlichen Schlafzimmer schläft. Einen etwa notwendigen Schlafkalender sollten ältere Kinder selbst führen; sie, und stellvertretend ihre Eltern, neigen wie Erwachsene mit Insomnie dazu, die wirkliche Schlafdauer zu unterschätzen. Ausgeprägte Schlafstörungen erfordern, wenn die klassischen Interventionen erfolglos geblieben sind, eine stationäre Beobachtung, um zu sehen, ob Veränderung der Kontingenzen wirksam ist. Gegebenenfalls ist eine Schlaflaboruntersuchung notwendig.

Bei der Therapie von Schlafstörungen emotionaler Genese stehen Maßnahmen zur Angstbewältigung im Vordergrund, sie stehen vor der Behandlung der eigentlichen Schlafstörung und sind hier nicht im Detail zu erörtern. Ihren Kern bilden die Beseitigung äußerer Spannungen oder die Stützung der Bewältigungsmechanismen des Kindes. Bei mehr als 50% verschwinden die Schlafstörungen, sofern Angstbewältigung gelingt. Steht jedoch die Schlafstörung ganz im Vordergrund, gelingt die gleichzeitige Behandlung beider Komponenten nur bei einem Teil der Kinder, bei anderen ist eine anschließende direkte Behandlung der Schlafstörungen wichtig. Bei der Behandlung sekundär autonom gewordener Schlafstörungen stehen verhaltenstherapeutische Maßnahmen im Vordergrund. Auch hier ist die konsequente Mitarbeit der Eltern wichtig. Mittels zeitversetzter positiver Verstärkung wird zunächst das Schlafen ggf. schrittweise ins Schlafzimmer des Kindes zurückverlagert: Schlafen noch im Zimmer der Eltern, aber in einem separaten Bett oder Schlafsack, Schlafen vor der Tür des elterlichen Schlafzimmers, Schlafen im eigenen Zimmer bei geöffneter Tür. Kinder sollen nächtliche Aufwachzeiten selbst registrieren und während derselben im eigenen Zimmer verbleiben, das wird zunächst durch angenehme Beschäftigungen erleichtert. Gelegentlich ist der paradoxe Auftrag an das Kind hilfreich, nach dem Erwachen so lange als möglich wach zu bleiben und die erreichte Uhrzeit zu registrieren. Die vorgenannten Techniken werden mit übenden Verfahren (autosuggestive Vorsatzbildung und konzentrative Entspannung) verbunden. Schlafmittel sollten allenfalls bei hochgradig ängstlichen Kindern vorübergehend eingesetzt werden. In jedem Falle ist eine angstreduzierende Medikation (möglichst unter Vermeidung von Benzodiazepinen) günstiger als Hypnotika. Antihistaminika sind wirkungslos. Schlafstörungen, die damit beeinflußt werden können, können ebensogut durch Verhaltenstherapie beeinflußt werden. Empfehlenswert ist Chloralhydrat in Dosierungen zwischen 500 und 1500 mg (Ferber 1987a, S. 159) unter Zurückgehen auf die niedrigstmögliche Erhaltungsdosis. Die Wirkung wird kontrolliert durch eine Besserung des Tagbefindens. Medikationsunterbrechungen sind erforderlich, um festzustellen, ob die Therapie noch notwendig ist.

6 Parasomnien des Kindesalters

6.1 Angstträume/Alpträume

Sich wiederholende Angstträume werden auf spezifische Nachfrage von 5% der Kinder im Schulalter mitgeteilt, spontan aber seltener. Mädchen sind häufiger betroffen als Jungen. Zu 50% treten sie erstmals vor dem 10. Lebensjahr auf, bei zwei Dritteln aller Menschen vor dem 20. Lebensjahr, häufig nach einem belastenden Ereignis. Sie korrespondieren zeitlich vermutlich meist mit dem REM-Schlaf, sind aber auch selbst im kurzen Tagschlaf möglich. Belastende Ereignisse erhöhen die Wiederholungswahrscheinlichkeit. Schwere psychogene Traumata können etwa im Rahmen einer posttraumatischen Streßerkrankung langfristig immer wieder quälende Alpträume erzeugen. Das wurde etwa für Holocaust-Opfer beschrieben (Dressing u. Berger 1991; Terr 1983a). Angsterregende Tagesereignisse, wie etwa nichtverarbeitete Fernsehsendungen, können eine bestehende Neigung zu Alpträumen aktivieren.

Angstträume scheinen schon im Vorsprachstadium möglich. Sobald Kinder über ihre Träume berichten können, steht das − eventuell mehrmalige − nächtliche Erwachen mit Erinnerung an lange, intensiv erlebte bedrohliche Träume, deren Thematik sich häufig mit dem gleichen Erlebnis von Hilflosigkeit wiederholt, im Gegensatz zu den in der Regel angenehmen Trauminhalten von Kindern (Foulkes 1982). Infolge des Erwachens können Wiedereinschlafschwierigkeiten oder Ängste vor dem Zubettgehen oder vor dem Schlaf überhaupt entstehen. Psychopathologische Korrelate finden sich bei Kindern − anders als bei Erwachsenen − nicht. In der Adoleszenz wird ein Zusammenhang mit Panikstörungen und Zügen von Überempfindlichkeit beobachtet.

Angstträume/Alpträume können kombiniert mit Pavor nocturnus und Schlafwandeln vorkommen, unterscheiden sich aber einmal durch deren Bezug zu Non-REM-Phasen und die Fähigkeit, die Träume nachts nach dem Aufwachen wie morgens zu erinnern. Sie kommen wegen der zunehmenden REM-

Schlafdauer eher im letzten Drittel der Nacht vor. Psychotrope Medikamente (Pyritinol) und das Weglassen von REM-Schlaf-supprimierenden Substanzen können Angstträume erzeugen oder verstärken. Der Verlauf ist bei Beginn in der Kindheit in der Regel günstig, d. h. die Frequenz nimmt ab. Eine eigentliche Therapie existiert nicht, Orientierungshilfen für das aufgewachte Kind und tröstender Zuspruch sowie gegebenenfalls Wecken von Kindern, die offensichtlich Angstträume haben, vermindern die Folgesymptome. Bei Adoleszenten mit Alpträumen sexuellen Inhalts ist Klärung des Zusammenhangs mit den Pubertätsvorgängen angezeigt.

6.2 Pavor nocturnus

Die Angaben über die Häufigkeit wiederholten Vorkommens von Pavor nocturnus im Kindesalter schwanken zwischen 1% und 4%, die größte Häufigkeit liegt im Vorschulalter: Jungen sind häufiger betroffen als Mädchen. Die Häufung bei Verwandten ersten Grades spricht für eine genetische Belastung, da anderweitige Transmissionen kaum vorstellbar sind (Simonds u. Parraga 1982). Das Symptom tritt im ersten Nachtdrittel im Schlafstadium 3 und 4, d. h. im Non-REM-Schlaf auf. Das Hirnstrombild behält während der Attacken seine synchrone Delta-Aktivität. Fieber soll zum Auftreten von Pavor-Attacken disponieren, kinderärztliche Erfahrung bringt diese auch mit sehr großen Tonsillen in Zusammenhang. Terr (1983a) beschreibt eine Häufung von Pavor-Attacken nach einer Geiselnahme.

Die betroffenen Kinder erwachen in der Regel einmal pro Nacht schreiend, erscheinen bewußtseinsgetrübt und hochgradig geängstigt. Die Zustände dauern zwischen 1 und 10 min an und können sich im Laufe der Nacht wiederholen. Die Kinder sind kaum weckbar, erwachen manchmal mit einem Gähnen und schlafen sofort wieder ein. Nach dem Erwachen besteht ebenso wie morgens Amnesie für die Ereignisse. Es werden − im Gegensatz zu Alpträumen − keine „Träume" angegeben. Die häufigsten vegetativen Begleitsymptome des Pavors sind geweitete Pupillen, Schwitzen und Puls- und Atmungsbeschleunigung. Psychopathologische Korrelate fehlen bei Kindern, bei Erwachsenen wird die Kombination mit generalisierten Angststörungen registriert. Bei Beginn im Kindesalter klingt die Störung in der Regel in der Adoleszenz ab; Klackenberg (1987) berichtete über einen vollständigen Übergang in Somnambulismus. Eine spezifische Therapie ist nicht bekannt. Nissen et al. (1984) berichten über gute Erfolge mit Imipramin in niedrigen Dosen.

6.3 Schlafwandeln/Somnambulismus

Simonds u. Parraga (1982) berichten über eine Frequenz von 12,5% bei den unter Zwölfjährigen und 7,4% bei Adoleszenten, Klackenberg (1987) über höhere Prävalenzraten gelegentlichen Schlafwandelns (Sechsjährige 9%, Zehnjährige 14%, Vierzehnjährige 4%, Sechzehnjährige 7%, Maximum mit 16,7% bei Zwölfjährigen). Die Erstmanifestation liegt kaum vor dem fünften und in der Regel vor dem 12. Lebensjahr, selten in der Frühadoleszenz und sehr selten nach der Adoleszenz. Jungen sind fraglich häufiger betroffen als Mädchen. Eine familiäre Häufung findet sich bei etwa 50%, die höhere Belastung eineiiger Zwillinge (Bakwin 1970) verweist auf genetische Faktoren. Das Schlafwandeln ereignet sich während des Non-REM-Schlafes in den Schlafstadien 3 und 4, meist vor Mitternacht, also nicht im Zusammenhang mit Träumen. Die Symptomatik wird im EEG durch paroxysmal hochamplitudige Wellen der Frequenz der Stadien 3 und 4 mit Atmungs- und Pulsbeschleunigung begleitet. Entsprechende Paroxysmen wurden bei Schlafwandlern auch episodenunabhängig registriert (Kales u. Kales 1974). Während des Anfalls wird eine Mischaktivität aus Non-REM-Mustern gesehen. Die Symptomatik wurde deswegen u. a. als Ausdruck einer Unreife des ZNS betrachtet, demgemäß häuften sich bei den Betroffenen motorische Koordinationsstörungen (Guilleminault u. Silvestri 1982). Klackenberg (1987) beschreibt ein Jahr vor dem Auftreten bei der Hälfte der Auffälligen Sprechen im Schlaf. Umwelteinflüsse sind nur unspezifisch beteiligt, vom Symptom Betroffene zeigen dieses aber häufiger unter Streß. Terr (1983a) berichtet über streßinduzierte Episoden, Barabas et al. (1983) beschreiben ein neunmal häufigeres Auftreten bei Kindern mit Migräne. Kombinationen mit Enuresis und Alpträumen wurden beschrieben (Übersicht: Tabelle 3), im übrigen besteht bei Kindern keine spezifische Pathologie, bei Erwachsenen aber eine generell höhere Belastung mit psychiatrischen Symptomen. Die Häufigkeit nächtlichen Einnässens bei schlafwandelnden Kindern ist erhöht.

Die Episoden dauern zwischen einer halben und einigen Minuten, manchmal auch bis zu 20 min. Die Betroffenen setzen sich mit schlecht koordinierter Motorik im Schlaf auf, stehen auf, laufen herum, führen dabei perseverierende Bewegungen und scheinbar zielgerichtete Handlungen aus, manche schreien. Sie sind schwer weckbar, äußerlich kaum beeinflußbar. Die Mimik ist starr, die Episoden enden entweder durch Zurückkehren ins Bett oder Weiterschlafen an irgendeinem Ort. Falls die Betroffenen spontan oder induziert aufwachen, besteht längere Desorientiertheit, außerdem Amnesie. Selbstgefährdung ergibt sich aus den unkontrollierten motorischen Vorgängen. Differentialdiagnostisch müssen psychomotorische Anfälle im Schlaf abgegrenzt werden: Die Anfallskranken gehen nicht in ihr Bett zurück, außerdem sind die EEG-Muster unterschiedlich, Anfallskranke zeigen häufig auch im Wach-EEG Anfallsaktivität. Sie sind im Anfall noch weniger als Schlafwandler beeinflußbar, ihre Anfälle sind aber in der Regel kürzer. Neuroleptika können Somnambulismus provozieren, daran ist bei der Behandlung von jugendlichen Psychosekranken zu denken (Charney et al. 1979), besonders bei familiärer Belastung. Kales et al. (1979) vermuten eine Provokation durch fieberhafte Erkrankungen.

Therapeutische Interventionen erscheinen bei Kindern und Jugendlichen nur bei ausgeprägter sonstiger Psychopathologie notwendig, ansonsten genügt die Information über den Stellenwert des Symptoms unter Hinweis auf nötige

Tabelle 3. Übersicht zur Differentialdiagnose von Pavor nocturnus, Angstträumen und Somnambulismus

	Pavor nocturnus	Angstträume	Somnambulismus
Symptom	plötzliches Aufsitzen mit markerschütterndem Schrei Anzeichen intensiver Angst und Hilflosigkeit, Tachykardie, Tachypnoe, Atemnot, Ansteigen des Muskeltonus, Amnesie	Erwachen mit Erinnerungen von bedrohlichen Träumen (Traumsequenzen)	Aufsetzen und Herumlaufen mit schlecht koordinierter Motorik perseverierende Bewegungen, Sprechen, Schreien, Ausführen zielgerichteter Handlungen
Vorkommen	Kinder zwischen 4 und 12 Jahren Jungen häufiger als Mädchen	5% Kinder im Vorschulalter, 50% bis zum 10. Lebensjahr	vom 5. bis 15. Lebensjahr (Häufung 10. bis 12. Lebensjahr) Jungen (fraglich) häufiger als Mädchen
Auslöser	Fieberattacken Schlafentzug	psychische Belastung belastende Ereignisse schwere psychogene Traumata Fieber psychotrope Medikamente	Streß, emotionale Spannung, Fieber, Neuroleptika
Zeitpunkt	meist im ersten Nachtdrittel	meist im letzten Nachtdrittel	oft im ersten Nachtdrittel, aber auch später
Diagnose im Schlaf-EEG	Deltawellen Mischspektrum mit Alpharhythmus und schneller EEG-Aktivität (Arousal)	REM-Schlaf	Deltaschlaf, Mischung von Wach- und Schlafaktivität (Arousal)
Differentialdiagnose	Angstträume, partielle Epilepsie, Schlaftrunkenheit	Pavor nocturnus, partielle Epilepsie, Schlaftrunkenheit	psychomotorische Anfälle, Kombination mit Pavor nocturnus und Enuresis
Therapie und Verlauf	regelmäßiger Schlaf, evtl. Diazepam nach Ausschluß einer Schlafapnoe, Imipramin bei Beginn im Kindesalter: Abklingen in der Adoleszenz	tröstender Zuspruch, gegebenenfalls Wecken bei Beginn im Kindesalter: Abklingen in der Adoleszenz	meist keine Therapie nötig, vermindert sich mit zunehmendem Alter Sicherung der Räume bei Gefahr: Diazepam (2 mg) oder Imipramin (10 – 50 mg)

Sicherheitsmaßnahmen. Angezeigt ist die Bearbeitung ausgeprägter Traumen. Bei durch die Störung hochgefährdeten Kindern wurde Diazepam erprobt (2 – 10 mg; Guilleminault 1987), Nissen et al. (1984) empfehlen Imipramin (10 – 50 mg). Bei Adoleszenten mit Begleitsymptomen kommen, wie bei Erwachsenen, Hypnosetechniken (Eliseo 1975) und verhaltenstherapeutische Techniken (Meyer 1975) zur Anwendung. 3% der Symptomträger im Kindesalter zeigten das Verhalten noch nach der Adoleszenz (Abe u. Shimakawa 1966), dabei waren die Frequenz der Symptomatik hoch, Verletzungen häufig und das Verhalten während der Episoden relativ aggressiv (Kales et al. 1980).

6.4 Enuresis nocturna, Sprechen, Zähneknirschen

Nur einige Autoren rechnen das nächtliche Einnässen den Parasomnien zu. Die Diagnose wird bei Fünfjährigen bei zweimal monatlichem Auftreten, bei älteren bei einmal monatlichem nächtlichen Einnässen gestellt, sekundäres nächtliches Einnässen (nach Erwerb der Blasenkontrolle) und die Kombination mit der Enuresis diurna sind selten. Die Frequenz beträgt bei 5jährigen Jungen 7%, bei Mädchen 3%, bei Zehnjährigen 3%, bei Achtzehnjährigen finden sich noch 1% männliche und kaum noch weibliche Symptomträger. Organische Ursachen einer Inkontinenz sind auszuschließen. Das Einnässen ereignet sich am häufigsten im ersten Drittel der Nacht (abweichende Befunde berichten nur Mikkelsen u. Rapoport 1980), offensichtlich unabhängig vom REM- oder Non-REM-Schlaf, so daß auch Einnässen in REM-Phasen vorkommt. Die Kombination mit Somnambulismus und Pavor nocturnus ist möglich, aber nicht die Regel. Ein Zusammenhang des Symptoms mit der Schlaftiefe ist nicht belegt. Eine familiäre Häufung, vor allem bei männlichen Familienmitgliedern, ist bekannt. Betroffene Mädchen haben mehr betroffene Verwandte; dieses Phänomen wird als Ausdruck einer höheren Penetranz der Disposition betrachtet, die bei dem seltener betroffenen Geschlecht höher sein muß, um überhaupt zur Krankheit zu führen.

Diagnose und Therapie der Enuresis (Tabelle 4) können in diesem Rahmen nur kurz abgehandelt werden: Bei Mädchen ist auf Harnwegsinfekte zu achten, da sie einen Risikofaktor darstellen, der seinerseits die Einnäßfrequenz erhöht. Nach erfolgloser Behandlung finden sich mehr Bakteriurien als bei erfolgreicher. Differentialdiagnostisch muß weiter gegen organisch bedingte Inkontinenz abgegrenzt werden, bei der überwiegend ein kontinuierlicher Harnabgang besteht und die Funktion des M. sphincter externus reduziert oder aufgehoben ist. Bei unauffälligem Urinbefund stellt die Enuresis nur bei hartnäckiger Therapieresistenz eine Indikation zur Röntgenuntersuchung dar. Restharn ist durch Ultraschall auszuschließen. Die Kombination mit Enuresis diurna, Pollakisurie und plötzlicher imperativer Harndrang lassen an eine organische Verursachung denken. Die sekundäre Enuresis häuft sich zwischen dem 5. und 7. Lebensjahr. Zur Diagnostik gehören die Erhebung der elterlichen Reaktionen auf die Symptomatik und die Wahrnehmung der Symptomatik durch das be-

Tabelle 4. Ätiologie, Symptomatik, Diagnostik und Therapie bei Enuresis nocturna

Symptom	Einnässen (primär oder sekundär)
Vorkommen	Häufung vom 5. bis 10. Lebensjahr, Jungen häufiger als Mädchen, familiäre Disposition
Auslöser	Streß, emotionale Spannung, psychiatrische Erkrankungen (Angsterkrankungen etc.), organische Ursachen (Erkrankungen des Urogenitaltraktes etc.)
Zeitpunkt	oft im ersten Nachtdrittel (70%), aber auch später
Diagnose im Schlaf-EEG	hauptsächlich im Deltaschlaf, aber auch REM-Schlaf (vor 1. Phase)
Differentialdiagnose	Epilepsien Kombination mit Pavor nocturnus und Somnambulismus
Therapie	Behandlung der organischen Grunderkrankung Behandlung der psychiatrischen Grunderkrankung Verhaltenstherapie evtl. Tofranil 25 – 75 mg

troffene Kind, die Beurteilung der individuellen Reife und – teilweise in Abhängigkeit davon – der Therapiemotivation.

Obwohl psychogenetische Theorien vor allem für die sekundäre Enuresis und für die Aufrechterhaltung einer primären Enuresis eine Berechtigung haben, verdient die Auffassung als Reifungsstörung und Lerndefizit Beachtung, denn Therapiestudien zeigen (z. B. Schmidt u. Esser 1981), daß die Unterscheidung zwischen primärer und sekundärer Enuresis für die Therapieplanung unwesentlich ist. Therapie der ersten Wahl sind verhaltenstherapeutische Programme mit operanter Verstärkung, Therapie der zweiten Wahl die Konditionierung mittels operativer Weckhilfen (Klingelmatratze, Klingelhose), deren Erfolg aus der Vermeidung des Weckreizes, der bei Beginn des Einnässens über einen elektrischen Kontakt ausgelöst wird, erklärt wird. Mit diesem Verfahren können andere verhaltenstherapeutische Strategien kombiniert werden. Bei sukzessivem Einsatz beider Strategien wird in einem Zeitraum von 12 Wochen bei wenigstens drei Vierteln das Therapieziel von 14 trockenen Nächten hintereinander erreicht. Die Rückfallrate schwankt zwischen 30 und 40%, von denen bei Wiederbehandlung 65–80% als heilbar angegeben werden (Stegat 1991). Erst bei Scheitern dieser Behandlung empfiehlt sich der Einsatz von Imipramin (25–75 mg, auf Nachmittag und Abend verteilt). Die Erfolgsrate liegt bei unausgelesenen Patienten unter 50%, die Rezidivrate einige Wochen nach Absetzen der Medikation bei wenigstens 70%. Am wenigsten aussichtsreich ist die Behandlung bei Kindern mit starken Entwicklungsverzögerungen oder anderen psychiatrischen Störungen (Blackwell u. Curray 1973).

Sprechen im Schlaf wird wegen des Auftretens im Vorfeld von Schlafwandeln oft als Parasomnie bezeichnet. Es kommt bei 8% der Vier- und Fünfjährigen vor. Zähneknirschen (Bruxismus) im Schlaf kommt bei Vierjährigen in 4%, bei Fünfjährigen in 6% und statistisch gehäuft bei Kindern mit Wutausbrüchen vor (Klackenberg 1987).

7 Anmerkungen zu Besonderheiten des Schlafes und Schlafstörungen in der Adoleszenz

Parallel zur Pubertätsentwicklung nimmt der Anteil der Schlafstadien mit langsamen Wellen zu (Carskadon et al. 1980). Bis etwa zum Höhepunkt der Pubertätsentwicklung nimmt – trotz gleichbleibender Schlafdauer – die Tagesschläfrigkeit zu. Durch Wegfall elterlicher Kontrollen und bewußte Selbststeuerung der Schlafdauer bei Jugendlichen zugunsten von Arbeiten für die Schule, Fernsehen, usw. entsteht in der Regel ein kumulatives Schlafdefizit, denn an Werktagen wird deutlich weniger geschlafen als an Wochenendtagen, an diesen weniger als in den Ferien. Tagschlaf gleicht dieses Defizit nur teilweise aus, das individuell unterschiedlich auf die Leistungsbereitschaft der Adoleszenten wirkt. Das Schlafdefizit wird nur von einem Teil subjektiv empfunden und mit 1,7 h angegeben, wobei über Morgenmüdigkeit geklagt wird (Strauch u. Meier 1988).

Chronische Schlafstörungen in der Adoleszenz berichten 11% der Fünfzehn- und Sechzehnjährigen, gelegentliche 23% (Price et al. 1978). (In der Mannheimer Kohortenstudie liegen die Angaben für chronische Schlafstörungen von Achtzehnjährigen bei 4%, für gelegentliche bei 11%; unveröffentlichte Daten.) Jugendliche, die nur gelegentlich schlecht schlafen, fühlten sich stärker verstimmt, energieloser und irritierbarer als chronisch schlecht schlafende. Letztere hatten die größte Verschiebung zwischen der Schlafperiodik an Werktagen und am Wochenende (1,7 h später zu Bett gehen und 2,7 h später aufstehen). Die Schlafhygiene der meisten Adoleszenten wird als schlecht beschrieben (Price et al. 1978). Nach Thorpy et al. (1988) sind 7% der Schlafstörungen von Adoleszenten auf Schlafrhythmusverschiebungen zurückzuführen, die im Kindesalter keine ernste Rolle spielen. In der Regel bestehen diese Rhythmusverschiebungen in einer Verlängerung des 24-h-Rhythmus, viel seltener in seiner Verkürzung.

Alkohol- und Drogenmißbrauch (Stimulanzien, zum Ausgleich des ausbleibenden Schlafes Tranquilizer) müssen im Zusammenhang mit Rhythmusverschiebungen differentialdiagnostisch erwogen werden. In der Pubertät beginnen auch die seltenen zyklusabhängigen Schlafstörungen bei Mädchen (Price et al. 1978). Scheinbare Rhythmusverschiebungen, die psychogene Schulverweigerungen durch Tagesmüdigkeit verdecken, reagieren nicht auf die klassischen Therapieformen. Verlangsamte Reifung des Zentralnervensystems und hypothalamische Dysfunktion können Ursache organischer Rhythmusverschiebungen sein, das gleiche gilt für Blindheit (Ferber 1987b; Okawa u. Sasaki 1987).

Psychogene Insomnien beruhen auf den für Adoleszente typischen Ängsten bezüglich Wachstum, Sexualentwicklung, Schulproblemen, Problemen mit Gleichaltrigen, familiären Spannungen und Zukunftsproblemen. In der Regel ist die Neigung der Jugendlichen, alterstypische Probleme zu besprechen, niedrig und viele Eltern halten sich wegen der gewachsenen Intimsphäre ihrer Kinder mit aktivem Nachfragen zurück. Als Auslöser von Schlafstörungen kommen an weiteren psychischen Erkrankungen in der Adoleszenz schizophrene, anorektische und manische Syndrome vor, während für Depressionen die typischen Schlafstörungen bei Erwachsenen (vgl. Kapitel Berger und Steiger, S. 140 ff.) verneint werden (Young et al. 1982).

Entsprechend der mit Beginn der Adoleszenz verkürzten Schlafdauer wird Tagesschläfrigkeit bei Adoleszenten häufiger beobachtet, während sie in der Kindheit kaum eine Rolle spielt. Billiard u. Alperovitch (1986) beschreiben aus einer Repräsentativstichprobe 17- bis 20jähriger männlicher Probanden 10% mit gelegentlichen ungeplanten Tagschlafepisoden und 4% mit einer oder mehrerer solcher Episoden täglich. Das trat seltener bei regelmäßigem Nachtschlaf auf, die Tagschlafepisoden waren bei Benutzung von Schlafmitteln länger. Sie sind nach Guilleminault (1987) bei Kindern bis zu 11 Jahren zu 45% durch neurologische Erkrankungen und Intelligenzminderungen bedingt, bei Elf- bis Sechzehnjährigen nur zu 9%, demgegenüber steigt die Häufigkeit der Narkolepsie von 2% auf 25% unter den tagsüber Schlafenden an. Bei 46% bzw. 45% ist die obstruktive Schlafapnoe in beiden Altersstufen praktisch gleich häufig für Tagesschläfrigkeit verantwortlich. Nach Anders (1982) sind Narkolepsie und Schlafapnoe neben den hormonalen Veränderungen (Carskadon 1979) die häufigste Ursache der Tagesschläfrigkeit. Ein Drittel der Erwachsenen mit Narkolepsie hat erste Symptome in der Adoleszenz, früher beginnende Fälle sind selten (Nevsimalova et al. 1988). Guilleminault et al. (1976) zählten bei Jugendlichen mit Schlafapnoe im Mittel 319 Aufwachepisoden während des 7stündigen Nachtschlafes infolge der schlafbedingten Atemwegsverlegung im Glottisbereich mit folgender pulmonaler Hypertension und Bradykardie. Die Auswirkungen dieser Störung auf die intellektuelle Leistungsfähigkeit werden als gravierender eingeschätzt als die der Narkolepsie.

Die Therapie von Insomnien, Hypersomnien und Schlafrhythmusverschiebungen bei Adoleszenten unterscheidet sich nicht von der bei Erwachsenen. Als erfolgsbestimmender Faktor steht die Beziehung des Adoleszenten zum Therapeuten im Vordergrund, denn über die Eltern laufende Interventionen bewirken wenig. Psychische Konflikte im Hintergrund der Schlafstörungen können allenfalls die Mitwirkung der Eltern in familientherapeutischen Settings notwendig machen. Die Verordnung von Hypnotika ist nicht nur zurückhaltend zu handhaben, sondern nur in Einzelfällen indiziert.

Literatur

Abe K, Shimakawa M (1966) Predisposition to sleepwalking. Psychiat Neurol 152:306–312
Anders TF (1982) Annotations – Neurophysiological findings of sleep in infants and children. J Child Psychol Psychiatry 23:75–83
Anders TF, Weinstein P (1972) Sleep and its disorders in infants. Pediatrics 50:312–324
Bamford FN, Bannister RP, Benjamin CM, Hillier VF, Ward BS, Moore WMO (1990) Sleep in the first year of life. Dev Med Child Neurol 32:718–724
Bakwin H (1970) Sleep walking in twins. Lancet II:446–447

Barabas G, Ferrari M, Schemp P, Matthews W (1983) Childhood migraine and somnambulism. Neurology 33:948–949

Bartlett LB, Rooney V, Spedding S (1985) Nocturnal difficulties in a population of mentally handicapped children. Br J Ment Subnorm 31:54–59

Bauer DH (1976) An exploratory study of developmental changes in children's fears. J Child Psychol Psychiatry 17:69–74

Benoit O, Navelet Y, Guilhaume A (1988) Sleep patterns in the children suffering from emotional deprivation, with or without short stature. In: Koella WP, Obál F, Schulz H, Visser P (eds) Sleep '86. Proceedings of the Eighth European Congress on Sleep Research. G Fischer, Stuttgart, S. 262–263

Bergman RL (1976) Treatment of childhood insomnia diagnosed as "hyperactivity". J Behav Ther Exp Psychiatry 7:177–200

Billiard M, Alperovitch A (1988) Epidemiology of excessive somnolence in draftees. In: Koella WP, Obál F, Schulz H, Visser P (eds) Sleep '86. Proceedings of the Eighth European Congress on Sleep Research. G Fischer, Stuttgart, S 194–195

Blackwell B, Curray J (1973) The psychopharmacology of nocturnal enuresis. In: Kolwin I, MacKeith R, Meadow SR (eds) Bladder control and enuresis. Heinemann, London

Boniface D, Graham P (1979) The three year old child and his attachment to a special soft object. J Child Psychol Psychiatry 20:217–224

Busby K, Firestone P, Pivik RT (1981) Sleep patterns in hyperkinetic and normal children. Sleep 4:366–383

Carskadon M (1979) Determinants of daytime sleepiness; adolescent development, extended and restricted sleep. Doctoral dissertation, Stanfort University 1979

Carskadon M, Harvey K, Duke P, Anders TF, Litt IF, Dement WC (1980) Pubertal changes in daytime sleepiness. Sleep 2:453–460

Charney D, Kales A, Soldatos CR, Nelson JC (1979) Somnambulistic-like episodes secondary to combined lithium-neuroleptic treatment. Br J Psychiatry 135:418–424

Clements J, Wing L, Dunn G (1986) Sleep problems in handicapped children: a preliminary study. J Child Psychol Psychiatry 27:399–407

Cluydts R, De Roeck J (1988) Sleep complaints in school-aged children, in young healthy volunteers and in the sleep disorders center. In: Koella WP, Obál F, Schulz H, Visser P (eds) Sleep '86. Proceedings of the Eighth European Congress on Sleep Research. G Fischer, Stuttgart, S 196–199

Colognola RM, Musumeci SA, Ferri R, Grubar JC, Bergonzi P, Gigli GL (1988) REM sleep and mental retardation (MR): comparison among three groups with homogeneous karyotype. In: Koella WP, Obál F, Schulz H, Visser P (eds) Sleep '86. Proceedings of the Eighth European Congress on Sleep Research. G Fischer, Stuttgart, S 196–199

Degen R, Niedermeyer N (1984) Epilepsy, sleep and sleep deprivation. Elsevier, Amsterdam

Douglas J, Richman N (1982) Sleep management manual. Department of Psychological Medicine, Hospital for Sick Children, London

Dressing H, Berger M (1991) Posttraumatische Streßerkrankungen. Nervenarzt 62:16–26

Dreyfus-Brisac C, Monod N, Parmalee A, Prechtl H, Schulte F (1970) For what reasons should the pediatrician follow rapidly expanding literature on sleep? Neuropaediatria 3:349–372

Earls F (1980) Prevalence of behavior problems in three year old children. Arch Gen Psychiatry 37:1153–1157

Eliseo TS (1975) The hypnotic treatment of sleepwalking in an adult. Am J Clin Hypnosis 17:272–276

Esser G, Schmidt MH (1987) Epidemiologie und Verlauf kinderpsychiatrischer Störungen im Schulalter – Ergebnisse einer Längsschnittstudie. Nervenheilkunde 6:27–35

Feierfeil R, Wetzel H (1980) Mediatorenprogramme: Struktur, Konzepte und Evaluation. In: Schlottke PF, Wetzel H (Hrsg) Psychologische Behandlung von Kindern und Jugendlichen. Urban & Schwarzenberg, München, S 113–148

Ferber RA (1985) Assessment procedures for diagnosis of sleep disorders in children. In: Noshpitz JD (ed) Basic handbook of child psychiatry, Vol V. Basic Books, New York, pp 185–193

Ferber RA (1987a) The sleepless child. In: Guilleminault C (ed) Sleep and its disorders in children. Raven Press, New York, pp 141–163

Ferber RA (1987b) Circadian and schedule disturbances. In: Guilleminault C (ed) Sleep and its disorders in children. Raven Press, New York, pp 165–175

Ferber RA (1988) Behavioral "insomnia" in the child. Psychiatr Clin North Am 10:641–653

Ferber RA, Boyle MP (1983a) Phase shift dyssomnia in early childhood. Sleep Res 12:12–242

Ferber RA, Boyle MP (1983b) Nocturnal fluid intake: A cause of, not treatment for, sleep disruption in infants and toddlers. Sleep Res 12:243

Foulkes D (1982) Children's dream: longitudinal studies. Wiley, New York

Greenhill L, Puig-Antich J, Goetz R, Hanlon C, Davies M (1983) Sleep architecture and REM sleep: measures in prepubertal children with attention defect disorder with hyperactivity. Sleep 6:91–101

Guilleminault C (1987) Disorders of excessive daytime sleepiness. In: Guilleminault C (ed) Sleep and its disorders in children. Raven Press, New York, pp 177–179

Guilleminault C, Silvestri R (1982) Disorders of arousal and epilepsy during sleep. In: Sterman MB, Shouse M, Passouant P (eds) Sleep and epilepsy. Academic Press, New York, pp 513–531

Guilleminault C, Eldridge F, Simmons B et al. (1976) Sleep apnea in eight children. Pediatrics 58:23–30

Hauri P (1979) Behavioral treatment of insomnia. Med Times 107:36–47

Hauri P, Olmstead E (1980) Childhood-onset insomnia. Sleep 3:59–65

Hoppenbrouwers T, Sterman MB (1975) Development of sleep state patterns in kitten. Exp Neurol 49:822–838

Kahn A, Rebuffat E, Blum D, Casimir G, Duchateau J, Mozin MJ, Jost R (1987) Difficulty in initiating and maintaining sleep associated with cow's milk allergy in infants. Sleep 10:116–121

Kales A, Kales JD (1974) Sleep disorders: recent findings in the diagnosis and treatment of disturbed sleep. N Engl J Med 290:487–499

Kales JD, Kales A, Soldatos CR, Chamberlin K, Martin ED (1979) Sleepwalking and night terrors related to febrile illness. Am J Psychiatry 136:1214–1215

Kales A, Soldatos CR, Caldwell AB, Kales JD, Humphrey FJ, Charneyd S, Schweitzer PK (1980) Somnambulism: clinical characteristics and personality patterns. Arch Gen Psychiatry 37:1406–1410

Klackenberg G (1982) Sleep behavior studied longitudinally. Data from 4–16 years on duration, night-awakening and bed-sharing. Acta Pediatr Scand 71:501–506

Klackenberg G (1987) Incidence of parasomnias in children in a general population. In: Guilleminault C (ed) Sleep and its disorders in children. Raven Press, New York, pp 99–113

Kravitz H, Boehm JJ (1971) Rhythmic habit patterns in infancy: their sequence, age of onset and frequency. Child Dev 42:399–413

Lozoff B, Wolf AW, Davis NS (1984) Co-sleeping in urban US families with young children. Pediatrics 74:171–182

McKenna JJ, Mosko S, Dungy C, McAninch J (1990) Sleep and arousal patterns of co-sleeping human mother/infant pairs: a preliminary physiological study with implications for the study of sudden infant death syndrome (SIDS). Am J Physic Anthropol 83:331–347

Meyer RG (1975) A behavioral treatment of sleepwalking associated with test anxiety. J Behav Ther Exp Psychiatry 6:167–168

Mikkelsen EJ, Rapoport J (1980) Enuresis and sleep. Urol Clin North Am 7:361–377

Monod D, Pajot N, Guidasci S (1972) The neonatal EEG: statistical studies and prognostic value in full-term babies. Electroencephalogr Clin Neurophysiol 32:529–544

Nevismalova S, Roth B, Zouhar A, Zemanova H (1988) The occurrence of narcolepsy-cataplexy and periodic hypersomnia in infancy and early childhood. In: Koella WP, Obál F, Schulz H, Visser P (eds) Sleep '86. Proceedings of the Eighth European Congress on Sleep Research. G Fischer, Stuttgart, pp 399–401

Nissen G, Eggers C, Martinius J (1984) Kinder- und jugendpsychiatrische Pharmakotherapie. Springer, Berlin Heidelberg New York Tokyo

Okawa M, Sasaki H (1987) Sleep disorders in mentally retarded and brain-impaired children. In: Guilleminault C (ed) Sleep and its disorders in children. Raven Press, New York, pp 269–290

Price VA, Coates TJ, Thoresen CE, Olmstead OA (1978) Prevalence and correlates of poor sleep among adolescents. Am J Dis Child 132:583–586

 M. H. Schmidt: Schlafstörungen in Kindesalter und Adoleszenz

Puig-Antich J (1980) Affective disorders in childhood: a review and perspective. Psychiatr Clin North Am 3:403–424

Richman N (1981) A community survey of characteristics of one-to-two-year-olds with sleep disruptions. J Am Acad Child Psychiatry 20:281–291

Richman N (1987) Surveys of sleep disorders in children in a general population. In: Guilleminault C (ed) Sleep and its disorders in children. Raven Press, New York, pp 115–127

Richman N, Stevenson JE, Graham PJ (1982) Preschool to school: a behavioural study. Academic Press, London

Richman N, Douglas J, Hunt H, Landsdown R, Levere R (1985) Behavioural methods in the treatment of sleep disorders – a pilot study. J Child Psychol Psychiatry 26:581–590

Rickert VI, Johnson CM (1988) Reducing nocturnal awakening and crying episodes in infants and young children: A comparison between scheduled awakenings and systematic ignoring. Pediatrics 81:203–212

Schmidt NJ, Esser G (1981) Einflüsse auf die Effizienz der verhaltenstherapeutischen Behandlung der Enuresis – eine klinische Studie an 47 Fällen. Z Kinder Jugendpsychiat 9:217–232

Schulte FJ, Lasson U, Paul U, Nolte R, Jurgens U (1969) Brain and behavioural maturation in newborn infants of diabetic mothers. Neuropediatrics 1:36–43

Simonds JF, Parraga H (1982) The parasomnias: prevalence and relationships to each other and to positive family histories. Hillside J Clin Psychiatry 4:25–38

Stegat H (1991) Einflußgrößen auf die Apparative Verhaltenstherapie der Enuresis. Z Kinder Jugendpsychiat 19:38–48

Sterman MB, Shouse MN, Passouant P (1982) Sleep and epilepsy. Academic Press, New York

Strauch I, Meier B (1988) Sleep need in adolescents: a longitudinal approach. Sleep 11:378–386

Terr LC (1983a) Chowchilla revisited: the effects of psychic trauma four years after a school-bus kidnapping. Am J Psychiatry 140:1543–1550

Terr LC (1983b) Time sense following psychic trauma: a clinical study of ten adults and twenty children. Am J Orthopsychiatry 53: 244–261

Terr LC (1987) Nightmares in children. In: Guilleminault C (ed) Sleep and its disorders in children. Raven Press, New York, pp 231–242

Thorpy MJ, Korman E, Spielman AJ, Glovinsky PB (1988) Delayed sleep phase syndrome in adolescents. In: Koella WP, Obál F, Schulz H, Visser P (eds) Sleep '86. Proceedings of the Eighth European Congress on Sleep Research. G Fischer, Stuttgart, pp 425–426

Weissbluth M (1984) Crybabies: Coping with colic: what to do when baby won't stop crying. Arbor House, New York

Weissbluth M (1987) Sleep and the colicky infant. In: Guilleminault C (ed) Sleep and its disorders in children. Raven Press, New York, pp 129–140

Williams RL, Karacan I, Hursch CJ (1974) Electroencephalography of human sleep. Clinical applications. Wiley, New York

Wright P, MacLeod HA, Cooper MJ (1983) Waking at night: The effect of early feeding experience. Child Care Health Dev 9:309–319

Young W, Knowles JB, MacLean AW, Boag L, McConville BJ (1982) The sleep of childhood depressives: comparison with age-matched controls. Biol Psychiatry 17:1163–1168

Schlafstörungen im Alter

R. Spiegel

1 Einleitung

Altern ist jener Teil des Lebenszyklus, der sich durch zunehmende Funktionseinschränkungen in vielen Bereichen des täglichen Lebens kennzeichnet. Als Teilaspekt des Alterns, das der Mensch in Form körperlicher, geistiger, familiärer und anderer sozialer Veränderungen erlebt, nehmen viele ältere Personen auch eine Veränderung ihres Schlafes wahr: Sie schlafen subjektiv weniger tief, wachen häufiger als gewohnt auf, ohne sofort wieder einschlafen zu können, und sind oft auch am frühen Morgen wach, ohne beruflich oder anderweitig zu frühem Aufstehen veranlaßt zu sein. Den subjektiv empfundenen Veränderungen des Schlafes entsprechen häufig objektive Merkmale, die sich in polygraphischen Schlafuntersuchungen zeigen; im Einzelfall können aber auch Diskrepanzen zwischen der subjektiven und der objektiven „Schlafqualität" bestehen.

Schlafstörungen sind im höheren Alter häufiger als in der Jugend und im mittleren Erwachsenenalter. Für diese Zunahme verantwortlich sind gewisse beim älteren Menschen vermehrt vorkommende körperliche und psychische Leiden:

- Erkrankungen des Herz-Kreislauf-Systems und des Bewegungsapparates können den Schlaf direkt und indirekt beeinträchtigen;
- Depressionen aller Arten und Schweregrade haben im Alter die höchste Inzidenz und sind fast immer mit Schlafstörungen verbunden;
- Demenzen sind oft von massiven und für die Umgebung belastenden Störungen des Wach-Schlaf-Rhythmus begleitet.

So ist verständlich, daß die Abklärung und Behandlung von Altersschlafstörungen in mehrere medizinische Fachgebiete hineinreicht und daß das folgende Kapitel Überschneidungen mit mehreren anderen Kapiteln dieses Handbuchs aufweisen muß. Wir werden uns an den entsprechenden Stellen kurz fassen und auf die einschlägigen Autoren verweisen; einige Wiederholungen lassen sich aber nicht vermeiden.

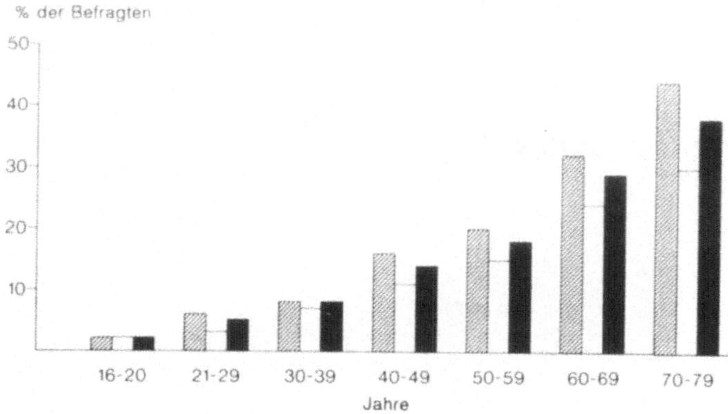

Abb. 1. *Alter und Konsum von Schlafmitteln.* Die Angaben stammen aus einer in der BRD zu Beginn der 70er Jahre durchgeführten Untersuchung (vgl. Spiegel 1981, Kap. 1). Die Probanden wurden gefragt, ob sie „auch manchmal" ein Schlafmittel einnehmen. Es zeigt sich eine stetige und progressive Zunahme des Konsums mit dem Alter (*schraffierte Säulen* Frauen; *weiße Säulen* Männer; *schwarze Säulen* Frauen und Männer)

2 Häufigkeit und Klassifikation von Schlafstörungen im Alter

2.1 Häufigkeit

Die aus Umfragen stammenden Zahlen zur Häufigkeit von Schlafstörungen im höheren Alter streuen stark. Die Diskrepanzen sind auf unterschiedliche Befragungsmethoden und Kriterien für „gestörten Schlaf" zurückzuführen, doch kann man annehmen, daß durchschnittlich jede 6. bis 8. nichthospitalisierte Person über 60 Jahren über häufig oder dauernd gestörten Schlaf klagt (Übersichten bei Spiegel 1981; Morgan et al. 1988). Praktisch alle Untersuchungen zeigen, daß Klagen über gestörten Schlaf bei älteren Frauen häufiger sind als bei älteren Männern und daß sich die Klagen sowohl auf Einschlaf- als auch auf Durchschlafstörungen beziehen. Ein Zusammenhang zwischen den Schlafstörungen im Alter und dem Konsum von Schlafmitteln ist aus Abb. 1 zu ersehen, und auch neuere Studien bestätigen die stetige und progressive Zunahme des Hypnotikakonsums mit dem Alter: Nach den von Borbély (1984) veröffentlichten Ergebnissen gaben 15,6% der 60- bis 74jährigen Frauen in der Schweiz eine regelmäßige Anwendung von Schlafmitteln an (gegenüber 7,1% bei den gleichaltrigen Männern), während es in den Altersgruppen bis 40 Jahre bei Frauen und Männern weniger als 1% waren.

2.2 Klassifikation

Schlafstörungen können nach verschiedenen Kriterien klassifiziert werden. Deskriptiv unterscheidet man oft zwischen Einschlaf- und Durchschlafstörungen sowie frühem Erwachen, die sich aber beim einzelnen Patienten nicht gegenseitig ausschließen. Im höheren Alter sind Durchschlafstörungen und frühes Erwachen besonders häufige Probleme, doch sind alle Formen der subjektiven Schlaflosigkeit bei älteren Menschen häufiger als bei jungen (Miles u. Dement 1980). Nach ätiologischen Kriterien wird zwischen primären und sekundären Insomnien unterschieden: Einer *primären Schlaflosigkeit* liegt keine erkennbare körperliche oder psychische Störung zugrunde, *sekundäre Insomnien* werden verursacht von oder sind Teil einer anderen Krankheit (APA 1987).

Eine detaillierte Klassifikation der Schlaf- und Wach-Störungen, die sowohl klinisch-deskriptive als auch elektrophysiologische und ätiologische Merkmale berücksichtigt, ist 1990 von der „American Sleep Disorders Association" veröffentlicht worden (ASDC 1990; Thorpy 1989). Die Anwendung dieses Systems dürfte vorläufig den spezialisierten „Schlafkliniken" vorbehalten bleiben, während sich der Praktiker mit Vorteil an die Unterscheidung zwischen primären und sekundären Insomnien und jene zwischen Einschlaf- und Durchschlafstörungen hält. Für diese Zwecke ist das Diagnostikschema des DSM-III-R für Schlafstörungen gut geeignet (deutsche Bearbeitung Wittchen et al. 1989; s. auch Kapitel Schramm, S. 45 ff.).

Im konkreten Fall stellt sich eine Schlafstörung als Leiden oder als Symptom dar, über das der Patient und/oder seine nächste Umgebung klagt und dessen Ursprung zunächst unbekannt ist. In den folgenden Abschnitten sind die wichtigsten Faktoren dargestellt, die besonders beim alternden Menschen zu Schlafstörungen führen oder eine bereits bestehende Störung des Schlafes verstärken können.

3 Physiologie und Pathophysiologie des Schlafes im Alter

3.1 ‚Normale' Veränderungen des Schlafes im Alter

Auch in der wissenschaftlichen Literatur findet man gelegentlich die Feststellung, ältere Menschen benötigten als Folge ihrer geringeren körperlichen oder geistigen Aktivität weniger Schlaf als jüngere. Diese Meinung steht im Widerspruch zu den Ergebnissen zahlreicher empirischer Untersuchungen: Sowohl repräsentative Umfragen in der Gesamtbevölkerung als auch die Ergebnisse schlafpolygraphischer Studien an gesunden Probanden verschiedener Altersgruppen zeigen, daß sich die Schlafdauer im hohen Alter, verglichen mit den Werten im mittleren Erwachsenenalter, durchschnittlich wenig verändert (Miles u. Dement 1980; Borbély 1984). Was sich hingegen deutlich ändert, ist die sub-

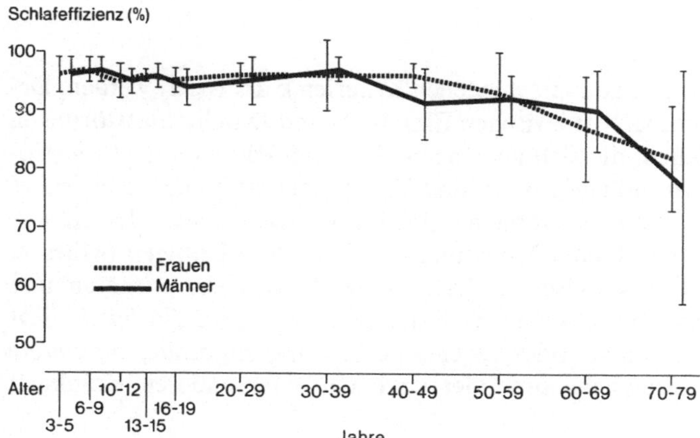

Abb. 2. *Alter und Schlafeffizienz.* Der Anteil der effektiven Schlafdauer in Prozent der im Bett zugebrachten Zeit nimmt mit dem Alter stetig ab. In den höheren Altersgruppen nimmt gleichzeitig die Streuung stark zu, d. h. die Unterschiede zwischen den Individuen werden größer (Aus Spiegel 1981, Kap. 5)

jektive und objektive Qualität des Schlafes: Viele ältere Menschen schlafen subjektiv weniger tief, wachen nachts häufiger auf und fühlen sich am Morgen weniger gut erholt.

In polygraphischen Schlafregistrierungen lassen sich einige objektive Merkmale des Schlafprofils feststellen, die den subjektiven Veränderungen der Schlafqualität entsprechen. Die Tiefschlafstadien, vor allem das im Elektroenzephalogramm (EEG) durch Delta-Wellen mit hoher Amplitude gekennzeichnete Stadium 4 (vgl. Kapitel Pollmächer und Lauer, S. 1 ff.), nehmen anteilsmäßig ab, und Schlafunterbrechungen nehmen hinsichtlich ihrer Häufigkeit und Dauer zu (Webb 1982). Eine Abnahme von hochamplituden Delta-Wellen, die für den Tiefschlaf konstitutiv sind, ist schon im mittleren Erwachsenenalter festzustellen (Ehlers u. Kupfer 1989); ein weiteres Merkmal des Schlafes im höheren Alter sind die oft auch bei nicht-depressiven Probanden feststellbaren kürzeren Zeitspannen bis zum Beginn der ersten REM-Phase (REM-Latenzen; vgl. Spiegel 1981, S. 149 ff.).

Eine Folge dieser Veränderungen ist die geringere „Schlafeffizienz" (Abb. 2): ältere Menschen müssen durchschnittlich längere Zeit im Bett verbringen, um die gleiche Netto-Schlafdauer zu erreichen wie junge (Ancoli-Israel et al. 1989). Auf Abb. 2 ist auch zu erkennen, daß die Streuungen zwischen den Individuen in höheren Altersgruppen größer sind als jene in den jüngeren, daß also der Gruppen-Mittelwert ältere Individuen weniger gut charakterisiert als jüngere. Diese Zunahme der Streuungen zwischen den Individuen höherer Altersgruppen gilt für fast alle objektiven und subjektiven Schlafparameter und findet sich auch in anderen Bereichen der Gerontologie: Biologische und psychologische Parameter aller Art weisen mit zunehmendem Alter der untersuchten Probanden auch zunehmend größere Streuungen auf.

3.2 Vigilanz am Tag und Schlaf in der Nacht

Der Schlaf-Wach-Zyklus unterliegt beim Menschen im Verlaufe des Lebens einem qualitativen und quantitativen Wandel (vgl. Kapitel Pollmächer und Lauer, S. 1 ff.). Typisch für das Neugeborene und den Säugling ist ein polyzyklisches, zwischen Tag und Nacht kaum unterscheidendes Schlafmuster und eine Schlafdauer von weit über 12 h pro 24-h-Zyklus. Im Laufe der ersten 5 Lebensjahre entwickelt sich normalerweise ein monozyklisches Schlafmuster mit einem langen Wachabschnitt am Tag und einem zunehmend kürzeren, ununterbrochenen Schlafabschnitt in der Nacht. Bis zum Erwachsenenalter nimmt die Dauer des Schlafes in der Nacht auf durchschnittlich 6–9 h ab und ändert sich bis ans Lebensende im allgemeinen nur wenig. Viele ältere Personen machen sich, begünstigt durch die Änderungen in ihren Lebensumständen, ein Nickerchen tagsüber zur Gewohnheit, und im hohen Alter sind auch wiederholte Nickerchen am Tage nicht ungewöhnlich, besonders dann nicht, wenn der ältere Mensch wenig zur Aktivität und Aufmerksamkeit angeregt wird.

Die für das höhere Alter typischen Veränderungen der sog. Vigilanzfunktionen lassen sich mit folgenden Stichworten zusammenfassen (vgl. Horne 1988, Kap. 5; Spiegel 1990):

- Einschränkungen qualitativer und quantitativer Art in den Sinnesfunktionen (Hören, Sehen, aber auch Riechen und Schmecken);
- Abnahme der Reaktionsgeschwindigkeit; motorische und teilweise auch geistige Verlangsamung;
- Verlangsamung der elektrischen Korrelate der Hirntätigkeit: Ruhe-EEG, evozierte Potentiale (v. a. späte Potentiale).

Parallel dazu ist der Schlaf im Alter wie erwähnt durch folgende Merkmale charakterisiert:

- Abnahme der Schlaftiefe, d. h. der Schlafabschnitte mit hochamplitudigen, langsamen Wellen und hoher Weckschwelle;
- Abnahme der Schlafkontinuität, Zunahme von Schlafunterbrechungen.

Der abnehmenden Reaktivität im Wachzustand steht also die geringere Schlaftiefe, eine erhöhte Reaktivität oder Störbarkeit im Schlaf, gegenüber. Bildlich gesprochen ist die Amplitude des Wach-Schlaf-Zyklus im Alter niedriger als in der Jugend (Abb. 3), Wachsein und Schlafen rücken im hohen Alter näher zusammen. Der Unterschied zwischen geistig gesunden Alten und Jungen ist allerdings gering und in vielen Merkmalen nur gruppenstatistisch zu entdecken. Bei dementen Patienten dagegen sind höhere kortikale Leistungen im Wachzustand und – in fortgeschrittenen Stadien der Demenz – auch die Vigilanz am Tag und der Schlaf in der Nacht eindeutig beeinträchtigt (vgl. 4.1).

Trotz den geschilderten alterstypischen Veränderungen der Schlafstruktur bleibt das zirkadiane und ultradiane Muster des Schlafes bis ins hohe Alter normalerweise erhalten: Alte Menschen schlafen vorwiegend in der Nacht und sind am Tag meist wach, und auch der Non-REM-REM-Zyklus, die geordnete

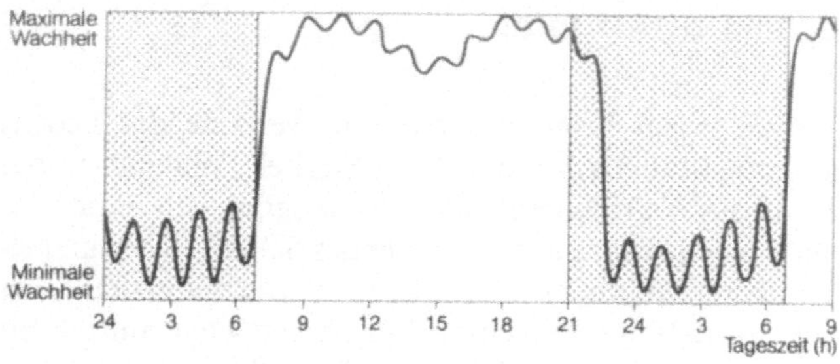

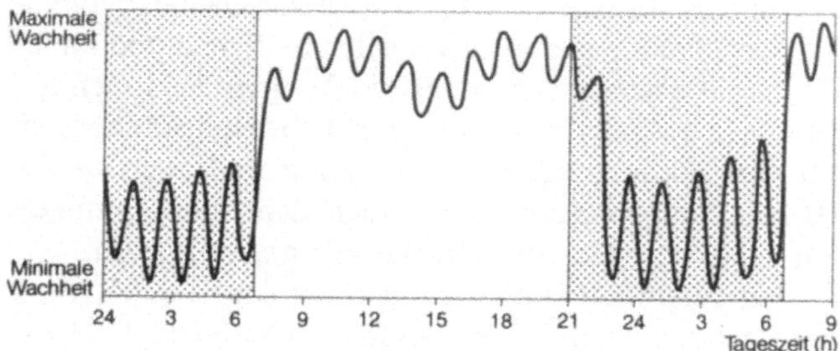

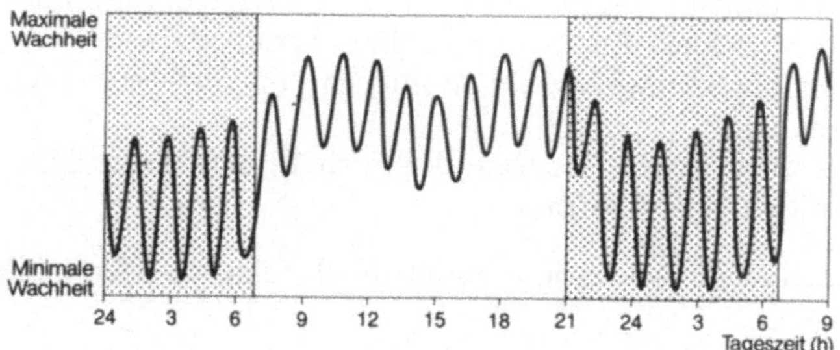

Abb. 3. *Wach-Schlaf-Regulation bei jungen (obere Abb.) und alten (mittlere Abb.) gesunden Probanden und bei dementen Patienten (untere Abb.).* Die schematisierten Kurven zeigen den 24-h-Wach-Schlaf-Rhythmus und den überlagerten Non-REM-REM-Zyklus von ca. 90 min Dauer in Abhängigkeit vom Alter und bei Dementen. Bei jungen, gesunden Probanden ist die Amplitude des 24-h-Rhythmus am höchsten; die Amplitude des Non-REM-REM-Zyklus verändert sich in entgegengesetzter Richtung. Wachphasen in der Nacht und Phasen des Halbschlafes und Schlafes am Tag sind bei Dementen häufiger und länger. Das Schema ist deskriptiv gemeint und erklärt nicht, wie die Veränderungen im Alter und bei der Demenz zustandekommen (aus Spiegel 1990)

und regelmäßige Abfolge von Non-REM- und REM-Schlafabschnitten (vgl. Kapitel Pollmächer und Lauer, S. 1 ff.), ändert sich in seinen wesentlichen Merkmalen bis ins hohe Alter nicht (Feinberg 1974). Für die Aufrechterhaltung des Tag-Nacht-Rhythmus von Wachsein und Schlafen sind nach heutiger Auffassung der natürliche Hell-Dunkel-Zyklus ebenso wie soziale Reize bestimmend; für die Steuerung des Non-REM-REM-Zyklus sind endogene Mechanismen verantwortlich, die im Kapitel von Pollmächer und Lauer (s. S. 1 ff.; vgl. auch Siegel 1989) dargestellt sind.

3.3 Weitere Merkmale des Schlafes im höheren Alter

Typisch für den Schlaf älterer Menschen ist eine Zunahme der Häufigkeit *apnoeischer Episoden,* die oft mit kurzen, subjektiv aber nicht als Aufwachphasen wahrgenommenen Schlafunterbrechungen einhergehen (Carskadon u. Dement 1981), und das vermehrte Auftreten myoklonischer Aktivität, besonders in den Beinen („periodic leg movements"; vgl. Kapitel Clarenbach, S. 329 ff.). *Apnoeische Episoden,* d. h. Unterbrechungen der Atmungstätigkeit im Schlaf von mehr als 10 s Dauer, kommen bei einem großen Teil der über 60jährigen vor (Pack u. Millman 1986) und verlaufen meist unbemerkt. Diagnostische oder therapeutische Maßnahmen werden im allgemeinen erst dann ergriffen, wenn der betroffene Patient über wenig erholsamen Schlaf, Müdigkeit und Einschlafneigung am Tag oder ähnliche subjektive Symptome klagt. Die Anwendung von Schlafmitteln verstärkt in der Regel die Schlafapnoe und bringt auch keine Linderung der subjektiven Symptome; sie sollte deshalb unterbleiben, bis die Art und der Ursprung der genannten Symptome abgeklärt sind. Als besonders gefährdet für Schlafapnoe gelten Männer mit Übergewicht im mittleren und höheren Alter, die im Schlaf auffallend laut und unregelmäßig schnarchen (Guilleminault 1989). Mögliche Folgen der Schlafapnoe sind Hypertonie, Schlaganfall und verschiedene metabolische Störungen (vgl. Kapitel Peter et al., S. 268 ff.). − Unwillkürliche Beinbewegungen im Schlaf können Folge oder Begleiterscheinung verschiedener neurologischer oder internistischer Syndrome sein (vgl. Kapitel Clarenbach, S. 329 ff.); auch hier wird sich die Behandlung nach Möglichkeit auf die zugrundeliegende Krankheit richten (Ancoli-Israel et al. 1985; Mosko et al. 1988).

Ein Phänomen, dessen Ursachen und Folgen noch unbekannt sind, ist die im mittleren und höheren Alter deutliche Differenz im Schlafmuster von Männern und Frauen. Vereinfachend könnte man sagen, daß Männer ab 40 − 50 Jahren hinsichtlich ihrer objektiven Schlafmerkmale durchschnittlich 10 Jahre früher altern als Frauen; dies gilt besonders für die Abnahme des Stadiums 4, aber auch für die Zunahme der Schlafunterbrechungen und damit für die Abnahme der Schlafeffizienz (Williams et al. 1974; Spiegel 1981, Kap. 7). Andererseits klagen, wie bereits erwähnt, mehr Frauen als Männer im mittleren und höheren Alter über gestörten Schlaf, und die Schlafqualität wird von älteren Frauen durchschnittlich schlechter eingestuft als von Männern (Hoch et al. 1988).

3.4 Ursachen von Schlafstörungen im Alter

Die Beispiele der Schlafapnoe und der nächtlichen Beinkrämpfe illustrieren, daß der Übergang von den für das höhere Alter typischen, „normalen" Veränderungen des Schlafes zu Schlafstörungen im klinischen Sinne fließend ist. Physiologische und pathologische Funktionsveränderungen im allgemeinen und des Schlafes im besonderen lassen sich nicht immer scharf voneinander abgrenzen; man behilft sich in solchen Fällen gern mit dem Begriff der *Schwelle:* Eine Störung liegt dann vor, wenn die Funktionsveränderungen ein Ausmaß annehmen, welches das subjektive Wohlbefinden und/oder das Zurechtkommen der betreffenden Person im Alltag in relevantem Ausmaß beeinträchtigt. Wo solche Schwellen im Falle der polygraphischen Schlafmerkmale liegen, ist jedoch häufig nicht bekannt oder von Faktoren abhängig, die außerhalb der polygraphisch erfaßten Schlafstruktur liegen.

Zahlreiche körperliche und psychische Leiden, die im höheren Alter häufiger auftreten, können den Schlaf beeinträchtigen (Tabelle 1): Im Vordergrund stehen unangenehme körperliche Empfindungen wie Schmerzen, Hautreizungen und Atembeschwerden oder psychische Störungen wie Zustände der Depression, Angstsyndrome und auch Verwirrtheit, die den Patienten nicht einschlafen lassen oder in den späteren Stunden der Nacht wachhalten.

Immer wieder hat sich in empirischen Untersuchungen gezeigt, daß die subjektive Schlafqualität und damit auch Schlafstörungen nicht ausschließlich von objektivierbaren Merkmalen des Schlafverlaufs, sondern eher stärker von der subjektiven Bewertung durch die betroffene Person abhängen. So ist in mehreren Studien aufgefallen, daß ältere Frauen im allgemeinen recht genaue Vorstellungen von der Dauer ihres Schlafes haben, während viele ältere Männer ihren Schlaf ungenau einschätzen und objektiv feststellbare Störungen des Schlafverlaufs eher unterbewerten (Hoch et al. 1987). Persönlichkeitsfaktoren wie Neurotizismus oder Ängstlichkeit spielen bei der subjektiven Bewertung des Schlafes bei schlafgestörten Patienten ebenfalls eine Rolle (vgl. Kapitel Hajak et al., S. 67 ff.). Als *Pseudo-Insomnie* (sleep state unisperception, JCSD 1990) pflegten einige Autoren die Klage über gestörten oder zu kurzen Schlaf bei Patienten zu bezeichnen, deren Schlafpolygramm keine eindeutig von der Norm abweichenden Merkmale zeigte. Der Ausdruck sollte aber vermieden werden, weil die subjektive Schlafqualität mit objektiven Kriterien allgemein nur schwache Zusammenhänge aufweist (Carskadon et al. 1976; Spiegel 1981, Kap. 10) und da Schlaf-Normalwerte im höheren Alter kaum festzulegen sind.

Tabelle 1. Körperliche und psychische Ursachen von Schlaflosigkeit im Alter

Körperliche Störungen
- Schmerzzustände, z.B. als Folge von Osteoarthritis, rheumatischer Arthritis, Duodenalulkus, Angina pectoris
- Juckreiz als Folge von Haut- oder systemischen Krankheiten
- Störungen vitaler Funktionen wie Atmung oder Kreislauf, die zu Schlafunterbrechungen, verbunden mit akuter Angst, führen
- Zerebrovaskuläre Störungen
- Schlafapnoe, Beinkrämpfe, unwillkürliche Beinbewegungen

Psychische Störungen
- Trauer und Sorge als Folge von Verlusten: Von Angehörigen, Freunden, der eigenen Wohnung, des Berufs
- Reaktive und endogene Depressionen
- Demenz

3.5 Korrelate und Folgen von Schlafstörungen im Alter

Während mehrere Faktoren für die mit dem Altern abnehmende Schlafeffizienz und für die Zunahme von Schlafstörungen verantwortlich gemacht werden können, weiß man über die Begleit- und Folgeerscheinungen der Schlafveränderungen im Alter wenig. Kripke et al. (1979) haben die Ergebnisse einer älteren in den USA durchgeführten Umfrage nach Lebensgewohnheiten und Krankheiten (Hammond 1964) neu analysiert und gefunden, daß Probanden, die ihre gewohnte Schlafdauer mit weniger als 6 oder mehr als 9 h angegeben hatten, durchschnittlich früher starben als jene, die ihre gewohnte Schlafdauer auf 7−8 h schätzten. Ein statistisch signifikanter Zusammenhand fand sich auch zwischen der regelmäßigen Verwendung von Schlafmitteln und der Mortalität viele Jahre später (Kripke et al. 1983). Solche statistischen Beziehungen sind zwar interessant, beweisen aber noch keinen kausalen Zusammenhang zwischen gestörtem Schlaf und der späteren Mortalität; vielmehr wäre zu untersuchen, worauf die auffallend kurzen oder langen Schlafzeiten zurückzuführen waren: In vielen Fällen waren es vermutlich chronische Krankheiten oder ungünstige Lebensumstände, die zunächst den Schlaf beeinträchtigten und später dann zu erhöhter Mortalität führten.

Klinisch bedeutsamer sind die bei Lugaresi et al. (1989) angeführten Studien zum Zusammenhang zwischen starkem Schnarchen und kardio- bzw. zerebrovaskulären Erkrankungen: Arterielle Hypertonie findet sich gehäuft bei regelmäßigen „Schnarchern", und eine prospektive Studie an Zwillingen zeigte, daß regelmäßige Schnarcher häufiger als ihre nichtschnarchenden Geschwister an Angina pectoris sowie an Herz- und Hirninfarkten erkranken (Koskenvuo et al. 1987).

Die Korrelate und Folgeerscheinungen von alterstypischen Schlafveränderungen im Rahmen der Norm haben wir in einer explorativen Studie (Spiegel 1981) an 57 älteren Probanden (23 f, 34 m, Durchschnittsalter zu Beginn: 63 J.) untersucht. Zu Beginn dieser Studie wurden Hunderte von Korrelationen zwischen polygraphischen Schlafmerkmalen einerseits und zahlreichen medizinischen und psychologischen Meßgrößen andererseits berechnet. Ziel der Untersuchung war es, die funktionelle Bedeutung der im höheren Alter typischen Veränderungen des Schlafes zu erkunden, doch waren die Ergebnisse der Analysen nicht sehr aufschlußreich:

- Zwischen der über drei Nächte gemittelten *Dauer des Schlafes* gemäß Polygramm und den untersuchten medizinischen Merkmalen (Blutdruck, Gewicht, Vorkommen spezifischer Krankheiten) bestanden keinerlei signifikante Zusammenhänge. Das gleiche galt für die Korrelationen zwischen der Schlafdauer und den psychologischen Meßgrößen (Intelligenz- und Persönlichkeitstests, Skalen zur Erfassung der Lebenszufriedenheit).
- Die in den *Tiefschlafstadien 3 und 4* verbrachte Zeit wies ebenfalls keine nennenswerten Zusammenhänge mit den untersuchten medizinischen und psychologischen Maßen auf. Frauen zeigten in allen Untersuchungsnächten im Labor signifikant bis hochsignifikant mehr Stadium-4-Schlaf.
- Zwischen der Dauer des *REM-Schlafes* und den Leistungen in einem Intelligenztest (Farbige Matrizen nach Raven) fanden sich bei den Männern,

nicht aber bei den Frauen, schwach signifikante Korrelationen. Andererseits bestanden bei den Frauen, nicht aber bei den Männern, schwach positive statistische Zusammenhänge zwischen dem REM-Schlaf und einem Neurotizismus-Score. Es ist zu vermuten, daß es sich hier um Zufallsbefunde handelte. Eine schwach positive Korrelation fand sich auch zwischen der Dauer des Stadiums 2 bei den Männern und den Leistungen im Intelligenz-Test nach Wechsler.

Andere Merkmale, die als Indikatoren gestörten Schlafes aufzufassen sind, z. B. die Schlaflatenz, die Zahl und Dauer der Schlafunterbrechungen und damit auch die Schlafeffizienz, zeigten weder mit den medizinischen noch mit den psychologischen Meßgrößen irgendwelche relevanten Zusammenhänge. Die Frage nach medizinischen und psychologischen Korrelaten von leichten bis mittelschweren Schlafstörungen im höheren Alter bleibt aufgrund der Ergebnisse dieser und anderer Untersuchungen (Berry u. Webb 1984, 1985) also offen.

Unsere im Jahre 1981 veröffentlichte Schlafuntersuchung war Teil einer medizinisch-psychologischen Langzeitstudie (Huber et al. 1986) und läßt sich auch im Hinblick auf die mögliche prognostische Bedeutung der zu Beginn erhobenen Schlafparameter betrachten. In einer Analyse nach 5 Jahren Studiendauer (Spiegel 1987) fanden sich zwischen sechs mutmaßlich wichtigen polygraphischen Schlafparametern (Schlafdauer, Anteil des Stadiums 2, des Tiefschlafes und des REM-Schlafes, REM-Latenz und Anzahl der Schlafunterbrechungen) und einem aus mehreren Faktoren errechneten Maß für das „erfolgreiche Altern" keine für Männer und Frauen geltenden statistisch signifikanten Zusammenhänge. Einschränkend ist diesem Ergebnis beizufügen, daß es von einer zu Beginn der Studie überdurchschnittlich gesunden Gruppe von Probanden stammt, von denen nur etwa ein Drittel an leichten bis mittelschweren Schlafstörungen litten, und daß die Beobachtungszeit zur Zeit der Analyse erst 5 Jahre betrug.

Über eventuelle Folgen der für das „normale Altern" typischen Schlafveränderungen wissen wir z. Z. also wenig, doch dürfte sich die Lage in den nächsten Jahren ändern, da in den späten 70er Jahren an mehreren Orten mit umfangreichen Prospektivstudien begonnen wurde.

4 Gestörter Schlaf bei Demenzen und Depressionen im Alter

4.1 Demenzen

Das Schlafmuster von Alterspatienten mit Demenzen ist nach den Ergebnissen der Studien von Feinberg et al. (1967) und Prinz et al. (1982) durch folgende Merkmale gekennzeichnet:

- eine insgesamt verkürzte Schlafdauer,
- eines Reduktion des Tiefschlafes (SWS),
- eine Reduktion des REM-Schlafes und der REM-Aktivität in den REM-Phasen. .

Prinz et al. (1982) bezeichneten den Schlafverlauf bei Dementen als fragmentiert, d. h. durch häufige und längere Aufwachphasen in der Nacht unterbrochen; tagsüber sind bei Dementen häufigere und längere Nickerchen als bei nichtdementen Altersprobranden zu beobachten. Nach Reynolds et al. (1985) findet sich bei dementen Patienten auffallend häufig das Stadium N, ein dem Stadium 2 ähnlicher Zustand, der aber weder Schlafspindeln noch K-Komplexe aufweist. Eine Untersuchung von Allen et al. (1987) galt vor allem der sog. Tag-Nacht-Umkehr des Schlaf-Wach-Rhythmus bei schwerer Demenz. Hier wurden 30 demente Patienten (16 degenerative, 8 vaskuläre, 5 gemischte, 1 nicht näher spezifizierte Form; Alter 69–96, m. = 80 Jahre) sowie 14 altersentsprechende nichtdemente, hospitalisierte Alterspatienten während je 72 aufeinanderfolgenden Stunden polygraphisch registriert und hinsichtlich ihres Verhaltens beobachtet. Die folgenden Unterschiede zwischen den Gruppen sind von Bedeutung:

1. In den Nächten, d. h. in der Zeit zwischen 19.00 und 07.00 Uhr, schliefen die dementen Patienten durchschnittlich 2 h weniger lang als die nichtdementen, nämlich knapp 6 gegenüber annähernd 8 h (p<0,001). Der Unterschied zwischen den beiden Gruppen war vor allem auf die signifikant kürzeren Stadium-2- und REM-Schlafanteile der Dementen zurückzuführen.
2. Zwischen den drei Demenz-Untergruppen bestanden hinsichtlich der polygraphischen und Verhaltens-Schlafmerkmale keine signifikanten Unterschiede.
3. Tagsüber, d. h. in der Zeit zwischen 07.00 und 19.00 Uhr, schliefen die Dementen, einschließlich der Stadium-1-Abschnitte, durchschnittlich 70 min, die nichtdementen Patienten durchschnittlich 50 min. Die Dementen verbrachten tagsüber signifikant längere Zeit im SWS.

Insgesamt war das Schlafmuster der großenteils schwer dementen, hospitalisierten Patienten stärker gestört als jenes der nichtdementen, ebenfalls hospitalisierten Kontrollpatienten. In allen polygraphischen Schlafparametern fanden sich aber erhebliche Überlappungen zwischen den dementen und den nichtdementen Patienten, und innerhalb der beiden Gruppen waren die Streuungen hoch. Ein unter klinischen Gesichtspunkten besonders interessantes Ergebnis war das Fehlen von Hinweisen auf die sog. Tag-Nacht-Umkehr. Wie aus Abb. 4 ersichtlich, war das 24-h-Aktivitätsprofil der dementen Patienten gegenüber jenem der Kontrollpatienten – vor allem als Folge ihrer höheren nächtlichen Aktivität – zwar etwas abgeflacht, doch ist ein 24-h-Rhythmus mit der Hauptaktivität am Tag und wenig Aktivität in der Nacht auch bei den dementen Patienten klar zu erkennen. Eine Tag-Nacht-Umkehr im eigentlichen Sinne lag bei keinem Patienten vor, und nur 3 von 30 Dementen fielen insofern auf, als sie ungefähr gleich viel Aktivität in der Nacht wie tagsüber entfalteten.

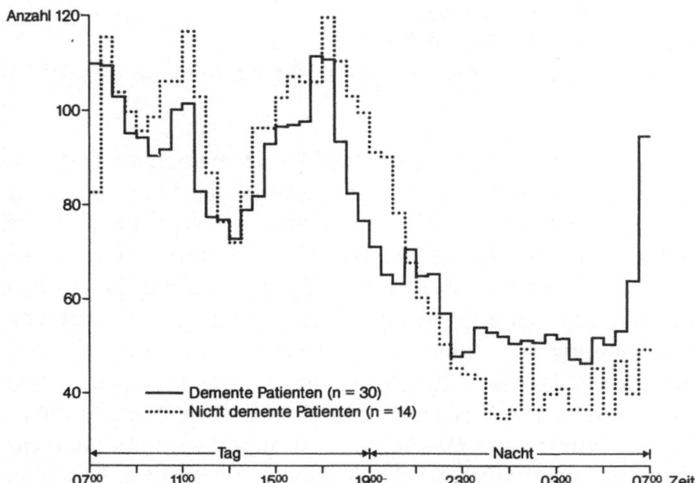

Abb. 4. *24-h-Aktivitätsprofile bei dementen und nichtdementen Alterspatienten.* Hohe Scores bedeuten viel Aktivität, d. h. Wachsein, niedrige Werte Schlaf in der Mehrzahl der Fälle; es handelt sich um gemittelte Kurven von zwei aufeinanderfolgenden 24-h-Profilen. Das allgemeine Muster mit hoher Aktivität tagsüber und vorwiegendem Schlaf in der Nacht ist in beiden Patientengruppen ähnlich, doch zeigen die nichtdementen Patienten tagsüber mehr Aktivität und nachts mehr Schlaf. (Aus Allen et al. 1987)

Allen et al. (1987) vermuteten, daß der Hell-Dunkel-Zyklus und die Spitalroutine bei den meisten dementen Patienten zur Aufrechterhaltung eines einigermaßen normalen Schlaf-Wach-Rhythmus ausreichte. Diese Ergebnisse sind auch deshalb von Interesse, weil eine verbale Kommunikation mit vielen der untersuchten Patienten nicht mehr möglich war und die Mehrzahl der Patienten (20/30) weder unter Neuroleptika noch unter anderen dämpfenden Medikamenten standen.

4.2 Depressionen im Alter

Während der Schlaf und seine Störungen bei depressiven Patienten im jüngeren und mittleren Alter seit langem studiert werden (vgl. Kapitel Berger und Steiger, S. 140ff.), hat das Schlafmuster von Alterspatienten mit Depressionen erst in den letzten Jahren das nötige Interesse gefunden. Nach den Beobachtungen von Reynolds et al. (1985) unterscheiden sich Patienten mit unipolaren, nichtpsychotischen primären Depressionen von gesunden Altersprobanden im Schlafpolygramm durch folgende Merkmale:

- kürzere REM-Latenzen,
- mehr REM-Schlaf zu Beginn der Nacht,

– höhere REM-Intensität,
– häufigere Schlafunterbrechungen und dadurch geringere Schlafeffizienz.

Dies sind Merkmale, die im wesentlichen auch das Schlafmuster depressiver Patienten im mittleren Alter von jenem altersentsprechender nichtdepressiver Probanden unterscheiden. Die Beobachtungen von Reynolds et al. (1985) lassen sich deshalb in der Aussage zusammenfassen, daß primär depressive Alterspatienten die Summe der für gesunde Altersprobanden und für jüngere depressive Patienten typischen Schlafveränderungen aufweisen, nämlich eine markante Verkürzung der REM-Latenzen und verstärkten REM-Schlaf zu Beginn der Schlafphase, verbunden mit vermehrter Unruhe im Schlaf, langen Wachphasen und einer sich hieraus ergebenden Abnahme der Schlafeffizienz. In der gleichen Studie untersuchten die Autoren auch, ob sich das Schlafprofil depressiver von jenem dementer Alterspatienten signifikant unterschied, und stellten folgendes fest:

– depressive Patienten hatten häufigere bzw. längere Wachphasen nach dem Einschlafen,
– Demente verbrachten mehr Zeit im Stadium N,
– depressive Patienten hatten längere, teilweise früher einsetzende erste REM-Phasen; auch war ihr REM-Schlaf durch stärkere REM-Aktivität geprägt, und der REM-Schlafanteil an der gesamten Schlafzeit war höher.

Diskriminanzanalytisch ließen sich depressive und demente Alterspatienten anhand von 4 Merkmalen (REM-Schlaflatenz, REM-Anteil an der gesamten Schlafdauer, Stadium-N-Anteil, Wachzeit nach dem Einschlafen) trennen: die Zuverlässigkeit der diagnostischen Zuordnung betrug 80%, lag also bemerkenswert hoch (Reynolds et al. 1988). – Die in diesem Zusammenhang interessanten Beziehungen zwischen Depressionen, Demenzen, polygraphischen Schlafmerkmalen und zentralen cholinergen Mechanismen sind in einem vor kurzem veröffentlichten Kongreßband abgehandelt (vgl. Müller et al. 1991).

5 Behandlung von Schlafstörungen im Alter

5.1 Kausal orientierte Therapie

Wenn immer möglich, sollte die Behandlung von Schlafstörungen kausal und nicht symptomorientiert erfolgen. Gegen die physiologischen Veränderungen des Schlafes im Alter – die Abnahme der Schlaftiefe und die Zunahme der Schlafunterbrechungen – kann nach heutiger Kenntnis nichts Wirksames unternommen werden. Zwar sind seit einigen Jahren SWS-vermehrende Substanzen bekannt (Oswald et al. 1982; Wauquier et al. 1989), doch unterscheidet sich der durch solche Pharmaka erzeugte SWS in bezug auf sein EEG-Leistungsspektrum vom physiologisch auftretenden SWS (Dijk et al. 1989). Andererseits sind viele körperliche und psychische Krankheiten und Störungen, die Schlaflosigkeit hervorrufen oder verstärken können, behandelbar: Schmerzzustände verschiedener Genese lassen sich mit geeigneten Mitteln bekämpfen, Juckreiz ist meist behandelbar, und auch ein großer Teil der kardiovaskulären und respiratorischen Krankheiten, die den Schlaf beeinträchtigen können, läßt sich mit medizinischen Mitteln lindern oder heilen (vgl. Kapitel Rühle, S. 243 ff.).

Die Behandlung von Schlafapnoen ist im Kapitel Peter et al. (S. 268 ff.), jene von neurologischen Syndromen, die mit Schlafstörungen einhergehen im Kapitel Clarenbach (S. 329 ff.) dargestellt. Schlafstörungen im Rahmen von Depressionen sprechen vorwiegend günstig auf antidepressiv wirksame Medikamente an, doch ist besonders bei Alterspatienten auf die Gefahr von Überdosierungen zu achten, und Präparaten mit kurzen Halbwertszeiten und schwächeren anticholinergen Wirkungen (z. B. Opipramol, Trimipramin) ist der Vorzug zu geben. Patienten mit hirnorganischen Psychosyndromen bzw. Demenzen erhalten oft am Abend dämpfende Neuroleptika in niedrigen Dosen, um ihren Schlaf zu stabilisieren und die für die Umgebung so belastenden nächtlichen Unruhephasen zu unterdrücken. Die einer neuroleptischen Therapie innewohnenden Risiken sind in jedem einzelnen Fall gegen den erwarteten und tatsächlichen Nutzen der Behandlung abzuwägen (Tabelle 2).

5.2 Symptomatische Behandlung: Beratung des Patienten

Bei Schlafstörungen, die nicht auf eine behandelbare körperliche oder psychische Krankheit zurückgeführt werden können oder die auf eine kausal orientierte Therapie nicht ansprechen, kommt eine symptomgerichtete Therapie in Frage. Der Grundsatz des „primum nil nocere" sollte gerade bei Alterspatienten und bei Störungen wie der unkomplizierten Schlaflosigkeit, die kaum je vitale Bedeutung hat, stets beherzigt werden. Eine allzu liberale Verordnung von Schlafmitteln ist ebenso wenig angezeigt wie eine absolute medikamentöse Enthaltsamkeit, die dem Patienten peinvolle Stunden der Angst, Unruhe und Einsamkeit in der Nacht zumutet. Wichtigstes Element der Behandlung von Schlafstörungen im Alter ist neben der geduldigen Anhörung von Klagen und Beschwerden die *Beratung des Patienten*, die in einer dem Patienten verständlichen Sprache die folgenden Punkte umfassen sollte:

1. Den mit wissenschaftlichen Daten begründeten Hinweis, daß sich der Schlafvorgang mit dem Älterwerden objektiv verändert. Es ist also ganz natürlich und unbedenklich, wenn ältere Menschen das Gefühl haben, weniger tief und weniger störungsfrei schlafen zu können als in jüngeren Jahren.
2. Den Hinweis, daß es keinerlei Gesetz gibt, wonach ein gesunder Mensch regelmäßig 7 oder 8 h Schlaf pro Nacht brauche. Auch bei jungen Menschen bestehen große Unterschiede in den gewohnten Schlafzeiten, und diese Unterschiede nehmen mit dem Altern noch zu. Jedermann muß für sich selbst herausfinden, mit wievielen Stunden Schlaf er/sie sich wohlfühlt.

Tabelle 2. Medikamentöse Behandlung von Schlafstörungen im Alter

Allgemeine Regeln:
- Die niedrigste wirksame Dosis verschreiben
- Langzeit- oder Dauer-Einnahme vermeiden
- Einnahme „von Fall zu Fall" empfehlen
- Über mögliche Entzugs-Insomnie informieren

Behandlung der leichten bis mittelschweren Schlaflosigkeit
Hypnotika mit kurzer Wirkungsdauer („Einschlafmittel")
- Triazolam   0,125 – 0,25 mg   Risiken: Amnesien, Abhängigkeit
- Midazolam   3,75 – 7,5 mg
Hypnotika mit mittellanger Wirkungsdauer („Durchschlafmittel")
- Temazepam   10 – 20 mg   Risiken: Ataxie, Muskelschwäche, Amnesien, pa-
- Lormetazepam   0,5 – 1,0 mg   radoxe Reaktionen, Abhängigkeit
- Oxazepam   10 – 20 mg

Behandlung schwerer Schlafstörungen, v. a. bei stationären Patienten
- Dichlorphenazon   1,3 – 1,95 g   Risiken: Müdigkeit, Ataxie am folgenden Tag,
- Chloralhydrat   0,5 g   gastrointestinale Beschwerden
- Chlormethiazolbase   192 – 384 g

Behandlung von Schlafstörungen und nächtlicher Unruhe
- Thioridazin   10 – 25 mg   Risiken: Orthostatische Hypotonie u. a. kardio-
- Laevomepromazin   6 – 25 mg   vaskuläre Störungen; extrapyramidale Symptome
- Pipamperon   40 mg
- Opipramol   50 mg

3. Entgegen einer verbreiteten Meinung ist der Schlaf vor Mitternacht nicht unbedingt der beste, und es bringt deshalb auch keinen Nutzen, möglichst früh am Abend zu Bett zu gehen. Die meisten Leute fühlen sich nach 6 – 8 h Schlaf völlig ausgeschlafen, wachen also viel zu früh auf und können nicht wieder einschlafen, wenn sie schon um 20 Uhr zu Bett gehen.

4. Eine Nacht oder auch mehrere Nächte mit gestörtem Schlaf schaden weder Körper noch Geist. Schlaflosigkeit ist zwar oft unangenehm, richtet aber nach heutiger Kenntnis keinen Schaden an. Außerdem haben ältere Menschen in der Regel die Möglichkeit, tagsüber ein Nickerchen einzuschalten, wenn sie das unwiderstehliche Bedürfnis danach verspüren. Es muß ihnen nur klar sein, daß sie dadurch eventuell den abendlichen Schlafdruck vermiindern.

5.3 Anwendung von Schlafmitteln

Leidet ein Patient vorübergehend oder auch längere Zeit unter quälender Schlaflosigkeit, so besteht kein vernünftiger Grund, ihm aus prinzipiellen Gründen ein Schlafmittel vorzuenthalten. Die heute verfügbaren Benzodiazepin-Hypnotika haben zwar einige gewichtige Nachteile (mögliche amnestische Effekte, Muskelrelaxation, Nachwirkungen am folgenden Tag, in höheren Dosen Verstärkung von Schlafapnoen; vgl. Kapitel Borbély, S. 120ff.), sind aber bei richtigem Einsatz wirksame und nur wenig gefährliche Medikamente. Empfehlungen zur Präparatewahl sind in Tabelle 2 dargestellt.

Die Behandlung der Schlaflosigkeit mit Schlafmitteln ist beim ambulanten, geistig klaren Alterspatienten mit einigen Erklärungen einzuleiten, die bei weiteren Verschreibungen mit Vorteil wiederholt werden. Dazu gehört die Anweisung, das Schlafmittel nur dann anzuwenden, wenn dies nach dem Urteil des Patienten unbedingt nötig ist, und einen länger anhaltenden oder dauernden Konsum nach Möglichkeit zu vermeiden. Besonders wichtig ist der Hinweis auf das *Phänomen der Entzugsinsomnie:* Es ist normal und zu erwarten, daß der Schlaf stärker gestört ist, wenn ein Schlafmittel nach mehrtägigem oder mehrwöchigem Gebrauch abgesetzt wird, und keineswegs ein Hinweis darauf, daß der Patient jetzt nie mehr normal wird schlafen können.

Insgesamt erfordert die Behandlung von Schlafstörungen im Alter einen multifaktoriellen und gleichzeitig recht pragmatischen Zugang. Der Umgang mit schlafgestörten älteren Menschen setzt Vertrautheit mit weiten Bereichen der Inneren Medizin, Neurologie und Psychatrie und überdies Kenntnisse der Physiologie und Pathologie des Schlafes voraus, ohne daß jeder behandelnde Arzt deshalb zum „Schlaf-Spezialisten" werden muß. Auch wird es in der Praxis nicht nötig sein, jeden schlafgestörten Patienten zur weiteren Abklärung und Behandlung der nächsten „Schlafklinik" zuzuweisen: eine gründliche Besprechung der Schlafstörung und ihrer subjektiven Bedeutung und Folgen für den Patienten, eine systematische körperliche Untersuchung zum Zweck des Ausschlusses behandelbarer Ursachen, Aufklärung und Beratung des Patienten über den Schlaf und seine normalen Veränderungen mit dem Alter und schließlich, wo nötig, eine möglichst niedrig dosierte und regelmäßig kontrollierte medikamentöse Therapie werden in der Mehrzahl der Fälle zu befriedigenden Resultaten führen. Ältere Menschen haben biologisch und sozial eine lange Entwicklung hinter sich und benötigen, auch wenn ihre oft ähnlichen Klagen den gegenteiligen Eindruck erwecken, eine Behandlung, die möglichst vielen individuellen Faktoren Rechnung trägt.

Literatur

Allen SR, Seiler WO, Stähelin HB, Spiegel R (1987) Seventy-two hour polygraphic and behavioral recordings of wakefulness and sleep in a hospital geriatric unit: Comparison between demented and nondemented patients. Sleep 10:143–159

Ancoli-Israel S, Kripke DF, Mason W, Kaplan OJ (1985) Sleep apnea and periodic movements in an aging sample. J Gerontol 40:419–425

Ancoli-Israel S, Parker L, Sinaee R, Fell RL, Kripke DF (1989) Sleep fragmentation in patients from a nursing home. J Gerontol 44:18–21

APA (1987) Diagnostic and Statistical Manual of Mental Disorders, 3rd ed. revised (DSM-III-R). American Psychiatric Association, Washington, DC

ASDC (1990) The International Classification of Sleep Disorders. Diagnostic and coding manual. American Sleep Disorders Association. Rochester, MN

Berry DTR, Phillips BA, Cook YR et al (1987) Sleep disordered breathing in healthy aged persons: possible daytime sequelae. J Gerontol 42:620–626

Berry DTR, Webb WB (1984) Interrelations of trait personality and sleep structure variables: Further negative results. Percept Mot Skills 59:611–613

Berry DTR, Webb WB (1985) Sleep and cognitive functions in normal older adults. J Gerontol 40:331–335

Borbély AA (1984) Schlafgewohnheiten, Schlafqualität und Schlafmittelkonsum der Schweizer Bevölkerung: Ergebnisse einer Repräsentativumfrage. Schweiz Ärztezeitung 65:1606–1613

Carskadon MA, Dement W (1981) Respiration during sleep in the aged human. J Gerontol 4:420–423

Carskadon MA, Dement WC, Mitler MM, Guilleminault C, Zarcone VP, Spiegel R (1976) Complaint versus sleep laboratory findings in 122 drug-free subjects with a complaint of chronic insomnia. Am J Psychiatry 133:1382–1387

Dijk DJ, Beersma DGM, Daan S, Van den Hoofdakker RH (1989) Effects of seganserin, a 5-HT2 antagonist, and temazepam on human sleep stages and EEG power spectra. Eur J Pharmacol 171:207–218

Ehlers C, Kupfer DJ (1989) Effects of age on delta and REM sleep parameters. Electroencephalogr Clin Neurophysiol 72:118–125

Feinberg I (1974) Changes in sleep cycle patterns with age. J Psychiatr Res 10:283–306

Feinberg I, Koresko RL, Heller N (1967) EEG sleep patterns as a function of normal and pathological aging in man. J Psychiatr Res 5:107–144

Gillin JC, Byerley WF (1990) The diagnosiss and management of insomnia. N Engl J Med 322:239–248

Guilleminault C (1989) Clinical features and evaluation of obstructive sleep apnea. In: Kryger MH, Roth T, Dement WC (eds) Principles and practice of sleep medicine. Saunders, Philadelphia, pp 552–558

Hammond EC (1964) Some preliminary findings on physical complaints from a prospective study of 1064004 men and women. Am J Publ Health 54:11–23

Hoch CC, Reynolds CF, Kupfer DJ, Berman SR, Houck PR, Stack JA (1987) Empirical note: Self-report versus recorded sleep in healthy seniors. Psychophysiology 24:293–299

Hoch CC, Reynolds CF, Kupfer DJ, Berman SR (1988) Stability of EEG sleep and sleep quality in healthy seniors. Sleep 11:521–527

Horne J (1988) Why we sleep. The functions of sleep in humans and other mammals. Oxford University Press, Oxford

Huber F, Köberle S, Prestele H, Spiegel R (1986) Effects of long-term ergoloid mesylates (Hydergine) administration in healty pensioners: 5-year results. Curr Med Res Opin 10:256–279

Koskenvuo M, Kaprio J, Telakivi T, Partinen M, Heikkila K, Sarna S (1987) Snoring as a risk factor for ischaemic heart disease and stroke in man. Br Med J 294:16–18

Kripke DF, Simons RM, Garfinkel L, Hammond EC (1979) Short and long sleep and sleeping pills. Arch Gen Psychiatry 36:103–116

Kripke DF, Ancoli-Israel S, Mason M, Messin S (1983) Sleep-related mortality and morbidity in the aged. In: Chase MH, Weitzman ED (eds) Sleep disorders: Basic and clinical research. Spectrum, New York

Lugaresi E, Cirignotta F, Montagna P (1989) Snoring: pathogenic, clinical, and therapeutic aspects. In: Kryger MH, Roth T, Dement WC (eds) Principles and practice of sleep medicine. Saunders, Philadelphia, pp 494–500

Miles LE, Dement WC (1980) Sleep and agin. Sleep 2:119–220

Morgan K, Dallosso H, Ebrahim S, Arie T, Fentem P (1986) Characteristics of subjective insomnia among the elderly living at home. Age Ageing 17:1–7

Mosko SS, Dickel MJ, Pauk T, La Tour T, Dhillon S, Ghanim A, Sassin JF (1988) Sleep apnea and sleep-related periodic leg movements in community resident seniors. J Am Geriat Soc 36:502–508

Müller W, Berger M, Spiegel R (Hrsg) (1991) Cholinergic drugs, affective disorders, and dementia. Acta Psychiat Scand 83, Suppl 366

Oswald I, Adam K, Spiegel R (1982) Human EEG slow-wave sleep increased by a serotonin antagonist. Electroencephalogr Clin Neurophysiol 54:583–586

Pack AI, Millman RP (1986) Changes in control of ventilation, awake and asleep, in the elderly. J Am Geriatr Soc 34:533–544

Prinz PN, Peskind ER, Vitaliano PP, Raskin MA, Eisdorfer C, Zemcuznikov N, Gerber CJ (1982) Changes in the sleep and waking EEGs of nondemented and demented elderly subjects. J Am Geriatr Soc 30:86–93

Reynolds CF, Kupfer DJ, Taska LS et al (1985) EEG sleep in elderly depressed, demented, and healthy subjects. Biol Psychiatr 20:431–442

Reynolds CF, Kupfer DJ, Houck PR, Hoch CC, Stack JA, Berman SR, Zimmer B (1988) Reliable discrimination of elderly depressed and demented patients by electroencephalographic sleep data. Arch Gen Psychiatry 45:258–264

Siegel JM (1989) Brainstem mechanisms generating REM sleep. In: Kryger MH, Roth T, Dement WC (eds) Principles and practice of sleep medicine. Saunders, Philadelphia, pp 104–120

Spiegel R (1981) Sleep and sleeplessness in advanced age. In: Weitzman ED (ed) Advances in sleep research, Vol. 5. Spectrum, New York

Spiegel R (1987) Schlaf-Wach-Funktionen im höheren Lebensalter. In: Hippius H, Rüther E, Schmauss M (Hrsg) Schlaf-Wach-Funktionen. Springer, Berlin Heidelberg New York Tokyo, pp 77–89

Spiegel R (1990) Sleep, sleep disorders and the regulation of vigilance in physiological and pathological aging. In: Bergener M, Finkel SI (eds) Clinical and scientific psychogeriatrics, Vol. 1. Springer, New York, pp 216–249

Spiegel R, Azcona A, Morgan K (1991) Sleep and its disorders. In: Pathy MSJ (ed) Principles and practice of geriatric medicine, 2nd edn. Wiley, Chichester, pp 253–264

Thorpy MJ (1989) Classification and nomenclature of the sleep disorders. In: Thorpy MJ (ed) Handbook of sleep disorders. Dekker, New York, pp 155–178

Wauquier A, Dugovic C, Radulovacki M (Hrsg) (1989) Slow wave sleep. Physiological, pathophysiological and functional aspects. Raven, New York

Webb WB (1982) The measurement and characteristics of sleep in older persons. Neurobiol Aging 3:311–319

Williams RL, Karacan I, Hursch CJ (1974) EEG of human sleep: Clinical applications. John Wiley & Sons, New York

Wittchen H-U, Sass H, Zaudig M, Koehler K (1989) Diagnostisches und statistisches Manual Psychischer Störungen: DSM-III-R. Beltz, Weinheim

Sachverzeichnis

Springer-Verlag und Umwelt